MRI 基础

MRI：The Basics

第 4 版

原　著	Ray H. Hashemi　Christopher J. Lisanti
	William G. Bradley，Jr.
主　审	赵　卫　丁莹莹
主　译	何　波　冯仕庭
副主译	李振辉　胡　娟　吴昆华

人民卫生出版社

Ray H. Hashemi, etc：MRI：The Basics，ISBN：978-1-49638432-4

本书提供了药物的适应证、副作用和剂量疗程，可能根据实际情况进行调整。读者须阅读药品包括盒内的使用说明书，并遵照医嘱使用。本书的作者、编辑、出版者或发行者对因使用本书信息所造成的错误、疏忽或任何后果不承担责任，对出版物的内容不做明示的或隐含的保证。作者、编辑、出版者或发行者对由本书引起的任何人身伤害或财产损害不承担任何责任。

图书在版编目（CIP）数据

MRI 基础/（美）雷·H·哈希米（Ray H.Hashemi）
原著；何波，冯仕庭主译.—北京：人民卫生出版社，2019

ISBN 978-7-117-29044-9

Ⅰ.①M… Ⅱ.①雷…②何…③冯… Ⅲ.①核磁共振成象-诊断学 Ⅳ.①R445.2

中国版本图书馆 CIP 数据核字（2019）第 230930 号

| 人卫智网 | www.ipmph.com | 医学教育、学术、考试、健康，购书智慧智能综合服务平台 |
| 人卫官网 | www.pmph.com | 人卫官方资讯发布平台 |

版权所有，侵权必究！

图字：01-2018-6150

MRI 基础

主　　译：何　波　冯仕庭
出版发行：人民卫生出版社（中继线 010-59780011）
地　　址：北京市朝阳区潘家园南里 19 号
邮　　编：100021
E - mail：pmph @ pmph.com
购书热线：010-59787592　010-59787584　010-65264830
印　　刷：北京盛通印刷股份有限公司
经　　销：新华书店
开　　本：889×1194　1/16　印张：25
字　　数：739 千字
版　　次：2019 年 12 月第 1 版　2022 年 4 月第 1 版第 4 次印刷
标准书号：ISBN 978-7-117-29044-9
定　　价：128.00 元
打击盗版举报电话：010-59787491　E - mail：WQ @ pmph.com
质量问题联系电话：010-59787234　E - mail：zhiliang @ pmph.com

译 者

（按姓氏笔画排序）

丁莹莹（昆明医科大学第三附属医院）
干　玮（昆明医科大学第一附属医院）
田　伟（昆明医科大学第一附属医院）
冯仕庭（中山大学附属第一医院）
皮江媛（昆明医科大学）
孙学进（昆明医科大学第一附属医院）
严　俊（昆明医科大学第一附属医院）
杞天付（昆明医科大学第一附属医院）
李　俊（昆明医科大学第一附属医院）
李　鹍（昆明医科大学第三附属医院）
李玉丹（昆明医科大学第一附属医院）
李丽莉（昆明医科大学第一附属医院）
李振辉（昆明医科大学第三附属医院）
吴昆华（云南省第一人民医院）
何　波（昆明医科大学第一附属医院）
何绍南（云南省第一人民医院）
张　佳（昆明医科大学第一附属医院）
张　洪（昆明医科大学第一附属医院）
张振光（昆明医科大学第一附属医院）

陈　伟（昆明医科大学第一附属医院）
易文芳（昆明医科大学第一附属医院）
周家龙（云南省第一人民医院）
赵　卫（昆明医科大学第一附属医院）
赵　雷（昆明医科大学第一附属医院）
胡　娟（昆明医科大学第一附属医院）
胡纯章（昆明医科大学第一附属医院）
莫　茵（昆明医科大学第一附属医院）
顾　青（昆明医科大学第一附属医院）
高　超（昆明医科大学第一附属医院）
蒋元明（昆明医科大学第一附属医院）
韩　丹（昆明医科大学第一附属医院）
韩智泉（昆明医科大学第一附属医院）
鲁　毅（昆明医科大学第一附属医院）
曾小敏（昆明医科大学第一附属医院）
解开鹏（昆明医科大学第一附属医院）
蔡　莉（昆明医科大学第一附属医院）
蔡　婷（昆明医科大学第一附属医院）

翻译秘书

张振光（昆明医科大学第一附属医院）

3

中文版序

随着社会的发展,我国很多医院已普及磁共振成像设备,但这些医院也面临着磁共振专业人才匮乏的问题。他们在 MRI 临床实际工作中常常遇见一些 MRI 基础问题,特别是物理学问题,有时难以找到合适的解决途径。而本书则回答了上述很多问题。

2004 年,本书第 2 版的中文版面世后受到我国广大放射科医生和 MRI 技师的热捧,在此也感谢尹建忠教授等曾对第 2 版翻译和出版做出的辛苦付出。自 2004 年至今,MRI 的相关知识已发生了翻天覆地的变化,并取得了诸多进展。因此,MRI 的临床实际工作也遇见了新的问题和挑战。本书的第 4 版充实了 MRI 最新的基础内容,如 MR 常规安全性、对比剂安全性、运动校正、磁敏感加权成像、磁共振光谱成像、MR 弹性成像等。因此,本书的第 4 版内容为放射科医师和 MRI 技师轻松面对这些新问题和新挑战提供了方法。

本书资料丰富,知识系统性强且易读、易懂。此外,本书每章后面均包括要点、习题(答案在书后附录),这有助于读者评估和测试自学效果。更为难得的是,本书配有超过 100 例病例的 MRI 图像,这有助于读者更容易理解和掌握 MR 相关知识。

由于水平有限,书中译校不准确的地方在所难免,盼望广大同道的谅解和指正,愿与大家一起分享和交流。

何 波

原 著 序

MRI 不断进步,已不再局限于基础领域,其强大的应用领域更激动人心。MRI 技术的进步应以安全检查为前提,因此我们增加了两个新章节,即磁共振常规安全和对比剂安全。一直以来,运动是 MR 成像的主要问题,这一问题正在被解决,在新增的"运动校正"一章中作了重点阐述。另外,本书讨论了磁敏感加权成像,包括除出血检测之外的其他潜在应用。限制性光谱成像(restriction spectrum imaging,RSI)将扩散加权成像提升到一个新的应用水平,有望用于从侵袭性较小肿瘤中显示出肿瘤的高度侵袭部分。随着 MR 弹性成像的进展及磁化率成像的广泛应用,MRI 定量成像已从实验研究进入临床应用,这两种技术在新版章节中均有详细介绍。随着 MRI 的发展,美国放射学委员会(American Board of Radiology,ABR)关于 MRI 的考试也在不断更新。为此,我们增加了 100 道美国放射学委员会考题。这些考题可成为任何潜在的 MRI 医学工作者学习的工具包,或为经验丰富的学者提供复习参考。我们希望这一版的书籍让您获益匪浅,祝您的 MR 旅程顺利,快乐相随。

Ray H. Hashemi,Christopher J. Lisanti,
William G. Bradley,Jr.

原著第 1 版序

凡事应力求简洁,但不能太过简单。

——阿尔伯特·爱因斯坦

MRI 被认为自 100 年前发现 X 射线以来医学诊断领域中最重要的进展。它已成为放射学的主要新技术之一,现在几乎应用于人体的每个部位。那么,有人可能会问,如果 MRI 真的这么好,为什么有那么多的放射科医生不愿意"进入"这个领域呢?一言以蔽之,那就是"物理学"问题。MRI 的物理概念的确难以理解,尤其是对于那些想解释清楚 MRI 图像,但又缺乏物理基础知识的临床医师。同时,如果没有正确地理解这些物理知识,任何 MR 医师都不能真正理解图像信号改变的物理学基础,只不过是在"不懂装懂"。《MRI 基础》这本书试图改变这种情况。

在本书中,我们试图用易读、易懂,甚至在不违背基本概念的前提下采用有趣的方式来阐述这些复杂的内容。读者将会发现本书覆盖了 MRI 全面的物理学内容,从基本原理到更先进的技术,如 MR 血管成像和快速扫描技术。同时也讨论了一些只有在高性能梯度条件下才能实现的最新技术,如平面回波成像。由于大部分内容出自第一作者对放射学住院医师的讲稿,因此,本书大多采用通俗易懂的语言或更容易被领会的撰写方式,从而使读者更易阅读本书。

在尽可能全面阐述 MRI 基础内容的同时,本书并未对所有的枝节问题都面面俱到。第一章对数学的简单介绍是为了使读者掌握 MRI 中涉及的最基本数学知识(并不需要微积分知识)。本书用了相当大的篇幅介绍图像的产生过程,包括梯度的概念、信号/图像处理和 K 空间。其中的显著特点之一就是介绍信号/图像处理的内容。有两章用于介绍图像的产生,两章介绍 K 空间,一章介绍傅立叶变换,一章介绍信号处理,同时还有一些介绍快速扫描技术(快速自旋回波、梯度回波、快速梯度回波和平面回波成像)的章节。此外,还有几章对流动和 MR 血管成像以及 MRI 的伪影做了进一步深入介绍。

本书为读者提供了超过 400 幅清楚直观的插图,以便于领会内容。每章的要点在每章结束后做出归纳和总结。另外,每章后面还有习题和选择题(答案附在全书最后),考查读者对此章知识的掌握程度。书中楷体印刷部分的内容可略过,此部分适合于有一定数学基础的读者。

本书主要为放射学工作者和放射学住院医师以及放射技师编写。而其他与 MRI 相关的医师、医学院学生、研究工作者和专家都可以从这本书中获益。它旨在提供从基础知识到临床应用的最快途径。本书也可作为放射学住院医师备考美国放射学委员会考试物理部分和 MR 技师资格考试参考用书。

简而言之,你可以在这本书中发现几乎所有关于 MR 物理基础知识内容,而其中许多问题是你平时经常想知道但不方便问的。另外,这本书不仅可作为学习 MR 基础知识的课本,也可作为了解 MRI 基础知识和高级技术进展的参考书。我们希望您能像我们写作一样阅读它。

Ray H. Hashemi

William G. Bradley, Jr.

致　谢

在此对 Kaiser Permanente 医疗中心神经放射学家 Edward Helmer 表示衷心的感谢,感谢他不辞辛苦地抄录我在 1994—1995 年对住院医师做的关于 MR 物理知识的讲座文稿。正是他的抄录激励我和 Bradley 博士在 1997 年写下本书的第一版。Edward 是我在神经放射学的导师,也是那种所有学生都会喜欢的老师。

—Ray H. Hashemi

衷心感谢圣安东尼奥健康教育联合会放射诊断学项目的 Giovanni Lorenz 少校(博士)和 Christopher Walker 上尉(博士),感谢他们全身心地投入到"MR 弛豫时间"和"磁共振常规安全"两个章节的撰写,更要感谢他们将自己作为美国放射学委员会(ABR)成员的经验带到本书 100 道 ABR 仿真题的撰写中。

—Ray H. Hashemi, Christopher J. Lisanti, and William G. Bradley, Jr.

谨以此书献给我出色的妻子——口腔外科医学博士/科学硕士 Heidi Hame,感谢她给予了我无微不至的支持和爱;还有我们的儿子——Tristen,感谢他给我们生活带来的更多快乐;以及我们的父母,感谢他们所给予的照顾和慷慨。

—Ray H. Hashemi

荣耀归于上帝。

—Christopher J. Lisanti

谨以此书献给我曾经指导过的众多 MR 专科培训学员,在过去的 35 年里他们问了我许多有关 MRI 的问题,而这些问题在本书中已解答;还有我的父母,他们是我的指路人;以及我的妻子——医学博士 Rosalind Dietrich,她总让每件事情都在运转,但看上去还毫不费力,衷心的感谢!

—William G. Bradley,Jr.

目　录

第一篇

基本概念

第一章

数 学 基 础

简介

本章将回顾一些用于 MRI 的基本数学概念。为能让读者通俗易懂而不望而生畏,内容尽量保持简练。对这些基本概念的了解有助于读者深入理解 MRI 的成像过程,同时这些概念也是获取、调整扫描参数和提高图像质量的必需工具。

但是不要死记硬背这些数学公式,理解这些公式所包含的概念才是关键。在本章中,将着重强调 MRI 物理学中最重要的数学概念。

三角函数

设想一个有直角边 a、b 和斜边 c 的直角三角形(具有直角),角 x 由边 a 和 c 组成(图 1-1)。以 a、b、c 三边定义 $\sin x$(x 的正弦),$\cos x$(x 的余弦),$\tan x$(x 的正切),$\cot x$(x 的余切),以及 $\arctan x$(x 的反正切):

$$\sin x = b/c$$
$$\cos x = a/c$$
$$\tan x = \sin x/\cos x = b/a$$
$$\cot x = 1/\tan x = \cos x/\sin x = a/b$$
$$\arctan b/a = \arctan(\tan x) = x \qquad (等式\ 1\text{-}1)$$

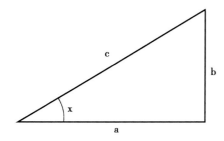

图 1-1 由直角边 a、b 和斜边 c 构成的直角三角形,角 x 由 a 和 c 组成

表 1-1	基本三角函数					
°	0	$\pi/6$	$\pi/4$	$\pi/3$	$\pi/2$	π
x	0°	30°	45°	60°	90°	180°
$\sin x$	0	1/2	$\sqrt{2}/2$	$\sqrt{3}/2$	1	0
$\cos x$	1	$\sqrt{3}/2$	$\sqrt{2}/2$	1/2	0	-1
$\tan x$	0	$1/\sqrt{3}$	1	$\sqrt{3}$	∞	0

变量 x 可以用不同角度表示,即 45°,90° 和 180°,也可用弧度表示,即 $\pi/4$,$\pi/2$ 和 π,其中 $\pi=180°$。表 1-1 列出了 x 与 $\sin x$,$\cos x$ 和 $\tan x$ 的关系,其中 $\sqrt{2}\cong1.4$,所以 $\sqrt{2}/2\cong0.7$,$\sqrt{3}\cong1.7$,所以 $\sqrt{3}/2\cong0.85$。

画出 $\sin x$ 随 x 变化的图(图 1-2),称之为正弦函数。那么 $\cos x$ 是什么样的呢?(图 1-3)现在在同一幅图中画出 $\cos x$ 和 $\sin x$(图 1-4),可以发现 $\sin x$ 和 $\cos x$ 之间的对称性。两个函数的差别是 $\sin x$ 相对于 $\cos x$ 向右移了 90°。在之后谈到相位和相位移时,这个概念将会非常重要。我们可以将 $\sin x$ 认为是相位差相差 90° 的 $\cos x$ 函数。

现在回到图 1-1 中,c 与 a、b 之间有什么关系呢?根据勾股定理,

$$c^2 = a^2 + b^2 \quad 或 \quad c = \sqrt{a^2+b^2}$$

通过等式 1-1

$$(\sin x)^2 + (\cos x)^2 = b^2/c^2 + a^2/c^2$$
$$= (a^2+b^2)/c^2$$
$$= c^2/c^2 = 1$$

所以 $(\sin x)^2 + (\cos x)^2 = 1$

此时,回到 $\sin x$ 和 $\cos x$ 图中(图 1-4),可以发现由于 $\cos x$ 与 $\sin x$ 之间总是存在一个 90° 的相位差,

3

故两者平方和始终是 1。另一种表示 sinx 和 cosx 的方法是将其看作半径为 1 的圆(图 1-5)。要理

解这个概念,有必要引入矢量、虚数和指数。

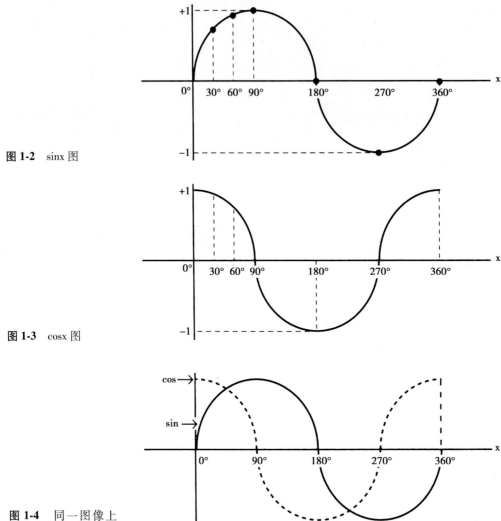

图 1-2　sinx 图

图 1-3　cosx 图

图 1-4　同一图像上的 sinx 和 cosx

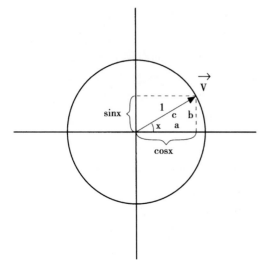

图 1-5　矢量 v 大小为 1,与水平方向夹角为 x, cosx 和 sinx 分别是其在水平方向和垂直方向的分量

矢量

用一个其上加箭头的字母如(v⃗)表示一个矢量。这个概念在之后理解自旋谐振及失相位时非常重要。矢量是一个既有大小又有方向的数学概念。例如,速率不是矢量——它仅有大小。然而,速度是一个矢量——它具有大小及方向。另一个矢量的例子是力,用来描述大小(作用力的大小)及方向(力的作用方向)。

已画在圆(图 1-5)内的矢量,其大小为 1。矢量与水平轴的夹角为 x。如果沿水平和垂直方向分别作该矢量的垂线,可以得到其两个分量。

a. 矢量在水平方向的分量相当于 cosx。(请记住,图 1-1 中 a/c 的比率是 cosx。)

b. 矢量在垂直方向的分量相当于 sinx。(请

记住,图 1-1 中 b/c 的比率是 sinx。)

虚数

一个正数 n^2 有两个平方根+n 和−n。例如:

$$3^2 = 9$$
$$(-3)^2 = 9$$

所以 3 和−3 是 9 的平方根。

任何一个实数的平方都不可能是负数。所以,我们可以设想一个概念,将 $\sqrt{-1}$ 叫做虚数。以下的数都是虚数

$$(\sqrt{-9})(\sqrt{-37})(\sqrt{-1})(\sqrt{-18})$$

虚数可以用下面对的方式进行计算。

$$(\sqrt{-9}) = (\sqrt{[(9)(-1)]}) = (\sqrt{9})(\sqrt{-1})$$

任何虚数都可以写成一个实数乘以($\sqrt{-1}$)的形式。指定用字母"i"表示($\sqrt{-1}$)。(数学家用 i 来表示虚数,而工程师"j"代替 i,因为 i 用来表示电流!)因此,i 就被称为虚数单位。换句话说就是 i×i=−1。

例如

$$\sqrt{-16} = \sqrt{(16)(-1)} = \sqrt{16}\sqrt{-1} = i\sqrt{16} = 4i$$

因此,i 是一个虚数,它并不存在。只有正数才能计算其平方根,但在该例子中,如果我们用 i 乘以 i,得到的就是−1。因此,i 是一个并不存在的虚数。

复数

复数由实数和虚数两部分组成:

复数 = 实数+虚数

例如我们说一个复数有两个部分:2 和 3。虚数部分是 i 的倍数,而 $i = \sqrt{-1}$ 是虚数单位。那么,

$$c = (2) + i(3)$$

如果在一个 x−y 平面(图 1-6)表示该复数,矢量(2,3)表示复数 2+3i。通常,在处理复数、用复数或矢量进行计算以及最终只需保留实数部分时,你只需关注复数的实数部分即可,这样会使运算简单些。

大小和角度

然而,有时候虚数部分也是有价值的。例如,思考图 1-6。在这幅图中,如果计算该矢量与 x 轴夹角的正切值,可以得到

$$\tan\theta = 3/2 = 虚部/实部$$

换句话说,这个角的正切值即为虚部与实部

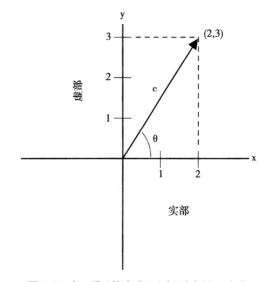

图 1-6 在二维(笛卡儿)坐标系中用一个点表示复数 2+3i,以及该复数与其夹角 θ 和实部、虚部两分量之间的关系

的比率。而矢量的大小(或称模)可以通过勾股定理得到

$$c = \sqrt{(a^2+b^2)}$$

因此,

$$矢量的大小 = \sqrt{(虚部)^2+(实部)^2}$$
$$= \sqrt{(3)^2+(2)^2}$$
$$= \sqrt{13} = 3.6$$

当处理一个复数时,计算其虚部与实部的比率,会得到该矢量角度的大小。计算其虚部与实部的平方和,会得到矢量大小(平方)。

函数

定义 f(x)是一个随变量 x 变化的数学函数。例如,sinx 是一个以正弦方式随 x 变化的函数,如在这一章节前面内容中所见到的一样。

信号

信号是一个时间变量函数,即随时间变化的函数,常是毫伏和时间。如果用 x 轴表示时间,y 轴表示信号强度的大小,那么信号就是大小随时间变化的波形。

在电学中,信号是一个可测量的随时间变化的电流或电压。在 MRI 中,信号只是由谐振磁场产生的电流或电压。有些信号是周期性的——它们按自己之前的形态重复,就像正弦波或余弦波自身波形重复一样。

频率、周期和循环

现在,介绍一下频率和周期的概念。每个周期函数都有一个频率,称之为 f。如果我们测量两个峰值(或信号经过 0 的位置)之间的时间间隔,这个间隔就称为一个周期,通常用 T 表示。现在,

频率 = 1/周期 = 1/T:

$$f = 1/T$$

周期函数的一个循环就是该函数在一个周期内的所有部分。例如,假设在 1 秒内有 3 个完整的循环(图 1-7)。

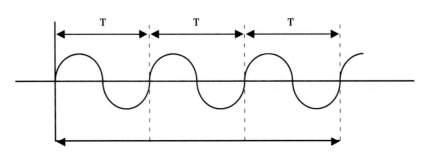

图 1-7 一个周期信号在 1 秒内有 3 个循环的示例。因此,这个周期是 1 秒的 1/3(1/3 秒)

在该例子中,3 个周期用时 1 秒

$$3T = 1s$$
$$T = 1/3s$$

频率 = f = 1/T = 3 个循环每秒 = 3Hz

用来描述频率的单位是赫兹或者 Hz(表示循环/秒)。一个循环里有 2π 弧度。也就是说,

f = 线性频率时的频率,用循环/秒表示

ω = 角频率时的频率,用弧度/秒表示

角频率(弧度/秒)= $\omega = 2\pi \times$ 线频率(Hz)

而 $\pi = 3.1415927 \approx 3.14$

简而言之, $\omega = 2\pi f$ (等式 1-2)

示例

如果矢量在圆周内每秒进行 3 次旋转,那么该矢量的频率是 3Hz。因此,$\omega = (2\pi)(3) = 6\pi = 18.85$ 弧度/秒。

有时候,信号(如正弦波)可用以下方式表示:

$$s(t) = \sin(\omega t) = \sin(2\pi f t)$$

此时,可以说信号是以 ω 为频率的正弦波。因此,频率 = $f = \omega/2\pi$。

示例

画出信号 $\sin(\omega t)$ 随时间 t 变化的曲线,假设 f = 1Hz(即 T = 1s 或 $\omega = 2\pi$r/s)。故,$\sin(\omega t) = \sin(2\pi t)$。这个等式在图 1-8 中解释:

当 $t = 0$ 时,则 $\omega t = 0$,那么

$\sin \omega t = \sin 0 = 0$;

当 $t = 1/4$ 时,则 $\omega t = (2\pi)(1/4) = \pi/2$,那么

$\sin \omega t = \sin \pi/2 = 1$;

当 $t = 1/2$ 时,则 $\omega t = (2\pi)(1/2) = \pi$,那么

$\sin \omega t = \sin \pi = 0$;依次类推。

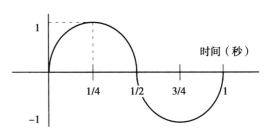

图 1-8 $\sin(2\pi t)$ 的图像

相位

现在,介绍一下相位的概念。想象有两个正弦波,一个相对于另一个有轻微的移动(图 1-9)。这两个正弦波有相同的频率——它们以相同的频率摆动——但是其中一个波相对于另一个有轻微的偏移。假设它们之间的相对位移为一个时间间隔 $\tau = 1s$。再进一步假设一个循环的周期 T = 4s(图 1-9)。

T = 1 周期 = 4s 内 360°

$\tau = 1s$ = 一个周期所有时间的 1/4

因此,360° 的 1/4 = 90°。这个值就是两个正弦波的相位偏移或相位差。

示例

如何解释 $\sin(x + 90°)$?

$\sin(x + 90°)$ 包括了正弦波和一个 90° 的相位差。我们可以在一个圆图中画出该图形(图 1-10)。如果 x 是矢量的角度,那么 x 的正弦即为该矢量的垂直分量。将相位偏移 90°,该偏移使初始矢量逆时针旋转 90°,如图 1-10 中所见。现在,重新画得到的新的矢量的垂直分量。因为矢量的垂直分量等同于其角度的正弦,故新矢量(角

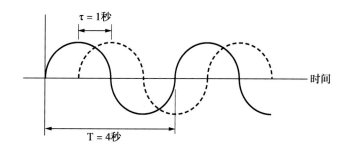

图 1-9 有一个相位差的
两个相似的正弦信号

度为 x+90°）的垂直分量就是 $\sin(x+90°)$。现在，根据全等三角形定律，新的垂直分量（在图 1-10 中大于水平分量）等于初始角度 x 较大的水平分量，实际上即为 $\cos x$。换句话说，

$$\sin(x+90°) = \cos x \qquad （等式 1-3）$$

从这里可以看出，任一矢量的正弦和余弦均有 90°的相位差。

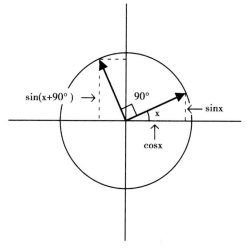

图 1-10 具有 90°相位差的两个矢量。这个差证明了 $\cos(x)$ 和 $\sin(x+90°)$ 两者之间的关系

指数

对于指数函数（e^x），字母 e 是代表自然对数底的数值：

$$e = 2.718\,281\,8 \approx 2.72$$

首先，思考一下随变量 x 值变化时，e^x 值的变化：

当 $x=0$ 时，$e^0 = 1$（任何数的 0 次方均等于 1）

当 $x=1$ 时，$e^1 = 2.72$

当 $x=2$ 时，$e^2 = (2.72)(2.72) = 7.4$

当 $x=\infty$ 时，$e^\infty = \infty$

当 $x=-1$ 时，$e^{-1} = 1/e = 1/2.72 = 0.37$

当 $x=-2$ 时，$e^{-2} = 1/e^2 = 1/(2.72)(2.72) = 0.14$

当 $x=-3$ 时，$e^{-3} = 0.05$

当 $x=-\infty$ 时，$e^{-\infty} = 0$

如果画出 e^x 的图像，可以看到它是一个以指数形式增长的函数（图 1-11）。从这幅图中，我们可以看到函数 e^x 以指数形式增长的区间是从 $-\infty$ 到 ∞。

现在通过画出 e^{-x} 的图像来认识一下递减函数（图 1-12）：

当 $x=0$ 时，$e^0 = 1$（任何数的 0 次方均等于 1）

当 $x=1$ 时，$e^{-1} = 0.37$

当 $x=2$ 时，$e^{-2} = 0.14$

当 $x=3$ 时，$e^{-3} = 0.05$

当 $x=\infty$ 时，$e^{-\infty} = 0$

当 $x=-1$ 时，$e^{-(-1)} = e^1 = 2.72$

当 $x=-2$ 时，$e^{-(-2)} = e^2 = 7.4$

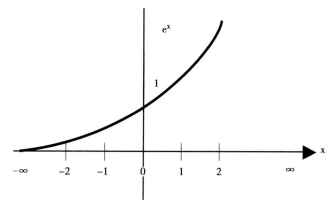

图 1-11 指数递增函数 e^x 的图

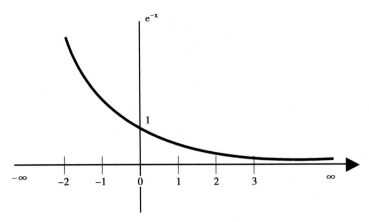

图 1-12 指数递减函数 e^{-x} 的图

以上显示了一个指数递减函数。如果将 x 换成 t，可以看到一个时间变化函数 e^{-t}（图 1-13）。现在它是一个时间递减函数。表 1-2 显示了随 t 值变化，e^{-t} 值的变化。

当 $t=1$ 时，$(1-e^{-t})=1-2.7^{-1}$
$$=1-1/2.7$$
$$=1-0.37=0.63$$
当 $t=2$ 时，$(1-e^{-t})=1-2.7^{-2}$
$$=1-1/(2.7)(2.7)$$
$$=1-0.13=0.86$$

随着 t 值增大，e^{-t} 值逐渐减小，$(1-e^{-t})$ 值逐渐接近 1。因此，$1-e^{-t}$ 的图像（图 1-14）与 e^{-t} 的指数曲线（图 1-13）相反。

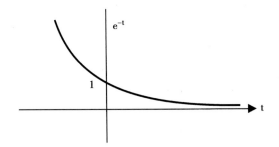

图 1-13 时间指数递减函数 e^{-t} 的图

时间常数或衰减常数

$(1-e^{-t})$ 的图像中，在大约 4~5 个时间常数后，它的值接近 1。我们想象一个稍微复杂的指数函数：
$$e^{-t/\tau}$$
该函数中，τ 是时间常数。因此，当 $t=\tau$ 时，
$$e^{-t/\tau}=e^{-1}=0.37$$

如果在 t=0 时（即函数在垂直轴上等于 1 时）沿指数衰减曲线 $e^{-t/\tau}$ 画一条切线，其与时间轴（即为水平轴）的交点就是时间常数 τ（图 1-15）。在该点，$e^{-t/\tau}=e^{-1}=0.37 \approx 1/3$。这就意味着在一倍

表1-2	自然指数函数值							
T	0	1	2	3	4	5	…	∞
e^{-t}	1	0.37	0.14	0.05	0.02	0.01	…	0
$1-e^{-t}$	0	0.63	0.86	0.95	0.98	0.99	…	1

那么，图形 $1-e^{-t}$ 是什么样呢？

当 $t=0$ 时，$(1-e^{-t})=1-1=0$

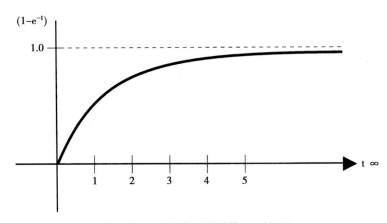

图 1-14 时间指数递增函数 $1-e^{-t}$ 的图

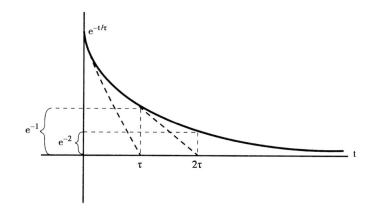

图 1-15 数递减函数 $e^{-t/\tau}$ 的图像，τ 是时间常数（衰减率）

时间常数时，大约仅为初始信号强度的 1/3。另外一个关于该递减函数有意思的情况是，在两倍时间常数后，剩余的信号强度是一倍时间常数后的 1/3，即

$$e^{-2} = e^{-1} \times e^{-1} \cong 1/3 \times 1/3 = 1/9。$$

该指数递减函数的好处是，在曲线的任何位置都可以应用相同的等式。在此递减曲线上，无论延伸时间常数的多少倍，都可以计算出此时信号与初始信号的百分比。

在恢复曲线 $(1-e^{-t/\tau})$ 上，情况恰好相反（图 1-16）。在原点沿指数恢复曲线 $(1-e^{-t/\tau})$ 画一条切线，它与完全恢复至最大值水平线的交点位于一倍时间常数（τ）处。在该点，信号已恢复到原始强度的 63%。

当 $t = \tau$ 时，$(1-e^{-t/\tau}) = 1-e^{-1} \cong 1-0.37 = 0.63$

在两倍时间常数（2τ）处，信号将恢复到所剩信号强度的 86%。

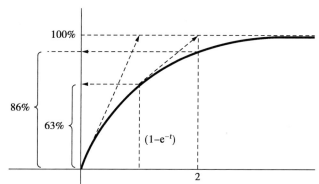

图 1-16 指数递增函数 $1-e^{-t/\tau}$ 的图像，τ 是时间常数（增长率）

指数衰减正弦函数

之前已介绍过一种正弦波（$\sin\omega t$），也认识了指数函数（$e^{-t/\tau}$），如果我们将两者相乘，将会出现何种结果呢？

$$(e^{-t/\tau}) \cdot (\sin\omega t)$$

第一个函数是递减曲线，第二个函数是正弦曲线，如果将两者相乘，将会得到如图 1-17 的曲线。新函数与正弦函数频率相同，但是受指数衰减曲线的限制，在曲线内呈对称分布，导致正弦波的大小随时间推移以指数形式衰减。

Sinc 函数

还有一种函数看起来有点像图 1-17 中的曲线，叫作 sinc 函数，代表（sint）/t：

$$\sin(t)/t = \mathrm{sinc}(t) \qquad （等式 1-4）$$

问题：当 t = 0 时，sinct = ?

解：$\mathrm{sinc}(0) = \sin(0)/0 = 0/0$，这个结果是含糊的。然而，通过微分方程和极限定律分析，可以证明 $\sin(0) = 0/0 = 1$［详见本章习题（问答题）3］。因此，sinc(t) 是随时间 t 变化的震荡波（图 1-18）。但是，该波的曲线不是指数函数。通常看起来像射频（radio frequency，RF）脉冲的形态。［这个脉冲的频率或傅里叶变换（Fourier transform，FT）是一个矩形。之后的章节将会详细介绍。］

我们已经介绍了矢量、虚数和指数的概念，现在再重新回顾一下图 1-5 中的矢量，并介绍一种新的等式，叫作欧拉方程（之后介绍"自旋质子"的概念时，该方程的重要性将显而易见）。

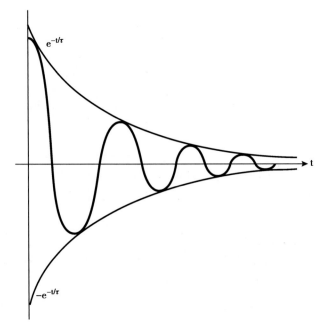

图 1-17 $e^{-t/\tau} \times \cos\omega t$ 的曲线,是一个角频率为 ω 的正弦函数,它的边界是 $e^{-t/\tau}$ 和 $-e^{-t/\tau}$

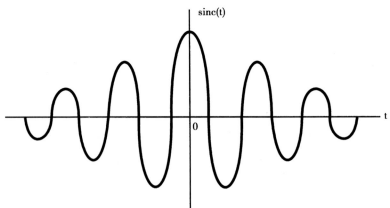

图 1-18 $\text{sinc}(t) = \sin(t)/t$ 的曲线

欧拉(Euler)方程

$$e^{i\theta} = \cos\theta + i \sin\theta \qquad (\text{等式 1-5})$$

这个等式描述了我们在图 1-5 中看到的一个角为 θ、大小为 1 的矢量。符号 i 是虚数单位 $\sqrt{-1}$。

等式 1-5 按照角度为 θ 的正弦及余弦函数表达了一个虚数(iθ)的复合指数函数。

现在,思考用欧拉方程表示复合信号 $e^{i\omega t}$(用 ωt 代替 θ):

$$e^{i\omega t} = \underbrace{\cos\omega t}_{\text{实部}} + \underbrace{i\sin\omega t}_{\text{虚部}}$$

这个公式由一个实部和一个虚部组成。实部(cosωt)是我们要关注的,与所测得的信号相关。而我们使用虚部(sinωt),是为了使数学运算更为简单(无论你是否相信!)。最终结果,仅保留与实际信号相关的实部而忽略虚部。

($e^{i\omega t}$)的每个值都是以角频率 ω 进行自旋的矢量(图 1-19)。理解角频率的概念非常重要,因为之后讨论质子进动时将会时常用到进动频率(即角频率)的原理。

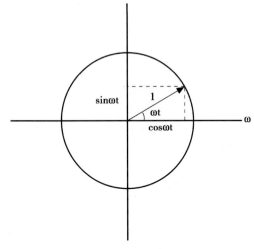

图 1-19 用一个旋转矢量来表示 $e^{i\omega t}$

对数

对数（log）是指数的反运算，即：

$$\log(e^x) = x$$

对数的底通常是 10，但是，对数可以以任何数为底。假设一个底为 a、数 y 的对数等于 x：

$$\log y = x$$

然后，两边同时表示成指数，我们可以得到：

$$a^x = y$$

这样，

$$\log_a y = x \Leftrightarrow a^x = y$$

也就是说，如果以 a 为底 y 的对数等于 x，就意味着 a 的 x 次方等于 y。

示例

$$\log_2 8 = 3 \Rightarrow 2^3 = (2)(2)(2) = 8$$

以 e 为底 x 的对数也可表示成 lnx，称为 x 的"自然对数"。

$$\log_e x = \ln x$$

（ln）就是以 e 为底 log 的符号（e 是自然对数的底，e = 2.71）…。

$$\ln e = \log_e e = 1$$

这表示以自身为底数 e 的对数是 1。

指数函数的特性

指数函数的数学运算包括（e^x 是 e 的 x 次方）：

a. 指数的乘法 $\quad (e^x) \cdot (e^y) = e^{x+y}$

b. 负指数 $\quad (e^{-x}) = 1/e^x$

c. 指数的除法 $\quad e^x/e^y = e^{x-y}$

推导

等式（c）由前两个公式（a）和（b）按以下方式得出：$e^x/e^y = (e^x) \cdot (e^{-y})$，来自负指数定理；$(e^x) \cdot (e^{-y}) = e^{x-y}$，来自指数乘法定理。因此，$e^x/e^y = (e^x) \cdot (e^{-y}) = e^{x-y}$。

对数函数的特性

a. 两个数（A 和 B）乘积的对数等于它们各自对数的和。$\log(A \cdot B) = \log A + \log B$

这个公式适用于底数为任意数的对数函数。因此

$$\ln(A \cdot B) = \ln A + \ln B$$

b. x 的 a 次方的对数是

$$\log_x a = a \log x$$

该公式也适用于底数为任意数的对数函数，因此

$$\log_b x^a = a \log_b x$$

$$\ln x^a = a \ln x$$

示例

解这个方程：$1/2 = e^{-t/T2}$，求 t。（这将是求一个函数【具有一级衰变常数 T2】衰减至初始值一半时的时间 t 的公式。）

1. 将该方程两边同时取对数

$$\ln(1/2) = \ln e^{-t/T2}$$

2. 因为 $1/2 = 2^{-1}$，所以

$$\ln(1/2) = \ln(2^{-1}) = -\ln 2$$

3. 由公式（b）

$$\ln\left(e^{-\frac{t}{T2}}\right) = -t/T2 \ln(e)$$

因此

$$-\ln 2 = -t/T2 \ln(e)$$

4. 因为公式 $\ln(e) = \log_e e = 1$（以自身为底的任何数的对数都等于 1），因此

$$-\ln 2 = -t/T2(1)$$

或者

$$-\ln 2 = -t/T2$$

5. 两边同时乘以 -1：

$$\ln 2 = t/T2 \text{ 或}$$

$$\log_e 2 = t/T2 \text{ 或}$$

$$0.693 = t/T2 \text{ 或}$$

$$t = 0.693$$

这个公式同样可以计算核医学中核素的半衰期（或 $t_{1/2}$）。

要点

理解了这些数学概念，在之后理解磁共振的物理基础将会非常有帮助。

1. 讨论过的四个三角函数：

$$\sin x, \cos x, \tan x, \cot x$$

$$\tan x = \sin x/\cos x$$

$$\cot x = 1/\tan x$$

2. 上述三角函数对应的角（或 arc）被定义为

$$\arcsin, \arccos, \arctan, \text{arccotan}$$

示例，

$$\arctan(\tan x) = x, \arcsin(\sin x) = x, \text{等等}。$$

3. 矢量具有大小和方向。例如，力，有大小（重量）和方向。再例如，速度，具有速率和方向。

4. 虚数可表示为一个实部和一个虚部两部分：

$$c = a + ib$$

这里 i 是虚数单位 $\sqrt{-1}$。

5. 变量 x 的函数表示为 $f(x)$，代表 f 随 x 的变化而变化。

6. 信号是一种时间函数。

7. 周期信号是一种在一定周期 T 后进行自身重复的时间函数。

8. 周期信号的（线性）频率定义为 $f = 1/T$，T 是周期。

9. 角频率 ω 定义为 $\omega = 2\pi f$

10. 周期信号进行一个周期代表一个循环。

11. 周期信号的示例 $\cos\omega t = \cos(2\pi f t)$。

12. 相位是具有相同频率的两个周期信号间的偏移。例如，$\cos\omega t$ 和 $\cos(\omega t + \theta)$ 有相同的频率（ω），但两者的相位差是 θ。

13. 函数 e^t 是时间指数函数。它实际上是指数递增函数。当 $t = 0$ 时，函数值为 1，而 $t = \infty$ 时，函数值为 ∞。当 $t = 1$ 时，$e^1 = e = 2.718\,281\,8 \cong 2.72$。

14. 函数 e^{-t} 也是时间指数函数。它实际上是指数递增函数。当 $t = 0$ 时，函数值为 1，而 $t = \infty$ 时，函数值为 0。当 $t = 1$ 时，$e^{-1} = 0.37$。

15. 函数 $e^{-t/\tau}$ 是一个时间常数或衰减常数为 τ 的指数递减函数。信号强度在时间常数 τ 时的值是其初始值的 37%（$e^{-1} = 0.37$）。在 5 倍时间常数后，信号强度几乎为 0（$e^{-5} \cong 0$）。

16. 根据欧拉方程，函数 $e^{i\omega t}$ 可表示为

$$e^{i\omega t} = \cos\omega t + i\sin\omega t$$

表示以角频率 ω（弧度/秒）进行自旋的半径为 1 的矢量。

17. 函数 sinc 定义为

$$\mathrm{sinc}\,t = \sin t / t$$

在 $t = 0$ 时，函数值为 1，理想的射频脉冲为 sinc 函数波形，因为它的傅里叶变换（之后我们将介绍到）是一个完美的矩形。

18. 变量 y 的对数（底为 10）可表示为 $\log y$，与指数相关：

$$\text{如果 } \log y = x \quad \text{那么 } 10^x = y$$

19. y 的自然对数（底为 e）表示为 $\ln y$。因此

$$\text{如果 } \ln y = x \quad \text{那么 } e^x = y$$

如果已经理解了以上数学概念，那么读者现在可以很容易地阅读和理解这本书其余部分的内容。正如之前提到的，重要的不是死记硬背这些公式，而是理解这些公式的概念。

习题（问答题）

1. 画出以下函数随 x（$-\infty$ 到 $+\infty$）变化的曲线

a. $e^x \cos x$

b. $\sin x / x = \mathrm{sinc}(x)$

2. 证明下列等式

$\cos(x+y) = \cos x \cdot \cos y - \sin x \cdot \sin y$ 和 $\sin(x+y) = \cos x \cdot \sin y + \sin x \cdot \operatorname{cis} y$

提示：利用欧拉方程 $e^{ix} = \cos x + i\sin x$，注意 $i \times i = i^2 = -1$

3. 对于一些函数，可以证明

$$f(0)/g(0) = \lim_{x\to 0}[f(x)/g(x)] = \lim_{x\to 0}[f'(x)/g'(x)]$$

式中 f 和 g 是 x 的函数，而 f' 和 g' 是它们的导数函数，即，

$$\left[f'(x) = \frac{d}{dx} \cdot f(x)\right];\text{"lim" 表示当 x 趋近于 0}$$

时的"极限值"。

利用以上等式，证明

$$\mathrm{sinc}(0) = \frac{\sin(0)}{0} = \lim_{x\to 0}\frac{\sin x}{x} = 1$$

提示：$d/dx(\sin x) = \cos x$，且 $d/dx(x^n) = nx^{n-1}$（n 为任意整数）。

4. a. 在一倍时间常数 T 时，指数函数 $e^{-t/T}$ 的值是多少？

b. 在两倍时间常数 2T 时，值是多少？

c.（b）与（a）的比率是多少？

5. 指数衰减函数 $f(t) = Ae^{-t/T}$ 的曲线，请参照图 1-20。

证明：如果在 A 点画一条切线，它在 $t = T$（T = 衰减常数）时会经过 t 轴。

提示：导数 $\dfrac{d}{dt}(e^{\alpha t}) = \alpha \cdot e^{\alpha t}$，而 α = 常数。

6. 解方程 e^x。注意 $\ln 2 = 0.693$

7. 计算下列三角函数的值

a. $\sin(0°)$；

b. $\sin(30°)$；

c. $\sin(90°)$；

d. $\sin(180°)$；

e. $\cos(0°)$；

f. $\cos(60°)$；

g. $\cos(90°)$；

h. $\cos(180°)$？

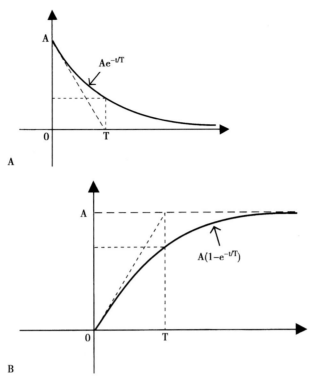

图 1-20　A:指数递减函数。B:指数递增函数

第二章

MRI 的基本原理

简介

本章将讨论 MRI 的物理学基本原理。这些原理中有的需要用到牛顿物理定律（Newtonian physics）解释，有的需要用到量子力学（quantum mechanics），无论哪种定律都可以将其基本原理解释得很清楚。有时候不可避免会有混淆。但无论如何，我们会尽量保持问题的简练。

核磁共振（nuclear magnetic resonance，NMR）是应用了已超过 50 年的一种化学分析技术，它是我们现在称作 MRI 的成像技术基础。（核字易被误解有使用核材料的含义，因此，它从 MR 的词典中舍弃了，用磁共振成像（MRI）代替了核磁共振断层成像（NMR））。

电磁波

要理解 MRI，必须先要了解什么是电磁波。表 2-1 显示了各种电磁波的特点，包括 X 线、可见光、微波和无线电波。所有的电磁波均有以下共同的基本特性：

1. 它们均以光速 $c = 3 \times 10^8$ m/s 在真空中传播。

2. 根据麦克斯韦的电磁波理论，它们均有两个共同的成分——电场 E 和磁场 B，且二者互相垂直（图 2-1）。我们指定画在纸上的正弦波为电场 E，垂直于它的另外一个正弦波为磁场 B，两者互相垂直并均以光速（c）进行传播。电场和磁场有相同的频率，两者间相位差为 90°（这是因为电场的变化产生磁场，而磁场的变化又产生电场。因此，电磁波可进行自身传播，一旦开始将无限进行）。

3. 如果就矢量而言，矢量 B 和 E 互相垂直，而传播因数 c 与两者均垂直（图 2-2）。电场和磁场具有相同的角频率 ω。所以我们得到的是一个以角频率 ω 绕一点自旋（振荡）的矢量。牢记角频率 ω 与线频率 f 相关：

$$\omega = 2\pi f$$

我们感兴趣的是磁场成分——而会产热的电场成分则是我们不希望得到的。

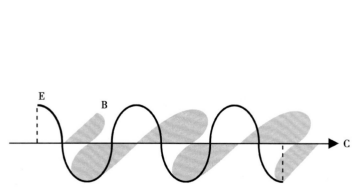

图 2-1 电磁波的两种成分，电场 E 和磁场 B，两者互相垂直，且相位差是 90°，以光速（c）传播

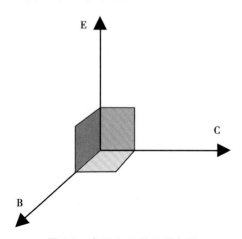

图 2-2 表示 B、E 及 C 的矢量

表 2-1	无线电波、微波、可见光和 X 线的电磁波谱范围		
	频率（Hz）	能量（eV）	波长（m）
	10^{24}	10^{10}	10^{-16}
伽马射线和 X 线	10^{23}	10^{9}	10^{-15}
	10^{22}	10^{8}	10^{-14}
	10^{21}	10^{7}	10^{-13}
	10^{20}	10^{6}（1MeV）	10^{-12}（1pm）
	10^{19}	10^{5}	10^{-11}
	10^{18}	10^{4}	10^{-10}
紫外线	10^{17}	10^{3}（1keV）	10^{-9}（1nm）
	10^{16}	10^{2}	10^{-8}
可见光	10^{15}	10^{1}	10^{-7}
红外线	10^{14}	10^{0}（1eV）	10^{-6}（1μm）
	10^{13}	10^{-1}	10^{-5}
微波	10^{12}	10^{-2}	10^{-4}
	10^{11}	10^{-3}	10^{-3}（1mm）
	10^{10}	10^{-4}	10^{-2}（1cm）
	10^{9}（1GHz）	10^{-5}	10^{-1}
MRI	10^{8}（100MHz）	10^{-6}	10^{0}（1m）
	10^{7}	10^{-7}	10^{1}
无线电波	10^{6}（1MHz）	10^{-8}	10^{2}
	10^{5}	10^{-9}	10^{3}（1km）
	10^{4}	10^{-10}	10^{4}
	10^{3}（1kHz）	10^{-11}	10^{5}
	10^{2}	10^{-12}	10^{6}

表 2-2 总结了自然界中重要电磁波的范围。该表中使用到了以下字符：

$KeV = 10^{3}$ 电子伏特（eV）＝千电子伏
$pm = 10^{-12}$ 米（m）＝皮米
$nm = 10^{-9}$ 米（m）＝纳米
$MHz = 10^{6}Hz$ ＝兆赫兹
$MeV = 10^{-3}eV$ ＝兆电子伏

在 MRI 中，我们不仅要处理比 X 线、甚至可见光要低很多的能量，同时还要处理更低的频率（电磁波的能量与其频率呈线性正比，$E = hv$）。射频脉冲（RF）的波长范围相对也较长。表 2-3 囊括了一些电磁波谱不同频率范围的示例。

表2-2 X线、光和MRI的电磁频谱

	频率	能量	波长
X线	$1.7\sim3.6\times10^{18}$ Hz	$30\sim150$keV	$80\sim400$pm
可见光(紫色)	7.5×10^{14} Hz	3.1eV	400nm
可见光(红色)	4.3×10^{14} Hz	1.8eV	700nm
MRI	$3\sim100$MHz	$20\sim200$MeV	$3\sim100$m

表2-3 无线电、电视和MRI的频率比较

调幅收音机频率	0.54~1.6MHz (540~1 600kHz)
电视(频道2)	稍大于64MHz
调频收音机频率	88.8~108.8MHz
MRI的射频脉冲	3~100MHz

这就是为什么 MRI 中用以产生信号的电磁脉冲被称作射频脉冲(RF)的原因——它在无线电波频率的范围内,它属于电磁波谱的无线电波频率范围。

自旋和电磁场

斯坦福大学的 Felix Bloch 是 NMR 理论的先驱者之一,他也因为该理论而获得了 1946 年的诺贝尔奖。他建立了自旋带电粒子(如氢原子核)会产生电磁场的理论(图 2-3)。该电磁场的磁场成分使某些原子核产生磁棒的效果,即产生由 S 极发出到 N 极的磁场(图 2-4)。在磁共振中,我们要关注的是带电粒子,比如氢原子核,它是个带正电荷的质子(图 2-5)。

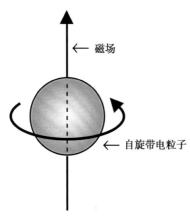

图 2-3 一个自旋带电粒子产生
一个磁场

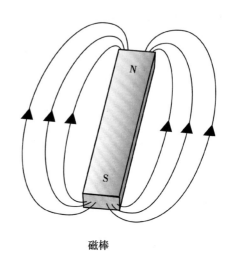

磁棒

图 2-4 磁棒及其相关磁场

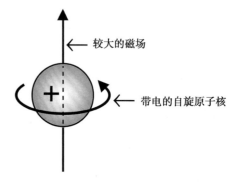

图 2-5 自旋带电氢原子核(即质子)产生磁场

从量子力学理论知道,每个原子核都有其特定的能级,与被称作自旋量子数 S 的特性有关。例如,氢原子核(单个质子)的自旋量子数 S 为 1/2:

$$S(^1H) = 1/2$$

原子核的能级用下式求出:

$$能级数 = 2S+1$$

对于自旋的氢质子 S=1/2,我们可以计算出:

$$能级数 = 2(1/2)+1 = 2$$

因此,氢质子有两个能级,用 -1/2 和 +1/2 表示。这意味着氢质子绕自身轴进行自旋,产生一个磁场;而有些氢质子以相反的方向自旋,产生恰

好与其相反方向的磁场。图 2-6 画出的质子的自旋方向是氢质子的两个能级。每个不同的自旋方向都有不同的能级。

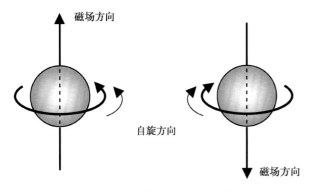

图 2-6　自旋质子的旋转方向决定产生的磁场方向

其他原子核也具有不同的能级数。例如，
13_{Na}的自旋量子数 S=3/2；
13_{Na}的能级数 = 2(3/2)+1 = 4
13_{Na}的 4 个能级表示为(-3/2,-1/2,1/2,3/2)。

在氢质子中最重要的是一个质子有两个能级，这两个能级方向恰好相反，一个指向 N 极（平行的），另一个指向 S 极（反平行的）。（如果原子核内有偶数个质子，那么每个质子都将会配对排列：每个磁场方向向上的自旋质子都会与一个磁场方向向下的自旋质子配对（图 2-7）。这些配对质子的磁场将会相互抵消，净磁场为零。）当质子数为奇数时，总会存在一个未配对的质子，这个质子无论指向 N 极还是 S 极，都会产生一个净磁场（图 2-8）或是相对于原子核的磁偶极矩（Magnetic Dipole Moment, MDM）。实际上，任何呈奇数的质子或/和中子的原子核内均存在磁偶极矩。偶极-偶极相互作用指的是两个质子间或质子与电子间的相互作用。

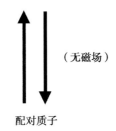

图 2-7　配对质子（旋转方向相反）的磁场相互抵消，无净磁场

某些元素的原子核都具有这些特性（表2-4），例如氢(^{1}H)和氟(^{19}F)这些质子数或中子数为奇数的原子核，都可以用来进行 MR 成像。但是，我

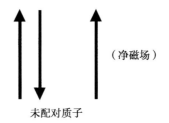

图 2-8　未配对质子产生的净磁场

们选择氢质子进行 MR 成像的一个原因是因为其在人体内含量丰富。人体内约 60% 是水。我们可以在水(H_2O)和脂肪($-CH_2-$)中发现氢质子。之后我们将会学习到如何利用氢质子的自旋避免其他具有奇数质子的原子核自旋的影响。

表2-4	自旋量子数和旋磁常数	
原子核	自旋量子数(S)	旋磁比(MHz/T)
^{1}H	1/2	42.6
^{19}F	1/2	40.0
^{13}Na	3/2	11.3
^{13}C	1/2	10.7
^{17}O	5/2	5.8

磁化率

所有的物质在置于磁场后都会有一定程度的磁化。但是磁化的程度各异。物质的磁化率（用希腊字母 χ 表示）是对其得到磁化程度的量化。换句话说，即 χ 是一种物质磁化程度的度量。

为研究施加的磁场和产生的磁场间大小的数学关系，我们首先要解决两个关于磁场易混淆的概念：B 和 H。我们提醒读者以下讨论仅仅是为了使问题简单化；高等物理参考书中将会有相关电磁场理论的详细内容。磁场 B 是指磁感应磁场或磁通量密度，是外加磁场产生的净磁场效果。磁场 H 就是所谓的磁场强化。它们之间关系如下：

$$B=\mu H \quad 或 \quad \mu=B/H$$

μ 代表磁导率，是指一种物质聚集磁场的能力。磁化率 χ 定义为产生磁场(M)与施加磁场 H 的比率：

$$M=\chi H \quad 或 \quad \chi=M/H$$

进而，χ 与 μ 有如下关系：

$$\mu=1+\chi$$

确定所用的单位要保持一致。

MRI 中常用的有三种类型物质——每种都有不同的磁化率,包括顺磁性、抗磁性和铁磁性物质。将在以下部分进行介绍。

顺磁性、抗磁性和铁磁性

1. 抗磁性物质没有未成对的轨道电子。当这种物质被放入外加磁场 B_0 中时,会产生一个与 B_0 方向相反的小磁场(M),结果,有效磁场就会减小。因此,抗磁性物质有一个小的负磁化率 χ(即 χ<0 且 μ<1)。它们基本上没有磁性。人体内大部分组织具有这种特性。抗磁性效应的例子一般是在气体-组织交界面处(如鼻窦周围)所产生的变形。

2. 顺磁性物质具有未成对的轨道电子。它们在外加磁场 B_0 存在时可以产生磁化,而去除外加磁场时又会去磁化。它们产生的磁场(M)与外加磁场方向相同。结果,它们的存在使有效磁场增加。因此,顺磁性物质有一个小的正的 χ(即 χ>0 且 μ>1),会轻度被外磁场吸引。在这种物质中,偶极-偶极(即质子-质子和质子-电子)的相互作用使 T1 时间缩短(在 T1 加权图像上是高信号)。元素周期表中,未成对电子数最多的元素是稀土元素钆(Gd),它有 7 个未成对电子,是一种强顺磁性物质。Gd 在周期表中属于镧族元素。稀土元素镝(Dy)是该族元素中另外一种强顺磁性物质。血红蛋白的某些降解产物也具有顺磁性:脱氧血红蛋白有 4 个未成对电子,正铁血红蛋白有 5 个未成对电子。相比之下,在出血的终末期,含铁血黄素有超过 10,000 的未成对电子。含铁血黄素属于超顺磁性物质的一种,它的磁化率是顺磁性物质的 100~1 000 倍。

3. 铁磁性物质极其容易被磁场吸引。即使在去除外加磁场后,它们也会被永久磁化。它们有很大的正磁化率 χ,甚至比超顺磁性物质更大。现在已知的三种铁磁性物质有:铁(Fe)、钴(Co)、镍(Ni)。铁磁性物质的例子有动脉瘤夹及弹片。

我们先前讲到,人体内大部分组织都是抗磁性物质。例如,大部分水(自由水)是抗磁性的。也许这听起来很奇怪,因为组成水分子的氢质子正是核磁共振的基础。一个水分子内单独的氢质子确实表现出磁矩(指核磁矩或核顺磁性),但是大部分水却是抗磁性的,它产生的净磁场方向与主磁场方向相反。这与核磁共振依赖于原子核(质子和中子),而大量物质的磁性依赖于电子的情况有关。

磁共振成像是如何实现的?

我们回顾一些不同类型成像的例子。

a. 在照相时,有被拍照的物体和发出光线的光源。光线从物体表面反射回来,然后被照相机内的成像底板接收(图 2-9)。当然,这是利用电磁波谱中可见光的范围。可见光不能穿透物体,但是会从物体表面反射回来。

b. 在 X 线成像中,X 射线源发出的射线可以穿透物体,然后穿透的射线被一个感光(X 线)底片接收(图 2-10)。

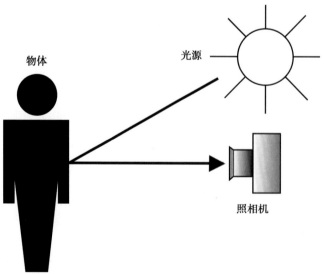

图 2-9　照相时,光线从物体表面反射并被相机内的成像底板接收

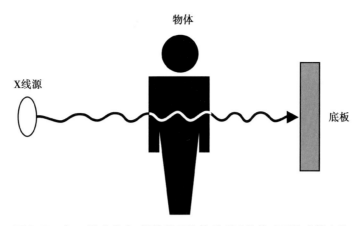

图 2-10 在 X-线成像中,射线穿透物体并到达物体后面的成像底片

c. 在磁共振成像中,低频率的无线电波穿透组织,将物体内磁化自旋信息返回(图 2-11)。

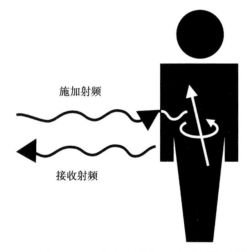

图 2-11 在 MRI 中,给病人施加一个射频波或射频脉冲,然后可以接收到体内磁化的自旋(质子)信号

射频和 MR 信号

如果将自旋的未配对质子放入外加磁场中,它们会沿该磁场方向排列。然后如果对病人发射一个特定频率的射频波,这个新磁场的作用会导致一些自旋质子改变其排列方向。在射频脉冲后,当它们恢复到原来的排列方向时会产生一个信号。这就是我们要检测的 MR 信号(图 2-12)。

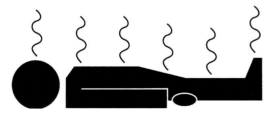

图 2-12 射频脉冲结束后,病人体内的自旋产生一个可被接收器探测到的信号

空间编码

如果整个人体都产生信号,那么我们如何区分这个信号是来自病人的头还是足呢? 这就是空间编码的过程,用来产生一幅图像。它需要用到梯度线圈,这个我们将在本章的后续内容讲到。

B_0 场

用 B_0 来表示外磁场。在 MRI 中,B_0 大约是 1 特斯拉(1T)。1 特斯拉等于 10 000 高斯。为了认识该磁场的强度,相比之下,地球磁场仅约为 0.5 高斯(比 1.5T 扫描仪弱 30 000 倍!)。实际上这个磁场强度并不均匀,这种磁场的不均通常是不恰当的匀场或外部环境影响导致的。磁场均匀度的要求标准一般在 6ppm~7ppm(百万分之一)。适当的匀场线圈(见后文)可最大限度解决此问题。

磁体的类型

首先,根据场强可将磁体分为五种类型:
1. 超高场(4.0T~7.0T),主要用于科研
2. 高场(1.5 T~3.0T)
3. 中场(0.5 T~1.4T)
4. 低场(0.2 T~0.4T)
5. 超低场(<0.2T)

其次,根据磁体的设计可将其分为三种主要类型:
1. 永久型磁体
2. 常导型磁体
3. 超导型磁体

1. 永久型磁体(主要见于开放式 MRI 扫描仪,如 Hitachi 的 AIRIS)的磁场常持续存在且不能被关闭。它们的优点是成本及维护费用均相对

较低(不需要制冷剂制冷)。

2. 常导型磁体(如 Philips 0.23T 的 Panorama 和 Fonar 0.6T 的 Standup),都是基于线圈内的环形电流可产生磁场的电磁原理。这些磁体可以被关闭和开启。

3. 超导型磁体是电磁体的一种类型。这些磁体在接近绝对零度(即 4.2K 或 -270℃)下工作。因此,它们的导线内几乎没有阻抗。反过来讲,这样就允许我们用很强的电流产生高强度磁场,而不会显著产热(因此叫超导)。为达到这样的超低温度,需要使用冷冻剂(如液氮和/或液氦,这些都是非常昂贵的)。现今见到的大部分扫描仪都是超导型磁体。

磁偶极矩

从现在开始,我们将仅讨论氢原子核内的质子。不再讨论任何其他的原子核。我们想象一下有很多质子。它们都有自己的小磁场,且以自身为轴进行自旋。每个这样的小磁场都被称为磁偶极矩(Magnetic Dipole Moment, MDM),用字母 μ 表示。磁偶极矩的轴随机排列,且相互抵消。如果在没有任何外磁场(B_0)的情况下,将所有的偶极矩进行叠加,净磁场为零(图 2-13)。

如果我们施加一个外磁场将会出现什么情况呢?质子自旋将会如何?它们会像条形磁铁沿大磁场排列,类似处在地球磁场中指南针的表现(图 2-14)。然而,它们排列的方向并不都相同,约有一半指向 N 极,一半指向 S 极。最终,会有足够的额外自旋质子指向 N 极(约每百万中有一个[1])使得净磁场的方向与 B_0 相同。

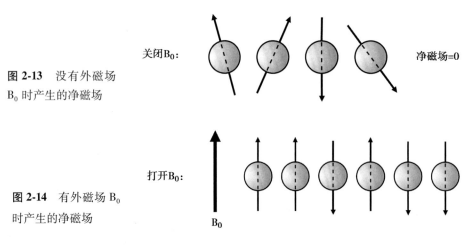

关闭B_0:　　　　　　　　　　　　　　净磁场=0

图 2-13 没有外磁场 B_0 时产生的净磁场

打开B_0:

图 2-14 有外磁场 B_0 时产生的净磁场

B_0

来研究一下它是如何产生的。在时间 t=0 时,质子自旋是随机分布的,净磁场强度在 t=0 时为零。放入磁场后,立刻有一半的自旋质子沿与磁场方向进行排列,一半沿相反的方向排列。经过一段时间,更多的自旋质子沿磁场方向排列,产生净磁化矢量(图 2-15)。如果我们画出净磁化矢量与时间的曲线图,将如图 2-16 所示。这个磁化矢量会以我们之前讨论过的指数增长曲线形式增长(见第一章)。该曲线的时间常数取决于以下因素:

1. 成像的组织类型
2. 磁场的强度

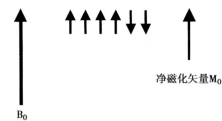

净磁化矢量M₀

B_0

图 2-15 外磁场 B_0 作用一段时间后,产生一个净磁化矢量 M_0

T1 弛豫时间

图 2-16 中曲线的时间常数记为 T1。因此,磁化矢量 M 随时间常数 T1 增长描述可以表示为 1-

---

[1] 这个数字看起来可能微不足道,但是,根据阿伏伽德罗定律,每克组织内有超过 10^{23} 个分子。这样,在每克组织内将会有 10^{17}(即 $10^{23}/10^6$)个额外的氢质子指向 N 极。

$e^{-t/T1}$。通常,我们谈到的 T1 是指磁化矢量在 B_0 磁场轴方向上的恢复过程。随时间的延长,越来越多的自旋质子逐步排列到与外磁场相同的方向。净磁场在达到一个极限值前持续以指数形式增长(图 2-17)。记得在指数增长曲线中,我们会在曲线的开始处画一条切线得到 T1,此时我们可以在该曲线上画切线而得到 2T1。大约 4~5 个 T1 时间后,指数增长曲线几乎达到稳定状态。

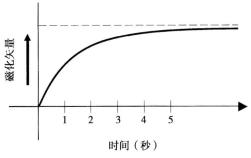

图 2-16 净磁化矢量随时间变化的图形,实际是一个指数函数

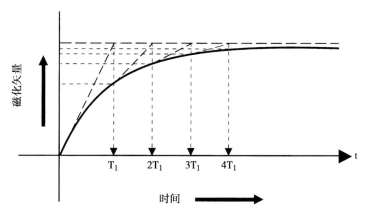

图 2-17 通过恢复曲线($1-e^{-t/T1}$)表示净磁化矢量,T1 是时间常数(恢复率)

如果我们改变磁场强度,T1 将会产生何种变化呢? 如果 B_0 降低,那么组织的 T1 时间也降低:

$$\downarrow B_0 \rightarrow \downarrow T1$$

例如,生物组织在 0.5T 场强下的 T1 时间要短于 1.5T。

质子(自旋)密度

磁化矢量也依赖于质子(或自旋)的密度,也就是单位体积组织内有多少质子。单位体积内某些组织较其他组织有更多的质子,例如,空气内的质子数目较少,故它的质子密度(自旋密度)就非常小。我们用 N(H)表示质子密度或自旋密度。它不仅是组织内质子的绝对数(这是重要的),也是能够充分移动以改变方向和沿外磁场排列的质子数。

$$N(H)=可移动质子的密度$$

特定时间的净磁化矢量与组织的 T1 时间和可移动质子的密度均有关:

$$磁化矢量 \propto N(H)(1-e^{-t/T1})$$

如果我们重新画出 T1 的增长曲线,x 轴为时间,那么 y 轴上的变化是:

$$M=N(H)(1-e^{-t/T1})$$

进动

当把一个质子放入大磁场内时,它会开始摇摆或称进动。当单个质子绕其自身轴自旋而无外加磁场时,它会产生一个自身的小磁场(图2-18)。当我们开启外磁场时,质子会像陀螺一样旋转,不仅绕自身轴进行自旋,且由于重力作用也绕垂直轴进行摇摆(图 2-19)。同样地,质子不仅绕自身轴自旋,同时也绕外磁场 B_0 轴进行旋转或"进动"。

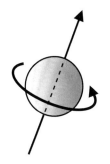

图 2-18 在无外加磁场 B_0 时,质子绕自身轴旋转产生一个磁场

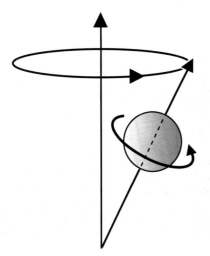

图 2-19　在有外加磁场 B_0 时,质子不仅绕自身轴旋转,且也绕 B_0 轴"摇摆"

> 每个质子绕自身轴进行自旋的速度要比绕外磁场轴进行进动的速度快很多

拉莫尔方程

质子绕外磁场进动的频率可以通过拉莫尔方程进行计算:

$$\omega = \gamma B_0 \qquad (等式\ 2\text{-}1)$$

式中,ω 为质子进动的角频率,γ 是旋磁比,而 B_0 是外磁场强度。

角频率 ω 可以用每秒赫兹(Hz)或弧度表示,根据 γ 使用的单位决定。如果 γ 使用的单位是 MHz/T,那么 ω(或是线频率 f)则用 MHz 表示。旋磁比 γ 是个由我们研究的原子核所决定的比例常数。对于氢质子,$\gamma(H) = 42.6MHz/T$。

示例

如果磁场强度是 1T,那么氢质子进动的频率为:

$$(42.6)(1) = 42.6MHz$$

当外磁场强度增加时,氢质子进动的频率也增加,也就是,在 1.5T 时氢质子的进动频率为:

$$(42.6)(1.5) \approx 64MHz$$

记住电磁波谱内,MRI 所采用的射频脉冲部分频率范围是 3MHz~100MHz。这个范围是由氢质子在临床应用的不同场强条件下的自旋频率范围所决定的,即:在 B_0 为 0.2T→3T 时,

$$\omega = 8.5MHz \rightarrow 128MHz$$

线圈

线圈通常是由多组环形导线组成的电子装置(图 2-20),可以产生磁场(梯度线圈),或当导线内的感应电流变化时检测到变化(振荡)磁场(射频线圈)。MRI 中用的几种线圈类型如下:

1. 梯度线圈
   a. 成像梯度线圈
   b. 匀场线圈
2. 发送和/或接收射频线圈
   a. 单相位或正交(接收或发射)线圈
   b. 表面或容积(Helmholtz 或螺旋)线圈
   c. 单个或相控阵线圈

发射和/或接收线圈

发射线圈发送或发射射频脉冲,接收线圈接收射频脉冲。有些线圈同时兼具发射和接收的作用(如体线圈和头线圈)。其他仅是接收线圈(如体表线圈)。这些线圈的作用与收音机或电视机的天线非常相似。

体线圈是病人周围主磁体内的固定部分,在一系列应用软件中作为发射和/或接收线圈。头颅线圈是一个包绕病人头部的头盔样装置,可以兼具发射和接收功能或仅作为接收线圈。还有各种表面线圈(如用来关节成像的线圈)作为接收线圈,而体线圈作为发射线圈。即使将表面线圈放在感兴趣区域,但接收到的信号也来自于整个人体(这种情况与 CT 成像不同);然而,表面线圈区域接收到的信号强度更高,即有更高的信噪比(Signal-to-Noise Ratio,SNR)。换句话说,表面线圈提高了感兴趣区域局部的信噪比。

梯度线圈

梯度线圈可以有目的性地造成磁场均质性的扰动(常为线性),这样可以通过读取接收到的信号内的空间信息,进行空间定位。这种磁场的扰动或变化比外磁场的强度要小许多倍,但是也足够进行空间编码。为达到该目的,必须在三维坐标系内使用三个互相垂直的,与 x、y 和 z 轴相对应的梯度线圈(图 2-21)。这样之后就可以在三个坐标方向对数据进行编码(或解读)。这些梯度常指:

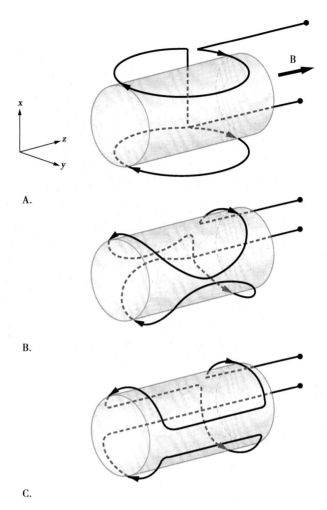

图 2-20　A:"理想"的线圈,垂直于在 x-y 平面上旋转变化的横向磁化矢量。这种不断变化的磁化矢量会在线圈中产生电压,引起电流的流向变化(箭头)。B 和 C:环形线圈逐渐塑形以适应磁体的内孔,同时保持对横向磁化矢量变化的敏感性

1. 层面选择梯度
2. 相位编码梯度
3. 频率编码梯度或读出梯度

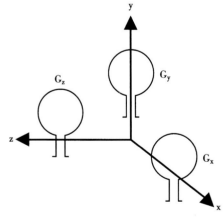

图 2-21　MRI 中的梯度线圈,每个梯度线圈沿一个方向排列(x、y 和 z)

对于横断面图像,这三个梯度分别与 G_z、G_y 和 G_x 相对应。将会在之后的章节中讨论这些内容。

匀场线圈

这种线圈用来产生更均匀的外磁场 B_0。谨记我们需要均匀的外磁场,否则,会造成伪影,特别是在使用梯度回波或化学性脂肪抑制技术时。匀场线圈可以帮助减小(尽管不能完全消除)磁场不均。

正交线圈

在正交线圈的设计中,用两个彼此呈 90° 的接收线圈,可以区分接收到信号的实部和虚部成分。正交线圈的设计可以使 SNR 增加 $\sqrt{2}$ 倍。

螺旋线圈

这种线圈可以围绕在病人周围以提高 SNR。这种线圈通常用于低场设备(如开放式扫描仪),它们具有垂直的磁场方向(而不是像高场扫描仪呈水平方向)。

相控阵线圈

这种线圈包含多个小的表面线圈,可以放在感兴趣区域解剖结构的任何一侧。这种线圈可以进行更快的扫描及更精细的结构成像。一个例子就是盆腔相控阵线圈,可以显示盆腔的精细结构。

成像平面

梯度线圈可沿 x、y 或 z 轴任意选择。MRI 中不同平面(横断、矢状、冠状或斜面)的成像与 CT 不同,可以在病人始终处在磁场内,身体长轴与扫描仪长轴一致的情况下,通过适当分配梯度线圈而很容易的实现(图2-22)。例如,假设 z 轴沿着

磁体长轴位于头足(CC)方向,y 轴是在后前(PA)方向,x 轴从右向左[1],这样沿 z 轴方向设置层面选择梯度就可以得到横断面图像。表 2-5 总结了其他可能性。斜面是通过线性方式组合先前提到的梯度而成像。

表 2-5	正交成像平面的梯度方向		
	层面选择梯度	相位编码梯度	频率编码梯度
横断	z	y	x
矢状	x	y	z
冠状	y	x	z

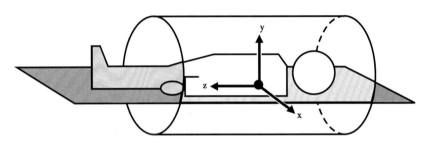

图 2-22 对扫描仪内的病人可以任意指定 x、y 和 z 轴的方向

要点

本章节讨论了 MRI 中的基本原理。我们了解了电磁波、质子自旋、外磁场和纵向磁化矢量,也简要介绍了一个反映组织固有特性的参数 T1。现总结内容如下:

1. 电磁波(正如其名)具有两个成分:电场(E)和磁场(H 或 B)成分,两者互相垂直且相位差相差 90°。

2. 传播方向 C 与 E 和 B 两者均垂直,始终以光速($c = 3 \times 10^8$ 米/秒)进行传播。

3. 在 MRI 中,我们要关注的是磁场成分,而电场成分仅产生热量。

4. 电磁波是时间的周期性函数,以下频率振荡

$$\omega = 2\pi f$$

式中 ω 是角频率(单位是弧度/秒),而 f 是线频率(单位是周/秒或赫兹)。

5. 电磁波谱内存在很多类型的电磁波:x 线、可见光、微波、射频及其他等。

6. MRI 中发射使用的射频的频率范围是 3MHz~100MHz。因此,它们也叫作射频脉冲。

7. 自旋的带电粒子会产生电磁场。

8. 上面一点在人体内的示例就是氢质子(^{1}H)。

9. 氢质子的磁场成分像一个磁棒。这种表现被称为磁偶极矩(MDM)。

10. 一般情况下,所有在共价轨道内具有奇数电子数的粒子都具有这个特性(即,可以产生磁场)。

11. 虽然人体内存在许多种不同类型的质子,但选择氢质子进行 MRI,是因为其在体内最丰富(特别是在 H_2O 中,而水占人体成分的 60%)。

12. MRI 中主磁场用 B_0 表示。

13. 当把病人放入磁场 B_0 中,部分质子会沿平行于 B_0 方向排列,部分会逆磁场方向排列,而顺向排列质子要多于逆向者,这就会产生一个净磁化矢量(纵向磁化矢量)。

---

[1] 为简单起见,这是本书中惯用的方式。

14. 这些质子绕外磁场轴进行振荡或进动。

15. 质子进动的频率可以用拉莫尔方程来描述：

$$\omega_0 = \gamma B_0$$

式中，γ 为旋磁比（单位为 MHz/T）。因此，外磁场越强，质子进动的频率越快。

16. 磁化率是指将一种物质放入磁场后所能得到的磁化强度。

17. 我们讨论了三种具有不同磁化率效果的物质：抗磁性、顺磁性和铁磁性。

18. 根据磁场强度，可将磁体分为五种类型：超低场、低场、中场、高场和超高场。

19. 根据磁体设计可将磁体分为三种类型：永磁型、常导型和超导型。

20. 大多数现有的扫描仪都是高场、超导型磁体（需要液态制冷剂如液氦或液氮，以维持低温）。

21. 很多"开放型"MRI 扫描仪是永磁型或常导型；它们不需要冷冻剂，因此维护费用较低。但是，它们的场强通常较小，所以产生的信号也较弱。

22. 为获得图像，需要对病人施加射频脉冲。

这些脉冲可以使纵向磁化矢量产生翻转，而由病人身上产生一个信号。

23. 射频脉冲使纵向磁化矢量 M_z 翻转，偏离 z 轴：90°脉冲使 M_z 翻转 90°；180°脉冲使 M_z 翻转 180°；而部分射频脉冲翻转角 α 小于 90°。

24. 接收到的信号内没有空间信息。采用三种梯度线圈（层面选择、读出或频率编码以及相位编码梯度）进行空间区别。

25. 常用到的不同类型的线圈：体线圈、头颅线圈和表面线圈。

26. 表面线圈用于身体较小的部分（如关节），以增加信号强度和降低噪声（增加信噪比）。

27. 纵向磁化矢量在横向平面（被 90°脉冲翻转以后）恢复的速率取决于时间常数 T1。这个参数也描述了质子在放入外磁场后被磁化的速率。

28. 上述恢复过程在任何时间点 t 时的大小为：

$$1 - e^{-t/T1}$$

它是一个指数增长函数曲线。

为了把从病人接收的信息形成一幅图像，我们需要哪些呢？这个过程由使用射频脉冲开始，是我们下个章节要讨论的内容。

习题（问答题和判断题）

1. 计算质子在以下磁场强度中的拉莫尔频率：

a. 0.35T   b. 0.5T   c. 1T

d. 1.5T   e. 2T   f. 3T

（质子的旋磁比，$\gamma \cong 42.6$MHz/T）

2. 当被放入磁场后，质子磁化的速率与纵向磁化恢复的速率相同。

3. 质子密度是指组织内所有质子的密度。

4. 质子被放入磁场后将立刻沿磁场方向排列。

5. 场强越大，组织的 T1 值越大。

6. 电磁波以音速传播。

7. 应用 x、y 和 z 梯度的主要目的是进行层面选择和空间编码。

8. 质子绕主磁场进动的速率快于绕自身轴自旋的速率。

9. 当被放入磁场后，体内所有的质子都沿磁场方向排列。

10. MRI 中使用氢质子是因为它在体内的含量很丰富。

11. 在 MRI 中，成像平面通过设置适当的 x、y 和 z 梯度确定。

第三章

射频脉冲

简介

在上一章,我们讨论了纵向磁化的概念,但是还未解决如何接收来自患者信号的问题。我们只能发射和接收振荡信号[如交流(Alternating Current,AC)电压]。此外,我们只对沿某一轴向上的振荡信号敏感。因为纵向磁化矢量不是振荡函数[像直流(Direct current,DC)电压],故它不能被接收线圈读取信号。另外,我们对沿 z 轴方向的振荡信号不敏感。因此,这个磁化矢量需要被"翻转"到横向的 x-y 平面(该磁化矢量沿 z 轴振荡或"进动"时),以产生一个可以被读取的信号。这就是施加射频脉冲的目的。

射频脉冲

假设患者处于一个磁场中,然后我们施加一个射频脉冲,将会发生什么呢?记得之前说过一个射频脉冲即是一种电磁波。最初,所有的自旋均沿外磁场轴 B_0 排列,并绕其进动(图 3-1)。然后,我们施加一个射频脉冲。在三维(x、y、z)坐标系内,外磁场的方向始终指向 z 轴方向。因此,净磁化矢量 M_0 方向也指向 z 轴(图 3-2)。

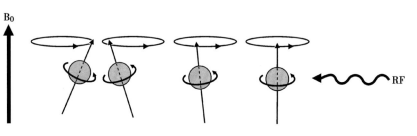

图 3-1 在质子被放入外磁场 B_0 后,施加一个射频脉冲

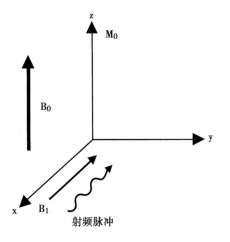

图 3-2 净磁化矢量 M_0 与外磁场 B_0 具有相同的方向

关于磁化矢量 M_0 需要说明的一点是,即使所有的单个自旋质子均绕外磁场轴进动,但是净磁化矢量(所有单个自旋质子的矢量和)不会发生进动。原因在于所有的单个自旋质子都在进动,但它们处于彼此相反的相位。因此,如果我们将其叠加起来,它们沿 z 轴有一个很大的分量;然而,因为它们的相位差异,在 x 轴或 y 轴上会全部互相抵消而无任何残余分量(图 3-3)。(注意在 3-3B 中,当两个质子以相同的速率进动时,一个指向右,另一个指向左。)因此,净磁化矢量并不会发生进动(至少最初时——净磁化矢量只在响应射频脉冲后发生进动——见之后的章节)。

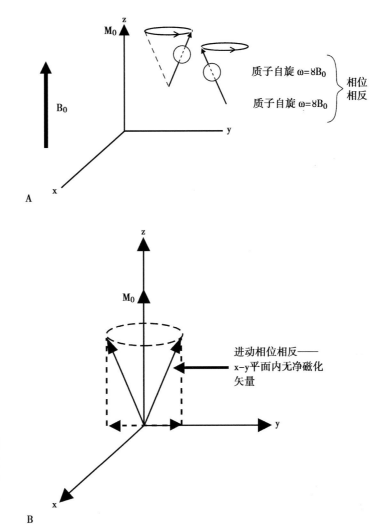

图 3-3　两个质子旋转相位相反（A）导致纵向的净磁化矢量而在 x-y 平面内没有分量（B）

现在，我们沿 x 轴垂直于磁化矢量 M_0 的，也就是 B_0 轴，施加一个射频脉冲。（射频脉冲将沿着图 2-2 中的"C"轴传播。）任何质子在受到任何类型磁场的影响后，都会绕磁场轴发生进动，进动频率 ω_0 由拉莫尔方程决定（$\omega=\gamma B$），其中 B 是磁场强度。质子绕 B_0 轴以频率 $\omega_0=\gamma B_0$ 进动。现在，我们介绍沿 x 轴方向进入系统内的磁场（即射频脉冲的磁场成分）。之前沿外磁场 B_0 也就是 z 轴方向排列的质子，也将会开始绕 x 轴进动，即绕新的（射频）磁场轴方向进动。

那么，这些质子将会以何种速率绕新磁场进动呢？新的进动频率是

$$\omega_1=\gamma B_1 \qquad （等式 3-1）$$

式中 B_1 是射频脉冲所致的较微弱的磁场。

我们现在涉及两个不同的磁场：
B_0 = 很强的外磁场（如 1.5T）
B_1 = 射频脉冲产生的微弱磁场（如 50mT）

B_0 是一个固定磁场（就像直流电），但是，B_1 是一个振荡磁场（就像交流电）。产生振荡的原因是它是由振荡电磁波的磁场成分激励形成的。

因为 B_1 的磁场强度比外磁场 B_0 弱很多，故自旋质子绕 B_1 轴进动的频率 ω_1 比绕外磁场轴 B_0 进动的频率 ω_0 要低很多。

因此，因为 $B_1 \ll B_0$

所以 $\omega_1 \ll \omega_0$

质子以频率 ω_0 绕 B_0 磁场（z 轴）进动，同时又以频率 ω_1 绕 B_1 磁场（x 轴）进动。这就引起了净磁化矢量由 z 轴到 x-y 平面的螺旋运动。这种螺旋运动叫作章动。

回到第一章，关于射频脉冲需要记住的另一点是，射频脉冲有一个 $\cos(\omega t)$ 的波形。射频脉冲的频率 ω 应与质子进动的拉莫尔频率一致。否则，质子将不会绕着射频脉冲的 B_1 轴进动。如果我们先讨论共振的概念，这一点就比较好理解了。

共振

如果射频脉冲的频率 ω 与质子的进动频率相等，那么就会产生共振。共振会使射频脉冲把能量传递给质子。共振现象的一个简单例子是小孩荡秋千时的频率。基于秋千的长度和小孩的重量，存在着一个固有的力学共振频率。如果推动小孩的频率快或慢于该频率，那么所用力均无效。如果按其共振频率推小孩，那么能量就会被传递，小孩会荡的更高。相似地，如果质子进动频率是 ω_0，而射频脉冲的频率不是 ω_0（假如说换成 ω_2），那么磁场 B_1 与氢质子就以不同的频率振荡，而两个频率并不一致。如果射频脉冲与质子群进动的频率不一致，那么系统内不会产生共振，也不会有能量传递。

如果在 x-y 平面内考虑这个问题，质子以频率 ω_0 自旋，此时若有一个 B_1 磁场以不同于质子进动频率 ω_0 的另一个频率 ω_2 振荡，那么系统不会产生共振，也就是说，质子不会"翻转"到 x-y 平面。有一点需要说明，射频脉冲有两个参数特征，强度（B_1）和频率（ω_2）。射频脉冲的频率必须与质子的进动频率 ω_0 相同，以产生共振——使射频脉冲对氢质子产生完全相同的效果。如果频率 ω_2 正确，那么射频脉冲的强度（B_1）会使质子绕 x 轴以频率 ω_1 进动（根据拉莫尔方程 $\omega_1 = \gamma B_1$）。

如果 ω_0 与 ω_2 一致（即 $\omega_2 = \omega_0$），那么系统将会共振且质子会翻转到 x-y 平面。如此，质子会以一个较低的频率（ω_1）绕 B_1 磁场轴进行进动，与和射频磁场 B_1 相关的拉莫尔频率一致，而与较大的磁场 B_0 无关。

需要说明的另一点是，记得在射频脉冲发射之前，质子绕 z 轴进动，但是它们相位相反，因此无横向净磁化分量。在发射射频脉冲后，质子被引入到一个新磁场 B_1（也以频率 ω_0 振荡）。结果，它们也将趋向于沿新的磁场方向排列，且处于同相位。这样就会产生横向磁化矢量。随着越来越多的质子排列，相位的"一致性"增加，横向磁化矢量也随之增大。同时，正如我们先前讨论的，B_1 磁场也会引起质子螺旋式下降运动。这两个因素解释了翻转的过程。

回到三维坐标系统中（图 3-4），矢量 M_0（质子沿外磁场排列的净磁化矢量）开始在 z-y 平面绕 x 轴进动。根据射频脉冲 B_1 的强度，和它的作用时间 τ，我们可以确定它的翻转角（即单个进动的角度）：

$$\theta = \gamma B_1 \tau \qquad (\text{等式 3-2})$$

根据等式 3-2，翻转角正比于

1. τ = 射频脉冲的持续时间
2. B_1 = 射频磁场的强度，即射频脉冲的强度
3. γ = 旋磁比

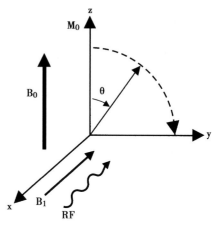

图 3-4 在施加射频脉冲后的某一特定时间，磁化矢量向 x-y 平面部分"翻转"，与 z 轴形成一个角 θ

我们可以通过施加一个较短作用时间的强射频脉冲，或一个较长作用时间的弱射频脉冲，都可以达到相同的翻转角。翻转角（θ）和频率（ω_1）之间的关系是：

$$\theta = (\omega_1)(\tau) \qquad (\text{等式 3-3})$$

因此，翻转角 =（射频进动的频率）×（射频脉冲的作用时间）。

旋转参照系

为简化"翻转"的概念，想象一个以拉莫尔频率 ω_0 旋转的新的参照系。（如果你想研究正骑在旋转木马上的人的运动，是不是在旋转木马上观察比在外面观察要容易呢？）

假设人不在这个旋转坐标系内，而是从外面观察（图 3-5）。对这个人来说，质子将会同时既以频率 ω_0 绕 B_0 磁场的 z 轴，又以频率 ω_1 绕 B_1 的 x 轴进动。外面的观察者将会看到一个绕 z 轴快速进动逐步螺旋向下到达 x-y 平面（图 3-6）。这种章动是两个进动同时进行的结果。

但是如果观察者位于旋转坐标系内，以与某个振荡系统（B_1 或 B_0）相同的频率运动，那么他将只能看到第二个系统的运动。例如，假设他正以外磁场中的自旋质子进动的频率 ω_0 旋转，那么

他将只能发现质子由 z 轴到 x-y 平面的缓慢进动,就像它们在一个简单的弧线上移动(图3-7)。上述情况发生且仅发生在 $\omega_0 = \omega_2$ 时,即射频脉冲的频率 ω_2 与质子进动频率 ω_0 一致时。这种情况将会使系统产生共振。

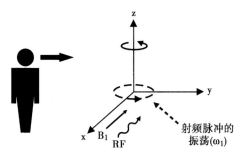

图3-5 坐标系外的观察者可以看到质子和 B_1 绕 z 轴快速进动

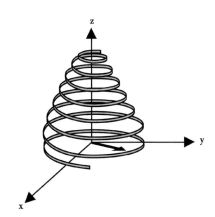

图3-6 坐标系外的观察者可以看到磁化矢量向 x-y 平面的螺旋运动

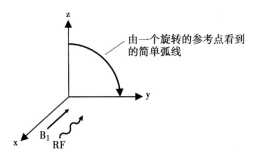

图3-7 如果观察者位于坐标系内,那么他看到的只是一个简单的弧线,而不是螺旋运动

如果回顾一下外面观察者所看到的质子螺旋形运动(图3-6),绕 z 轴连续的环形运动代表受到外磁场 B_0 的作用而自旋产生的振荡频率 ω_0,缓慢的螺旋运动至 x-y 平面代表受到射频脉冲的磁场 B_1 作用而自旋产生的振荡频率。如果观察者自身位于系统内并以频率 ω_0 进行振荡,那么她所能看到的就是在射频脉冲的作用下质子进动的缓慢向下的弧线。因为射频脉冲(B_1)产生的磁场远小于固定的外磁场(B_0),故在 z-y 平面内的进动频率就远小于绕 z 轴的进动频率。

90°射频脉冲

受 z 轴方向的强磁场影响,质子的自旋沿该方向排列。这就产生了净磁化矢量 M_0。然后,我们施加一个外来射频脉冲,使磁化矢量翻转90°到 x-y 平面。当磁化矢量在 x-y 平面内时,我们把它叫作 M_{xy}。

$M_{xy} = M_0$ 在 x-y 平面内的分量

如果整个矢量都翻转到 x-y 平面,那么 M_{xy} 的大小就等于矢量 M_0 的大小。这就叫作90°翻转(图3-8)。产生90°翻转的脉冲叫作90°射频脉冲。

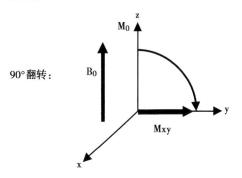

图3-8 当整个磁化矢量翻转到 x-y 平面时,称为90°翻转

在外磁场排列的质子处于两种不同的能级(图3-9)。低能级的质子(E_1)顺着(即平行于)磁场 B_0 方向,而高能级的质子(E_2)沿着相反的方向排列。在90°射频脉冲后,一些质子由低能级跃迁到高能级。这种情况只发生在拉莫尔频率的条件下。

数学

拉莫尔方程来源于以下原理。将 E_1 和 E_2 之间的能量差记为 ΔE,可通过以下公式计算:

$$\Delta E = E_2 - E_1 = (2\mu)(B_0) \quad \text{(等式 3-4a)}$$

式中 μ 是磁偶极矩。换句话说,从一种能级越到另一种能级,所需的能量取决于质子的磁偶极矩和 B_0 的磁场强度。根据普朗克定律:

$$E = hc/\lambda = h\nu = hf = \hbar\omega \quad \text{(等式 3-4b)}$$

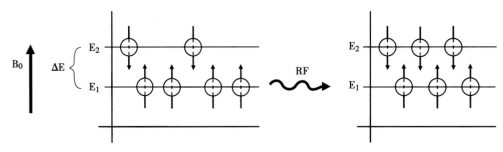

图 3-9　当质子放入磁场 B_0 中将分成两种能级：处于低能级的质子与 B_0 方向相同，而处于高能级的质子方向与其相反

式中 $v = f$ 表示线频率（单位为周期/秒或 Hz），ω 表示角频率（单位是弧度/秒），h 是普朗克常数（6.62×10^{-34} 焦耳/秒或 4.13×10^{-18} 千电子伏/秒），而 $\hbar = h/2\pi$。因此，结合等式 3-4a 和 3-4b，我们可以推导出：

$$\hbar\omega = 2\mu B_0 = E$$

因此，

$$\omega = (2\mu/\hbar) B_0$$

这就是拉莫尔方程，而

$$\gamma = 2\mu/\hbar（弧度/特斯拉）$$

或者，可换为：

$$f = (2\mu/h) \cdot B_0$$

而

$$\gamma = 2\mu/h（赫兹/特斯拉）$$

而

$$\hbar = h/2\pi, f = v = \omega/2\pi$$

质子群被放入磁场后，在达到平衡时，处于低能级（指向 N 极）的质子数略多于高能级（指向 S 极）的质子数，由此产生纵向磁化矢量 M_0（图 3-10A）。通过射频脉冲传递的能量，使指向 N 极的质子翻转到高能级状态，两种能级的质子数量可以相等。此时，纵向磁化矢量等于零。此外，射频脉冲可使自旋质子以相同的相位进动。指向 N 极和 S 极的质子以同一相位在横向平面内进动产生横向的矢量和（图 3-10B）。这个横向磁化矢量以拉莫尔频率进动。

质子绕 x 轴旋转 90° 的角频率可以通过拉莫尔方程计算得出：

$$\omega_1 = \gamma B_1$$

式中 B_1 仍然是射频脉冲产生的磁场。如之前所讲，相位——即进动的角度数大小——与射频脉冲的频率 ω_1 和作用时间 τ 有关：

$$\theta = \omega_1\tau = \gamma B_1\tau \qquad （等式 3-5）$$

由以上公式我们可以计算出质子进动 90°

（$\pi/2$）所需的时间 τ，即设置一个已知的射频磁场强度 B_1 时，射频脉冲使质子自旋翻转 90° 到 x-y 平面所需要的时间

$$\theta = 90° = \pi/2 = \gamma B_1\tau_{\pi/2}$$

然后，我们得到

$$\tau_{\pi/2} = (\pi/2)/\gamma B_1 \qquad （等式 3-6）$$

这个等式说明如果我们保持射频脉冲的作用时间为 $\tau_{\pi/2}$，那么磁化矢量就会被翻转 90°。

180°脉冲

180° 脉冲具有 90° 脉冲的两倍能量（或 2 倍的作用时间），如等式 3-5 所示一样。在 180° 射频脉冲后，纵向磁化矢量反转，而质子自旋从 $-M_0$ 开始恢复。在 180° 射频脉冲后，指向 N 极的多余的自旋质子由低能级跃迁到高能级。180° 脉冲恰好可以反转平衡状态时指向 N 极的多余的自旋质子，而不产生相位的一致性变化，也就是横向磁化矢量。

已知射频强度 B_1，用等式 3-5 可以计算得出产生 180° 射频脉冲所需的射频持续时间：

$$180° = \pi = \gamma B_1\tau_\pi$$

因此

$$\tau_\pi = \pi/\gamma B_1$$

总结，为得到一个 180° 射频脉冲，我们可以用一个与 90° 脉冲具有相同强度但具有两倍持续时间的射频脉冲，或使相同持续时间但是两倍强度的射频脉冲。

部分翻转

在部分翻转（<90°）情况下，射频脉冲结束时磁化矢量在 x-y 平面内的分量（即 M_{xy}）小于初始磁化矢量 M_0 的大小（图 3-11）。

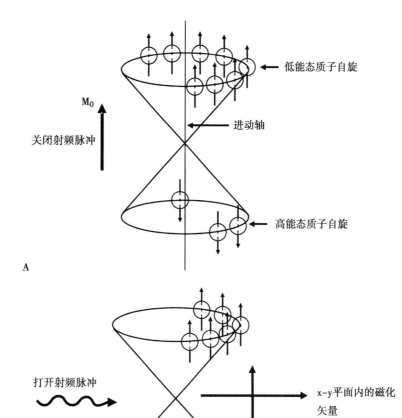

← 低能态质子自旋

M_0

关闭射频脉冲

← 进动轴

← 高能态质子自旋

A

打开射频脉冲

x-y平面内的磁化
矢量

图 3-10 施加射频脉冲(B)可以平衡指向N极和S极的质子数量(A)

B

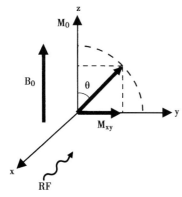

图 3-11 在部分翻转中,横向磁化矢量小于初始纵向磁化矢量。实际上,$M_{xy} = M_0 \sin\theta$

实际上,

$$M_{xy} = M_0 \sin\theta$$

根据等式 3-5,通过降低射频脉冲的强度或持续时间可实现部分翻转。这样的翻转角常见于梯度回波成像,将在之后的章节中讨论。

自动射频(预扫描)

预扫描是为特定患者准备扫描仪的过程。这个过程通过自动射频脉冲实现,它将自动进行以下内容:

1. 设定发射放大率(它决定射频功率和翻转角度)。实际上,翻转角 α 正比于发射功率的平方根:

$$\alpha \propto \sqrt{功率}$$

2. 设定接收放大率。

3. 设定最适宜的 ω_0。

要点

1. 射频脉冲是短暂的电磁脉冲,频率在无线电频率范围内。

2. 像所有的电磁波一样,射频脉冲有其相关的磁场和电场。我们要关注的是磁场成分 B_1。

（电场成分使组织产热。）

3. 在 MRI 中,射频脉冲的目的是翻转纵向磁化矢量。

4. 翻转完成的过程是,先使质子绕外磁场轴（B_0）进行同相位进动,同时使它们绕射频磁场轴（B_1）进动。结果产生一个向 x–y 平面的螺旋形旋转运动,称之为章动。

5. 翻转角是一个关于射频强度（B_1）和其作用时间（τ）的函数,可以是 180°、90°或部分角度（即部分翻转小于 90°）,取决于临床应用情况。

习题(判断题)

1. 翻转角取决于射频脉冲的作用时间和它的功率。

2. MRI 中射频脉冲的作用是磁化质子。

3. 射频脉冲的直接作用是使质子同相位进动。

4. 射频脉冲具有磁场成分。

5. 射频脉冲是无线电频率脉冲,是电磁波的一种形式,频率在无线电频谱范围内。

6. 180°脉冲的能量是 90°脉冲的 10 倍。

7. 部分翻转是指角度位于 0°~90°之间。

第四章

T1、T2 和 T2*

简介

在本章,我们准备介绍 T1、T2 和 T2* 弛豫时间,并将讨论这些概念背后的物理特性,了解哪些条件会导致它们的增加或减少。正如在前面的章节所讨论过的,T1 和 T2 是组织固有的特性,因此,对于特定组织 T1、T2 值是固定的(在给定的磁场强度下)。然而,参数 T2* 还受主磁场不均性的影响,但是在给定的外磁场环境中,对特定组织它仍是固定的。

T1 弛豫时间

弛豫(relaxation)是指自旋恢复到最低能级状态或恢复到平衡状态(平衡状态定义为可能达到的最低能量状态)。一旦射频脉冲关闭,质子将重新沿 B_0 磁场方向排列并且释放多余的能量。

T_1 为纵向弛豫时间,因为它是指自旋恢复到纵轴(z轴)方向所用的时间。T_1 也叫作自旋-晶格弛豫时间,因为它是指自旋质子从射频脉冲获得能量再传递到周围晶格,以回到平衡状态所用时间。

T_1=纵向弛豫时间
T_1=热弛时间
T_1=自旋-晶体弛豫时间

紧随90°射频脉冲后,磁化矢量 M_{xy} 在 x-y 平面内,所有质子以相同的相位围绕 z 轴振荡旋转(图4-1)。磁化矢量翻转90°进入 x-y 平面后,RF 脉冲关闭。热力学的一个基本原则是:每个系统都会趋向于最低的能态。因此,当 RF 脉冲关闭后,将会出现以下两种情况:

1. 自旋将回归到最低能态。
2. 自旋会彼此失相位。

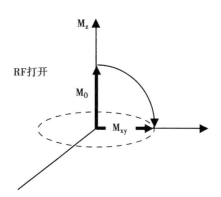

图4-1 在射频脉冲后,纵向磁化矢量被翻转进入 x-y 平面

这两种结果归因于射频脉冲关闭后两个同时发生而又相互独立的过程(图4-2):

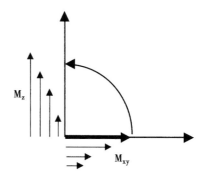

图4-2 一旦射频脉冲关闭,横向磁化矢量开始衰减,反之纵向分量开始恢复

1. M_{xy} 磁化分矢量的迅速衰减。
2. M_z 磁化分矢量的缓慢恢复。

问:M_z 分量恢复到初始磁化矢量 M_0 的速率

特征的时间常数是什么?

答:T1 弛豫时间。

在我们开始讨论磁化矢量的时候,我们说过质子群开始以 T1 所决定的速率沿外部磁场排列〔因为 T1 是时间(单位秒),速率是 1/T1(单位秒$^{-1}$)〕,当我们让射频脉冲翻转磁化矢量 M_0 离开纵向的 z 轴,让它沿主磁场的方向重新排列时,可出现相同的现象。M_z 恢复到 M_0 的速率也是由 T1 所决定的。

紧随 90°射频脉冲之后,所有的磁化矢量均在 x-y 平面内。随后,M_z 的分量以 T1 所决定的速率开始增长(图 4-3):

$$M_z(t) = M_0(1 - e^{-t/T1}) \quad \text{(等式 4-1)}$$

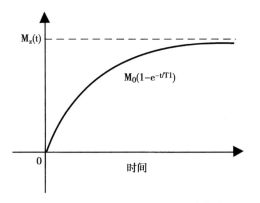

图 4-3 纵向磁化矢量以 T1 为增长率恢复图

T2 弛豫时间

由图 4-2 也可看出,在射频脉冲关闭后 M_{xy} 的分量迅速衰减。

问:描绘 M_{xy} 分量衰减速率特征的时间常数是什么?

答:T2 弛豫时间。

在纵向磁化矢量 M_z 恢复的同时,横向磁化矢量 M_{xy} 在以 T2 所决定的速率特征进行衰减(图 4-4)。

$$M_{xy}(t) = M_0 e^{-t/T2} \quad \text{(等式 4-2)}$$

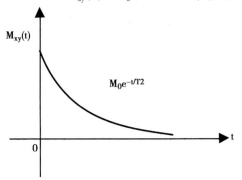

图 4-4 射频脉冲关闭后,以 T2 为衰减率的横向磁化矢量衰减图

要注意到沿 z 轴方向磁化矢量的恢复和 x-y 平面内磁化矢量的衰减是两个相互独立的过程,它们以两个不同的速率进行(图 4-5)。做一个简单的指数处理,我们期望在 x-y 平面内衰减过程的速率和沿 z 轴方向的增长速率是一致的(图 4-6)。这不同于我们正在讨论的 MRI 系统,因为它包含了很多更加复杂的过程。

T2 衰减比 T1 恢复快 5~10 倍(图 4-7)。要理解这点,我们需要先理解相位的概念。

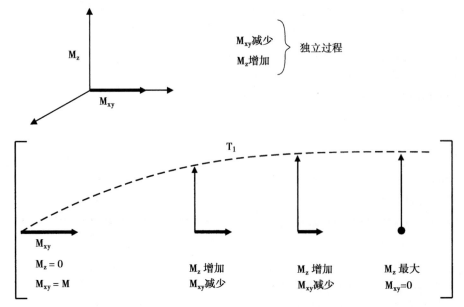

图 4-5 射频脉冲关闭后,纵向磁化矢量的恢复和横向磁化矢量的衰减同时发生,但彼此相互独立

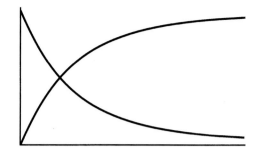

图 4-6 做一个简单的指数处理,我们期望增长和衰减的速率是相同的

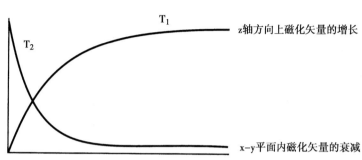

图 4-7 横向磁化矢量的衰减率是纵向磁化矢量恢复率的数倍

失相位

90° 射频脉冲关闭后,所有的自旋都是同相的,它们沿相同的方向排列并且以相同的频率 ω_0 自旋。以下两种现象将会使自旋失相位:自旋间的相互作用和外磁场的不均一性。

1. 单个自旋体间的相互作用

当两个自旋相互邻近时,一个质子的磁场将会影响与之相近的质子。假设一个质子的方向与磁场方向一致而另一个质子与之相反(图 4-8)。沿 B_0 方向排列的质子由于周围质子的影响产生了一个稍高的磁场,以至于 #1 质子受 B_0 磁场及其他质子所产生的小磁场的共同影响(ΔB)。因而这个质子的进动频率将按照如下公式略微增加:

$$\omega(\text{质子 #1}) = (B_0 + \Delta B)$$

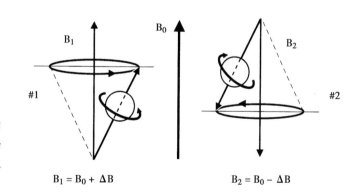

图 4-8 两个相邻的质子,一个沿主磁场方向排列另一个与之相反

另一方面,另一个质子逆 B_0 方向排列,因此受到一个与主磁场方向相反的略低磁场的影响。因此,它的总磁场强度将略减小。因而 #2 质子的进动频率将略微减小(按照如下公式计算):

$$\omega(\text{质子 #2}) = (B_0 - \Delta B)$$

虽然质子间相互作用所产生的磁场可能很小,但是仍会造成自旋所在磁场均匀性的差异。因此,造成失相位的首要因素是组织固有的因素,它也被称为自旋-自旋相互作用,这种相互作用是每种组织所固有的特性,并且可以通过 T2 进行测量。

2. 外磁场的不均匀性

这是造成自旋失相的第二个原因。不论我们拥有多好的系统,也不论外磁场多稳定,磁场均匀性仍然存在一定程度的差异(通常只有百万分之一)。

外磁场的不均匀性使得不同位置的质子以不同的频率进动,因为每一个自旋所处的磁场强度

略有差异。这些变化的频率彼此之间非常接近而且与拉莫尔频率非常接近;然而,这些频率上的微小差异导致了自旋的失相位。

---

1. T_2 = 横向弛豫时间
2. T_2 = 自旋-自旋弛豫时间

导致自旋失相位的两个原因:
1. 自旋-自旋相互作用(内在的不均匀性)
2. 外磁场的不均匀性

这两种现象共同导致了质子自旋频率上的微小差异。假设有三种质子:

1. 一种是按照拉莫尔频率进动,即频率为 ω_0。

2. 一种置于稍强磁场中,以略快于拉莫尔频率的频率进动,即频率为 ω_0^+。

3. 一种置于稍弱磁场中,以略慢于拉莫尔频率的频率进动,即频率为 ω_0^-。

经过足够长的时间,这三种质子在 x-y 平面内将完全失相位。随后 x-y 平面内的净磁场将为 0。

因此,当时间 t = 0 时,所有的自旋相位相同,它们的磁化矢量和达到最大值。随着自旋彼此间开始不同相,它们的磁化矢量和越来越小。当所有的自旋彼此间完全不同相,它们的磁化矢量和将为 0。自旋-自旋相互作用的结果取决于自旋质子彼此间的接近程度。例如,水中的质子比固体组织中的更加分散。因此,在水中的自旋-自旋相互作用的效果不如在固体组织中那么显著。

接收到的信号

让我们返回到射频脉冲沿 x 轴排列的 x-y 平面。射频脉冲线圈(例如:头线圈或体线圈)通常包括发射线圈和接受线圈。信号发射后将在相同的位置被接收。我们都知道带电粒子的运动产生磁场,反之亦然。磁场导致带电粒子的运动,也就是电子运动。如果我们有一根导线,且其内部的电子作定向移动(远离我们),那么(根据右手定则)磁场的方向就能判定(此时,其方向向上;图4-9A)。相同地,如果我们有一根直导线,并且在导线周围有一个振荡的磁场,那么磁场将会导致导线内产生一个电压和电流(图4-9B)。

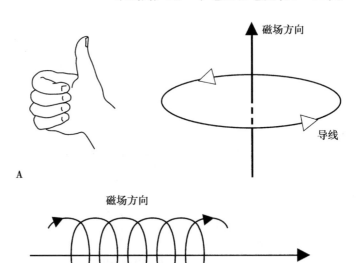

图 4-9 A 和 B:根据右手定则判定导线内电流所产生磁场的方向

这个测到的电流就是我们所说的信号。是否记得在90°射频脉冲之后,x-y 平面内的磁化矢量以 ω_1 的频率旋转。这个磁化矢量反映了大量质子进动的一系列现象。与每一个质子相关联的磁场也在进动。紧随90°射频脉冲之后,质子群同相进动,当磁场中的每一个自旋(或者一组自旋)与射频接收线圈方向一致时,那么射频接收线圈将接收到一个很强的信号。

因此,当时间 t = 0 时(图4-10A),所有的质子均沿射频线圈的方向排列。当自旋质子旋转了90°时,t = t1,磁化矢量在 x 轴方向将没有分量,所有的磁化矢量均在 y 轴方向。然而,射频线圈仅能探测到 x 轴方向的磁化矢量的分量,因此,当 t = t1 时,没有信号。继续旋转90°(t = t2),将会产生一个与初始信号反向的信号;t = t3 时,x 轴方向再次没有磁化矢量分量,因此也就没有信号;t = t4

时,自旋再次沿接收线圈的方向排列,此时信号最强。接收到的信号图像看起来像一个正弦函数图像(图 4-10B)。因为质子自旋频率为 ω_0,因此接收到的信号频率也是 ω_0。

但是,接收到的信号真的是这样的吗?是否会有其他因素的干扰?

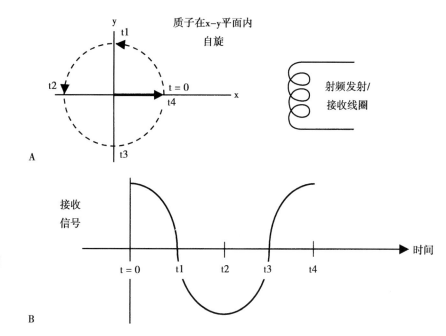

质子在 x-y 平面内自旋

射频发射/接收线圈

图 4-10 不同时间点,横向磁化矢量(A)和接收到的信号(B)之间的关系

自由感应衰减

在理想状态下,如果是一个完全均一磁场,那么我们接收到的信号看起来会和图 4-10B 一致。然而,这在现实中是不可能存在的。实际情况如下(图 4-11):当时间 t=0 时,我们由 X 轴方向开始。然而,由于自旋失相位(也就是自旋-自旋相互作用和外磁场的不均匀性),当 t=t4 时,自旋将会轻微失相位且自旋产生的信号也将比初始信号略低。随时间的推移,信号越来越低,最终呈螺旋形进入 x-y 平面的中心。

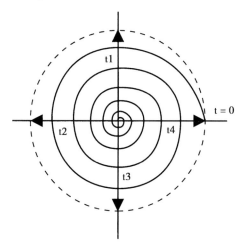

图 4-11 横向磁化矢量呈螺旋形衰减

信号矢量在 x-y 平面内进动时其大小不断衰减。那么射频线圈接收到的信号是什么样的呢?在图 4-12 中我们能找到答案。该图揭示了接收线圈所接收信号的形状。自由感应衰减(Free Induction Decay,FID)是一个振荡的衰减信号,因为在我们关闭射频脉冲之后:①自旋开始自由进动。②信号开始随时间衰减。③自旋在接收线圈内感应产生一个电流。因此,自由感应衰减是因为振荡的自旋产生了一个振荡的磁场,最终在接收线圈内产生感应电流。此衰减的震荡信号的数学表达式为:

$$M_{xy}(t) = M_0 e^{-t/T2^*}(\cos\omega_0 t) \qquad (\text{等式 } 4\text{-}3)$$

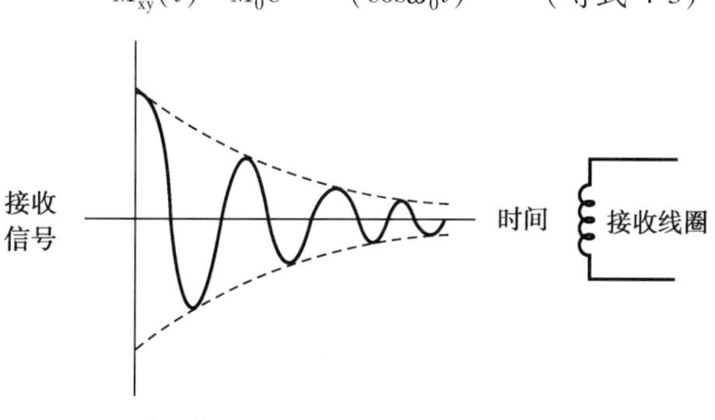

接收信号 时间 接收线圈

图 4-12 接收信号的正弦衰减波形(自由感应衰减[FID])

在之前的章节我们已经接触过这些物理参量(参见第一章):①$\cos\omega_0 t$:是一个频率为 ω_0 的振

荡波形的公式。②$e^{-t/T2^*}$：因为该信号在不断的衰减，因此我们需要纳入一个指数函数，该指数函数的时间常数由 T2* 决定。因此接收到的信号一般形态是基于以下两点的：①信号振荡，以 $\cos\omega_0 t$ 的形式变化。②信号衰减，以 T2* 为衰减常数的指数函数 $e^{-t/T2^*}$ 进行衰减。

T2 和 T2* 的区别

T2* 的衰减取决于以下两点：① 外磁场。② 自旋-自旋相互作用。T2 的衰减主要取决于自旋-自旋相互作用。因为组织的 T2 仅仅取决于自旋-自旋相互作用，而我们无法控制自旋质子间的相互作用，因此它是固定的。T2* 取决于外磁场的均一性，因此它不是固定的，它们的差异取决于主磁场的均一程度。T2* 通常小于 T2，T2* 的衰减通常快于 T2（图 4-13）。下面的等式反映了二者间的联系：

$$1/T2^* = 1/T2 + \gamma\Delta B \qquad (\text{等式 4-4})$$

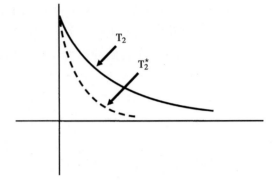

图 4-13 T2 和 T2* 的衰减曲线

式中的 1/T 是弛豫率，单位为 s^{-1}（1/T 是频率）。弛豫率 1/T2* 取决于组织的弛豫率 1/T2 加上外磁场的磁场不均一性。如果磁场是完全均一的，那么，$\Delta B = 0$ 且 T2* = T2。新型 MRI 系统中，磁场均一性较高，因此 T2* 效应极大减低；然而，完全均一的磁场是不存在的，因此，总有一定程度的 T2* 效应存在。

要点

1. 纵向磁化矢量的恢复速率由 T1 所决定。
2. 横行磁化矢量的衰减速率由 T2 决定。
3. FID 的衰减速率由 T2* 决定。
4. T1 比 T2 大 5~10 倍。
5. T2* 通常<T2。

6. T2 是由于自旋-自旋相互作用（组织内部的不均一性），然而，T2* 由内部和外部（主磁场）磁场的不均一性共同决定。

7. FID 是由旋转磁场产生的，它在固定线圈内产生一个感应电流。

习题

1. 判断题
a. T2* 决定于外界磁场的不均一性。
b. T2 决定于外界磁场的不均一性。
c. T2 决定于 T2*。
d. T2* 决定于 T2。

2. 纵向磁化矢量的恢复正比于（　）
a. $e^{-t/T1}$　　　　　b. $1-e^{-t/T1}$
c. $1-e^{-t/T2}$　　　d. $e^{-t/T2}$
e. 以上各项均不是

3. 横向磁化矢量的衰减正比于（　）
a. $e^{-t/T1}$　　　　　b. $1-e^{-t/T1}$
c. $1-e^{-t/T2}$　　　d. $e^{-t/T2}$

e. 以上各项均不是

4. 判断题
FID 的衰减速率由 T2 决定。

5. 下列等式正确的是（　）
a. T2>T2*>T1
b. T2*>T2>T1
c. T1>T2>T2*
d. T1>T2*>T2

6. 将（ⅰ）T1、（ⅱ）T2 与下列两项配对：
a. 纵向磁化矢量的恢复
b. 横向磁化矢量的衰减

第五章

TR、TE 和组织对比

简介

前面的章节已经讨论了 T1、T2、纵向和横向磁化矢量以及射频脉冲。显然，仅仅通过一次前面章节所说的步骤，是无法得到图像的。想要获得任何类型的空间信息，这个过程都需要不断重复很多次，就像即将在后面的内容中看到的一样；这就需要用到重复时间（repetition time，TR）和回波时间（echo time，TE）。参数 TR 和 TE 分别与组织的 T1、T2 关系密切。然而，与组织的固有特性固定不变的 T1、T2 不同，操作人员能控制和调整 TR 和 TE 的大小。事实上，正如接下来即将看到的一样，根据临床的检查用途我们可以通过设置一个恰当的 TR 和 TE 值就能把更多的"权重"放在 T1 或者 T2 上。

实际工作中是怎么检测这个信号的呢？患者位于在磁场内时（如图 5-1A），施加一个 90°的射频脉冲，使磁化矢量翻转到 x-y 平面（如图 5-1B），然后关闭射频脉冲，随之 Z 轴方向上的磁化矢量开始增加而 x-y 平面内的磁化矢量开始衰减（如图 5-1C）。我们习惯于在 X 轴方向上施加射频脉冲，因此在旋转参考坐标系内，当射频脉冲关闭后，磁化矢量在 Y 轴方向上（如图 5-1B）。

在 90°射频脉冲之后，存在一个正在衰减的横向磁化矢量 M_{xy}（磁化矢量在 x-y 平面内的分量）和一个正在恢复的纵向磁化矢量（磁化矢量在 Z 轴方向的分量），由于信号只有在 X 轴方向上才能被检测到，也就是在射频脉冲的发射线圈或者接受线圈的方向才能被检测到。接收线圈只能识别振荡信号（比如交流电）不能识别非振荡信号（比如直流电）。

即，在 x-y 平面内磁化矢量的旋转在射频线圈内可以产生了一个信号，而在 Z 轴方向上磁化矢量的旋转不会产生任何信号。

当时间 t = 0 时，信号最强。随时间流逝，由于相位离散（失相位）效应（参见第四章），正弦波中的信号强度越来越弱（图 5-2）。信号衰减曲线由下式所决定：

$$e^{-t/T2*}$$

信号的正弦特性由下面的等式决定：

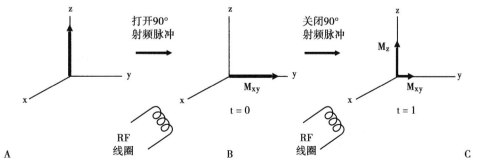

图 5-1 A：施加射频脉冲前的纵向磁化矢量。B：施加射频脉冲之后，磁化矢量立即翻转进入 x-y 平面内。C：经过一定时间之后，Mz 恢复了一部分而 M_{xy} 衰减了一部分，但程度不一样

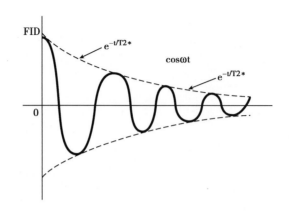

图 5-2 接收到的信号［自由感应衰减（FID）］的正弦衰减波形

$\cos\omega t$

因此,正弦信号的衰减由二者的乘积所决定:

$$(e^{-t/T2*})(\cos\omega t)$$

当 t = 0 时,

$$\cos\omega t = \cos\omega(0) = \cos 0 = 1$$

$$e^{-t/T2*} = e^0 = 1$$

当 t = 0,$(e^{-t/T2*})(\cos\omega t) = 1$。因此,当时间 t = 0 时,信号为最大值(也就是 100%)。随时间的增加,正弦函数$(\cos\omega t)$与衰减函数$(e^{-t/T2*})$的乘积最终为 0(如图 5-3)。

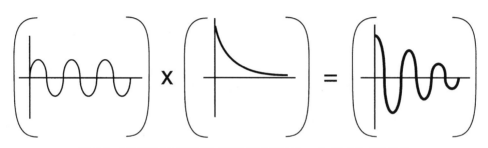

图 5-3 正弦信号与指数衰减信号的乘积产生一个衰减的正弦信号

当把患者置于磁场中时,患者体内的质子会沿着外磁场的 Z 轴方向进行排列,因此患者会被暂时磁化。在我们以拉莫尔频率发射一个射频脉冲之后,立即就能获得一个自由感应衰减信号（free induction decay, FID,图 5-4）。这个过程可以获得一个整个患者体内的自由感应衰减信号。但是信号的来源位置我们不得而知。这个 FID 信号是患者体内所有的不同的质子共同产生的,没有任何空间分辨率。因此,想要获得空间信息,我们必须设法获得信号在空间坐标系中的 x、y、z 值。这就需要用到梯度场了。梯度线圈的作用就是对信号进行空间编码。

为了对信号进行空间编码,我们必须在变化梯度的同时多次施加射频脉冲,从而得到多个 FID 信号或者其他信号(比如自旋回波信号)。当我们把所有的 FID 信号叠加在一起时,我们就能构建一幅图像。如果我们仅仅施加一次射频脉冲,我们就只能得到个信号(一个 FID 信号),单独的一个信号自然无法构建一幅图像。(平面回波成像除外,它只需要一次射频脉冲即可成像——参见第二十二章。)

重复时间

90°射频脉冲后(射频脉冲波形如图 5-5 所示)我们再施加另一个射频脉冲。两个射频脉冲间的时间间隔即为脉冲重复时间(TR)。

在持续的 90°射频脉冲过程中 T1 的恢复曲线将发生什么样的改变呢(图 5-6)?

1. 在时间 t = 0 前的瞬间,磁化矢量沿 Z 轴方向分布,此时磁化矢量 M_0 的大小为 M_0。

2. 紧随着在时间 t = 0 之后,磁化矢量 M_{xy} 进入 x-y 平面内,在 z 轴方向上磁化矢量的分量为 0。在 t = 0$^+$ 时,M_{xy} 的大小为 M_0。

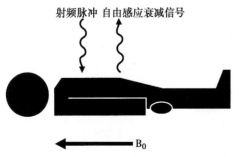

射频脉冲 自由感应衰减信号

B_0

图 5-4 发射射频脉冲后,即刻产生一个 FID 信号

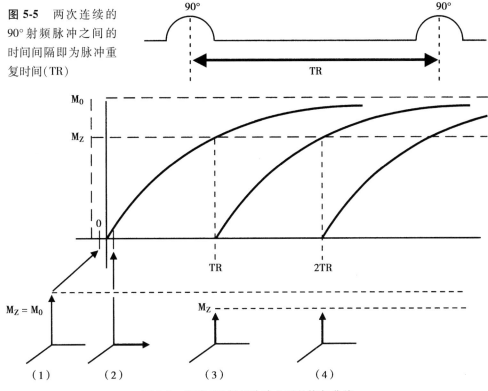

图 5-5 两次连续的 90°射频脉冲之间的时间间隔即为脉冲重复时间(TR)

图 5-6 连续 RF 射频脉冲之后的恢复曲线

3. 当时间 t＝TR 的时候,z 轴方向上的磁化矢量已经逐步恢复,但 x-y 平面内的磁化矢量已经部分(或者全部)衰减。假定时间 t＝TR 时,横向磁化矢量 M_{xy} 非常小,倘若此时我们施加一个 90°的射频脉冲,那将会怎么样呢? 那么此时的纵向磁化矢量 M_z 将会翻转进入 x-y 平面内。可是,当时间 t＝TR 时,磁化矢量 M_z 的大小是多少呢? 因为:

$$M_z(t)=M_0(1-e^{-t/T1})$$

所以,t＝TR 时:

$$M_z(TR)=M_0(1-e^{-TR/T1}) \quad (等式 5-1)$$

4. 正如我们所看到的 T1 恢复曲线,在 t＝TR 时,磁化矢量 M_z 小于最开始的磁化矢量 M_0,因为在磁化矢量 M_z 完全恢复之前,我们就施加了第二次 90°射频脉冲。

5. 在磁化矢量被翻转回到 x-y 平面后,它将再次沿 z 轴方向开始增加(根据 T1 恢复曲线)直到下一个 TR 时,它将再次翻转进入 x-y 平面内。此时,我们就有了一系列磁化矢量尚未完全恢复的指数函数曲线。

接收到的信号

现在观察一下我们所接收到的信号(S)。因为我们仅仅施加了一系列的 90°射频脉冲,因此接收到的信号也将是一系列的自由感应衰减信号(FID)。

1. 当时间 t＝0 时,原始信号将是一个较强的自由感应衰减信号(如图 5-7A)。

2. 当 t＝TR 时,信号强度将略微减小但仍是一个 FID 信号(如图 5-7B)。

3. 当 t＝2TR 时,信号强度与图 5-7B 中的信号相同(如图 5-7C)。

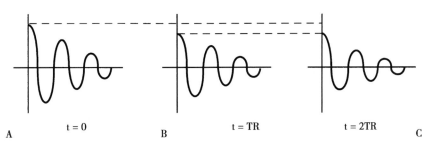

图 5-7 连续射频脉冲后的 FID 信号

由于 T1 的恢复曲线由公式:$1-e^{-t/T1}$ 所决定,如果我们能在 RF 射频脉冲之后没有任何延迟地立即进行信号检测,那么每个 FID 信号可以表示为:

$$1-e^{-TR/T1}$$

(在实际中不可能出现这种情况)此时,接收到的信号(S)由下式所决定:

$$S \propto 1-e^{-TR/T1}$$

记住"信号"实际上是一个相对量。我们所获得的信号是一个没有量纲的数字,也就是说它没有单位。如果说受检组织内含有大量的自由质子,那么不管该组织的 TR 和 T1 值时多少,自由质子的量越大获得的信号就越强(参看第二章)。因此,在考虑到信号的时候,我们还必须考虑到自由质子的数量 N(H)。

$$S \propto N(H)\ 1-e^{-TR/T1} \qquad (\text{等式 5-2})$$

对于一个给定的组织,其 T1 值和质子密度是恒定的,接收到的信号将由上述公式所决定。如果我们在 t=TR 时施加第二个射频脉冲后立即测量 FID 信号,那我们将会获得一个最大信号:$N(H)1-e^{-TR/T1}$。因此,在各 TR 时间点上(比如 1TR、2TR)所接收到的 FID 信号是最强的,当然了,前提是我们能在 90° 射频脉冲之后,也就是 FID 刚刚开始的时候就进行信号检测。然而,在现实工作中,我们必须等一定的时间,直到电子系统允许,我们才能进行信号的检测。

回波时间或达回波时间

TE 是回波时间或达回波时间(time to echo,TE)的缩写。我们并没有在射频脉冲结束后立即进行回波信号检测(这我们无论如何也做不到),而是在一个较短的时间间隔后才进行回波信号检测。这个较短的时间间隔就叫作 TE。

我们先回顾一下 $T2^*$ 的衰减曲线。在 x-y 平面内,由于以下两个方面的原因 FID 信号以一个较快的速率进行衰减。

1. 外磁场的不均一性。
2. 自旋-自旋相互作用。

由此,我们可以看出,如果我们在信号衰减之前就进行信号检测,那么信号将与翻转进入 x-y 平面内的原始信号 M_0 等大(图 5-8 中的点 1)。然而,如果我们在等了一个较短的时间间隔 TE 之后再进行信号的检测,那么信号将和图 5-8 中的点 2 一致。

$$M_0(e^{-TE/T2^*}) \qquad (\text{等式 5-3a})$$

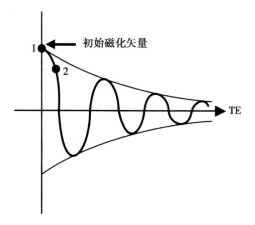

图 5-8 t=0 时,FID 的值为 M_0,然而在 t=TE 时它的值为 $M_0 \cdot e^{-TE/T2^*}$

现在我们必须把两条曲线放在一起,因为 T1 的恢复和 T2 的衰减两个过程是同时发生的(图 5-9)。

让我们再回顾一下 T1 恢复曲线。90° 射频脉冲之后,自旋质子翻转进入 x-y 平面内。经过时间间隔 TR,收到的纵向磁化矢量为:

$$M_0(1-e^{-TR/T1}) \qquad (\text{等式 5-3b})$$

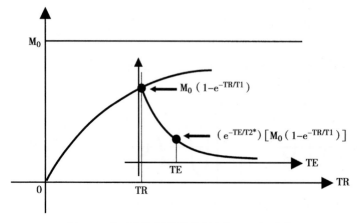

图 5-9 衰减和恢复曲线绘制在同一坐标系中

在 T1 恢复曲线上我们再添加两个新的坐标轴,就能够描绘出另一个曲线,那就是 T2* 衰减曲线。T2* 衰减曲线以 T1 恢复曲线上值为 $M_0(1-e^{-TR/T1})$ 的点开始迅速衰减。根据下边的函数公式,新曲线的衰减速率由 T2* 所决定。

$$e^{-t/T2*}$$

经过一段时间(TE)之后,我们能够检测到此信号。t=TE 时的信号强度是 T1 恢复曲线上最大信号强度的一个部分。换句话说它就是等式 5-3a 与等式 5-3b 的乘积。

$$Signal = S \propto M_0(1-e^{-TR/T1})(e^{-TE/T2*})$$

图中容易混淆的点是同时存在两组坐标轴(图 5-9):

1. 第一组坐标轴与 TR 相关。
2. 第二组坐标轴与 TE 相关。

如果我们按照相同的比例描绘它们,那么,T2 衰减曲线的衰减速率将远快于 T1 的恢复曲线。然而,这个图表能够直观地为我们展示最终的信号强度将如何变化。因为最原始的纵向磁化矢量 M_0 正比于自由质子的数量,也就是:

$$M_0 \propto N(H)$$

因此,最终测量到的信号强度由下式所决定:

信号强度=SI $\propto N(H)(e^{-TE/T2*})(1-e^{-TR/T1})$

(等式 5-4)

(T2 和 T2* 的区别是自旋回波技术对外磁场不均一性的修正)

组织对比度(T1 和 T2 加权)

当检测两种不同的组织时将会是什么样的情况呢?到目前为止,我们一直讨论的都是单一的组织,但现在将讨论组织 A 和组织 B 两种不同的组织:

问:如图 5-10A 中的两种组织,哪种的 T1 值更长?

答:组织 A 的 T1 更长(因为 A 的恢复时间更长)。

如果我们沿每一条曲线的起始点作一条切线,那么组织 A 的 T1 值长于组织 B。然而,如果仅仅看曲线的话,组织 A 恢复到平衡状态所耗时间长于组织 B。假设有两个不同的 TR 值:

1. 短 TR = TR_1
2. 长 TR = TR_2

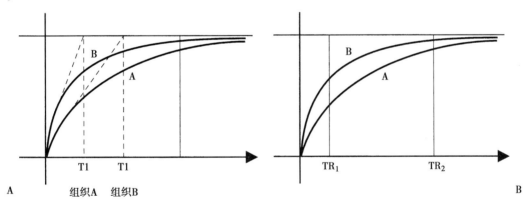

图 5-10 A:T1 值不同的两种组织 A 和 B,哪一个的 T1 更长?B:同一恢复曲线上的两个不同 TR 值,哪一个 TR 值时组织 A 与组织 B 之间的对比度更好?

问:图 5-10B 中哪一个 TR 值能获得更好的组织对比度?

答:TR_1 的组织对比度更好。

让我们用等式 5-4 检验一下该答案是否正确:

$$SI = N(H)(e^{-TE/T2})(1-e^{-TR/T1})$$

式中 SI 代表信号强度。如果 TR 趋于正无穷,那么 $1-e^{-TR/T1}$ 趋于 1。即,如果 TR→∞,则 $1-e^{-TR/T1}$→1,那么 SIN→$(H)(e^{-TE/T2})$。如果 TR 足够大,那我们就可以忽略等式中的 T1。这也就意味着在实践中如果 TR 值足够大那么 T1 的影响可以忽略(或者更准确地说是减轻)。

长 TR 减轻 T1 效应

在实践中我们不可能让 TR 值大到完全100%地消除 T1 的影响,但是当 TR 值为 2 000ms ~ 3 000ms 时,T1 的影响差不多就达到最小了(一般来说,当 TR 是 T1 的 4~5 倍时,T1 的影响就可以忽略不计了)。让我们回到图 5-10B 中,当 TR=TR1 时将会怎样?此时,TR 不够长,还不足以让等式 $1-e^{-TR/T1}$ 中的 T1 被忽略。因此我们可以推出:

组织 A 的信号强度/组织 B 的信号强度=

$(1-e^{-TR/T1(组织A)})/(1-e^{-TR/T1(组织B)})$

因为组织 A 与 B 的 T1 值不相同,因此短 TR 能让组织 A 与组织 B 之间的对比度差异显现出来。因此,在组织间 T1 值不同的前提下,短 TR 值能将两种不同的组织区分开。换句话说,短 TR 时,我们能获得组织的 T1 对比。

> 短 TR 增加组织的 T1 对比

当我们在评估 T1 时,我们不希望 TR 过长。因为我们已经学过,当 TR$\rightarrow\infty$,则$(1-e^{-TR/T1})$趋近与 1,这样会消除 T1 效应。然而,我们也不希望 TR 过短,如果 TR 接近 0,那么:

$$e^{-0/T1}=e^0=1$$

则

$$1-e^{-TR/T1}=1-1=0$$

因此,在 TR 极短时,我们无法得到信号。理想情况下,我们希望 TR 值与所研究组织的 T1 值没有太大差别。

T2* 组织对比度

让我们探讨一下两种组织间的 T2* 对比度

问:在图 5-11A 中,哪种组织的 T2* 更长?

答:同样,t=0 时,给每一条曲线作一条切线,我们会发现组织 A 的 T2* 更长。换句话说,组织 A 的衰减时间长于组织 B。

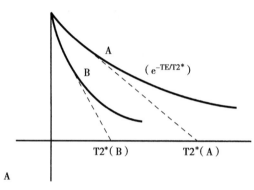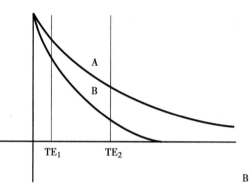

图 5-11 A:T2* 值不同的两种组织 A 和 B,哪种组织的 T2 值更长? B:思考在衰减曲线上两个不同 TE 值哪一个 TE 值下组织 A 与组织 B 的对比度更好?

选择两个不同的 TE 值:
1. 短 TE=TE₁
2. 长 TE=TE₂

问:图 5-11B 中哪个 TE 值能让组织 A 与组织 B 获得更好的对比度?

答:TE₂ 获得的组织对比度更佳。

让我们再回顾一下信号强度的公式(等式 5-4):

$$SI=N(H)(e^{-TE/T2*})(1-e^{-TR/T1})$$

如果 TE 值非常短(接近于 0),那么,$e^{-TE/T2*}$ 接近于 1。

$$TE\rightarrow0\rightarrow e^{-TE/T2*}\rightarrow e^0=1$$

则

$$信号强度=N(H)(1)(1-e^{-TR/T1})$$
$$=N(H)(1-e^{-TR/T1})$$

也就是说,当 TE 极短时,我们可以去除等式中的 T2* 作用。因此,我们可以采用非常短的 TE 消除(或者更准确地说是减轻)组织内 T2* 的影响。

> 短 TE 减轻 T2* 效应

这一点我们可以从图像上看出(图 5-11B)也可以通过方程进行验证(等式 5-3)。长 TE 时,组织间的 T2* 对比度增加,这样做虽然信噪比降低(因为长 TE 导致了更多的信号衰减),但是组织对比度升高。

要点

1. 长 TR 减轻 T1 效应
2. 短 TR 增加 T1 效应
3. 短 TE 减轻 T2* 效应
4. 长 TE 增加 T2* 效应

习题

1. 如图 5-12,方便起见,将 T1、T2 置于同一坐标系中,假设 T1、T2 值如下:

白质(White matter,WM):T1=500,T2=100ms

脑脊液(Cerebrospinal fluid,CSF):T1=2 000,T2=200ms

假设白质(WM)、脑脊液(CSF)的自旋密度 N 均为100。

a. 当 TR=2 000ms 时,求 WM、CSF 的相对信号强度(也就是图中的 A、B 两点)。

b. 当 WM、CSF 的 T2 权重相同时,求二者 TE 的交点(即 C 点)。

c. 分别计算当 TE=25(第一次回波)、TE=100ms(第二次回波)时,WM、CSF 的信号强度及 CSF 与 WM 的比值。

d. 当 TR=3 000ms 时,重复 a-c 的过程,观察在第二次回波中哪种情况下所获得 T2 权重更大(脑脊液/脑白质比值更高)。

e. 当 TR=3 000,TE=200 时,求此时的信号强度。注意,尽管脑白质和脑脊液的信号相对来说减低了,但事实上脑脊液/脑白质的比值增加了,也就意味着 T2 的权重更大(也就是说图像中的脑脊液更亮了)。

如果没有专业的计算机,以下参考值有助于你的计算:

$$e=2.27, e^{-1}=1/e=0.37$$
$$e^{-2}=1/e^2=0.14, e^{-3}=0.05$$
$$e^{-4}=0.02, e^{-5}=0.01, e^{-6}\approx0$$
$$e^{-0.5}=0.61, e^{-1.5}=0.22, e^{-0.13}=0.88$$
$$\ln0.64=\log_e0.64=-0.45$$
$$\ln0.78=-0.25$$

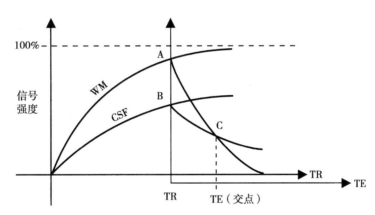

图 5-12 将 T1、T2 的曲线作于同一坐标系,据图回答问题

2. 假设磁场强度为 1.0T,下列组织的 T1、T2 值近似等于表中的数值:

组织	T1(ms)	T2(ms)
水	2 500	2 500
脂肪	200	100
脑脊液	2 000	300
脑灰质	500	100

a. 计算下列脉冲序列下的信号强度比值:

①T1WI/SE TR=500,TE=25ms

②T2WI/SE TR=2 500,TE=100ms

b. 假设所有组织的质子密度相同。

①水/脂肪

②脑脊液/脑灰质

c. 作出图形。

提示:$e^{-1}=0.37, e^{-5}=0.01, e^{-0.04}=0.96, e^{-1.25}=0.29$

$e^{-12.5}\approx0, e^{-2.5}=0.08, e^{-0.25}=0.78, e^{-0.2}=0.82$

$e^{-0.01}=0.99, e^{-1/3}=0.72, e^{-0.25/300}=0.92$

3. 较长的 TR:

a. 增加 T1 的权重

b. 减少 T1 的权重

c. 增加 T2 的权重

d. 减少 T2 的权重

4. 较长的 TE:

a. 增加 T1 的权重

b. 减少 T1 的权重

c. 增加 T2 的权重

d. 减少 T2 的权重

5. 在如下理论情况下,计算 $N(H)(1 - e^{-TR/T1})(e^{-TE/T2})$ 的值

　　a. TR = ∞

　　b. TE = 0

　　c. TR = ∞ 并且 TE = 0

6. 匹配题:将下列四项与下面的选项进行匹配:(i)减轻 T1 效应,(ii)增加 T1 效应,(iii)减轻 T2 效应,(iv)增加 T2 效应

　　a. 短 TR

　　b. 长 TR

　　c. 短 TE

　　d. 长 TE

第六章

组织对比的临床应用

简介

在前面的章节我们探讨了 T1、T2 加权取决于时间参数: 脉冲重复时间(TR)及回波时间(TE)。接下来,我们将探讨下列组织中 T1、T2 的特征,并观察哪些物理量会对它们有影响。

1. 水
2. 固体
3. 脂肪
4. 蛋白质

T2 特征

组织的 T2 特性取决于该组织中自旋质子失相位的速度。如果失相位速度快,那么获得短 T2 信号;反之,如果失相位速度慢,则获得长 T2。

H_2O　由于水分子的化学结构式为(H-O-H)并且空间分布稀疏,因此氢质子之间的自旋-自旋相互作用极其微弱。因此,较其他组织而言,水分子的失相位速度要慢得多。因此,水的 T2 弛豫时间较长。T2 的衰减是由外磁场的不均一性、质子间的自旋-自旋相互作用或者分子间的相互作用所导致的。在水分子中,一个氢质子对另一个氢质子的影响相对较小。不论是同一个水分子之内还是相邻水分子之间,氢质子之间的距离相对来说均比较大。因此自旋-自旋相互作用比较弱进而导致失去相位较慢。

固体　固体的分子结构与纯水的正好相反。固体内分子间的结构排列非常紧密,氢质子间的相互作用就非常频繁。大量的自旋-自旋相互作用导致失相位的过程很快。这样,固体组织的 T2 值很短。

脂肪和蛋白质　由这两种物质组成的结构,失相位的过程较固体慢,但是比水快。所以,蛋白质或脂肪的 T2 值是中等的。

T1 特征

组织的 T1 值与它们向周围的晶格释放能量或者从周围的晶格吸收能量的快慢有关。当质子的自然运动频率[1]与拉莫尔频率(ω_0)接近时,将会产生最大化的能量传递,拉莫尔频率与磁场强度成正比:

$$\omega_0 = \gamma B_0$$

氢质子的 γ 值 = 42.6MHz/T

换句话说,在 1T 的磁场中,氢质子的进动频率为 42.6MHz,然而,氢质子的自然运动频率取决于组织的物理状态,与之相连或其周围邻近的原子都会对其产生影响。

H_2O　较小的水分子内的氢质子的自然运动频率快于固体组织中的氢质子。水内氢质子的自然运动频率也远快于氢的拉莫尔频率。

$$\omega(H_2O) \gg \omega_0$$

固体　固体内氢质子的自然运动频率低于水中氢质子的运动频率同样也低于氢的拉莫尔频率。

$$\omega(固体) < \omega_0$$

脂肪　脂肪内氢质子的自然运动频率与日常工作中 MRI 所使用的拉莫尔频率几乎相等。

$$\omega(脂肪) \approx \omega_0$$

这一结果是由于绕末端 C-C 键旋转的碳原子的旋转频率接近于拉莫尔频率,所以质子到晶格或者晶格到质子的能量传递效率提高,这样 T1 值就降低了。

蛋白质溶液 前面我们讨论了液体的 T1 和 T2 特征,比如水,但仅涉及在纯水(或大量水)中的情况。然而,人体内的绝大部分水并不是以纯水的状态存在,而是与亲水性的大分子物质如蛋白质结合在一起。

这样的水分子会在大分子物质的表面形成一个结合水层,这些水分子也被称为结合水(图6-1)。这些结合水的自由运动减弱。因此,这些水分子的自然运动频率变得接近拉莫频率,这样可以产生更有效的能量传递。从而导致 T1 弛豫时间缩短。因此,含蛋白质的液体,也就是结合水,在 T1 加权图像中比纯水更亮。

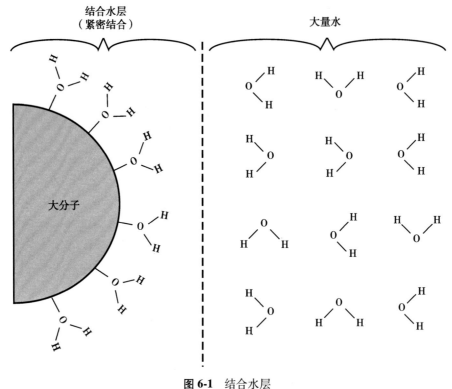

图 6-1 结合水层

如果蛋白质的含量足够高,结合水可以在一定程度导致 T2 弛豫时间缩短。这种缩短效应通常可见于凝胶或黏液内。这种含蛋白质的液体,在 T2 加权图像中可以比纯水更暗。

对于水和固体组织,能量传递的效率较低,而且水和固体组织的 T1 值较长。同时,因为水分子内的自然运动频率与拉莫频率之间的差异要远远大于固体组织的自然运动频率与拉莫频率之间的差异,所以,水分子的 T1 值长于固体组织的 T1 值。

让我们画出不同组织的 T1、T2 曲线(图6-2):

1. 脂肪的 T1 最短,T1 恢复曲线将会最陡峭。
2. 蛋白质溶液体的 T1 也较短。
3. 水的 T1 最长,T1 恢复曲线也将最平缓。
4. 固体组织的 T1 中等。

为了方便讨论,假设所有组织的质子密度均相同。事实上,水的质子密度相对较高,因为在单位体积水中氢质子的数量比单位体积内脂肪和固体组织更多,而信号强度不仅取决于 T1、T2,同时也受质子密度的影响:

$$SI \propto N(H)(e^{-TE/T2})(1-e^{-TR/T1})$$

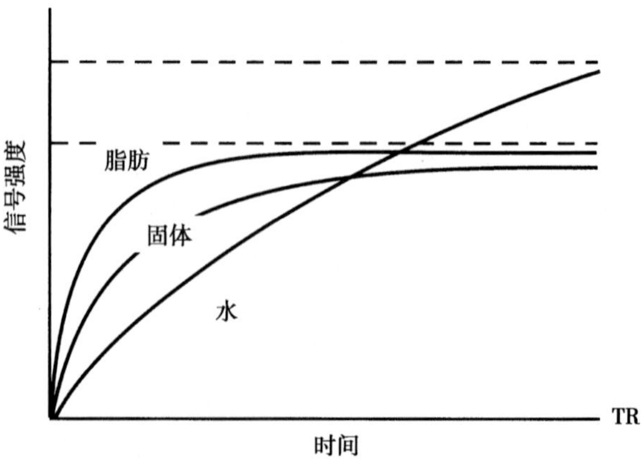

图 6-2 脂肪、水、固体的 T1 恢复曲线

当 t=TR 时,我们施加另外一个射频(RF)脉冲。让我们在 T1 恢复曲线上添加 T2 衰减曲线

（图 6-3）：

1. 水的 T2 较长，所以它的 T2 衰减曲线将会比较平缓。

2. 固体组织的 T2 很短，所以衰减非常快。

3. 脂肪的 T2 中等。

4. 蛋白质溶液的 T2 可以呈现较短或中等，取决于蛋白质的含量。

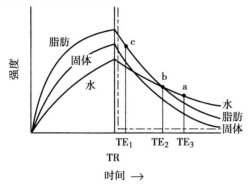

图 6-3 脂肪、水和固体组织的 T2 衰减曲线

因此，我们可以在图 6-3 中观察我们选择的 TE 是否足够长（TE_3）。从每一种组织中测量到的信号中我们可以获得以下信息：

1. 水具有最高的信号强度（图 6-3 中的 a 点）。

2. 固体组织具有最低的信号强度。

3. 脂肪具有中等的信号强度。

4. 含蛋白质液体具有中等或较低的信号强度，取决于蛋白质的含量。

如果采用一个更短些的 TE（TE_2），我们选择一个脂肪与水具有相等信号强度的点，也就是两条曲线的交叉点（图 6-3 中的 b 点）。

如果 TE 非常短，就可以得到 T1 或质子密度加权的图像（取决于 TR），此时：

1. 脂肪具有最高的信号强度（图 6-3 中的 c 点）。

2. 含蛋白质液体也具有类似脂肪的较高信号强度。

3. 固体组织具有中等信号强度。

4. 水具有最低的信号强度。

所以，通过上面曲线我们可看出：

1. 如果 TR 和 TE 均较短，我们得到 T1 加权图像。

2. 如果 TR 和 TE 均较长，我们得到 T2 加权图像。

3. 如果 TR 较长而 TE 较短，我们得到质子密度加权图像。

现在让我们观察以下三种不同的脑组织：1）脑灰质；2）脑白质；3）脑脊液（CSF，图 6-4）。在 T1 恢复曲线中：

1. 脑白质是亮的。髓鞘与脂肪相类似，能量交换更为有效，因此白质的纵向弛豫时间比灰质更短。

2. 脑灰质是中等信号：灰质内无髓鞘结构，因此它的信号表现更像固体组织。

3. 脑脊液是暗的：与水类似，因为其能量交换效率不高，所以具有较长的纵向弛豫 T1。

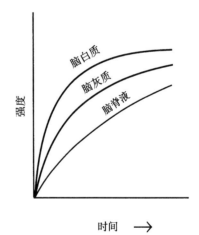

图 6-4 脑脊液、脑白质、脑灰质的 T1 恢复曲线

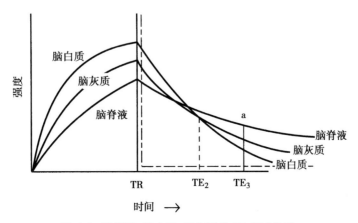

图 6-5 脑脊液、脑白质、脑灰质的 T2 衰减曲线

现在在 T1 恢复曲线的基础上再添加一个 T2 衰减曲线(图 6-5)。

1. 脑脊液,类似于水,失相位程度最小,因而 T2 最长。

2. 脑白质的 T2 值比脑灰质的 T2 值稍短。

如果采用较长的 TE(TE_3),可以得到一个典型的 T2 加权图像。因此,当 TE = TE_3 时,可以得到(图 6-6):

$$\begin{cases} \text{脑脊液是亮的} & \text{(图 6-5 中 a 点)} \\ @ \text{TE} = TE_3 \quad \text{脑灰质呈中等信号(灰)} \\ \text{脑白质呈黑色} \end{cases}$$

选取一个更短的 TE = TE_2(图 6-6)。在此点时,脑白质和脑脊液信号强度相等(交叉点)。我们希望在质子密度图像中它们的信号相同。通过对比肿瘤和脱髓鞘性病变在 T1 恢复曲线和在 T2 衰减曲线上的变化,我们可以看到它的优势。大部分病理性改变因为它们会产生血管源性水肿(含水量增加),所以具有 T1 恢复曲线较慢。但是,它们的 T1 恢复曲线不会像纯水那样缓慢。大部分病理性改变[如肿瘤、水肿和多发性硬化(multiple sclerosis,MS)]也具有较长的 T2 值,但是不像脑脊液那么长。

在图 6-6 中,包含了一个病理改变的 T1 恢复曲线和 T2 衰减曲线。如果我们检查多发性硬化的斑块,我们首先看 T2 加权像(在图中的长 TE = TE_3):

1. 脑白质是黑的。

2. 脑脊液是亮的。

3. 多发性硬化斑块也是亮的。

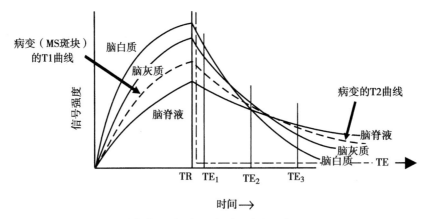

图 6-6 脑脊液、脑白质、脑灰质及病变的衰减、恢复曲线

尽管脑脊液和多发性硬化(MS)斑块之间的亮度可能是不同的,但它们之间的差别也将难以进行分辨(特别是邻近侧脑室的病变)。

现在观察在一个稍短的 TE(TE_2)时,即脑脊液和脑白质交叉点处的信号,此时脑脊液与脑白质信号强度相等。

如果病变(例如多发性硬化斑块)将比脑脊液和脑白质都要亮,这样它更容易被发现。如果我们选择长的 TR 和很短的 TE(图中的 TE_1),TE 选择在脑脊液、脑灰质或脑白质出现交叉点以前,这样会产生质子密度加权图像。

此时是显示质子密度 N(H)差别的好时机。我们在前面的部分内容中,忽略了它的影响。在讨论 T1 和 T2 时,我们假设所有的组织具有近似相同的质子密度。但是,在表 6-1 中,我们可以看出各种组织间的质子密度差异。同样,T1 定义为纵向磁化矢量恢复到 63%所用的时间(3 倍 T1 时产生 95%的恢复),而 T2 定义为横向磁化衰减了 63%所用的时间(3 倍 T2 时产生 95%的衰减)。

表 6-1	1.5T 的磁场中脑组织的 T1、T2 和质子密度		
	T1(ms)	T2(ms)	N(H)
脑白质	510	67	0.61
脑灰质	760	77	0.69
水肿	900	126	0.86
脑脊液	2 350	180	1.00

Stark DD, Bradley WG, eds. Magnetic Resonance Imaging. 3rd ed. St Louis, MO:Mosby, 1999. vol 1-3.

举个例子,如果脑脊液的质子密度为 1(或 100%),那么脑白质的质子密度为 0.61(脑脊液的 61%),而水肿区的质子密度为 0.86(脑脊液的 86%)。此质子密度的不同会对 T1 和 T2 图像产生怎样的影响呢? 我们比较两种不同的组织(图 6-7):

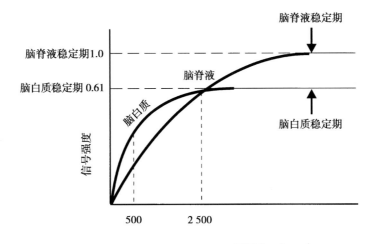

图 6-7　组织恢复曲线的稳定期值由组织的质子密度决定,例如:
脑脊液的质子密度大于脑白质

1. 脑脊液
2. 脑白质

脑脊液的质子密度高于脑白质,所以脑脊液的 T1 恢复曲线具有更大的峰值。脑白质比脑脊液的质子密度低,但它的 T1 时间更短。在脑白质和脑脊液信号相等时,两条恢复曲线有一个交叉点(TR≈2 500ms)。

对于有一定数学基础的读者,可以通过解如下的方程而得到 TR:

$$1.0(1-e^{-TR/2\,689}) = 0.61(1-e^{-TR/510})$$

或者

$$e^{-TR/2\,650}-0.61e^{-TR/510}-0.39=0$$

采用表 6-1 中脑白质和脑脊液的 T1 和 N(H)值,得出 TR 为大约 2 500ms(准确地说是 2 462ms)。

现在考虑两种情况:

1. 短 TR
2. 长 TR

1. 首先,绘制出脑脊液和脑白质的 T1 恢复曲线(图 6-8),现在讨论在短 TR(比如 TR = 300ms)时的情况,因为脑白质的 T1 较短,所以信号要比脑脊液高。然而,脑脊液的 T2 较脑白质长,因此,在 T2 的交叉点之后,脑脊液将会变得比脑白质亮(如在 TE₂)。因此,在长 TE 时,我们获得 T2 对比。如果我们选择短的 TE(TE₁),我们可以得到 T1 对比。因此,采用短的 TR,可以最大限度地突出 T1 对比,我们希望采用尽可能短的 TE 从而获得 T1 权重最大的图像。

2. 现在,我们选择一个长 TR,再绘制 T1 和 T2 曲线。因为脑脊液的质子密度比脑白质更高,

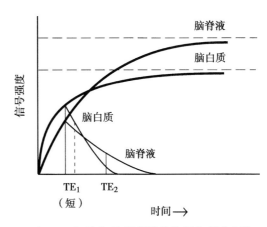

图 6-8　短 TR 时,脑白质、脑脊液的恢复和衰减曲线

所以它的稳定期值会比脑白质更高,这一点在长 TR 时可以表现出来(图 6-9)。然后,我们画出 T2 衰减曲线,始终应牢记脑脊液比脑白质的 T2 时间更长。如果我们选择非常短的 TE(TE₁),两个信号将取决于它们各自的质子密度:脑脊液将比脑白质具有更高的信号强度(从表 6-1 可知,也就是高 39%)。在此点时,信号强度的差异反映了它们(真实)的质子密度差别(假定 TE 非常短)。

T1 加权(T1W)= 短 TR,短 TE

质子密度加权(PDW)= 长 TR,短 TE

如果 TE 较长(TE₂),会增加脑白质和脑脊液之间的信号强度差异。这些增加的信号强度差异反映了 T2 的差别:

T2 加权(T2W)= 长 TR,长 TE

我们现在介绍一种异常情况—即水肿,并结合脑脊液和脑白质的具体表现(图6-10)。我们知道水肿的T1恢复曲线在脑脊液和脑白质之间,即它的T1比脑脊液短但比脑白质长。我们也知道水肿的稳定期值小于单纯的脑脊液,但大于脑白质。如果我们仍然选择足够长的TR使脑白质达到它的稳定期值,然后选择短的TE(或者位于脑脊液和脑白质T2衰减的交叉点,或者位于此交叉点以前),那么水肿具有最高的信号强度。因此,对于"质子密度"图像(长TR/短TE):

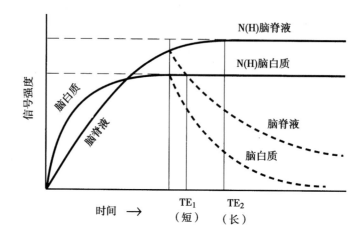

图 6-9　长 TR 时,脑白质、脑脊液的恢复和衰减曲线

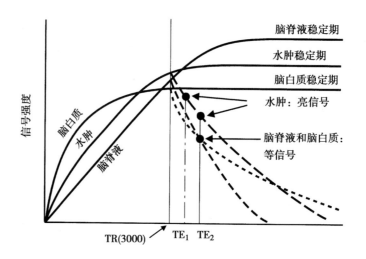

图 6-10　长 TR 时,脑白质、脑脊液和水肿的恢复和衰减曲线

1. 水肿呈高信号。

2. 脑脊液和脑白质为等信号。

现在,将 TR 选择在脑脊液和脑白质 T1 恢复曲线的交叉点,在此点脑白质的信号强度基本达到它的峰值强度,但脑脊液尚未达到(与前一图类似,但现在 TR 更长以到达二者的交叉点,图6-11)。现在,施加90°脉冲后得到 T2 衰减曲线。采用短 TE 时,脑脊液比脑白质要亮。采用长 TE 时,脑脊液仍比脑白质亮,而且亮度的差异加大。在长 TR/短 TE 图像上,信号强度的差异仅反映了两种组织的质子密度差异,而长 TR/长 TE 图像则混合了两种组织的质子密度和 T2 差异表现。

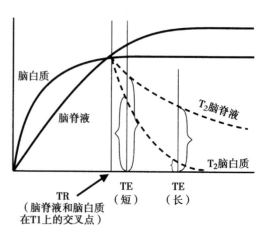

图 6-11　TR 处于脑白质与脑脊液的交叉点处时脑白质、脑脊液的恢复和衰减曲线

顺便说一句,在真正的质子密度图像(图6-9)中,脑脊液或水具有最高的信号(因为水比其他组织具有更多的质子)。这样,为减小 T1 和 T2 对真正的质子密度加权图像的影响,我们需要使

TR 足够长,从而让 T1 恢复曲线到达它们的稳定期值,而使 TE 足够短,让 T2 衰减最小化。(实际上,这可能并不是我们所需要的图像,因为病变与正常脑脊液在此图像上可能难以区分。)

要点

表 6-2 总结了三种组织的 T1 和 T2 特性,包括:水、固体和脂肪/蛋白质结构。表 6-3 包含了一些组织相对的 T1 和 T2 值(短、中等或长)。图6-12~图 6-20 显示了不同的组织对比的例子。

表 6-2 不同组织以自然运动频率(ω)及拉莫尔频率运动频率(ω_0)的 T1/T2 值

	水/液体	固体	脂肪和蛋白质
T1	$\omega \gg \omega_0$	$\omega < \omega_0$	$\omega \approx \omega_0$
	能量传递效率低	能量传递效率低	有效的能量传递
	很长的 T1	长 T1	短 T1
T2	少部分失相位	大量失相位	中等量失相位
	长 T2	短 T2	中等 T2

表 6-3 几种组织的 T1、T2 值

	长 T1(低信号)	中等	短 T1(高信号)
长 T2(高信号)	水/脑脊液		d 细胞外正铁血红蛋白
	病理性水肿		
中等信号		肌肉	
		脑灰质	
		a 氧合血红蛋白	
		脑白质	
短 T2(低信号)	空气		脂肪
	骨皮质		蛋白质溶液
	高 Ca^{2+}		c 细胞内正铁血红蛋白
	b 去氧血红蛋白		顺磁性材料(如钆)
	e 含铁血红素		
	纤维化		
	肌腱		

a~e 代表血红蛋白分解产物:a:氧合血红蛋白,b:去氧血红蛋白,c:细胞内正铁血红蛋白,d:细胞外正铁血红蛋白,e:含铁血红素

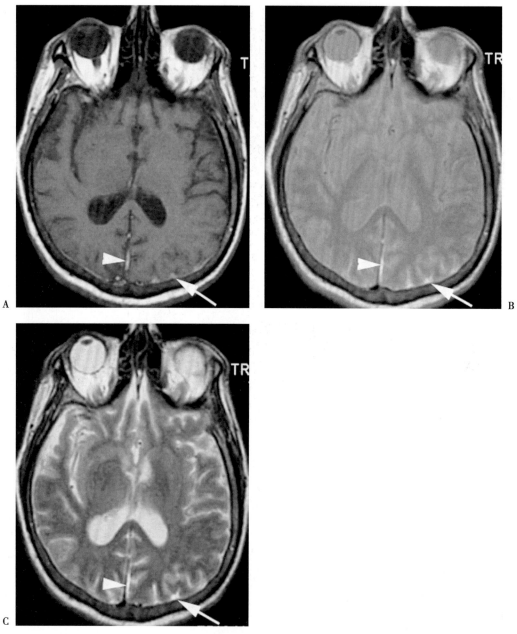

图 6-12　头颅的横断 T1 加权(A)、质子密度加权(B)和快速自旋回波 T2 加权(C)图像。注意在 T1 加权图像中,由于脑白质的 T1 更短,所以脑白质比脑脊液亮。但是,脑脊液在质子密度加权图像中表现更亮,是因为它的质子密度更高。由于增加了 T2 差异,脑白质在 T2 加权图像中相对于脑脊液更暗。图中长箭所指的为蛛网膜下腔出血,而箭头指的是小的硬膜下出血。注意因为位于交叉点,出血在 T2 加权图像上与脑脊液呈相等信号;而由于比脑脊液更短的 T1 和更高的质子密度,出血在 T1 和质子密度加权图像上呈高信号

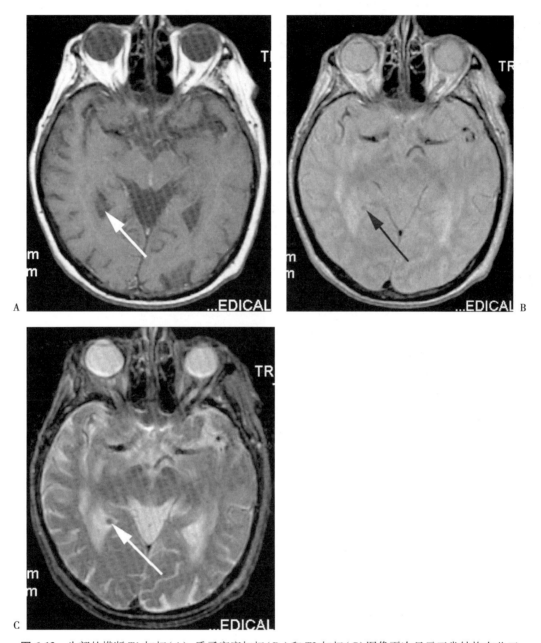

图 6-13　头部的横断 T1 加权(A)、质子密度加权(B)和 T2 加权(C)图像再次显示正常结构在此三种序列中的相对信号差异。长箭标出的为一个小的脑室内脑膜瘤,典型表现是:在所有的序列中信号与脑灰质接近

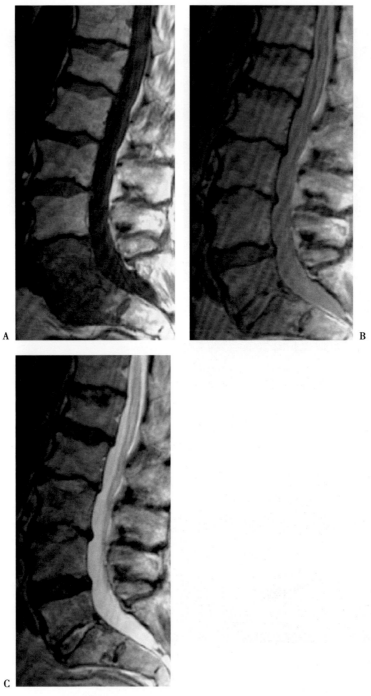

图 6-14 腰骶椎的矢状 T1 加权(A)、质子密度加权(B)和 T2 加权(C)图像。在 T1 加权序列中,由于水肿使 L5 和 S1 椎体的 T1 延长,相对于其他水平椎体的含脂肪骨髓的较短 T1,故为低信号。脑脊液和椎间盘由于液体和/或脱水作用而在 T1 上表现为低信号。质子密度和 T2 图像显示 L5/S1 与其他几个椎间盘呈高信号,类似脑脊液。注意脑脊液在 T2 图像中信号最高。同时出现骨髓异常信号和邻近椎间盘的高信号代表骨髓炎和关节盘炎,而其他水平邻近正常椎体的高信号椎间盘代表含水分的椎间盘

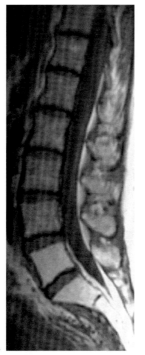

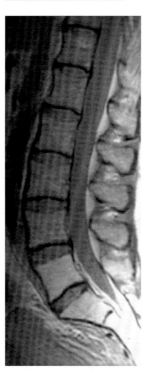

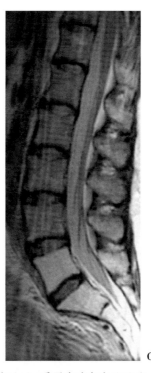

图 6-15 腰骶椎的矢状 T1 加权(A)、质子密度加权(B)和 T2 加权(C)图像。L1~L4 椎体信号正常;但是 L5 椎体和骶骨在所有序列中均表现为非常亮的信号。质子密度加权和 T2 加权使用快速自旋回波技术采集。此病人曾因宫颈癌接受放疗,导致在 L5 和骶骨内产生完全的脂肪替代,因而不同于其他水平椎体内正常的脂肪含量

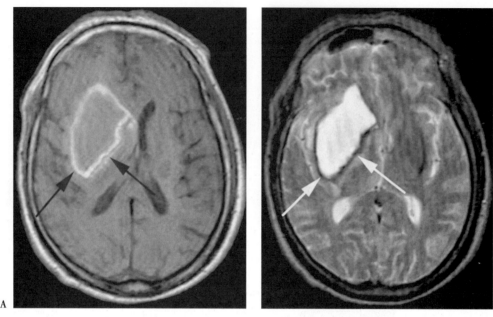

图 6-16 头颅的横断面 T1 加权(A)和 T2 加权(B)图像。显示右侧基底节区一个大的高信号的急性出血(在 T1 上为等信号而 T2 上为高信号——氧合血红蛋白)。特征性的表现是 T1 高信号和 T2 低信号的环(长箭),时间上处于更为进展期的细胞内正铁血红蛋白环

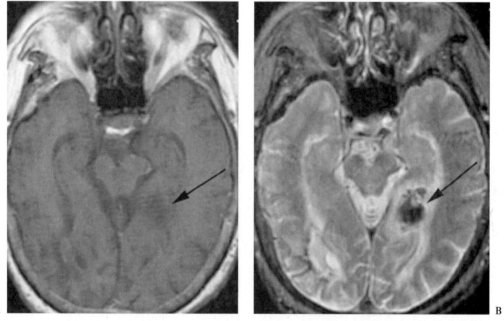

图 6-17 头颅横断面的 T1 加权(A)和 T2 加权(B)图像。显示左侧颞叶内侧脑实质内的急性(在 T1 和 T2 上均为低信号——脱氧血红蛋白)血肿(长箭)

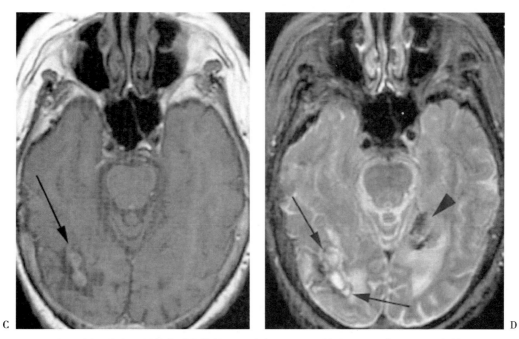

图 6-17（续）　同一个病人另外水平的横断面 T1 加权（C）和 T2 加权（D）图像。显示右侧枕叶的亚急性晚期（在 T1 和 T2 上均呈高信号——细胞外正铁血红蛋白）血肿（长箭）和左侧颞叶内侧血肿（D 图中箭头所指更明显）。患者有淀粉样血管病

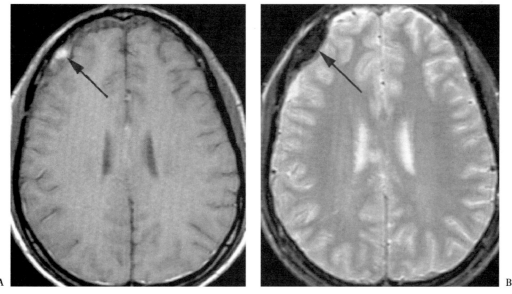

图 6-18　头颅横断面的 T1 加权（A）和 T2 加权（B）图像。显示在右侧额叶（长箭）的早期硬膜外血肿（在 T1 上为高信号而在 T2 上为低信号——细胞内正铁血红蛋白）

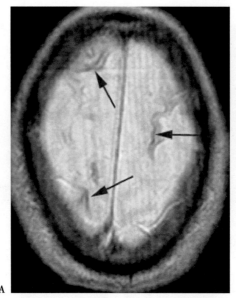

A

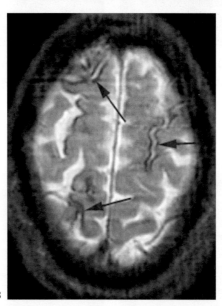

B

图 6-19 患者有蛛网膜下腔出血病史,头颅横断面的质子密度加权(A)和 T2 加权(B)图像。脑回状的低信号(长箭),是由于铁质沉积(含铁血黄素)

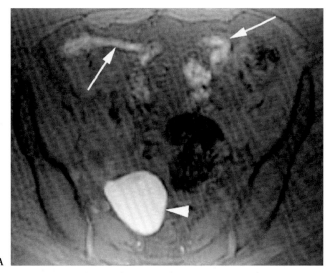

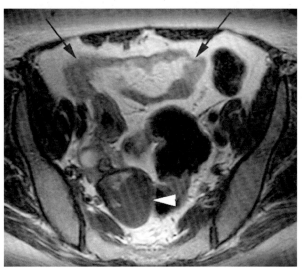

图 6-20 盆腔横断的平扫脂肪抑制 T1 加权（A）和快速自旋回波 T2 加权（B）图像。小肠腔内见一 T1 高信号和 T2 中等信号影,与含蛋白质液体表现一致（长箭）。另外,此病人有右侧子宫内膜异位（箭头）,由于反复出血故而在 T1 上呈明显高信号而 T2 上呈低信号

习题

1. 判断题　结合水的 T1 比大量的自由水更短。

2. 将下面 4 项:（ⅰ）短 T1、T2;（ⅱ）短 T1、长 T2;（ⅲ）长 T1、短 T2;（ⅳ）长 T1、T2 与下面 5 项配对:

（a）空气

（b）脂肪

（c）水

（d）细胞内正铁血红蛋白

（e）细胞外正铁血红蛋白

3. 判断题　最有效的能量传递发生于拉莫频率。

4. 将下面的 4 项:（ⅰ）短 TR、TE;（ⅱ）长 TR、TE;（ⅲ）短 TR、长 TE;（ⅳ）长 TR、短 TE 与下面的 3 项配对:（a）T1 加权;（b）T2 加权;（c）质子密度加权。

第七章

脉冲序列：第1部分（饱和、部分饱和、反转恢复）

简介

脉冲序列指的是在 MR 检查中反复施加射频（RF）脉冲的顺序。其中包括重复时间（TR）和回波时间（TE）等时间参数。与此相关的就是时间图或脉冲序列图，将在第十四章讨论这个内容。本章我们将介绍饱和的概念，学习部分饱和、饱和恢复和反转恢复脉冲序列。下一章将介绍重要的自旋回波脉冲序列。图 7-1 中图解阐述了这本书中使用的三种射频脉冲的注释。

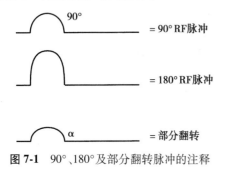

图 7-1 90°、180°及部分翻转脉冲的注释

饱和

在纵向磁化矢量刚刚被 90°射频脉冲翻转到 x-y 平面的时候，我们说系统被饱和。此时，如果施加第二个 90°射频脉冲将不会有信号产生（就像打一匹死马不会有任何反应）。经过一段时间，有部分 T1 恢复后，我们说系统处于部分饱和状态。在 T1 恢复达到稳定状态后，系统未饱和或被称为完全磁化。如果纵向磁化矢量仅被部分翻转到 x-y 平面（也就是，翻转角小于 90°），那么沿z 轴方向仍然有磁化矢量的分量。这种状态的自旋也被称为部分饱和。

部分饱和脉冲序列

在施加一个 90°射频脉冲后，过一小段时间后施加第二个 90°射频脉冲，继续重复这个脉冲。在 90°射频脉冲结束后立刻就进行信号检测。这样，接收到的信号是一个自由感应衰减（FID）信号。

来看看在 T1 恢复曲线上它是怎样的（图 7-2）。在 t = 0 时，纵向磁化矢量翻转 90°到 x-y 平面，之后，纵向磁化矢量开始恢复。等待一段时间当 t = TR 时后，重复 90°脉冲。在最初 t = 0 时，纵向磁化矢量处于最大值。一旦我们翻转它后，纵向磁化矢量立刻回到零，然后开始增长。在 t = TR 时，纵向磁化矢量被再次翻转到 x-y 平面前已经有所增长，但尚未恢复到它的稳定值（注意纵向磁化失量大小在被第二次 90°射频脉冲翻转到 x-y平面以前，小于初始纵向磁化矢量）。

此时，施加第三个 90°脉冲，再次将纵向磁化矢量翻转到 x-y 平面。纵向磁化矢量再次回到零，并立刻开始恢复。在 t = 2TR 时，它仍然小于最大值，但等于前一次（在 TR 时）的纵向磁化矢量。之后的每个恢复时间 TR，在位于后续的每个 90°脉冲之后，也都是相同的。这样，最大的自由感应衰减（FID）信号产生于 t = 0 时，即在第一个 90°射频脉冲之后，而后面所有的自由感应衰减（FID）信号的强度均较小，但它们的大小相同。

问: 在施加下一次 90°射频脉冲前的 t = TR 时，是否还有残存的横向磁化矢量 M_{xy}？

答: 没有！因为 T1 比 T2 大几倍，经过时间 TR 后，在 x-y 平面内的磁化矢量已经完全衰减到 0。在部分饱和时，TE 选择在最小值，在 90°射频脉冲以后，立即进行信号检测。

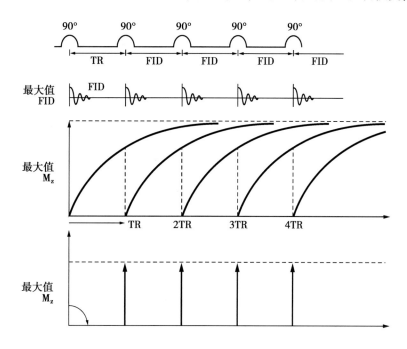

图 7-2 部分饱和序列中，射频脉冲后的恢复曲线

部分饱和：TR 较短，TE 最小

问：短 TR 且 TE 最小时，我们将得到什么类型的图像？

答：T1 加权图像。

部分饱和脉冲序列得到 T1 加权图像

饱和恢复脉冲序列

上面的脉冲序列被称作部分饱和恢复脉冲序列，因为在第二个 90°射频脉冲（TR 时）时，纵向磁化还未完全恢复。因此，在 TR（和随后的 TR）时，仅有部分的初始纵向磁化（M_0）被翻转。所以

称为部分饱和。

在饱和恢复时，如果我试图使所有的纵向磁化在施加下一次 90°射频脉冲以前都得到恢复，那么，我们就得在施加第二个射频脉冲前等待很长时间。这样，会导致 TR 很长（图 7-3）。

在每个 90°射频脉冲以后，我们立即检测 FID 信号。因为我们在下一次的 90°脉冲以前，要让纵向磁化矢量完全恢复，FID 每次都会产生最大信号。换句话说，此时已经恢复到饱和状态。

饱和恢复：TR 较长，TE 最小

问：长 TR 且 TE 最小时，我们将得到什么类型的图像？

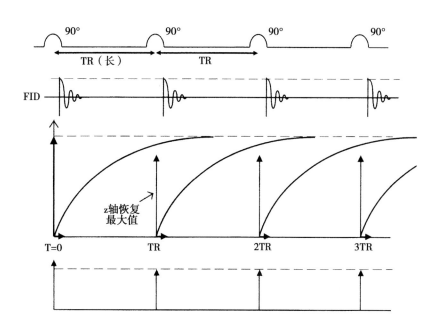

图 7-3 在饱和恢复序列中，TR 较长，纵向磁化矢量接近最大值

答:质子密度加权(PDW)。

> 饱和恢复脉冲序列得到质子密度加权图像

这两个序列实际上都没有真正得到运用,但是它们很容易理解,所以它们是学习其他的、更为复杂的脉冲序列的很好基点。这些脉冲序列没有得到使用,是因为没有延迟时间就检测 FID 非常困难。电子系统要求我们必须要等待一段时间才能进行检测。此外,外磁场的不均匀性也将成为一个问题;这就是为什么要使用自旋回波序列(我们将在下一章中探讨)来解决这个问题。

反转恢复脉冲序列

在反转恢复中,我们首先施加一个 180°的射频脉冲。接下来,我们等待一段时间(反转时间 TI),再施加一个 90°射频脉冲。然后我们等待一段时间 TR(从 180°脉冲开始算起),施加另一个 180°射频脉冲(图 7-4),而后序列开始进行完全的重复。

在施加 180°射频脉冲以前,磁化矢量沿 z 轴方向分布。在施加 180°脉冲以后,纵向磁化矢量立即被翻转 180°,现在它指向 S 极(-z 轴方向),恰好位于相反方向(图 7-5)。

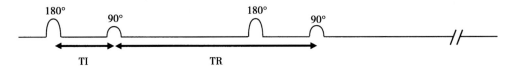

图 7-4 在反转恢复中,180°与 90°射频脉冲之间的时间间隔即为 TI

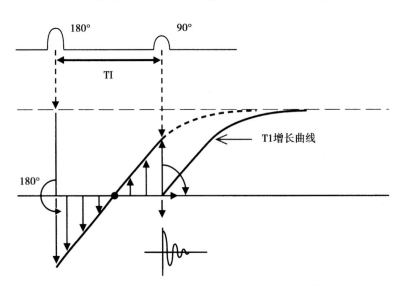

图 7-5 反转恢复中的恢复曲线。在 180°射频脉冲之后,纵向磁化矢量被翻转 180°,开始从其初始的最大值开始恢复

然后我们使纵向磁化矢量沿 T1 增长曲线进行恢复。在它恢复的过程中,在到达零点以前它在-z 方向上变得越来越小,然后开始在+z 方向增长,直至恢复到初始纵向磁化矢量。

经过时间 TI,我们施加一个 90°脉冲,让纵向磁化矢量翻转到 x-y 平面。当然,翻转到 x-y 平面内的磁化矢量大小,将取决于在 180°射频脉冲后的 TI 时间内纵向磁化矢量所恢复的量。我们检测这个翻转的磁化矢量。这样,我们在此时得到一个与翻转到 x-y 平面内的纵向磁化矢量成正比的 FID 信号。同样,在此时,纵向磁化重新开始增长。回想典型的 T1 恢复曲线,指数增长曲线的

公式为:

$$1 - e^{-t/T1}$$

但是,当磁化矢量是由 $-M_0$ 开始恢复而不是 0 时(图 7-6),恢复的函数为:

$$1 - 2e^{-t/T1}$$

练习

求证上面的公式。

当 t=0 时:信号强度(SI)$= 1 - 2e^{-0/T1} = 1 - 2(1) = -1$

因此,当 t=0 时,信号强度大小为-1

当 t=∞ 时:信号强度(SI)$= 1 - 2e^{-\infty/T1} = 1 - 2$

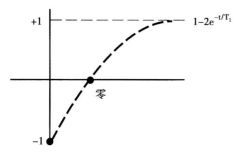

图 7-6 反转恢复中的恢复曲线由 $1-2e^{-t/T1}$ 决定 $(0)=+1$

所以,当 $t=\infty$ 时,信号强度达到最大值,这些值与图 7-6 中的图形相对应。

零点

信号与零轴线的相交点被称为零点。此时,信号强度为零。这个零点的时间用 TI(零)表示,我们可以通过解数学方程来求得 TI(零),也就是信号强度为零的点:

$$信号强度=0=1-2e^{-TI/T1}$$

方程的解是(参看习题 1):$TI(0)=(\log_e 2)T1=(\ln 2)T1 \approx 0.693\ T1$

让我们再次观察恢复曲线,事实上,先后出现了两条不同的指数增长曲线(图 7-7):

1. 180°射频脉冲后的恢复

2. 90°射频脉冲后的恢复

(1)在 180°脉冲以后的 T1 恢复曲线由 $-M_0$ 开始,根据以下公式以指数形式增长:

$$M_0(1-2e^{-TI/T1})$$

(2)在 90°射频脉冲以后的 T1 恢复曲线,在纵向磁化矢量翻转到 x-y 平面以后,由 0 开始,根据以下公式以指数形式增长:

$$M_0(1-e^{-TR/T1})$$

如果合并这两个 T1 恢复曲线,我们可以得到信号强度与 T1 和 TR 之间的关系。结果是上面两个公式的乘积:

$$SI \propto M_0(1-2e^{-TI/T1})(1-e^{-TR/T1})$$

假定 T1≪TR,括号内两项的乘积可以简化为(参考问题 7-2):

$$(1-2e^{-TI/T1})+e^{-TR/T1}$$

反转恢复的临床应用

在反转恢复脉冲序列中,首先施加一个 180°射频脉冲,然后在一段时间间隔 T1 后,施加一个 90°射频脉冲。接下来,在一定的时间间隔 TR 后,重复进行前面的序列,施加另一个 180°脉冲。

TI=反转时间,代表 180°脉冲和 90°脉冲之间的时间间隔。

TR=两个连续的 180°脉冲(或两个连续的 90°脉冲)之间的时间间隔。

通过图形思考两种组织的表现:水肿和脑白质(图 7-8)。在反转恢复中,我们首先通过 180°射频脉冲使纵向磁化矢量翻转 180°,随后,纵向磁化矢量仍沿 z 轴变化,但指向负轴(S 极)方向。接下来,纵向磁化矢量开始依照水肿和脑白质的 T1 增长曲线进行增长。水肿的质子密度大于脑白质,所以它在 z 轴上最大的磁化矢量将会大于脑白质的最大磁化矢量。同样,在它们翻转了 180°以后,水肿的 T1 恢复曲线变得较低,也就是水肿在 z 轴上比脑白质位于更负的方向。

水肿的纵向磁化矢量就从这个起始位置沿 z 轴方向,依照它的 T1 恢复曲线进行增长,直至到达它的最大值。它首先在 z 轴的负方向上减少,到达零轴线(零点),然后在 z 轴的正方向上持续增长直至到达它的最大值。因为质子密度较低,在 180°射频脉冲翻转以后脑白质的 T1 恢复曲线在 z 轴负方向上的起始点比水肿更接近零。但是,由于它的 T1 值更短,所以其依照 T1 曲线达到最大值的恢复速度就比水肿更快。

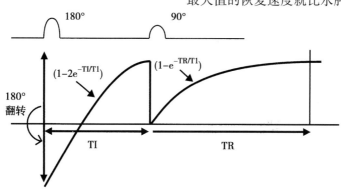

图 7-7 在一个反转恢复(IR)周期中有两条恢复曲线

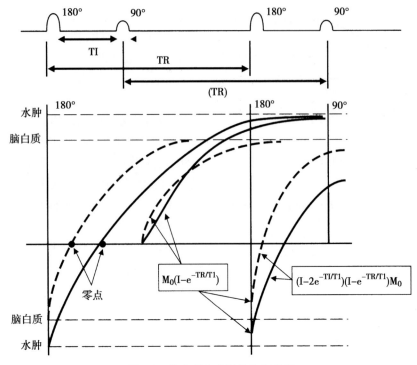

图 7-8 脑白质和水肿的恢复曲线

在 TI 时,施加一个 90°激励脉冲,水肿和脑白质的纵向磁化将会以不同的速率进行恢复,恢复速率取决于它们各自的 T1 值。当二者的纵向磁化矢量被 90°脉冲翻转到 x-y 平面以后,它们会产生 FID 信号。在 90°脉冲后,每个纵向磁化矢量立刻都回到零,并且依照它的 T1 恢复曲线开始恢复。那么,在一段时间间隔 TR 以后,采用另一个 180°反转脉冲重复以上的过程。

前面我们已经讲过在 180°脉冲以后,T1 增长曲线由下面的公式所决定:

$$M_0(1-e^{-TR/T1})(1-2e^{-TI/T1})$$

大小重建

大小重建是反转恢复中的另一个可变因素。如果想将信噪比提高 40%(更确切地讲,是 $\sqrt{2}$ 倍),我们可以同时使用 x 和 y 通道的线圈,而最终的信号是二者的均方根,也就是 $\sqrt{(S_x^2+S_y^2)}$

这样,我们得到了一幅具有大小的图像,它始终是正的。它看起来类似负增长曲线的镜像,以时间轴为中心进行翻转(图 7-9)。由 z 轴正方向斜行向下至零水平轴的点划线,实际上就是水肿和脑白质的两条 T1 增长曲线的镜像,"翻转"后我们只能显示它们的大小,而不再有正、负的方向。显示反转恢复过程的这个新方法被称为大小重建。虽然它比原来的相位重建的信噪比提高了

$\sqrt{2}$ 倍,但它的变化范围比后者要小,也就是 $0 \sim M_0$ 与 $-M_0 \sim M_0$。因此,当信噪比较低时采用大小重建,而当需要产生更大的对比时采用相位重建。

在反转恢复中,TR 通常很长。通过选择较长的 TR,我们可以使各种组织在 90°脉冲以后,沿 T1 增长曲线到达它们最大值的稳定状态。当 T1 在脑白质的零点时,会出现什么情况呢(图 7-9)?如果我们仅考虑信号的大小,即 T1 恢复曲线位于时间轴以上或以下的距离,那么水肿比脑白质的信号强度更大。因为水肿比脑白质的 T2 更长,如果我们选择较长的 TE,那么就会增大这两种组织间的信号强度差异。实际上,TE 越长,水肿和脑白质之间的对比差异就会越大(如图 7-10)。

脂肪抑制:STIR 成像

STIR 代表短 TI(或 T)的反转恢复。让我们绘制 180°射频脉冲以后脂肪和水两种组织的 T1 恢复曲线(图 7-11)。TI 定在脂肪跨越零点的位置(零点等于 ln2(或 0.693)乘以脂肪的 TI 值,参考后面习题 1)。

在脂肪的零点处,如果画 T2 衰减曲线,脂肪开始为零,并且其后仍位于零。在 x-y 平面内将不会有脂肪的横向磁化,而水仍会有它通常的 T2 衰减曲线。结果,我们抑制了脂肪的信号。这样,在 180°反转脉冲以后,经过时间 TI = 0.693 T1(脂

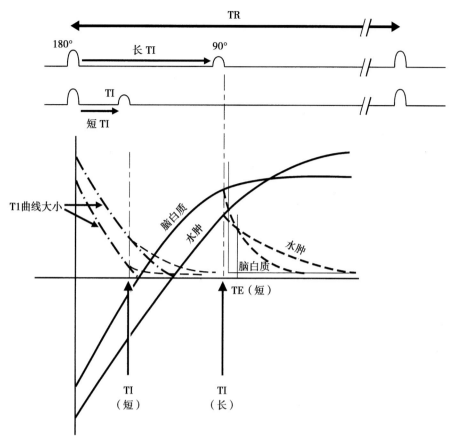

图 7-9　脑白质和水肿的恢复曲线、恢复曲线大小(镜像曲线使所有的值均为正值)和相关衰减曲线

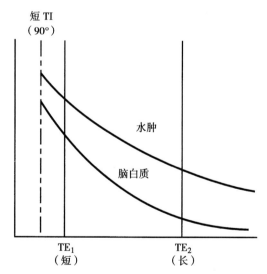

图 7-10　两个不同 TE 的组织对比度

肪)后发射一个 90°射频脉冲。所有的其他组织将都会有纵向磁化矢量被翻转到 x-y 平面并根据它们的 T2 曲线发出相应大小的信号。但是,脂肪在它的零点,没有任何纵向磁化矢量被翻转到 x-y 半面,这样也就不会有信号。

　　STIR 即短 TI 反转恢复(short TI inversion re-covery),因为它的非常短,因此,为达到零点,我们必须选择一个非常短的 TI(在高场强[1.5T]时,TI 为 140ms;而中等场强[0.5T]时,TI 为 100ms),脂肪将在脑白质、脑灰质、水或者水肿之前到达零点(图 7-11)。

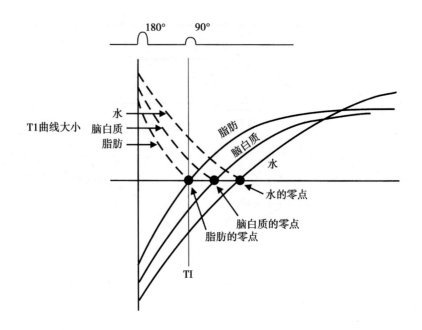

图 7-11 在 STIR 脂肪抑制技术中,T1 选择在脂肪的 T1 恢复曲线穿过零点时施加 90°射频脉冲

要点

我们讨论了三种类型的射频脉冲序列:饱和恢复、部分饱和以及反转恢复(IR)。IR 非常重要,因为它可以通过选择 TI 为相应组织 T1 值的 0.693 倍而抑制任何组织:

$$TI(零点)= 0.693×T1$$

此内容还会在第二十五章中组织抑制技术中做进一步详细阐述。

部分饱和脉冲序列产生 T1 加权图像(短 TR 和 TE),而饱和恢复序列产生质子密度加权图像(长 TR 短 TE)。

习题

1. a. 在反转恢复(IR)脉冲序列(图 7-6)中,证明"抑制"特定组织或使该组织为"零"的 TI 等于 0.693×T1(组织),也就是:TI(零)= 0.693×T1

提示:IR 曲线的信号取决于 SI(信号强度)∝ $1-2e^{-t/T1}$,式中 t =TI。

b. 假定脂肪的 T1 = 180ms,要"抑制"脂肪的 TI 是多少呢?

2. 考虑图 7-12 中所示的反转恢复脉冲序列。

假定 T1 远远小于 TR(也就是,T≪TR),证明每个 90°脉冲后(也就是在 A、A'处),检测到的信号为:$N(H)(1-2e^{-TI/T1}+e^{-TR/T1})$。

3. 将下面 2 项:(ⅰ)部分饱和,(ⅱ)饱和恢复 与下面 2 项配对:

a. PD(质子密度)加权　b. T1 加权

4. 判断题 在 IR 序列中,180°脉冲后为 TI ms,然后是 90°脉冲。

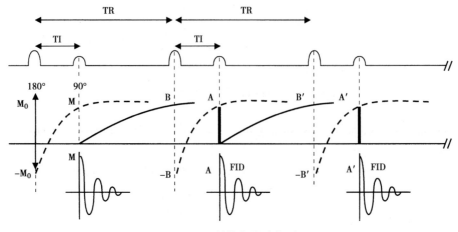

图 7-12 反转恢复脉冲序列

第八章

脉冲序列：第2部分（自旋回波）

简介

本章着重讨论最常使用的脉冲序列——自旋回波（spin-echo，SE）脉冲序列。在前面章节我们讨论去相位的概念时，曾指出去相位两个主要的原因：①外磁场的不均匀性；②内在的自旋-自旋相互作用。自旋回波脉冲序列可以通过施加重聚相位或复相位180°射频（RF）脉冲，去除前者的作用。通过使用自旋回波脉冲序列，我们可以去除由于不可避免的外磁场的不均匀性所导致的去相位（我们并不能消除自旋-自旋相互作用，因为它们不固定，始终在随机地变动）。

自旋回波脉冲图

由于90°脉冲的作用，磁化矢量 M_z 翻转到x-y平面内。在水平面内三种不同磁化矢量的进动方式，每一个都位于稍有差别的磁场环境（图8-1A）。开始，所有这些矢量都位于同相位，都以频率 ω_0 进动。

在图8-1A中，我们说一组位于 B_0 磁场的自旋质子，以频率 ω_0 进动。邻近的一组自旋质子处于稍高的磁场 B_0^+ 中，以略高一些的频率 ω_0^+ 进动；而另外一组处于稍低磁场 B_0^- 的自旋质子以略低一些的频率 ω_0^- 进动。在90°脉冲后，三种自旋相互之间将会逐步失相位（图8-1B）。最终，快的矢量和慢的矢量将出现180°的相位差，进而它们将互相抵消（图8-1C）。

类比

现在思考一个类似的问题：三个绕跑道跑步的运动员（图8-2）。开始，他们从相同的位置出发。在他们跑了一段时间t以后，他们不会还在一起，一个跑得较快，在其他人的前面；一个跑得较慢，落在其他人的后面。

此时，如果让所有的运动员都向后转，向相反的方向跑，每个人仍旧按他原来相同的速度跑（在自旋中，仍旧以相同的频率进动）。他们只改变方向，向他们开始出发的地方跑。如果他们都跑相同的时间t，那么每个人都将跑相同的距离。这样，在2t时，他们都将会同时回到最初的起点，也就是回到相同的位置。例子中使运动员改变方向就类似于自旋运动中施加180°的射频脉冲。

因此，在90°射频脉冲的一段时间t后，当自旋不同相时，可以施加一个180°脉冲。此时，所有的自旋都在x-y平面内翻转180°，它们继续进动，但是沿相反的方向（图8-3）。我们现在看脉冲序列图（图8-4）。开始，我们用90°射频脉冲将自旋翻转到x-y平面，在等待一段时间t后，施加180°射频脉冲，然后我们等待较长时间TR后，重复以上过程。

如果在90°脉冲后绘制自由感应衰减（FID），我们会发现由于外磁场不均匀性和自旋-自旋相互作用所致的 $T2^*$ 效应，FID失相位的过程非常快。自旋很快就出现不同相。在时间t后，施加180°重聚相位脉冲，经过相同的时间t后，它们将会再次完全位于同相位，并且信号也将达到最大值。

1. 时间t是90°射频脉冲到180°射频脉冲的时间间隔。

2. 时间t也是180°射频脉冲到最大复相位的时间，也就是回波的时间。

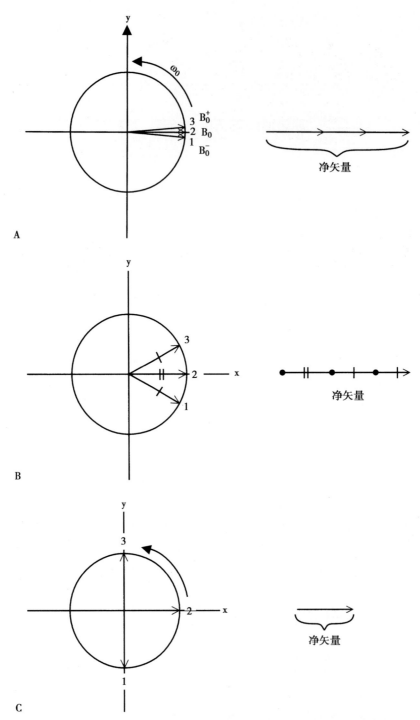

图 8-1　三种微小差异磁场环境中的三个磁化矢量。(A)三者相位相同,矢量
和等于每个矢量的 3 倍。(B)它们存在较小的相位差,净磁化矢量较前小。
(C)矢量 1 和 3 互相抵消,因为它们存在 180°的相位差,仅存矢量 2

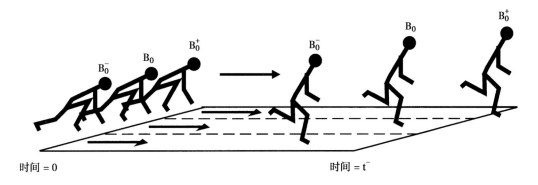

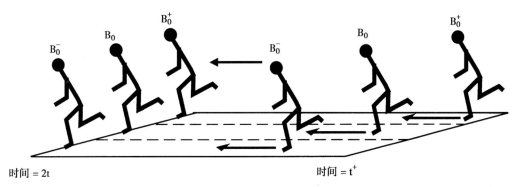

图 8-2　相同跑道上的三个运动员。在时间 t 时他们都向后转,向起点跑。因为最慢的此时在最前面,他们都将会恰好在相同的时刻(2t)到达起点。

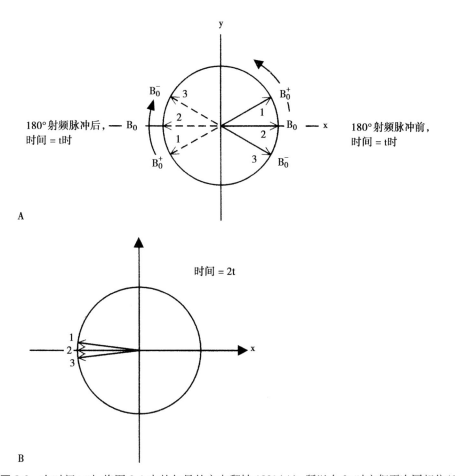

图 8-3　在时间 t 时,将图 8-1 中的矢量的方向翻转 180°(A),所以在 2t 时它们再次同相位(B)

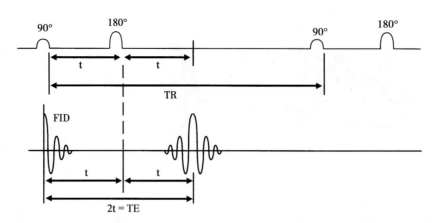

图 8-4 在自旋回波脉冲图中,在时间 t 时施加一个 180° 的脉冲,在时间 2t 时它们同相位,这样就可以从自由感应衰减信号(FID)中获得一个回波信号

3. 我们称 2t 为回波时间(回波延迟时间)——TE :90°脉冲后到我们再次得到最大信号的时间。

4. 因此,180° 脉冲被称为重聚或复相位脉冲。

我们可以施加第二次 180°脉冲。现在,我们不再紧随 90°脉冲后施加一个 180°脉冲,而是在 90°脉冲后的同一个序列内施加两个 180°脉冲(图 8-5)。在第一个回波后,自旋将会再次逐步失相位。在第一个回波的 t2 时间后施加第二个 180°脉冲,将使自旋在第一个回波后的 2t2 时刻再次复相位,得到第二个回波。每个回波具有各自的 TE。

1. 从 90°脉冲到第一个回波的时间为 TE_1。

2. 从 90°脉冲到第二个回波的时间为 TE_2。

理想情况下,我们希望从最初的 FID 信号中能重新获得所有的信号。实际上,这种情况是不可能做到的。我们能够通过施加复相位的 180°脉冲重新获得由于固有的外磁场不均匀性所致的信号丢失,但是由于组织的自旋-自旋相互作用所致的失相位不能再重新获得。如果我们把 180°脉冲所产生的复相位的各最大信号点连接起来,我们将会得到以 T2 为时间常数的指数衰减曲线。这样,最初的 FID 的衰减和随后的每个回波的衰减都是由 $e^{-t/T2^*}$ 所决定。然而描述最大信号的曲线的衰减是由 $e^{-t/T2}$ 所决定的。这就是 T2* 与 T2 之间的区别。

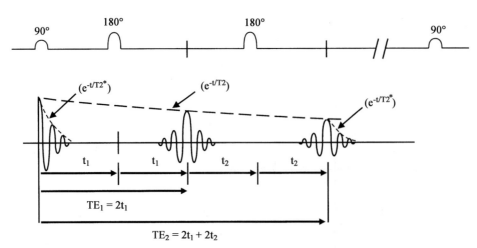

图 8-5 双回波示例,通过在自旋回波脉冲序列中施加两个 180°射频脉冲而形成两个回波

对称性回波

在图 8-5 中,如果 $t_1 = t_2$,那么我就得到对称性回波。

示例:TR = 2 000 而 TE 为 40 和 80ms。这样 $t_1 = 20$,所以 $TE_1 = 2t_1 = 40$,而 $TE_2 = 80 = TE_1 + 2t_2 = 40 + 2t_2$;那么 $2t_2 = 40$ 而 $t_2 = 20$。所以,$t_1 = t_2$ 是对称性回波。

非对称性回波

如果 $t_1 \neq t_2$,就得到非对称性回波。

示例:假定 TR = 2 000ms 而 TE = 30 和 80ms。这样,$TE_1 = 2t_1 = 30ms$,所以,$t_1 = 15ms$。$TE_2 = 80ms = TE_1 + 2t_2 = 30ms + 2t_2 = 80ms$。那么,$2t_2 = 50$ 而 $t_2 = 25ms$。所以,$t_1 \neq t_2$ 是非对称性回波。

问:对于纵向磁化矢量,180°脉冲产生什么效果?

答:180°脉冲也反转纵向磁化矢量。但是,在 TE/2 时(10ms 左右),恢复的纵向磁化矢量可以忽略不计,它的反转没有造成任何有意义的信号丢失。实际上,在 t = TE/2 时,我们得到:

$$M_z = M_0(1 - e^{-TE/2TR}) \cong 0$$

因为 TE/2 << TR,所以 $e^{-TE/2TR} \cong 1$

组织对比

在第六章中我们曾经讨论过,SE 序列中的组织对比主要取决于 TR 和 TE。有三种类型的组织对比:

1. T1 加权(T1W)
2. T2 加权(T2W)
3. 质子密度加权 (Proton Density Weighted,PDW;也称作"平衡""中间"或"自旋密度")。

我们看一下在这三种成像情况下,TR 和 TE 的选择(表 8-1):

1. 对于 T1 加权,我们希望消除 T2 效果而增强 T1 效果。

a. 为消除(降低)T2 效果,我们需要短的 TE。

b. 为增强 T1 效果,我们需要短的 TR。

c. 那么,信号强度的大小与 $N(H)(1 - e^{-TR/TE})$ 成正比。

2. 对于 T2 加权像,我们希望消除 T1 效果而增强 T2 效果。

a. 为消除(降低)T1 效果,我们需要长的 TR。

b. 为增强 T2 效果,我们需要长的 TE。

c. 这样,信号强度的大小与 $N(H)(e^{-TE/T2})$ 成正比。

3. 对于质子密度加权像,我们希望消除 TI 和 T2 效果。

a. 为消除(降低)T1 效果,我们需要长的 TR。

b. 为消除(降低)T2 效果,我们需要短的 TE。

c. 信号强度的与 N(H)成正比。

表 8-1	三种成像情况下 TR 和 TE 的选择		
	TR	TE	信号(理论值)
T1W	短	短	$N(H)1 - e^{-TR/T1}$
T2W	长	长	$N(H)e^{-TE/T2}$
PDW	长	短	$N(H)$

缩写词:PDW:质子密度加权;T1W:T1 加权;T2W:T2 加权;TE:回波时间;TR:重复时间

需要注意,实际上并不可能完全去除任何一种因素。我们不得不采用无限长的 TR 来完全消除所有的 T1 作用,而我们需要 TE 为 0 才能完全消除所有的 T2 作用效果。这样,所有的 T1 加权像实际上都受一定程度的 T2 影响(图 8-6);所有的 T2 加权像都受一定程度的 T1 影响;而所有的质子密度加权像都受一定程度的 T1 和 T2 影响。这就是我们为什么使用 T1 加权、T2 加权和质子密度加权名称的原因:

1. 我们通过缩短 TE 和 TR 来增大 T1 的加权程度。

2. 我们通过延长 TR 和 TE 来增大 T2 的加权程度。

3. 我们通过延长 TR 和缩短 TE 来减少 T1 和 T2 的加权程度,从而产生更大的质子密度加权图像。

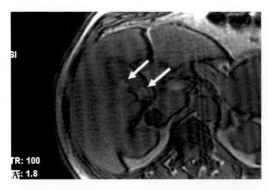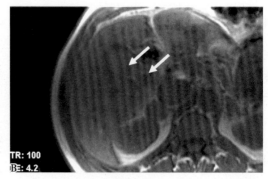

图 8-6 胆结石在反相位扰相梯度回波 T1WI 图像（A 的 TE 为 1.8ms），同相位扰相梯度回波 T1WI 图像（B 的 TE 为 4.2ms）上分别表现为高信号和低信号，这是由于结石的 T2* 短，在 1.8~4.2ms 时信号急剧减低。同时，在反相位图像上胆囊内胆汁信号的减低，展示其包含了脂肪或者胆固醇和水的混杂信号

要点

1. 自旋回波（SE）脉冲序列由一个 90° 激励脉冲，随后为一个或多个 180° 复相位脉冲所组成。

2. 180° 脉冲的作用是消除由外磁场不均匀性所致的失相位，使自旋在回波时间（TE）时复相位。

3. 由此产生的回波取决于 T2 衰减，而不是 FID 中所看到的 T2* 衰减。

4. 表 8-2 中总结了 SE 中不同 TR 和 TE 时的组织比对：

表 8-2	SE 中不同 TR 和 TE 时的组织比对	
	短 TE	长 TE
短 TR	T1W	Mixed
长 TR	PDW	T2W

缩略词：PDW：质子密度加权；T1W：T1 加权；T2W：T2 加权；TE：回波时间；TR：重复时间；Mixed：混合

习题

1. 思考一下图 8-5 中的双回波 SE 序列：

a. 第一个和第二个回波时接收到的信号是什么？

b. 如果没有 180° 复相位脉冲，在 A 点时的信号为何？

c. 在 $TE_1 = 25$，$TE_2 = 50$，$T2 = 50$ 和 $T2^* = 25ms$ 时，计算在 A 点处无 180° 复相位脉冲和有 180° 复相位脉冲时的信号比。

2. 将（ⅰ）T1W（ⅱ）T2W（ⅲ）PDW 与以下 3 项配对：

a. 短 TR 和短 TE

b. 长 TR 和短 TE

c. 长 TR 和长 TE

3. 判断题 180° 脉冲可完全消除水平面内的自旋失相位。

第九章

傅里叶变换

简介

傅里叶是 18 世纪法国数学家,他的画像和经过傅里叶变换后的画像见图 9-1 中。对大多数放射学工作者来说,傅里叶变换(Fourier Transform, FT)是很神秘的。虽然傅里叶变换的数学过程非常复杂,但它的概念非常容易掌握。简单地讲,傅里叶变换提供一个信号的频率范围。有些时候,在频率域内处理数据更容易,而后再把它们转换到时间域。

我们从一个信号 g(t) 开始,它具有特定的波形(图 9-2)。这个信号基本上算是是一个时间函数,也就是一个随时间而变化的波形。假如此时我们有一个"黑盒子",可以将信号转换成组成它的各个频率成分。在这个"黑盒子"内的转换过程就是傅立叶变换。傅里叶变换将信号从时间域转换到频率域(图 9-2)。g(t) 经傅里叶变换后用 G(ω) 表示[频率可以是角频率(ω)或线频率(f)]。

傅里叶变换可以用数学方程表示(你不必记住它)。它在下面列出,显示了信号在时间域内的函数 g(t) 和经傅里叶变换后在频率域内的函数 G(ω) 的关系。

$$G(\omega) = \int_{-\infty}^{+\infty} g(t) e^{-i\omega t} dt \qquad (等式 9\text{-}1a)$$

$$G(f) = \int_{-\infty}^{+\infty} g(t) e^{-i2\pi ft} dt \qquad (等式 9\text{-}1b)$$

式中 $\omega = 2\pi f$

在第一章时,我们已经熟悉了($e^{-i\omega t}$)项,它是以角频率 ω 自旋的矢量。此公式是这个周期函数和时间函数 g(t) 的乘积的积分。它也提供了在频率域内的另一个函数 G(ω)(图 9-2)。

关于傅里叶变换的一个有趣现象是:对傅里叶变换后的函数再次进行傅里叶变换将回到最初的信号。如果 g(t) 经傅里叶变换后为 G(ω),那么对 G(ω) 进行傅里叶变换后得到 g(t):

$$g(t) = 1/2\pi \int_{-\infty}^{+\infty} G(\omega) e^{+i\omega t} d\omega$$

(等式 9-2)

傅里叶变换提供了信号的频率范围。下面是一些函数和它们的傅里叶变换:

例 1:

余弦函数:$\cos(\omega_0 t)$。

从图 9-3 中不难看出这个信号是一个单一频率信号。频率可以是任何值。经傅里叶变换后是一个单峰,表示频率域内只包含有一个频率(因为它的对称性,我们也可以在 X 轴的相反轴上得到一个相似的峰[1])。本例中由傅里叶变换我们可以知道它仅包含有一个单一频率,因为它仅在 ω_0 处显示了一个频率峰,而在 X 轴的其他任何位置均为零。为简单起见,我们可以忽略在零点负方向上的对称峰,仅考虑正侧上的单一峰,也就是一个单一频率(ω_0)。此峰代表余弦函数的频率和振幅。

例 2:

正弦波形:$\mathrm{sinc}(\omega_0 t) = \sin(\omega_0 t)/(\omega_0 t)$

---

[1] 我们可以把负频率看作是沿相反向的振荡。例如,如果将顺时针旋转视为正频率,那么逆时针旋转将构成负频率。也可参阅后面关于奇、偶函数及其它们的傅里叶变换的讨论。

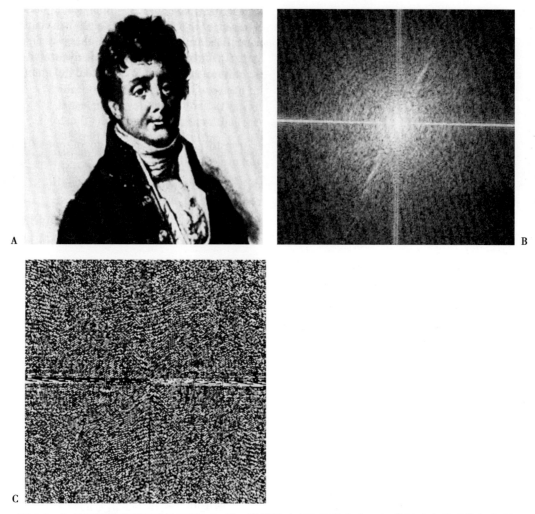

图 9-1 A:法国数学家傅里叶的画像。B:经二维傅里叶变换后的大小。C:傅里叶变化后的相位(经 Oppenheim AV. Signals and systems 公司的在版许可 prentice Hall,1983)

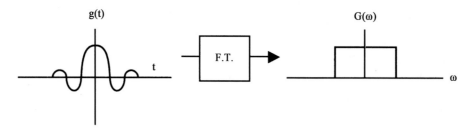

图 9-2 g(t)的傅里叶转换用 G(ω)

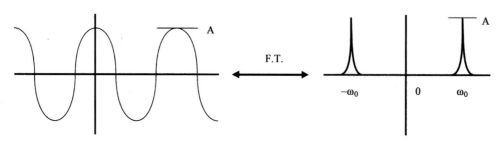

图 9-3 余弦函数 $\cos(\omega_0 t)$ 的傅里叶变换包含两个峰值一个位于 $\omega_0 t$ 处一个位于 $-\omega_0 t$ 处

这个信号的傅里叶变换（图9-4）是一个矩形，而且该傅里叶变换显示不只是一个单一频率，而是从$-\omega_0$到$+\omega_0$范围内的频率。这个频率范围的带宽是从$-\omega_0$到$+\omega_0$。

$$带宽 = \pm\omega_0 = 2\omega_0$$

（后续的内容中我们还会再次讨论这个带宽。）因此，傅里叶变换可以告诉我们一个信号的频率范围和此信号在所处频率处的振幅。傅里叶变换的优点是：如果我们知道一个信号的频率范围和振幅，我们就可以重建出原始信号。

例3：

我们考虑两个频率：1. $\cos\omega t$

2. $\cos 2\omega t$（它的频率是$\cos\omega t$的两倍）。

$\cos(2\omega t)$的振荡频率是$\cos(\omega t)$的两倍（图9-5）。如果把它们叠加到一起，我们将得到一个复合信号（图9-6）。如果我们仅有一个图9-6中的信号，我们不可能知道它是两个余弦波形的和。

问：计算信号组成频率的最好方法是什么？

答：对这个复合信号（本例中是两个余弦波形的和，其中一个频率是另一个的两倍）进行傅里叶变换，结果包括两个峰，一个距离原点的距离是另一个的两倍（图9-6），然后，傅里叶变换可按照频率的形状显示信号的组成。

例4：

现在如果我们的信号是由两个余弦波组成的复合信号，第二个余弦波形不仅频率是第一个的两倍，振幅也是第一个的两倍。同样，如果只看图9-7中的信号，我们并不知道它的组成，但是通过观察（经傅里叶变换后的信号）频率范围，我们就可以发现信号的组成：在本例中，包括两个独立的不同频率和不同振幅的余弦波形。傅里叶变换可以提供信号的频率范围和振幅。

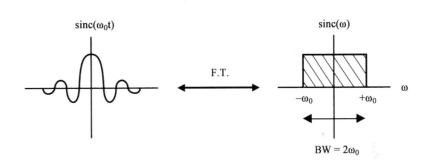

图9-4　正弦函数（$\text{sinc}(\omega_0 t) = \sin(\omega_0 t)/\omega_0 t$）的傅里叶转换为矩形，矩形的两端分别位于$\pm\omega_0$处（$\omega_0$是正弦函数的频率）

$$BW = 2\omega_0$$

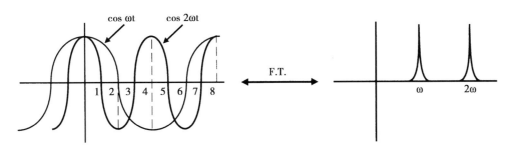

图9-5　$\cos 2\omega t$的傅里叶转换有两个峰值，分别位于$\pm 2\omega$处，此处仅显示正的频率

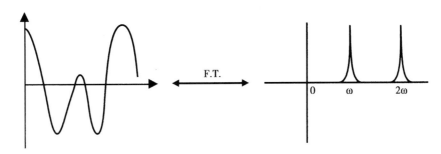

图9-6　$\cos(\omega t) + \cos 2\omega t$的傅里叶转换于两个位置均有峰值，分别位于$\pm\omega$和$\pm 2\omega$处，通过观察傅里叶转换后的图像，在时间域内很轻松就能找出信号的组成成分

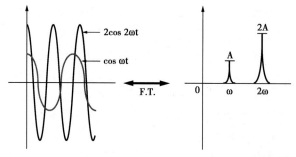

图 9-7 复合信号 cosωt+ 2cos2ωt 和它的傅里叶转换，同样的傅里叶转换在两个位置均有峰值，分别是±ω 处和±2ω 处（振幅是前者的两倍）

例 5：

让我们思考一下正弦波形 sinωt 的傅里叶变换。正弦波形的傅里叶变换与余弦波形的傅里叶变换不同：

1. 余弦波形的傅里叶变换是对称性的，在原点的两侧有两个对称的峰（图 9-8A ）。

2. 正弦波形的傅里叶变换是反对称的，它在零点的右侧具有一个正的峰，而在零点的左侧具有一个负的峰[1]（图 9-8B）。

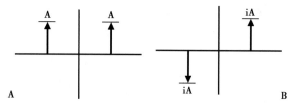

图 9-8 A：余弦函数 cosωt 的傅里叶转换 B：正弦函数 sinωt 的傅里叶转换，此图中两峰的方向相反而且都是虚数（在图 B 中为 iA 与图 A 中不同）

正弦函数的傅里叶转换图像之所以这样，究其原因是：正弦函数是一个奇函数。换句话说，如果在零点右侧取时间 t，此时正弦函数的值是正的，而在相反方向离零点同样时间间隔的位置，正弦函数的值是负的（图 9-9）。但是，余弦函数是一个偶函数，如果我们选择距原点左侧和右侧相同距离的位置，余弦函数的值是相同的（图9-10）。偶函数的傅里叶变换是实数，而奇函数的傅里叶变换是虚数。这样，余弦函数进行傅里叶变换后是实数（图 9-8A），而正弦函数进行傅里叶变换后是虚数（图 9-8B）。

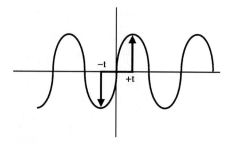

图 9-9 奇函数 sinωt 在−t 处的信号值与+t 处是相反数

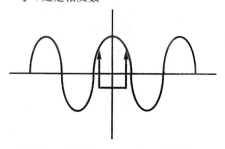

图 9-10 偶函数 cosωt 在±t 处的信号值是相同的

傅里叶变换和傅里叶系列

傅里叶变换和傅里叶系列是有区别的，两者很容易混淆。我们回到最初介绍的函数 g（t）。这个函数可以用无数的正弦和余弦波形的组合来表示：

$$g(t) = a_0 + a_1\cos(\omega_0 t) + a_2\cos(2\omega_0 t) + \cdots + b_1\sin(\omega_0 t) + b_2\sin(\omega_0 t) + \cdots \qquad (等式 9-3)$$

这个等式的意义是什么呢？假定我们有一个直角函数（图 9-11A）。如果它是由无数的正弦和余弦波形组成的，那么：

1. 如果开始只有一个余弦波形，信号将就如图 9-11B 中所示。

2. 当我们增加正弦和余弦时，信号将就像图 9-11C 中所示。

3. 当我们继续增加正弦和余弦时，信号将就像图 9-11D 中所示。

4. 我们所增加的正弦和余弦越多，信号将越接近方形波（图 9-11E）。

实际上不可能做到无限添加（∞）。但是，在去除更高频率的部分后，我们将得到"去除周边效应"的波形。

---

[1] 实际上，负的峰的振幅是一个虚数而不是实数（以 iA 的形式，其中 i 是虚单位，而 A 是峰的振幅）。这个概念对于理解 k 空间中的对称性非常重要，在第十三和十六章将会讨论。

如果我们对上面函数 g(t) 的傅里叶系列波形进行傅立叶变换,我们将得到一系列峰值(图 9-12)。这个傅里叶变换的包络线就是 sinc 波。

前面已经强调了时间频率的周期每秒或赫兹。但这只适用于光谱学,而不适用于成像。对于成像,我们感兴趣的是单位周期每毫米的空间频率。如果图像数据 g(r) 分布在三维空间中,则可以使用傅里叶变换定义以下互补分布 g(k):

$$G(k) = \int vg(r)\exp[2\pi i(k \cdot r)]dr$$

这里 k 表示由三个分量组成的复向量,dr 是对向量 r={x,y,z} 所描述的体积 V 进行积分的体积元素,向量 k={kx,ky,kz}(k 空间的起源)是对欧几里得 r 空间的补充。g(r) 和 g(k) 两个分布包含完全相同的信息。实际上已知 G(k),函数 g(r) 可以由以下等式算出:

$$g(r) = \int G(k)\exp[2\pi i(k \cdot r)]dk$$

这些被称为傅里叶变换(FTs)和反傅里叶变换。从技术上讲,在存在梯度的情况下获取图像会将数据分解为其分量频率(在 k 空间中),这是傅里叶变换的本质。将 k 空间数据转换回图像就是反向傅里叶变换。

总之,傅里叶系列告诉我们信号可用一系列正弦和余弦波形(在时间域内)表示。然而,傅里叶变换却可以告诉我们函数的频率范围(在频率域内)。

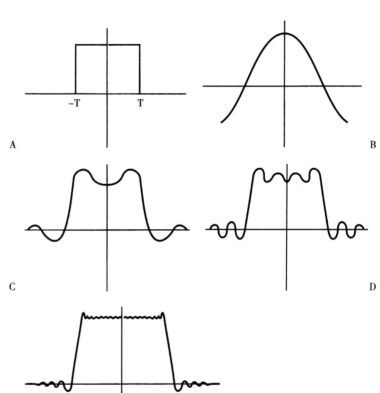

图 9-11　A:方形或者直角函数可以近似认为是一系列有限数量(N)正弦函数、余弦函数的和　B:N=1　C:N=3　D:N=7　E:N=20　图 E 中的信号去除周边效应后更加接近于直角

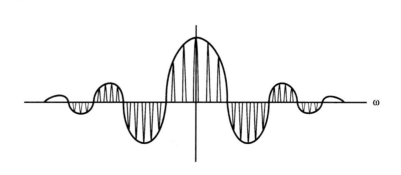

图 9-12　等式 9-3 中的信号的傅里叶变换是一组包络线为 sinc 函数的峰

要点

傅里叶变换,看似很复杂,实际上它代表一个非常简单的概念。每个(在时间域内)信号都由一系列的频率组成。傅里叶变换是一种用频率表示信号的方法。傅里叶变换还允许在频率域内进行数学计算,有时候这比在时间域内更容易。信号和它的傅里叶变换之间是一对一的对应关系,通过傅里叶变换就能重建出原始信号。

换句话说,傅里叶变换代表在频率域内的函数,它的振幅随信号内所存在的频率而变化。带宽,简单地说,就是衡量是信号内所包括的频率范围(用 Hz 或弧度/秒表示)。

习题(判断题)

1. 傅里叶等式经傅里叶变换等于原始信号。
2. a. 在频率域内进行计算总是要容易些。
   b. 在时间域内进行计算总是要容易些。
3. 余弦函数的傅里叶变换由两个峰组成,分别位于原点的两侧,余弦函数频率的位置。
4. 傅里叶变换代表信号的频率范围,而傅里叶系列将信号分解为一系列正弦和余弦波形。

第十章

图像重建：第 1 部分（层面选择）

简介

从患者体内所接收到的信号包含整个被检查患者身体的信息，它们没有任何特殊的空间信息。也就是说，我们不能确定每个信号成分的具体起源位置。这正是使用梯度的目的和作用。为获得各个方向的空间信息，需要在 x、y 和 z 每个方向上都施加一个梯度。根据它们的功能，这些梯度被称为：

1. 层面选择梯度
2. 读出或频率编码梯度
3. 相位编码梯度

根据它们的方向，把它们分为 Gx、Gy 和 Gz。由于层面方向的不同（横断、矢状或冠状），Gx、Gy 和 Gz 可被用作层面选择、读出或相位编码。

梯度只不过是一个随位置而变化的磁场——通常以线性方式变化。我们在三个轴向上都以线性方式变化造成磁场的暂时性不均匀，从而获得位置信息。

首先考虑层面选择梯度，它是所有梯度中最容易理解的。一旦层面被选择，我们所关注的问题就是层面内的空间编码，也就是区分层面内的位置。我们很快就会发现，在 MRI 中的层面选择和空间编码的原理与计算机（X 线）断层成像（CT）中使用的原理存在很大的差异。

如何选择层面

假设有一个患者在扫描床上，我们想在某一水平选择一定厚度的层面（图 10-1）。患者处于外磁场 B_0 中，外磁场与 z 轴方向相同。如果发射一个射频（RF）脉冲，并得到一个自由感应衰减信号（FID）或回波，接收到的信号将来自于整个患者，没有任何空间分辨率。所得到的就是一个信号，我们并不知道信号来自患者体内哪一个确切位置。

射频脉冲的频率取决于拉莫尔频率：

$$\omega_0 = \gamma B_0$$

如果发射一个与拉莫频率（在 B_0 磁场中的振荡频率）不匹配的射频脉冲，那么人体内的任何质子都不会被激发。

然而，如果使磁场随位置而变化，那么每个位置将会有自己的共振频率。可以使磁场的强度在足侧稍小一些，向头侧磁场强度逐步增大，在头顶达到最大值（图 10-2）。通过使用梯度线圈，可以达到这种效果。

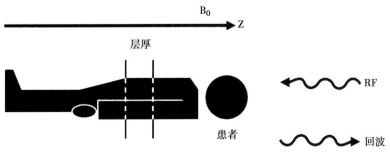

图 10-1 选择一个特定厚度的层面

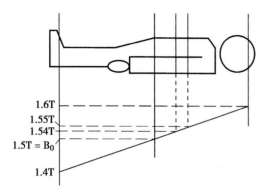

图 10-2 层面厚度由梯度斜率决定

假定在中央的磁场强度是 1.5T,在足部为 1.4T,而在头部为 1.6T。那么,患者足部所处的磁场强度就低于头部的磁场强度。这样,任何方向(x、y 或 z)的梯度都是场强沿该轴向按某种方式的变化(常见形式是线性增加或降低)。如果现在向患者发射一个单一频率的射频脉冲,将会接收到来自于患者体内,以该频率进动(根据拉莫频率)的相应磁场水平位置的信号,但是它将会是一个无限薄的平面。我们需要做的就是发射具有一定频率范围的射频脉冲,也就是有一定的频率带宽。

在频率域内,射频脉冲会是什么样的呢?首先,注意在 1.5T 的磁场内,氢质子的拉莫频率是 64MHz——也就相当于 1.5T 的磁场内的磁场强度。这个值是怎么得来的呢?

回忆一下: $\omega_0 = \gamma B_0$。

式中 $\gamma \approx 42.6 MHz/T$,而 $B_0 = 1.5T$。

因此: $\omega_0 = 42.6 \times 1.5 = 64 MHz$。

图 10-3 中显示了磁场强度和相应的拉莫尔

频率范围。在这里主要关注从 1.4T 到 1.6T 的磁场强度范围,因为它是患者所处的磁场强度范围。我们用射频脉冲激励一个层面。例如,激励由 1.55T ~ 1.57T 的层面,它相应的频率范围就是 66MHz ~ 67MHz。

如果射频脉冲在频率区域内呈矩形,那么其频率范围就与相应的磁场强度相对应,那么射频脉冲将只激发选定磁场强度范围内层面的质子。身体其他部位的质子将不会受到激发,因为我们所发射的射频脉冲的频率范围与身体其他部位的质子的拉莫频率并不匹配。射频脉冲的频率范围只与所选择的单一层面的拉莫频率相匹配。

因此,发射一个具有一定频率范围的射频脉冲,我们知道它将与特定层面的一定范围内的磁场强度相关。这个频率范围决定了层面的厚度,也就是所称的带宽(Bandwidth,BW)。

> BW = 频率范围(决定层面厚度)

可以通过观察射频脉冲的傅立叶变换而测量它的带宽(即频率范围)。现在比较一下射频脉冲和它的傅立叶变换。射频脉冲通常是一个类似于图 10-4A 的 sinc 波,经过傅立叶变换后呈矩形。

如果有一个更窄的脉冲,我们将得到一个更宽频率的带宽(图 10-4B)。更窄的脉冲实际上反映了在指定的时间周期内存在更多的振荡,脉冲的最大频率增加了。因为傅立叶变换描述了由零到最大值的无数个频率,在描述更大的最大值时,带宽将变宽。

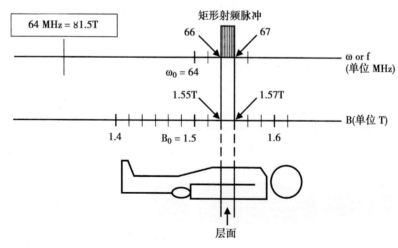

图 10-3 在确定层厚和位置时,磁场强度和拉莫尔频率间的关系

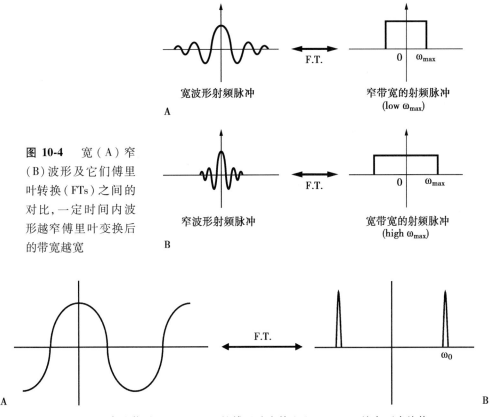

图 10-4 宽(A)窄(B)波形及它们傅里叶转换(FTs)之间的对比,一定时间内波形越窄傅里叶变换后的带宽越宽

图 10-5 余弦信号(A)(cosω_0t)的傅里叶变换(B)于 t=±ω_0 处有两个峰值

将这个例子应用到余弦波形中(图 10-5A)。这个余弦波形的傅立叶变换包括两个峰,它们分别位于零点的两侧(图 10-5B)。可以看到如果一个以两倍频率振荡的余弦波形,那么它的傅立叶变换可以看到两个峰离得更远了(图 10-6)。这样,在余弦波形振荡的速度加快两倍时,傅立叶变换后显示最大频率(在这个示例中,也是仅有的频率)距离零点的距离也增加了两倍。另外,如果观察余弦波形的图形,余弦波越快,振荡的波形越窄,它振荡的频率就越快。同样,射频脉冲的波形越窄,它的带宽就越宽(最大频率越大。如图 10-6)。

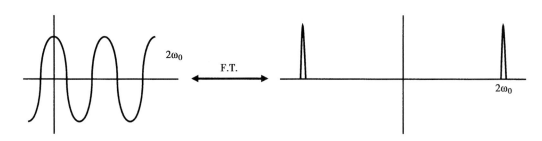

图 10-6 余弦信号(cos2ω_0t)的傅里叶变换在±2ω_0 处有两个峰值

层厚

现在介绍该如何选择层厚(图 10-7)。日常工作中对患者进行从颅底到头顶的成像,与对患者从头到脚进行成像,使用的是相同的原理。建立一个磁场强度梯度,这样,在所研究的磁场的中点(本例中 å,即为人体中部),磁场强度为 1.5T;在梯度场的低处(脚),磁场强度将是 1.4T;而在梯度场的高处(头),磁场强度将达到最大值 1.6T。这些磁场强度对应不同的频率。使用拉莫尔方程能大概计算出:

$$1.6T = 68MHz$$

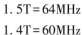

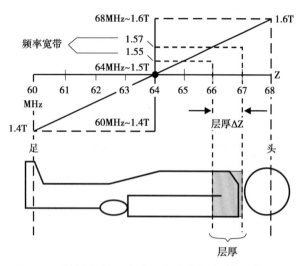

图 10-7 层厚和位置、频率和场强之间关系的示例

如果选择一定范围的频率带宽,那么将得到特定厚度的层面。因此,如果发射具有特定频率带宽的射频脉冲,没有这个范围以外的频率(理想情况下)。频率的带宽将只与患者一定厚度层面内质子的拉莫频率相匹配,与相应磁场强度范围的拉莫频率一致。此层面以外任何位置的磁场强度将或高于、或低于射频脉冲带宽的拉莫频率相对应的磁场强度。那么:

问:如果成像下一层与上一层紧密相邻,将会出现什么情况呢?

答:理想情况下,连续的层面彼此相邻,且射频脉冲经傅立叶变换后呈一个矩形(图 10-8)。换句话说,我们希望射频脉冲的频率范围彼此分开,这样每个频率范围激发不同的层面,而我们可以得到连续的层面。

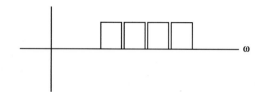

图 10-8 理想的连续层面类似于彼此相邻的矩形傅里叶转换

层间交叉

实际上,射频脉冲的频率范围并没有规则的形状。相反,它可能是一个钟形或呈"高斯"曲线(图 10-9)。如果我们把这些频率范围彼此放得太近,它们将会有部分重叠,这些重叠的部分将产生层间交叉(图 10-10)。

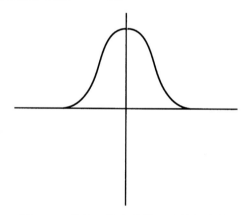

图 10-9 现实工作中的傅里叶转换类似于高斯曲线,两边均有突出

频率范围能最好地解释层间交叉,而在时间范围内理解它非常困难。为避免这种由邻近频率带宽的重叠导致的层间交叉,我们需要在连续的带宽间造成一个间隔(在频率域内),这样,在实际成像时,连续的层面间就会产生一个间隔(图 10-11)。这样就可以减少或消除层间交叉。

图 10-10 层间交叉:在非理想的傅里叶变换过程中,两侧突出部分可能相互重叠

图 10-11 为减轻层间交叉,各层之间需要离得远一些(通过在连续的层面间设置间隙)

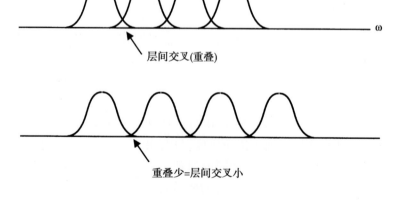

如何改变层厚

有两种方法可以改变层厚:

1. 第一种降低层厚的方法是使用更窄的带宽。更窄频率的带宽将激励更窄的磁场强度范围内的质子(图 10-12A)。

2. 第二种降低层厚的方法是增大磁场梯度的斜率(图 10-12B),也就是增加梯度场强的强度。

层面选择梯度

沿 z 轴方向的磁场强度变化,叫作 z 轴梯度(Gz),对于超导磁体内的横断面图像,它也被称为层面选择梯度。如果我们增大这个梯度,而保持射频带宽不变,我们可以得到更薄的层厚。

> 降低层面厚度,可以通过:
> 1. 减低射频脉冲的带宽;
> 2. 增大层面选择梯度

射频带宽的降低程度,受电子系统极限的限制。同样梯度的增加程度,也受到设备的限制。这些因素决定了成像最薄层厚的极限。

通过前面的步骤,我们可选择具有特定厚度的层面。通过与层面位置和层厚相对应的具有一定频率范围的射频脉冲,我们可以选择特定的层面。由于我们得到的回波信号来自于整个层面,因此我还不能区分层面内的各点的具体位置。这就需要用到频率编码和相位编码了。

回顾

射频脉冲:射频脉冲有两种类型:

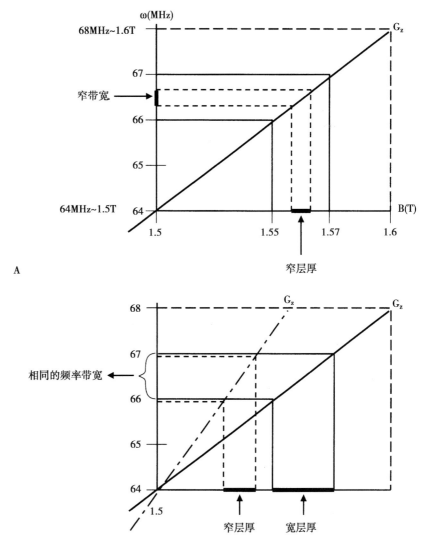

图 10-12　要降低层厚,要么用更窄的带宽(A)要么用更陡峭的梯度场(B)

1. 非选择性

2. 选择性

选择性是指：射频脉冲具有层面选择性，即射频脉冲的频率带宽与沿梯度磁场的特定宽度的磁场强度相关。理想情况下，这个射频脉冲只会选择我们成像人体的特定层面 [二维(2D)成像中使用]。

非选择性是指：射频脉冲可以激励线圈内人体的所有部分[在三维(3D)成像中使用]。

Sinc 射频脉冲

前面提到过一种在时间范围内具有 sinc 波形的射频脉冲。它的函数数学表达式为：

$$sinc(t) = sin(t)/t。$$

这个简式是用振荡函数 sin t 除以 t。这样，因为 t 随振荡函数(sin t)而变化，因此，结果也将是一个振荡函数。当 t 逐渐变小时，(sin t/t) 将变大，并在 t 趋于 0 时达到最大值。此射频脉冲在频率范围内呈矩形，具有正的最大频率(f_{max})和负的最大频率($-f_{max}$)，如图 10-13 所示。因此，它的带宽就是 2×(最大频率)，也就是：

$$BW = 2f_{max}$$

这仅仅是选择性射频脉冲中的一种，实际工作中还有其他类型的射频脉冲。

高斯射频脉冲

第一代 MR 设备使用的是高斯线形的射频脉冲(图 10-14A)。在一个周期范围内高斯射频脉冲呈钟形。

> 高斯函数的傅里叶变化仍然是高斯曲线(图 10-14)

如果在同一个周期内有另一条较窄的高斯曲线，它的傅立叶变换将较宽(图 10-15)。正如前面所讨论的：射频脉冲的频率范围和持续时间之间存在负相关。

较短的射频脉冲可以产生更宽的带宽。根据 MR 设备不同的目的，使用各种不同类型的射频脉冲，但是为了讨论方便起见，假定所处理的是理想的 sinc 波形的射频脉冲，它经傅立叶变换后都是理想的矩形。

我们都知道射频脉冲是电流通过线圈所产生的电磁波。如果用体线圈来产生射频脉冲，我们将产生遍及整个人体的射频脉冲。如果使用发射/接收线圈——即线圈既发射射频脉冲，也接收来自于人体的信号，其结果会是更小的射频能量而获得更强的信号。大多数线圈仅接收信号，不改变进入体内的 RF 能量，却会加强信号。

再回到 sinc 波形，实际工作中不可能无限制地发射信号。我们必须对一定时间范围内的信号进行修剪、处理(图 10-16)。这种修剪后的信号在傅立叶变换后，会在矩形波上产生"波纹"效应，就像在第九章中所见到的。修剪掉的信号越多，所得到的"波纹"越多。这些波纹也可造成 MRI 中的伪影。

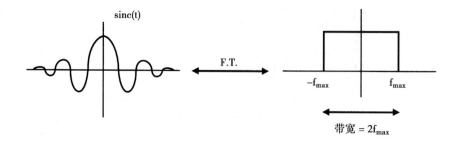

图 10-13 正弦函数和它的傅里叶转换，带宽为 $2f_{max}$，f_{max} 是正弦函数的频率

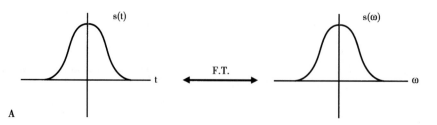

图 10-14 高斯信号(A)的傅里叶变化(B)仍然是高斯曲线

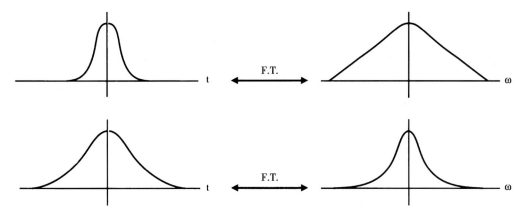

图 10-15 较窄的高斯曲线,它的傅立叶变换更宽;反之亦然

图 10-16 经过剪切的正弦函数的傅里叶转换,大致轮廓近似直角,但是存在波纹效应

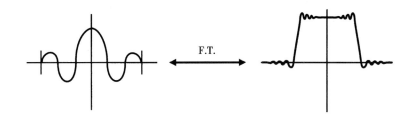

1kHz~2kHz(图10-17)。

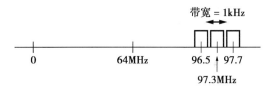

图 10-17 FM 无线电台频率示意图

带宽

带宽是对频率范围的度量。我们知道在1.5T磁场中,拉莫频率大约是64MHz。我们产生的射频脉冲在无线电频率范围,但是它的带宽位于可听到的频率范围。

这就类似于收音机。当圣地亚哥的KOST电台,FM 97.3 时,我们是否真的能听到97.3MHz的声波呢?如果收音机上接收到的信号有这么高的频率,那么你是无法听到的(我们不可能听到MHz频率的信号,也许海豚可以,但人不能!)。但是,我们所听到的频率实际上是在可听到的范围内。每个电台都有一个它们所发射的特定的频率范围,所有的无线电台所使用的带宽几乎都是相同的,都在可听到的频率范围内,大约是

1kHz 的带宽是 97.3MHz 的 100 000 分之一。这个可听到的频率范围被调制到中心频率上(例如,FM 97.3MHz)。然后发射调制好的频率。这个调制好的信号可以被天线接收到,信号被传到收音机内,进行解调(图10-18)。根据我们所选择的电台不同(例如,FM 97.3MHz 的KOST),我们得到经解调返回到零频率的频率范围。

图 10-18 每个无线电台都有一个在可听频率范围内的带宽。为把这个频率发送给听众,这个带宽先被"调制"到一个载体频率(它频率的数量级比原始频率要高若干倍)。在收音机内,这个频率经过解调返回可听到的频率范围

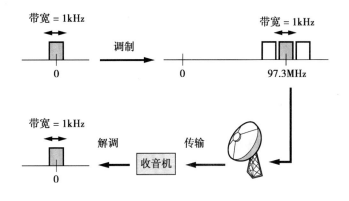

因此,无线电台所发射的信号带宽通常保持在 1kHz 左右,但是它是作为 1kHz 带宽调制到 97.3MHz 的频率上发射出去的。然后,在收音机内它经过解调返回到零中心频率,仍然保持 1kHz 左右带宽。我们所发射和接收到的信号是在相同的频率范围内,不同的是频率从零调制到 97.3MHz。我们只是改变它的中心频率,其他都是相同的。

无线电广播采用这种发射方式的原因是:每个无线电台只能发射一个很窄的带宽(在 kHz 范围内)。但是,我们不能发射 kHz 的频率,因为它无法传送很远的距离,而无线电发射必须传送数英里的距离。除此以外,来自不同电台的信号,如果都在很窄的数 kHz 的频率范围内工作,将会互相干扰。因此,kHz 的频率带宽被调制到 MHz 的频率范围,但仍然维持相同的 kHz 的带宽。现在,以 MHz 的频率为载体,很窄的 1kHz 的带宽可以被发射到很远的距离。

在 MRI 中,中心频率是拉莫频率。因此,我们所施加给患者的射频脉冲在 1.5T 时,中心位于 64MHz 的拉莫频率(图 10-19)。然而,射频脉冲的频率带宽非常窄。同样,为简单起见,我们假定射频脉冲的带宽已经解调到零中心频率。

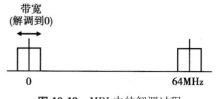

图 10-19 MRI 中的解调过程

层面选择梯度

回到层面选择梯度。我们特意制作一个线性不均匀的磁场,这样在足部的磁场将低于头部。随距离而产生的磁场变化的斜率称为梯度。梯度是对单位距离内的磁场变化的度量。梯度分为线性梯度和非线性梯度。我们在 MRI 中使用的梯度通常是线性的梯度(实际上,产生几何变形伪影的梯度中可能包含有非线性梯度。参见第十八章 MR 伪影)。

由于这个梯度,人体从脚到头位于逐渐增高的磁场中。这样人体内质子的进动频率也存在着一个梯度差别,脚部质子的进动频率将低于头部的质子。

当我们发射某一个特定的射频脉冲,它与人体内特定层面内质子的进动频率相一致。那么,只有在这个层面内的质子才会产生共振,人体内任何其他部位的质子都不会产生共振(也就是翻转到横向平面)。

如果想选择某个特定的层面,那么我们就发射一个有适当中心频率和带宽的射频脉冲。梯度只在发射射频脉冲时才打开。它只在我们需要用射频脉冲激发体内的某一个特定薄层面时才起作用。当对同一层面发射 180° 脉冲时,我们也使用相同的梯度。

当研究另一个层面时,梯度保持不变。只需要改变射频脉冲的中心频率。通过这种方式,我们可以按照任何所需要的顺序激发不同的层面。

要点

我们已经知道如何在人体内选择某一个特定的层面。此过程可通过层面选择梯度而实现。为改变层面的层厚,可以变化射频脉冲的带宽,或者可以变化梯度的斜率。这样,降低层厚可以通过:

1. 降低射频脉冲的带宽
2. 增大层面选择梯度

因为射频脉冲的形状并不是理想条件下的,它可能有边缘的突起或波形,在做连续的层面时,我们会遇到层间交叉的问题。这主要是因为发射的脉冲将会在周期内(也就是它们的傅立叶变换)产生重叠和"层间交叉"。为避免这种情况,我们必须在层面之间设置间隙。也就是通过在所发射的射频脉冲内,去除一定范围的频率(也就是带宽)。间隙越大,所得到的层间交叉就越小,但是漏掉间隙内病变的可能性就越大。

每个发射脉冲的中心频率就像是一个载体频率,所需要的带宽就是以它为中心,类似于无线电广播。一旦层面选择后,下面需要解决的问题就是如何确定该层面内的像素。这正是我们下一章的内容。

习题

1. a. 射频脉冲内所包含的频率范围就是指它的带宽(BW)。假如一个射频脉冲的频率范围是 $-500Hz \sim 500Hz$(也就是带宽 = 1 000Hz = 1kHz)。现在,为了达到层厚为5mm,请确定层面选择梯度的大小。

b. 在最小射频带宽 BW = 426Hz 和最大梯度 Gz = 10mT/m 时,所能达到的最小层厚是多少?

提示:$\omega = \gamma B$,所以 $\Delta\omega = BW = \gamma\Delta B$。$B = Gz$,所以 $\Delta B = Gz\Delta z$。所以,$BW = \gamma\Delta B = \gamma Gz\Delta z$ 或 $\Delta z = BW/(\gamma Gz)$,式中 Δz = 层厚,而 $\gamma = 42.6MHz/T$。

2. 为达到更薄的层厚,可以:

a. 降低发射(RF)带宽

b. 降低接收(RF)带宽

c. 增大层面选择梯度的强度

d. 所有以上各项

e. 仅(a)和(b)项

f. 仅(a)和(c)项

3. 判断题 sinc 函数的傅立叶变换是矩形。

4. 判断题 钟形的高斯函数的傅立叶变换也是钟形。

第十一章

图像重建：第2部分（空间编码）

简介

在上一章,我们学习了怎样选择层面以及怎样调节层厚。然而,我们并没有解决在一个特定层面内信号是由哪些成分构成的问题。换而言之,我们仍然不能获得关于每一层面的空间信息。为获得层面图像,我们需要知道每一像素(图像像素)产生多少信号,或者更精确地说是知道每一体素(体积单元)产生多少信号。这即是空间编码的主旨内容,主要包括如下两个方面:(ⅰ)频率编码和(ⅱ)相位编码。

频率编码

在选定层面后,我们如何获得这一层面内每个独立像素的信息呢?举个例子来说,研究一个具有三行和三列的层面,一共九个像素。这一层面被挑选来应用选择性的 90° 脉冲激发(图11-1)。在施加90°脉冲过程中,打开 Gz(层面-选择梯度),在90°脉冲完成后关闭该梯度。

我们也可发送一个选择性的 180° 射频聚相位脉冲,在施以 180° 脉冲过程中再次开启 Gz 梯度。一段时间后获得回波,这段时间称为回波时间,这个回波即是来自整个层面的信号。为了获得层面在 x 方向上的空间信息,我们在 x 方向上施加另一个 Gx 梯度,即频率编码梯度(也称读出梯度)(图11-2)。在 x 方向上的梯度场内,3×3 矩阵中心(中间列)的梯度不会有变化,换而言之,无论 Gx 梯度开启与否,矩阵中心的磁场都不会有任何改变。中线右侧一列的像素将会有更高的净磁场强度,中线左侧一列的像素会有更低的净磁场强度。

> Gx 梯度在接收回波的时候施加,即在读出时施加

现在我们对矩阵中的像素分配一些大小的数值(图11-3)。

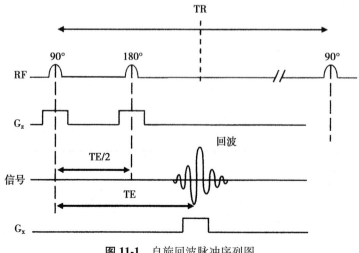

图 11-1 自旋回波脉冲序列图

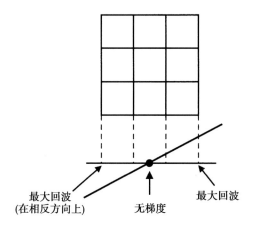

图 11-2　沿 x 轴的频率编码梯度

0	1	1
1	2	0
−2	0	1

图 11-3　在前面 3×3 矩阵的例子中,每个像素都被指定了一个值(大小)

每个像素的值以及它们特定的位置是我们最终想要知道的,因为这与图像相对应。我们想应用磁共振成像技术再现这幅图像。

首先,这个层面里的全部质子均以相同的频率进动。我们把这个频率称 ω_0。现在,我们在开启 Gx 梯度前的一个特定时间点给每个像素分配一个频率,它们全都具有相同的频率,并且这个频率与我们分配给每个像素的数值大小相结合(图11-4)。简而言之,我们将使用余弦波形作为接收到的信号。事实上,接收到的信号远比此复杂,比如说正弦波形。

每个像素都有一个指定的幅度大小(振幅),并且他们都具有相同的进动频率 ω_0(除外那些零信号振幅的像素)。在 X 方向上没有任何梯度的话,我们得到的信号将会是来自每一个像素的所有信号之和。

振幅之和 = (0)+(1)−(−2)+(1)+(2)+(0)+(1)+(0)+(1)

每个像素的频率是一样的(即 ω_0),也即是说每个信号的波形也一样(即 $\cos\omega_0 t$)。故,像素之和 = 整个层面信号 = $4\cos\omega_0 t$

事实上,我们知道,信号比这更为复杂。例

如,随着时间而衰减的信号是正弦波形。但是,为简单起见,把我们接收到的信号看成一个简单的余弦波形,其振幅为 4。

总的来说,当我们在某个特定层面释放一个合适频率的射频脉冲时,该层面所有质子均以相同的拉莫尔频率(ω_0)同相进动。每个像素包含不同数量的质子。为了便于说明,我们给每个像素所指定的数值与该像素所含的质子数量是相匹配的。这个数值反映了信号的振幅。信号被指定为余弦波形是由于随着质子进动振荡的结果。然而,我们依旧没有获得任何空间信息;此刻获得的是不能区分空间位置的整个层面的信号。我们想要做的是把总信号的组成部分一个像素一个像素地分离出来,每一个组成部分都包含原始的信号。

现在在 x 方向上应用频率编码梯度来观察每个像素的变化情况(图 11-5)。请看矩阵中的三列像素。

1. 中心列的像素不会受到梯度变化的影响。因此,他们将保持相同的频率(即 ω_0)。(并且,当然,由于质子数目没有发生改变,每个像素的振幅将保持不变。)

2. 中线右侧列的像素有稍高的频率。我们称之为(ω_0^+)。这是因为在更高的磁场强度内,这一列的质子将以更高的频率振荡。

3. 中线左侧列的像素处于稍低一些的磁场强度内,故其内的质子比其它质子进动频率稍低,我们称之为(ω_0^-)。

我们现在得到的信号仍然是所有独立信号之和。然而,每一列的像素频率不同,因此我们只能对具有相同频率的信号进行代数相加,如下所示:

第一列:$0 + (\cos\omega_0^- t) + (-2\cos\omega_0^- t) = -\cos\omega_0^- t$

第二列:$(\cos\omega_0 t) + (2\cos\omega_0 t) + 0 = 3\cos\omega_0 t$

第三列:$(\cos\omega_0^+ t) + 0 + (\cos\omega_0^+ t) = 2\cos\omega_0^+ t$

信号之和 = $(-\cos\omega_0^- t) + (3\cos\omega_0 t) + (2\cos\omega_0^+ t)$

注意观察在施加 Gx 梯度之前信号的傅里叶变换(FT)(图 11-6A),再观察施加 Gx 梯度之后的情况(图 11-6B)。对于一个余弦波形,傅里叶变换是一对对称性的余弦频率的波峰,其振幅等于信号的大小。(记住这是简化后的形式。通常来说,处理的是一组频率,也就是说有带宽,而不是单一频率。然而,现在为简单起见,我们把它视作单一频率,傅里叶变换为单一峰。)

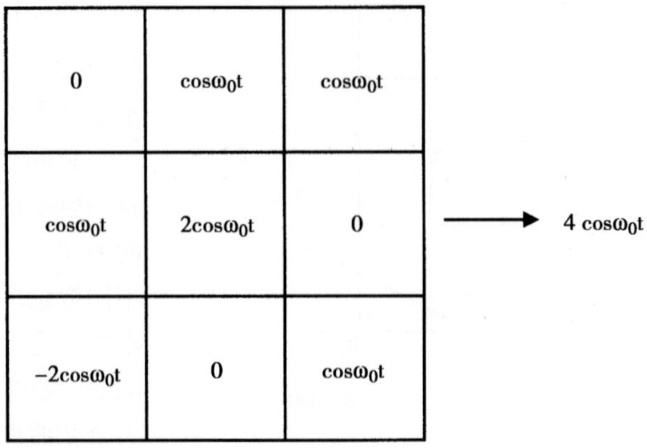

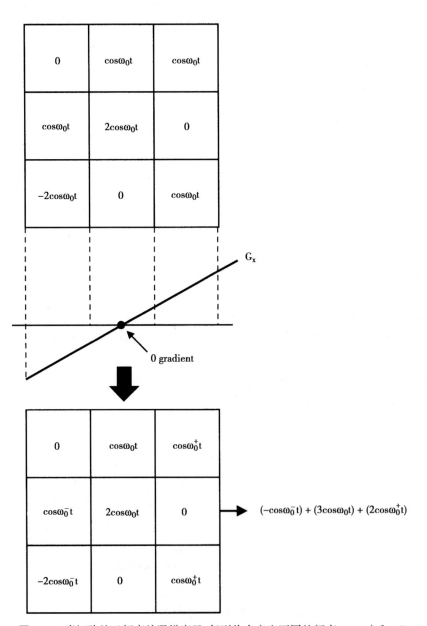

0	$\cos\omega_0 t$	$\cos\omega_0 t$
$\cos\omega_0 t$	$2\cos\omega_0 t$	0
$-2\cos\omega_0 t$	0	$\cos\omega_0 t$

→ $4\cos\omega_0 t$

图 11-4 每个像素也被指定了一个频率 ω_0，它用 $A\cos\omega_0 t$ 来代表，式中的 A 表示的是振幅的大小

G_x

0 gradient

0	$\cos\omega_0 t$	$\cos\omega_0^+ t$
$\cos\omega_0^- t$	$2\cos\omega_0 t$	0
$-2\cos\omega_0^- t$	0	$\cos\omega_0^+ t$

→ $(-\cos\omega_0^- t) + (3\cos\omega_0 t) + (2\cos\omega_0^+ t)$

图 11-5 当矩阵处于频率编码梯度里，每列将会产生不同的频率：ω_0、ω_0^+ 和 ω_0^-

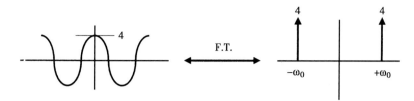

Received Signal s(t) = (4cosω₀t)

F.T.

A

Received Signal s(t) = (−cosω₀⁻t) + (3cosω₀t) + (2cosω₀⁺t)

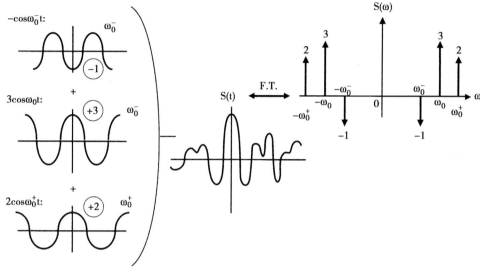

B

图 11-6　A:在施加梯度之前的信号与它的傅里叶变换(FT)。这个信号具有单一的频率 ω₀。B:在施加频率梯度 Gₓ 之后,产生的复合信号是由三种频率组成,它在波形上和傅里叶变换上更加复杂

现在,计算机可以观察傅里叶变换和我们正在处理的三种不同的频率:

1. 中心的频率来自于中心列,该频率峰的振幅代表的是该列像素的振幅之和,也就是(3cos ω₀t)。

2. 较高的频率来自于右边列,该频率峰的振幅代表的是该列像素的振幅之和,也就是(2cos ω₀⁺t)。

3. 较低的频率来自于左边列,该频率峰的振幅代表的是该列像素的振幅之和,也就是(−cos ω₀⁻t)。

频率编码方式通过频率和位置具有的一一对应关系起作用:

> 频率↔位置

目前为止,我们已经进行了一些空间编码,获得了层面内一些信息。现在我们能把层面矩阵分解成不同的三列(图 11-7)。因此,我们得到三种不同的灰阶,分别与以上三列相对应。

因此,现在我们已经完成了 x 方向上的工作。

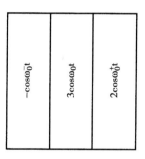

图 11-7　每一列的信号之和。因为同一列内的信号具有相同的频率,因而它们可以相加

接下来我们想要做的事情是将每一列分解为它们各自的三个像素(即在 y 方向上的任务)。这个任务的完成有如下两个方法:

1. 反向投影
2. 二维傅里叶变换(2DFT)

反向投影

如果我们考虑计算机断层扫描图像和梯度的应用,开始时在想要获得图像的区域施加一个梯

度(图 11-8A)。接下来,我们以角度 θ 旋转梯度,并重新施加梯度(图 11-8B)。我们继续这样变换角度直至达到 360°,并且我们可以得到不同的数值。最后,我们可以得到一系列的方程等式,它可以计算出矩阵内各像素的数值。这也就是通过旋转频率梯度得到的反向投影。

优点

它可以选择一个小的视野。

缺点

1. 该技术特别依赖于外磁场强度的均一性(即,它对 ΔB_0 极其敏感)。

2. 该技术对磁场梯度也非常敏感。若梯度不完美,就会产生伪影。

由于有这些缺点,该技术被淘汰。

2DFT:二维数字(Two-dimensional Digital)

傅里叶变换(2DFT)是当前使用的方法,也是接下来的章节要继续介绍的内容。

优点:

1. 对外磁场的不均匀性缺乏敏感性。
2. 对梯度磁场的不均匀性缺乏敏感性。

相位编码

在 2DFT 技术中,除了使用 G_z 梯度进行层面选择和 G_x 梯度在 x 方向上进行编码外,我们还要在 y 方向上施加另一个 Gy 梯度。这就是所谓的相位编码(图 11-9)。

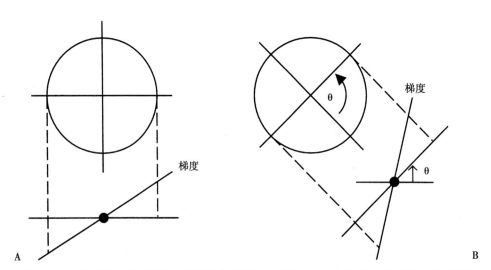

图 11-8 反向投影。通过渐渐地旋转梯度(从图 A 至图 B),我们得到一系列的方程,这些方程的解就是每个像素的值

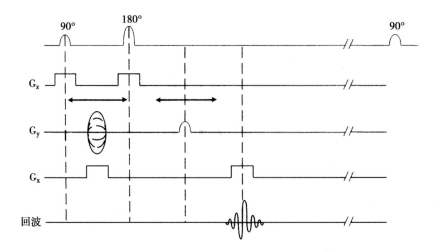

图 11-9 沿着 y 轴施加相位编码梯度 G_y。通常说来,是在 90° 与 180° 的脉冲之间或者在 180° 脉冲与回波之间施加这个相位编码梯度

我们在施加 Gx(读出)梯度之前施加 Gy 梯度。一般说来是在射频脉冲以后或者 Gx 梯度以前施加,或者在这二者之间的任何时刻施加均可。第一个 Gx 梯度是用于补偿在频率读出过程中引起的相位偏移(详见第十四章)。

> Gy 梯度一般在 90° 和 180° 射频脉冲之间施加或者是在 180° 和回波之间施加

因此现在我们再次回顾一下在施加 Gx(频率编码)梯度或 Gy(相位编码)梯度之前具有九个像素的层面(图 11-10A)。图 11-10A 的右侧图表是表示相位和频率的一种方法。箭头表示的是时钟的指针,意味着在指定时间内进动所在的位置(即相位)。在 90° 射频脉冲之后,在选定层面内的所有质子均以同样的频率(ω_0)进动。在施加梯度磁场之前的任何一个时间点,所有像素内的质子会指向同样的方向(如北方),在它们之间不会存在任何相位差。

该过程可以通过时钟图生动展示:在施加梯度磁场之前,每个像素里的全部质子彼此相位相同,均以相同的频率振荡。(注:我们消除了时钟图上振幅的大小。我们现在只关注在特定时间点内自旋方向上的相位和频率。)

现在,我们对选定层面施加一个 Gy 梯度——在 y 方向上的梯度磁场(图 11-10B)。现在在 y 方向上施加梯度作用,其上方一行的像素将处于较高的净磁场强度之中,中间一行像素所处的净磁场不会变化,其下方一行像素将处于较低的净磁场强度之中。

因此,中间一行的像素,由于它们的净磁场强度未发生任何改变,所以在施加梯度后相位不会变化。他们将会保持和施加该梯度之前一样,继续指向同一个方向。

最上面一行像素中的质子将均以更快的频率进动,这是由于它们正处于更强的磁场强度之中。所以,它们两两之间将会保持相同的相位,但与中间那行中的质子将会有相位差。

最下面一行像素中的质子将会以更慢的频率进动,这是由于它们正处于更弱的磁场强度之中。它们两两之间将会保持同相位,但与中间和最上面那行中的质子将会有相位差。

Gy 梯度一旦关闭,全部的质子将再次处于相同的磁场强度之中,因此它们均将再次以同样的频率进动。

然而,注意发生了什么。在每行的质子之间发生了永久性的相位偏移。实际上,所有的质子现在都在以相同的频率自旋;然而,既然所有的质子都以同样的频率自旋,那么之前处于较高磁场强度中的质子与中间行的质子出现的相位差现在将继续保持。同样的,既然所有的质子都以同样的频率自旋,那些之前处于较低磁场强度中的质子和与中间那行质子出现的相位差现在也将继续保持。

现在,我们已经在各行像素间造成了相位差(在图 11-10B 用 θ 代表)。空间方位上的上下行的区别用该相位值体现。因此,这也就是所谓的相位编码。

谨记 Gy 梯度是在读出信号之前开启。所以当我们读出信号时,我们施加 Gx 梯度,从之前的讨论中了解到,它使我们可以在 X 方向上进行频率编码(图 11-10C)。当 Gx 梯度开启之后中间那行质子不会经历任何进动频率的改变。然而,正如你所看到的那样,中间那行中的每一个像素之间已经产生了显著的相位偏移,这种改变是在 Gy 梯度施加时发生的,并且这种相位偏移将永久存在。

随着 Gx 梯度开启,中线右侧一列的质子将处于更高的磁场强度之中,因此这一列中的全部质子都将拥有更快的进动频率。然而,我们注意到在这一列中的每一个像素都与其他像素之间产生了相位差,这是由于在当 Gy 梯度开启之时发生了移相。所以,在右侧一列中的所有像素中的质子有相同的转变(因为它们都具有相同的增长频率)。然而,由于它们都在特定的位置发生相位偏移,所以,每个像素之间彼此移动到的相位位置是不一样的。

同样地,在中线左侧一列的质子随着 Gx 梯度开启后将具有更低的进动频率,我们再次观察到在这一列内的每一个像素由于 Gy 梯度的开启已经出现了相位偏移,因此该列内的两像素间已经产生了相位差。因此,在 Gx 梯度开启后,每个像素都将移动一个特定的相位位置。总的来说,x 方向上的位置用唯一的频率来代表,y 方向上的位置用唯一的相位来代表。

> 每个像素内的质子具有独特的频率和相位,它们是唯一的,用 x 和 y 坐标来标识该像素

问:怎样确定相邻两列间的相位偏移的值是多少?

答:首先,为了计算出相位差,我们用360°除以行数:

$$\Delta\theta = 360/\text{行数}$$

因为有三行,每行之间的相位差是(图11-11):$\Delta\theta = 360/3 = 120°$(或者 $2\pi/3$)。

因此,在中间行不会发生相位偏移。在上边的一行,相位偏移将是120°。在下边的一行,相位偏移将是+240°(这和-120°的位置一样)。

因为 Gy 梯度的存在,每一行里的像素都有各自不同的移相值:

第一行:+120°的相位偏移;

第二行:不发生相位偏移;

第三行:-120°的相位偏移。

同样地,因为 Gx 梯度的存在,每一列里的像素都有各自不同的频率:

第一列:频率为 ω_0^-

第二列:频率为 ω_0

第三列:频率为 ω_0^+

当读出信号时,结合上述的移相以及频率两个影像因素,我们即可看到每一个像素都具有它们自己的移相值和频率。

问:为什么相位编码要花费较长时间?

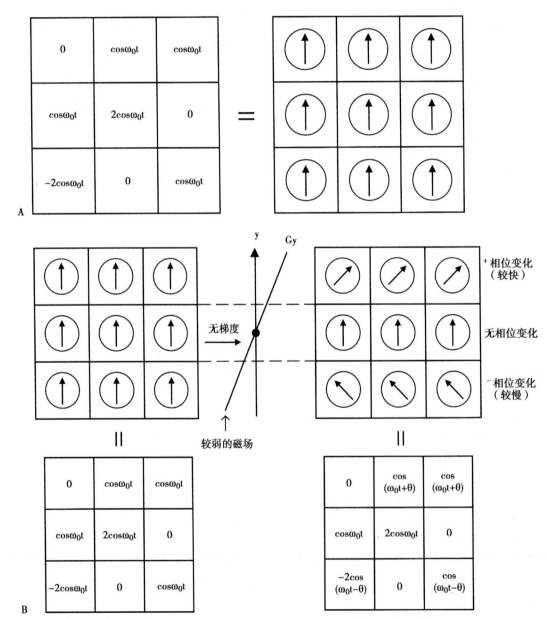

图11-10 用时钟图来模拟。图 A:在 G_x 或 G_y 施加之前,指针的指向是北向。图 B:在 G_y 梯度施加以后(右图),不同行的指针出现了相位差

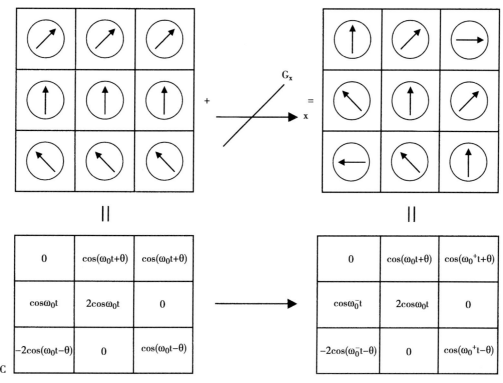

图 11-10(续) 图 C:在 G_x 梯度(右图)和 G_y 梯度(左图)施加以后,每一个像素都具有不同的频率和相位(也就是说,指针以不同的速度和不同的相位旋转,记住在同一列中的全部的质子的进动速度是相同的)

0	$\cos(\omega_0 t + 120°)$	$\cos(\omega_0^+ t + 120°)$
$\cos(\omega_0^- t)$	$2\cos(\omega_0 t)$	0
$-2\cos(\omega_0^- t - 120°)$	0	$\cos(\omega_0^+ t - 120°)$

图 11-11 施加 G_x 和 G_y 梯度之后,前面例子中的 3×3 的矩阵中接收到的信号

答:相位编码之所以要花费较长时间,是因为我们需要区分每个层面内的每一行像素,且需要对它们做分别的相位编码。在这个案例中,我们有三行像素,所以我们将进行三次相位编码。每一次我们进行单独的相位编码时,它都是一个新的自旋回波,它在新的 90° 射频脉冲之后需要花费 TR 的时间。伴随每一个新的相位编码步骤(花费时间为 TR),我们就需要改变 Gy 梯度的磁场值的大小。

第一个 TR:各行之间无梯度——无相位偏移

第二个 TR:各行之间为 120° 的相位偏移的梯度

第三个 TR:各行之间为 240°(或-120°)的相位偏移的梯度

我们不再需要另一个 TR 是因为 240° + 120° = 360° 的相位移,这将为我们带来与 0° 相位偏移一样的信息。这三种不一样的相位编码,信号会发生什么变化呢(图 11-12)?

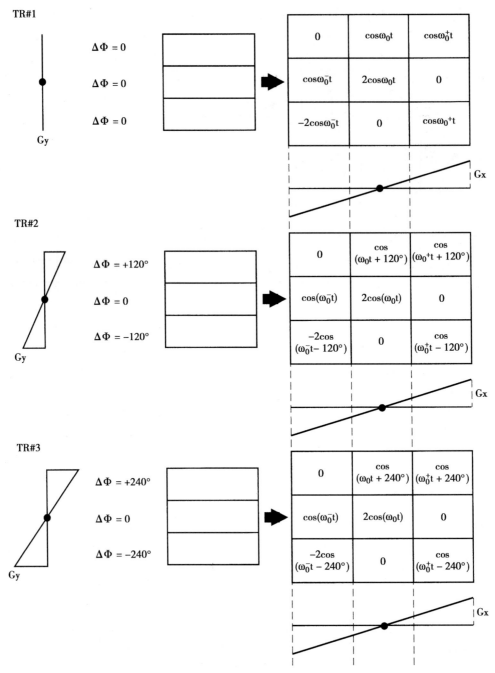

图 11-12 每一个周期内接收到的信号

在第一个 TR 期间,在 y 方向上我们没有施加梯度磁场 Gy,所以各行之间没有产生相位偏移。接下来,当我们在 x 方向上施加频率编码梯度 Gx 时,我们可以得到每列间的频率差。

在第二个 TR 期间,我们施加了一个 Gy 梯度,所以各行之间产生了 120° 的相位偏移。接下来,当我们在 x 方向上施加频率编码梯度 Gx 时,我们在各行之间的 120° 的相位偏移前提下获得了各列之间的频率差。

在第三个 TR 期间,我们施加了更大的 Gy 梯度,所以各行之间产生了 240° (或 -120°) 的相位移。接下来,当我们在 x 方向上施加频率编码梯度时,我们在各行之间的 240° 的相位偏移前提下获得各列之间的频率差。

注意,不论在何种情况下,中间行的像素永远不会发生任何相位移,且中间列的像素永远不会发生任何频率改变。与此同时,我们还要注意,在每一次的相位编码过程中,我们需要一个不同的 TR。那就是相位编码需要花费时间的原因。我们需要一个 TR 的时间周期来进行每一次的相位编码过程。所以,描绘一个序列的获得时间的部分公式中应该含括 TR 以及相位编码步骤的次数(还有就是包括激发的次数)。

举个例子,我们若需要区分 256 行,那我们就需要进行 256 次相位编码,每一次都用不一样的梯度 Gy,所要花费的时间为 256×R。各行之间相位偏移的差异将为 360°/相位编码次数256 ≈ 1.40°。

1. 第 1 个 TR =无梯度,因此无相位偏移。

2. 第 2 个 TR =梯度引起的相位偏移=各行间为 1.40°。

3. 第 3 个 TR =更大的梯度引起的相位偏移=各行之间为 2×(1.40°)。

4. 第 4 个 TR =更大的梯度引起的相位偏移=各行之间为 3×(1.40°)。

5. 第 256 个 TR =最大的梯度引起的相位偏移=各行之间为 255×(1.40°)。

如果我们再进行一次上述步骤,我们将会得到与第一次相位编码相同的信息,这是多余的。每一次我们进行相位编码,后面紧接着进行频率编码,这时我们将得到一次信号。我们得到的第一个信号没有任何相位偏移(第一个 TR)。接下来,我们施加相位编码梯度,增加一些相位偏移,我们得到另一个信号(第二个 TR),之后类推。每次得到的信号都是不一样的,是因为每次的相位偏移都不一样。

数据空间

这些信号以行的形式充填,这就是所谓的数据空间(图 11-13)。K 空间可以被看成是数字化的数据空间(有关于它的更多内容在第十三章)。

1. 在第一个 TR,没有产生移相。在频率编码之后,我们接收到一个信号,并且这个信号放置到数据空间的某一行中。在前面的例子里,我们把它放置到数据空间正中间的那一行(尽管这是任意的)。

2. 在第二个 TR,增加了相位偏移,在频率编码之后接收到一个信号(这个信号与第一个 TR 时产生的信号不同),这个信号被放置到数据空间的另外一行中。在前面的例子里,我们把它放置到数据空间的上面一行(同样地,这也是任意的)。

3. 在第三个 TR,增加了更大的相位偏移。在频率编码之后,我们接收到第三个信号(这个信号由于增大了相位移的原因,它不同于另外两个信号),这个信号被放置在数据空间的另一行。在前面的例子里,我们把它放置到数据空间的最下面一行。

数据空间中,各行之间的时间间隙由 TR 的毫秒数决定,它经历从一个 90°脉冲到下一个 90°脉冲这样一个循环所花费的时间。

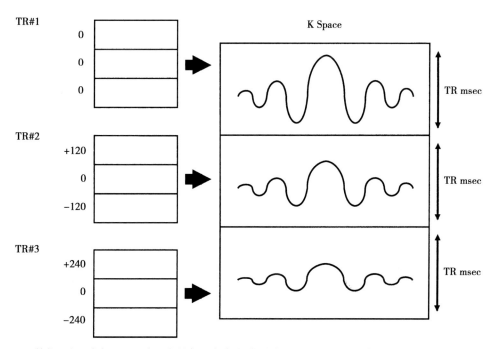

图 11-13　数据空间(类似于 k 空间)中的每一行都包含对应于一个特定相位编码梯度时所接收到的信号

总结

第一个 TR:信号放置在数据空间的中间。

第二个 TR:信号放置在数据空间中间的上面一行。

第三个 TR:信号放置在数据空间中间的下面一行。

如果我们有第四个 TR,我们就会把它放置在中间的上面两行,接下来要是有第五个 TR,我们将会把它放置在中间的下面两行。我们将持续以这样的形式填充数据空间。

谨记例子,从第一个 TR 在数据空间的中间开始,它没有相位偏移。在接下来的每一行中(随着我们在数据空间中渐行渐远),在每一次相位编码中会有越来越大的相位偏移。同样地,谨记在每一次的相位编码中都有不同的磁场梯度强度;因此,前后的每一次编码中相位偏移也是不同的。

然而,同样需要注意的是相位编码步骤的选择,也就是说,施加的顺序是随意的。可以从没有相位偏移开始,渐渐增加到相位偏移的最大值;或者从相位偏移的最大值开始,渐渐降低到没有相位偏移。同样地,它们在数据空间里填充的位置也是随意的。

在后面章节探讨快速自旋回波时,将会看到这种相位编码分配的随意性。甚至在传统的自旋回波成像中,在数据空间里面信号的放置位置也是可以变化的。举例来说,在图 11-14 中展示了 256 行的相位编码填充数据空间里的两种不同模式。我们可以把第一个信号放置在数据空间的最下边,然后逐渐地向上进行相位编码。或者,像例子中的那样,从正中间开始,然后逐渐交替向上和向下进行编码。通常来说,数据空间的中间行对应无相位梯度。

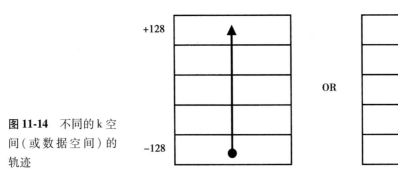

图 11-14 不同的 k 空间(或数据空间)的轨迹

但要注意的是,数据空间的中间不是代表图像的中间。每一个信号都含有整个图像的信息。谨记,数据空间里每一行的每个信号都是一个层面内每个像素的全部信号的叠加。

数据空间里的信息是在时间域内(它并没有它看起来那样可怕)。事实上,它在时间域内有两个方向:接收到的信号以一个时间周期(t)表示,而前后连续两行的信号是在每一个 TR 内得到的(图 11-15)。

数据空间里的信息至今还没有被数字化,事实上,这种信息的数字化形式就是真正的 k 空间。我们将会在后面的章节(第 16 章)里看到在空间频率域内的"数字化"k 空间。但是,我们现在千万不要混淆!我们了解一下怎样才能数字化这个数据信息。这是通过采样来实现的。

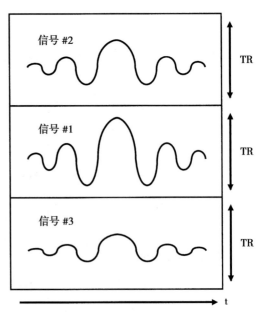

图 11-15 数据空间处于时间域内

采样

投放在数据空间的信号里的信号已经进行了相位编码和频率编码,但是它还没有被样本化(在下一个章节中会有更多介绍)。

当我们描述一个矩阵时,我们会说 256×192,其意义是什么呢?如果我们只有 192 个相位编码,在每个编码步骤都仅仅只需要一个频率编码的前提下,那么为何我们有 256(而不是 192 个)个频率编码?

事实上,数字 256 指每一次相位编码时的不同的频率数,因此这两个步骤是彼此独立的。例如,我们观察一个 4×5 的矩阵,这就意味着在进行每一次的相位编码时有五个彼此不同的频率,中间列的频率没有变化,而中间列的两侧列有两种不同的频率。这样一来,一共有四次不同的相位编码过程。因此,这个结果将会是不对称的体素。让我们回顾一下,我们原始的 3×3 的矩阵,它的数据空间如图 11-15 所示。

我们怎样从数据空间得到我们需要的图像呢?答案是通过傅里叶变换。图 11-15 中的信号的傅里叶变换是一系列的峰,其在三维空间内看起来如图 11-16 所示的那样。后面章节将会更详细地介绍。

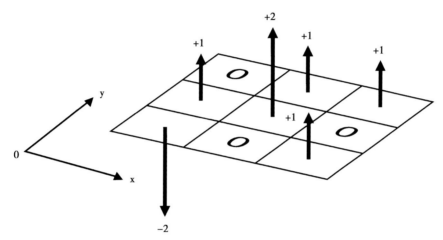

图 11-16　(图 11-5)数据空间的傅里叶变换就是我们所需要的图像,在这里这个图像以三维的形式展现

要点

在上面一章中,我们学习到了怎样用层面选择梯度 Gz 来选择一个层面。在这一章节中,我们看到了怎样在一个层面里用两种梯度来决定像素的值,这两种梯度分别为频率编码(或读出)梯度 Gx 以及相位编码梯度 Gy。

每个回波的 Gx 梯度强度相同,是因为它是在读出时施加的(也就是说,在接收回波时施加),它使 x 轴上的拉莫尔频率发生了改变。这就提供了 x 轴上的特定信息。每个 TR 间隙都包括每一层的读出(Gx)梯度。

然而,Gy 梯度在 90°射频脉冲与回波之间增量施加的。因为这个梯度与回波的时间不一样,所以它不会改变回波的频率,仅仅是产生移相。因此,在每一个层面内,每个 TR 间隙包含一个相位编码(也就是说,一个唯一的 Gy 的值)。这个过程完成了选定 Gy 相对应那一行的 k 空间。该过程将被重复 N_y 次,为的是填充全部的 k 空间。

我们还没有探讨进行频率和相位编码的机制问题,这将是下一章的主题。

习题

1. 匹配:

ⅰ. G_x

ⅱ. G_y

ⅲ. G_z

分别与下列各项配对:

a. 回波期间施加

b. 发射射频脉冲期间施加

c. 在射频脉冲与读出之间施加

2. 判断题 梯度的目的是确定来自于患者的原始信号的位置(即空间编码)。

3. 对于 128 的相位编码(即:$N_y = 128$),相位的增量是多少?

4. 下面哪个选项沿着 x 轴位置?

ⅰ. 沿着 x 轴的位置

a. 相位编码梯度 G_y

b. 频率编码梯度 G_x

c. 绝对相位 φ_y

d. 绝对频率 f_x

下面哪个选项沿着 y 轴位置?

ⅱ. 沿着 y 轴的位置

a. 相位编码梯度 G^y

b. 频率编码梯度 G^x

c. 绝对相位 f^y

d. 绝对频率 f^x

5. 判断题 在传统的自旋回波成像中,在每个周期(一个 TR 周期)里,只应用一个单独的相位编码梯度强度 G_y 值。

第十二章

信 号 处 理

简介

信号处理指的是对信号的模拟和/或数字化处理,这种信号可以是电流或者是电压,就像是在磁共振成像中(MRI)的那样。图像处理是信号处理的一种形式,它被用于处理数字化的图像。模拟-数字转化(analog-to-digital conversion, ADC)是把一个随时间变化(模拟)的信号转化成可以被计算机识别到的数字形式(也就是,一系列的数字 0 和 1)。对信号处理过程的理解需要对频率域和傅里叶变换的概念有一个基础的理解,这是因为大多数信号"处理"都是在频率域内完成的,最后这种结果被转换到时间域内。

信号处理中有一个关键的概念,这个概念我们会很快再次看到,这就是尼奎斯特采样理论。对采样过程的理解使得我们重视信号的采样(在时间域内)和它的带宽(BW,在频率域内)之间的相互关系。一旦掌握了这些概念,混叠(卷折)伪影就可以很容易地被解释了。信号处理的知识也将帮助读者理解后面章节将要介绍的更加复杂的、更加新潮的快速扫描脉冲序列。

事件序列

首先总结一下目前为止已经探讨过的内容。图 12-1 展示的是自旋回波脉冲序列的概要。下列是对系列事件的综述:

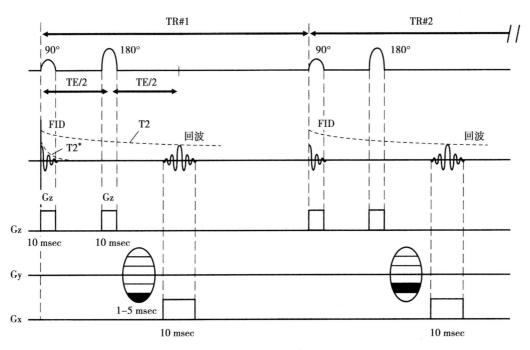

图 12-1 自旋回波脉冲序列图

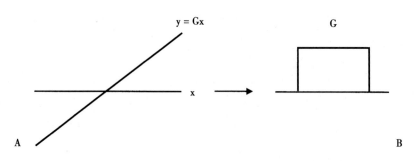

图 12-2　线性 G 代表着线性关系 G_x，可以用一条斜率为 G 的斜线（A）或者用一个高度为 G 的矩形（B）来表示

1. 我们有 90° 和 180° 脉冲，它们的时间间隔为（TE/2）毫秒。

2. 在一个回波时间 TE 毫秒之后，我们可以得到一个回波。

3. 在两个射频脉冲发射之间我们打开层面选择梯度（G_z）。这样一来，就造成了沿 z 轴的一个线性的梯度磁场。通过选择一个有合适的频率和带宽的射频脉冲，我们可以在一个特定的位置选择一个具有特定层厚的层面。另外，我们思考一下图 12-2 所展示的内容。描绘出磁场强度与位置的关系（图 12-2），用一条斜线代表梯度。这条线的斜率是一个常数，我们将它称为 G。在这条斜率为 G 的线上，x 点处 y 的值为 $y = G_x$。这是一个简单的线性方程。图 12-2B 画出了磁场梯度强度随时间的变化。图 12-2A 和图 12-2 交替使用以解释线性梯度磁场的强度 G。

4. 在接收到回波之前，我们施加了相位编码梯度（G_y）。相位编码梯度的符号在图 12-3 中。这个符号代表在循环采集的时候多次进行相位编码过程是必不可少的。谨记，其中一个相位编码过程是在没有任何梯度前提下进行的。

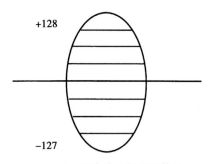

+128

−127

图 12-3　相位编码梯度的符号

5. 频率编码梯度（G_x）是在接收回波之时施加的。

6. 时间要求

a. 频率编码过程花费数毫秒（在高场时为 4ms~8ms；在低场时为 16ms~30ms）。

b. 相位编码过程花费 1ms~5ms。

c. 每一次射频脉冲（伴随一个 G_z 梯度）花费时间为 2ms~10ms。

从 90° 脉冲中心到回波读出之后花费的时间为 TE+1/2（采样时间）+（TE+T_s/2）。采样时间（sampling time，T_s）是进行回波采样的时间，也就是 Gx 梯度（读出或频率编码梯度）持续的时间。在回波读出过程中 G_x 梯度是一直打开的——从开始到最后（图 12-4）。从 90° 脉冲开始到回波的中点所经历的时间为 TE。由于在回波的中点之后继续经历了一半的采样时间，我们需要在 TE 时间里加上一半的采样时间来解释整个"活动时间"，从射频脉冲开始到采样结束的时间为：

$$活动时间 = TE + T_s/2$$

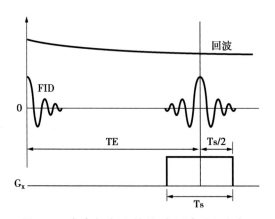

图 12-4　在读出时（也就是，在回波过程之中）开启频率编码梯度

在射频脉冲之前，有可能还发生着其他事件（如预饱和脉冲）在占用时间，我们把它总结为额外时间（Overhead time，T_o）。因此，

$$活动时间 = TE + T_s/2 + T_o$$

假定 TE 为 40ms，采样时间 $T_s = 10ms$，预先时间 $T_o = 5ms$。那么，

$$活动时间 = 40ms + 10ms/2 + 5ms$$

$$= 50ms$$

因此,一共需要花费 50ms 来完成从一个回波到信号读出的过程。然后把这个信号放置在数据空间内(图 12-5)。我们已经指定数据空间内一共有 256 行(从 -127 到 +128),这样可以把第一个信号放置在 -127 的位置上。

d. 频率编码花费 10ms(在高带宽时为 4ms~8ms;在低带宽时为 16ms~30ms)。

e. 相位编码花费 1ms~5ms。

f. 每一个射频脉冲(附加一个 G_z 梯度)花费 2~10ms。

7. 除外这一次,在下一个 TR 循环中,我们进行全然相同的过程;相位编码过程将在稍减弱的磁场强度中进行,在 k(数据)空间内有更大的相位偏移。

问:为什么在每一个相位编码中的信号大小不相同? 例如,在图 12-5 之中,在第二个 TR 时得到的回波信号似乎比第一个 TR 时得到的回波信号有更高的最大振幅。

答:相位编码梯度的强度影响了信号的振幅大小。

当相位编码梯度取最大值时(当我们有最大的磁场强度时),我们就会具有最大的质子自旋失相位。回顾前面我们提到的 90°脉冲将自旋质子翻转到横向平面,只要这些质子自旋可以保持相同相位,那么得到的信号就是最大值。通过使用梯度磁场,我们制造了一个人为的外源性的失相位。同样地,当我们翻转质子到一个横向平面的时候,它们最初是处于同相位的,然后快速地失相位,这是由于外部磁场的不均匀性和自旋-自旋的相互作用(图 12-6A)。接下来,质子被 180°脉冲翻转,在经过 TE/2 的时间之后,它们恢复到同相位(图 12-6B)。

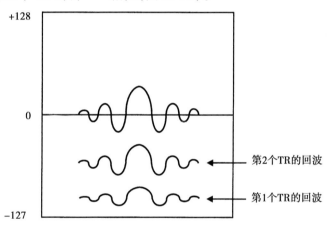

图 12-5　在每次相位编码过程中,都获得一个信号被放置在数据空间内

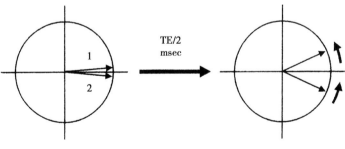

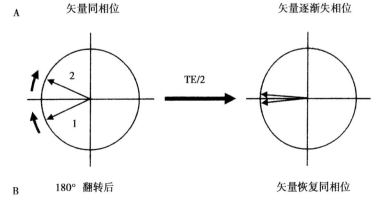

图 12-6　自旋最初位于同相位(A),然后在 TE/2 时出现相位偏移。在这时,施加一个 180°脉冲,翻转磁化矢量(B),因此在另一个 TE/2 时间后(也就是在 TE 时)恢复同相位

以上,我们介绍了由线性梯度的方法引起的磁场不均匀性,这使得磁场的不均匀性呈线性增加,这就导致了质子自旋的附加失相位。我们不得不接受这种附加的失相位,因为这是一种沿着该梯度方向获得空间信息的方式,这个过程被称为相位编码。

并且,这解释了为什么在使用梯度磁场进行相位编码时,由梯度导致的附加失相位必然会降低在相位编码过程中我们所接收到的全部信号的大小。接下来,可以总结如下:

a. 用来产生最大相位编码的最大梯度磁场强度将会产生最小的信号强度。

b. 当相位编码方向上的梯度磁场强度为零时,将不会产生任何的附加失相位,将得到最大的信号强度。

因此,如果回顾来自于第一个和第二个 TR 的信号,我们会看到:

a. 在数据空间内(-127)位置上第一个 TR 的信号振幅比(-126)位置上的更小。这是因为在第一个 TR 时比第二个 TR 时使用了更大的相位编码梯度。(但是,千万要记住,在数据空间内不同的 TR 间期的梯度分配是任意的。)

b. k 空间,就像我们上一章节(在第十三章和第十六章还会有更详细的介绍)所提到的那样,它可以被认为是数据空间的数字化形式。在 k 空间中心(在 0 的位置)处的信号有最大的振幅。这是因为这个信号是在未使用梯度磁场的相位编码中得到的(也就是说,没有相位梯度,因此没有由于相位编码造成的附加失相位)。事实上,没有梯度的相位编码总是占据 k 空间的中间一行。

> k 空间的中间一行总是包含最小梯度的相位编码,所以它就具有最大的信号强度

k 空间的最外围几行将被具有最强梯度的相位编码所占据。

> k 空间的外围包含最大梯度的相位编码,所以它就具有最小的信号强度

8. 多层面技术

谨记 TR 比有效时间长得多,有效时间内需要完成包括选择层面、相位编码和频率编码这些必要的步骤。TR 或许可以说是 1 000ms。在我们的例子中活动时间是 50ms。在活动时间的 50ms 与下一个 90° 脉冲之间存在着很多的"无效时间"。为了得到关于其他层面的信息,我们可以利用这个"无效时间"。

举例来说,在图 12-7 中,一个 TR 周期中的无效时间可以被用来研究另外两个层面。在我们获

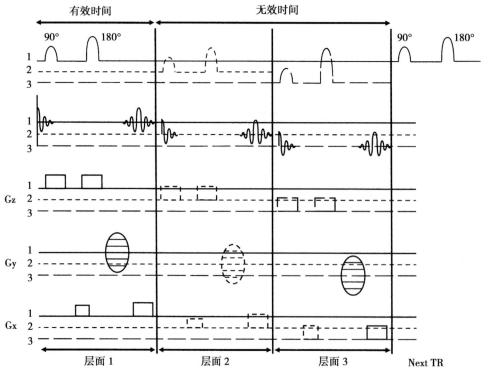

图 12-7 多层面采集。在每个 TR 期间,存在一个一定的"无效时间"可用于采集其他层面

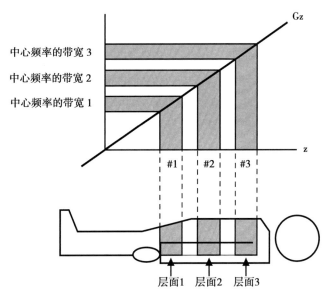

图 12-8 在每一个 TR 期间,可发射多个与不同层面相对应的有不同频率(和带宽)的射频脉冲

得第一层的信号之后,我们可以在下一层面施加另外一个有不同的中心频率 ω 但有相同发射带宽(BW)的 90°脉冲(图 12-8)。在这里,我们谈论到了发射带宽(射频脉冲),它决定着层面厚度,不要与接收带宽(回波)相混淆,接收带宽决定着噪声,在后面章节还会详细介绍。

为了选择下一个层面,我们保持梯度磁场 G_Z 不变,但是我们选择了更低或更高中心(或拉莫尔)频率的带宽,用来使不同层面的质子翻转 90°。这一带宽与第一个层面的带宽相同,但中心频率是不同的。

我们选择相同的相位编码梯度 G_y,所以在下一层面我们得到相同的失相位。我们采集回波使用的频率编码梯度与第一个层面相同,因此在无效时间内我们仍然有时间用以获得第三个层面,我们重复前面的全部事件,并且再次选择一个具有不同的拉莫尔频率的 90°脉冲,可以使另一个不同层面的质子翻转到横向平面。来自于每个层面的信号将被放置于不同的 k 空间。

层面选择可以用几种不同的方式进行。我们可以选择连续相连的层面;选择具有特定层间距的层面;也可以选择交叉层面。我们先选择奇数层面(也就是:1,3,5),接着返回来选择偶数层面(即:2,4,6)。

9. 层面数(范围)

在任何一个 TR 内所能进行的层面数是有限的,它受无效时间(TE+ T_s/2+ T_o)的限制。而且,如果选择在每个 TR 内进行两个回波(如双回波、自旋回波序列),我们可以选择的层面数将会进一步减少。一次可获得的最大层面数的公式为

$$层面数 < \frac{TR}{TE+T_s/2+T_o} = \frac{TR}{有效时效}$$

如果进行多个回波(或者仅仅只是一个长的回波),上述公式将由最长的 TE 来控制。

例子

1. TR = 1 000,TE = 35ms,T_s = 10ms,T_o = 10ms (短 TE)

$$最大层面数 = \frac{TR}{TE+T_s/2+T_o} = \frac{1\ 000}{35+5+10}$$
$$= 1\ 000/50 = 20\ 层$$

2. TR = 1 000,TE = 75ms,T_s = 10ms,T_o = 10ms (长 TE)

$$最大层面数 = \frac{1\ 000}{75+5+10} = 1\ 000/90 \approx 11\ 层$$

我们通常不知道采样时间(T_s)或者额外时间(T_o)的值,因此,上述公式近似是这样

最大层面数<TR/TE

在一个双回波序列里面,第一个回波是"自由"的,这就意味着在一个双回波序列里面的层面数仅仅由第二个回波的 TE 值决定:

$$TR = 1\ 000,TE_1 = 30,TE_2 = 80$$

$$最大层面数 = \frac{TR}{TE(第二个回波)+T_s/2+T_o}$$
$$= 1\ 000/(80+15) = 1\ 000/95 \approx 10.5$$

事实上,最大层面数取决于 TR 以及占据数据空间内一行所要耗费的时间,表达式如下:

最大层面数<TR/数据空间内获得一行所需要的时间=TR/(TE+ T_s/2+ T_o)

同时要记得每一个层面都有它自己的数据空间(并且,因此也有自己的 k 空间),并且如果进

行双回波序列,每个回波均有自己的数据空间(k 空间)。在相同的 TR 周期内获得的每一个层面的信号具有相同的相位编码。因此,给定一个 TR,层面内的每一个数据空间都将处于同一行,这将导致它们具有相同的相位编码梯度所致的失相位效应(图 12-9)。

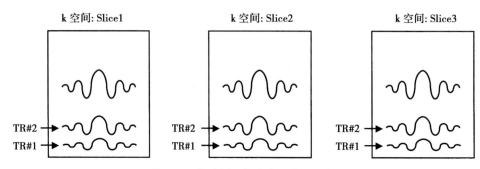

k 空间: Slice1　　　　k 空间: Slice2　　　　k 空间: Slice3

图 12-9　每个层面都有自己的 k 空间

10. 中心频率

这里还需要多探讨一下中心频率和发射带宽。当我们从一个层面到另一个层面,射频脉冲中心频率(也就是拉莫尔频率)改变,但是带宽保持着不变。在图 12-10 中,带宽(频率范围)保持不变,而带宽的中心频率在改变;当我们到了更高的梯度磁场时,带宽的中心频率会增大,而当磁场梯度减小时,它也减小。

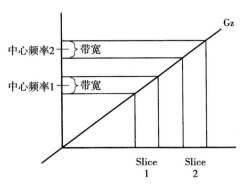

图 12-10　在层面选择时,射频脉冲的发射带宽保持不变,但它们的中心频率发生了变化

带宽(频率范围)应该保持一致,因为我们希望每个层面的层厚相同。磁场梯度越低,频率就越低;磁场梯度越高,频率就越高。所以,当增大梯度时,就越接近射频脉冲的更高的中心频率,但是带宽不会变化。

若射频脉冲的持续时间较短,那么它的带宽将会比较宽,反之亦然(图 12-11)。在我们的脉冲

序列中,每一次都使用相同的射频脉冲带宽(即相同的射频持续时间),但是中心频率是在发生改变的。把中心频率当作是一个频率的载体。发射相同的信号,但是把它们装载于不同的中心频率中,并且带宽就是原始信号(图 12-12)。

若在相同的中心频率下使用更宽的带宽,那么我们得到一个更厚的层面;更窄的射频脉冲,它的傅里叶变换具有更宽的带宽,我们将会得到一个更厚的层面。载体是决定中心频率的信号。更多细节的介绍,请查阅第十章中关于带宽的介绍。

在图 12-13A 中,展示了一个典型的回波信号。在这个信号被接收线圈接收后,即被数字化了(经过信号采样),因为计算机只能分析数字化的信号。图 12-13A 中的垂直条形解释了采样的过程。信号的采样是在一定的时间间隔下进行的(常常是相同的间隔),而不是由一个连续的信号振幅。

计算机现在只有这些分散的(反向模拟)数值。每个数值都用计算机中的二进制(0 和 1)表示,所以计算机并不用处理所有的信号——仅需要分散信号样本。计算机上每一位都是 0 或者 1,一个字节由 8 位组成,并且代表着计算机数据的基本组成框架。一个模拟信号的每个采样,都用一系列字节编码,这些可以被任何一台计算机所识别。这个过程就是模拟-数字转换(ADC)的基础。

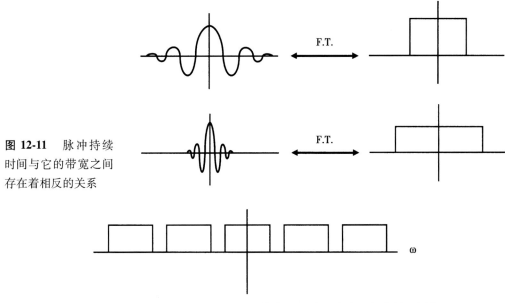

图 12-11 脉冲持续时间与它的带宽之间存在着相反的关系

图 12-12 射频脉冲的傅里叶变换——带宽是相同的,但中心频率是不同的

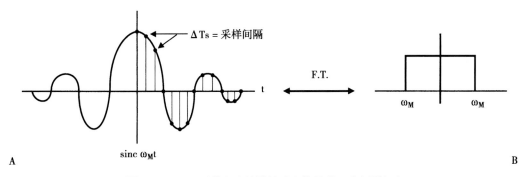

图 12-13 sinc 函数(A)的傅里叶变换呈现一个矩形(B)

模拟-数字转换(ADC)后面的概念仅仅是使用了信号采样,它能够通过这些采样重建最原始的信号

思考一个频率为 ω 的 sinc 信号。正如之前的章节见到的那样,这个信号经过傅里叶变换之后呈现矩形(图 12-13B)。两个连续采样点之间的时间间隔被称为采样间隔 ΔTs。

ΔTs = 采样间隔

在采样之后,上述信号将会看起来像图12-14A中展示的那样。这个函数的图像就是连接各个采样点的曲线(这个函数类似于原始的 sinc 函数)。图 12-14B 中展示的是这种采集信号函数的傅里叶变换。这个傅里叶变换看起来像原始傅里叶变换(12-13B)的周期性形式,这是因为分散的和周期性函数的傅里叶变换也是周期性的(见于后面章节的内容)。如果 ΔTs 是采样时间间隔,那么第一个中心频率可由下列公式计算(图 12-14B):

中心频率 = 1/ΔTs

如果采样间隔非常短暂,那么经傅里叶变换后的方形波形之间的距离会被拉长,也就是说,如果每个周期进行了很多次的采样,那么这个方形的波形之间距离就会被拉长(图 12-15)。如果把采样间隔调得非常宽,那么傅里叶变换后的方波之间就会离得更近,也就是说,如果在每一个周期进行更少的采样,那么方波就会靠得更近(图 12-16)。

混叠

在每一个周期内都需要更多的采样,也就是说,我们不想要采样间隔太宽,因为那样会导致方波重叠或者是混叠(图 12-17)。

为什么连续的 sine 函数的傅里叶变换是单一的波形,而它的采样形式却是重复的方波(图 12-18)?这里面涉及一个数学原理,之后将会在不涉及它背后复杂数学概念的前提下,尽可能能给出解释。

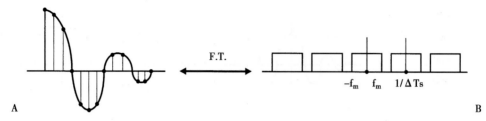

图 12-14 （分散的）采样的 sinc 函数（A）的傅里叶变换含有一系列的矩形。B：每个矩形的中点位置是 $1/\Delta Ts$ 的倍数

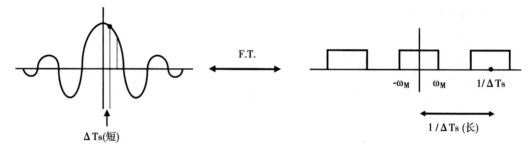

图 12-15 一个短的采样间隔 ΔTs（也就是，进行更多的采样操作）会导致方波之间距离拉长

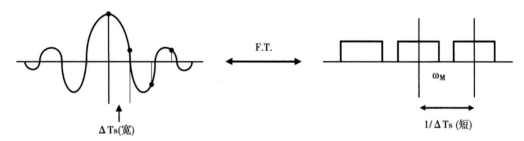

图 12-16 一个较长的采样间隔（也就是，进行更少的采样操作）会导致方波之间变得越来越近

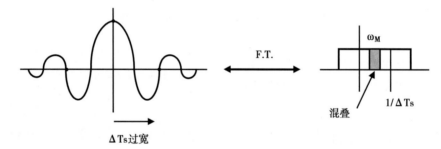

图 12-17 当采样间隔太长（也就是，采样不足），那么方波之间可能会重叠（造成混叠）

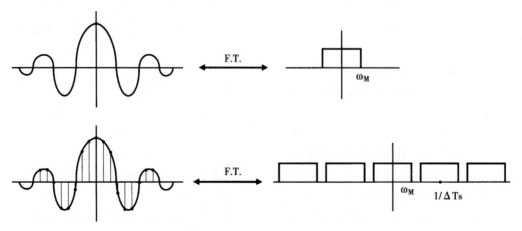

图 12-18 sinc 函数的傅里叶变换是一个矩形，但是它的采样的傅里叶变换却是一系列的矩形

为了信号采样,必须将彼此的信号乘以一系列的尖峰(每个尖峰都被称为一个德尔塔函数)。每个尖峰与下一个尖峰之间的距离都是采样间隔(ΔTs)(图12-19)。

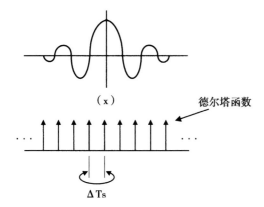

（x）

德尔塔函数

ΔTs

图 12-19　为了采集一个连续的模拟信号,需要一系列的尖峰(名称为德尔塔函数)乘以这个信号

因为尖峰所处的位置为正值,而在这一系列尖峰之间的任意一处值均是零,因此信号乘以尖峰,除了尖峰所处的位置之外,其余部分的值都是零(图12-20)。

现在,一系列尖峰的傅里叶变换也是一系列

的尖峰(图12-21)。尽管各个尖峰之间的间隔为ΔTs,但是尖峰经过傅里叶变换之后在频率域内的间隔是1/ΔTs(图12-21)。信号乘以尖峰的傅里叶变换是信号的傅里叶变换与尖峰的傅里叶变换的卷积。(这里有一步在数学上被称为卷积的运算过程。)卷积,从根本上讲,就是指围绕每个尖峰为中心再进行信号的傅里叶变换(图12-22)。

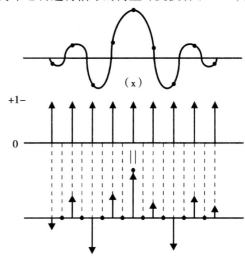

图 12-20　信号乘以一系列的尖峰之后,除了各个尖峰所处的位置点之外,其余的结果均是零。各个尖峰点的结果为信号在这个点的值

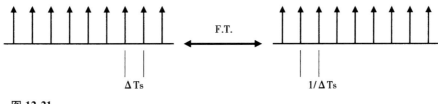

F.T.

ΔTs　　1/ΔTs

图 12-21

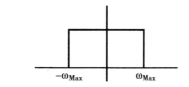

−ω_Max　ω_Max

X

图 12-22　信号和一系列尖峰的傅里叶变换是这个信号的傅里叶变换(也就是,一个方波)和一系列尖峰的"卷积"。这种结果是这个信号的傅里叶变换复制了无限多次

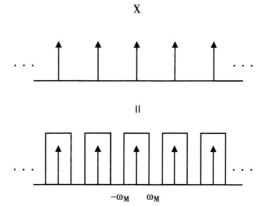

−ω_M　ω_M

我们最终想要得到的是原始信号。如果把这些重复的傅里叶变换经过一个低通滤波器(low-pass filter, LPF),最终将会得到原始的信号(图12-23)。但是一定要记住,我们不需要知道上述的数学过程,或叫采样原理。

让我们考虑一个更为简单的信号,一个余弦函数 $\cos \omega_0 t$,以及它的傅里叶变换(图12-24)。图12-25A展示了信号的采样形式(每一个周期采样4次),图12-25B展示了它的傅里叶变换。注意这个数字化形式的余弦函数的傅里叶变换怎样实现多次重复。简单地说来,

1. 周期为4s那么长。

2. ΔTs 为 1s。

3. 频率=周期数/秒=1/4 周期/秒=1/4Hz

4. $1/\Delta Ts=1/1s=1Hz$

在傅里叶变换中(图12-25B)(译者注),对应于第一次重复的,我们得到的中心频率为1/4Hz,对应于第二次重复的,我们得到的中心频率是 $1/\Delta Ts$(为1Hz)。如果我们现在把这个傅里叶变换经过一个低通滤波器,就像在图12-26中展示的那样,用以消除所有的高频率,我们将会恢复我们最初的一对频率尖峰,这是原始余弦波形的傅里叶变换。

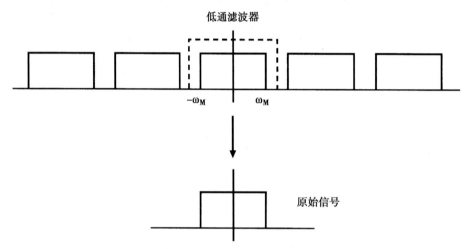

图12-23　当前面的信号的傅里叶变换经过低通滤波器之后,这个结果就是我们所需要的傅里叶变换

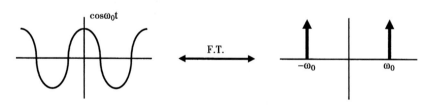

图12-24　$\cos \omega_0 t$ 函数的傅里叶变换

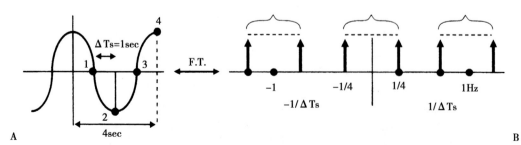

图12-25　A和B:采样过的余弦信号的傅里叶变换

显而易见,如果在图 12-25A 中有 4 个采样点,我们经过连接各个点,仍然很容易看到原始信号的样子(图 12-27)。如果我有更多的采样点,我们看到原始信号的样子就会更加简单与容易,这是因为我使用的采样点越多,越容易看到最原始信号的形态(图 12-27B)。

现在另外一个例子,在这个例子中,采样点少于 4 个。我们尝试着在每个周期中有 2 个采样点(图 12-28A)。在这个例子中,

1. 周期仍然为 4s。
2. ΔTs=采样间隔为 2s。
3. 1/ΔTs=1/2=0.5Hz

我们来看看这个例子中的傅里叶变换(图 12-28B)。频率仍然为 1/4。采样间隔现在是 2s,所以 1/ΔTs=1/2Hz。有两个尖峰分别在每一个 1/2Hz 频率的两侧端,这样的侧峰在以 1/2Hz 为中心频率的频率范围之内。

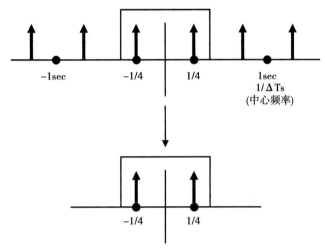

图 12-26 之前的傅里叶变换经过一个低通滤波器后得到的是最初的余弦函数的傅里叶变换

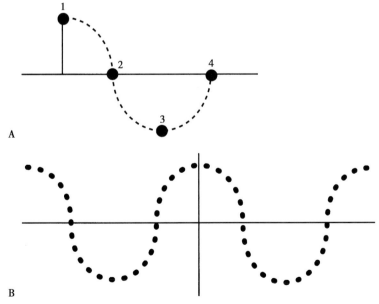

图 12-27 A 和 B:若采样数目足够,通过连接各个点,原始的信号可以被直接地重建。采样过程越多,原始信号被重建就越容易

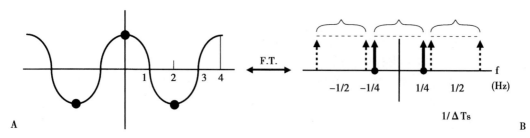

图 12-28 A 和 B：对于一个余弦函数，如果在一个周期内对其采样刚好两次，尖峰刚好可以重叠，原始的信号仍然可以被辨认

我们现在看看以 1/2Hz 为中心频率的一对尖峰，它们刚好紧紧挨着一对 1/4Hz 频率的原始尖峰。实际上，它们是有重叠的。如果我们将这个傅里叶变换经过一个低通滤波器以达到消除高频的目的，我们仍然可以恢复两个频率尖峰，它们是原始余弦信号的傅里叶变换。然而，它们将会增加振幅，这是因为重叠的原因（图 12-29）。

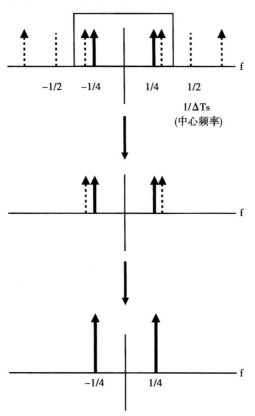

图 12-29 一个低通滤波器使前面的傅里叶变换（FT）重新生成最初的信号（尽管尖峰的高度是原来的两倍）

现在，我们来看看，如果进行更少的采样操作，将会有什么发生（图 12-30A）。在这样的情况下，

1. 周期仍然为 4s。

2. 但是 ΔTs = 3s。

3. 1/ΔTs = 1/3s。

4. 频率仍然是 1/4 周期/秒。

因此，现在观察一下傅里叶变换（图 12-30B）。如果把这个傅里叶变换经过一个低通滤波器，与中心频率（1/ΔTs）紧邻的尖峰将会干扰原始信号（图 12-31）。我们将不仅仅会得到原来的两个尖峰，也会得到两个额外的尖峰，这两个额外的尖峰位于靠近中心的位置。现在，我们有两个余弦波尖峰之和，而不是单个原始的余弦波尖峰。我们还有另一个余弦波形的尖峰，它们之间的距离更近，意味着它的转换是更低频率的余弦波，这种现象被称为混叠。

我们想要得到原始的采样信号，使它的频率大约为 1/4Hz。但是在采样不足的时候，我们也会得到一个不想要得到的频率非常低的信号（图 12-32）。

混叠：一种类比

打个比方，想象一下西方电影情节里面的马车轮子，有时候，车轮看起来似乎在向反方向转。一起看看这是怎么发生的，当我们观察一幅运动着的图像时，实际是在即时采样，我们在轮子上选取一个点，在时间 = 0 时进行一次采样（图 12-33），在一段时间之后（t_1），我们再进行下一帧采样，在轮子转动时，这个点向前旋转了一定的距离。当观察这幅运动着的图像时，我们会看到这个点沿着顺时针方向在旋转。

现在来看一下在采样不足时会发生什么（图 12-34）。假设在 t = 0 时第一帧图像在相同的位置开始，但是在下一帧图像时，我们要等待很长的时间（t2）才能采样，直到这个点基本上围绕在起点的外边方可采样。我们等待着下一次采样的时间间隔与上一次相等，这个点同样要旋转几近一周到达第二帧的位置上。如果观察这幅运动着的图像，这车轮似乎将会是在逆时针方向地旋转。这

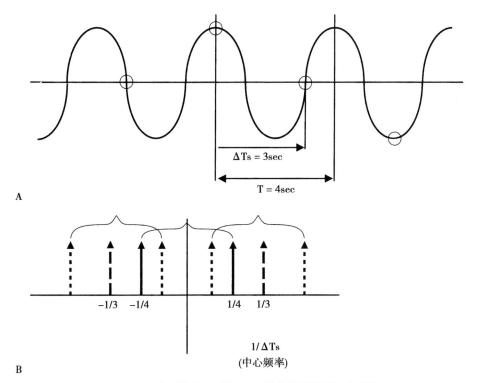

图 12-30 当采样过少时(A),尖峰将会混合到一起(B)

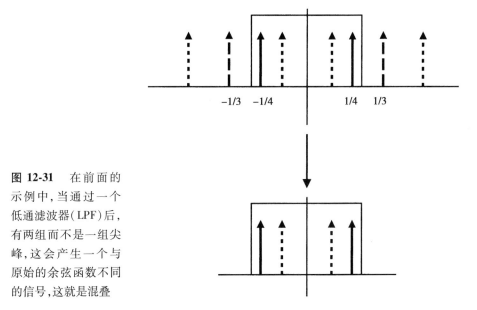

图 12-31 在前面的示例中,当通过一个低通滤波器(LPF)后,有两组而不是一组尖峰,这会产生一个与原始的余弦函数不同的信号,这就是混叠

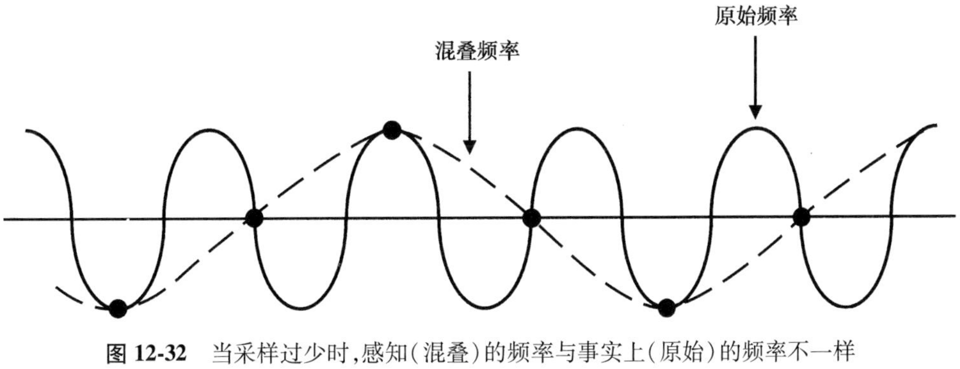

图 12-32 当采样过少时,感知(混叠)的频率与事实上(原始)的频率不一样

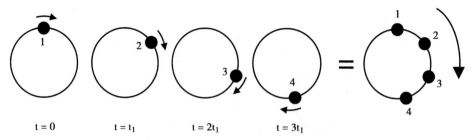

图 12-33 混叠的类比。如果马车轮子的运动图像帧数旋转得特别快,轮子似乎是沿正确的顺时针方向在旋转

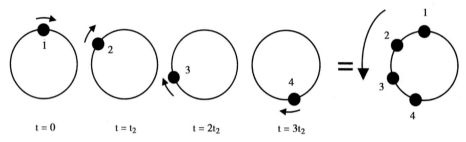

图 12-34 若帧数旋转得不够快,轮子似乎将会假装地沿着逆时针方向旋转

是因为采样不足造成的。这是一个关于混叠的例子。这车轮实际上是在向前旋转,但是因为采样不足的缘故,它看起来好像是在反方向运动。

采样不足导致混叠的发生

混叠来自单词 alias,意思是"假的名字"。我们有一个真的频率,但由于采样不足,这个真的频率会变成假的频率。之前的例子中,余弦函数采样不足,真正的信号是一个频率为 1/4 的余弦波形,但是"假名字"的余弦波形有一个更低的频率(图 12-31)。在马车轮子的例子中,真正的旋转时沿着顺时针的方向,但是假的是沿着逆时针的方向,可能还伴有更慢的旋转。

采样理论(尼奎斯特定理,Nyquist Law)

思考一下图 12-35 中展示的内容。采样理论可以解释为:

> 尼奎斯特定理:如果 ω_{max} 是信号内的最大频率,那么采样率必须至少是最大信号频率的两倍,这样才可以避免混叠的发生,也就是说,
> $$\omega_{sampling} = \frac{1}{\Delta Ts} \geq 2\omega_{max}$$

这个图(图 12-35)很容易被理解。我们想要的采样频率至少要等于邻近的两个方波的最大频率之和(以避免邻近的两个方波发生重叠)。换言之,采样率至少是 ω_{max} 的两倍。以采样间隔

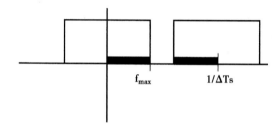

图 12-35 尼奎斯特定理:为了避免混叠,信号的最大频率 f_{max} 应该要比采样频率($1/\Delta T_S$)的一半要小。换言之,采样间隔(ΔT_S)应该要比最小周期($1/f_{max}$)更小。也就是说,每个周期(相应于信号的最高频率)至少要采样两次,以避免混叠

(ΔTs)的形式,它应该小于信号的周期的一半($\Delta Ts = 1/\omega_{max}$):

$$\Delta Ts = 1/2(周期)$$

这就是尼奎斯特定理。本质上说来这意味着如果想要恢复来自于采样的信号,那么我们需要每一个周期至少要采样两次。只要我们乐意,可以进行多次采样,但是采样需要花费时间,因此我们想要进行从傅里叶变换准确地恢复信号的必要的最小采样次数。在图像中可以看到如何在每一个周期中至少采样两次,才可以准确地估计原始的余弦信号(图 12-36)。

尼奎斯特定理

我们可以恢复的最大频率是采样率的一半。
最大频率 = $1/2(\Delta T_S)^{-1}$

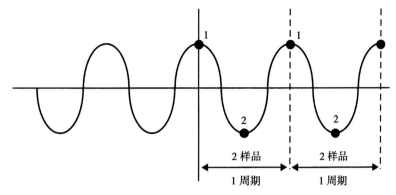

图 12-36 为了可以重建原始的信号,每个周期至少要采样两次

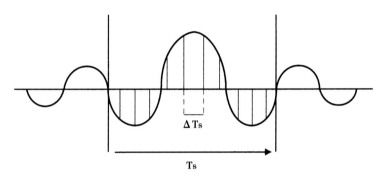

图 12-37 采样间隔 ΔT_S 是两次连续采样之间的时间间隔。采样时间是 ΔT_S 与采样次数 N_x 的乘积,也就是,$T_S = N_x \cdot \Delta T_S$

或者

$1/\Delta T_S = 2$(尼奎斯特频率)

问题:采样间隔与采样时间的区别是什么?

答案:采样间隔(ΔT_S)是两个采样点之间的时间(图 12-37)。当我们采集信号的时候,我们不可能进行无数次采样。所以我们进行(N 次)采样后会停止采样。这样我们就知道了采样时间(T_S),这个时间是对整个信号进行采样的时间。

$$T_S = N \times (\Delta T_S)$$

采样时间(T_S)等于采样间隔(ΔT_S)乘以采样次数(N)。磁共振成像机器的采样以一定的间隔进行(假设说是,大约 $\Delta T_S = 50\mu s$)。我们假设有 256 个频率编码数(N = 256)。那么,采样时间 $= 256 \times 50\mu s \cong 13ms$。

我们来证明一下以下的内容:

带宽=1/采样间隔

带宽=$1/\Delta T_S$

若每两个采样之间很近,我们可以得到一个更大的带宽;若采样之间很远,我们将得到一个更小的带宽。在前面的章节中,我们讨论过射频脉冲的带宽问题,现在,我们来讨论一下接收信号的带宽问题,也就是——回波的带宽。尼奎斯特定理证明我们应该在每个周期内最少要采样两次,用以重建原始的信号。在每个周期内更多采样是否有益呢?

射频带宽是"发射"的带宽,但是与采样信号相关联的带宽是"接收"带宽。为了证明上述的带宽与采样间隔之间的关系,回忆一下,频率(频率是每秒的周期数)是时间的倒数(1/T)。

ΔT_S 是采样间隔(在时间域内),$1/\Delta T_S =$ 频率,如果我们在尼奎斯特频率范围之内操作,那么

$1/\Delta T_S =$ 接收带宽(图 12-38)

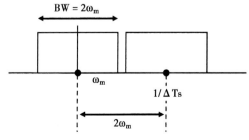

图 12-38 在尼奎斯特频率,$1/\Delta T_S = 2\omega_{max}$ 或者 $\Delta T_S = 1/(2\omega_{max})$

从图中可以看出,如果按照尼奎斯特频率进行操作,那么带宽就等于 2×(最大频率 ω_{max})。因此,

$$带宽 = 2(\omega_{max}) = 1/\Delta T_s$$

通常情况下,我们不会愿意进行更大次数的采样来重新获得信号,这是因为采样次数越多,也就需要更多的时间。我们希望尽可能的高效操作,也就是在不产生混叠的前提下,尽可能少的采样。

一定情况下,在每个周期内采样次数可能超过两次。例如,当激活扫描仪上防止在频率编码方向上产生卷折的功能时,扫描仪会自动化地进行过度采样,以避免混叠的发生。这是通过将采样次数加倍而实现的。

数字化的 k 空间

我们已经展示过怎样用我们得到的信号填充数据空间内的每一行了,每一行采用的是不同的相位编码过程。实际上放置于数据空间的每一行的是来自于每个信号的采样过的数据。把这些采样的数据放置于数据空间的各行之内,也就完成了数据的填充。

当进行信号采样的时候,全部的磁共振成像设备都会按照相同的原理进行工作。在每个周期至少要采样两次,然后再把它放置到数据空间里面(图 12-39A)。如果在每个周期内的采样

次数超过两次,那么带宽将会变得更宽,但是它不会给我们带来更好的信号(图 12-39B)。如果我们在每个周期内的采样次数少于两次,邻近的带宽可能会重叠在一起,以至于混叠发生(图 12-39C)。

信噪比(Signal-to-Noise Ratio,SNR)

当带宽变窄,信噪比(SNR 或 S/N)会增加。(这是后面的章节将会探讨的内容。)信噪比与带宽的平方根成反比例关系。信噪比还与像素的体积成正比,与相位编码数目(N_y)、频率编码数目(N_x)以及采集次数(Number of EXcitations,NEX)的平方根成正比:

$$SNR \propto (像素体积)\sqrt{\frac{N_y \cdot NEX \cdot N_x}{BW}}$$

因此,当激活扫描仪以降低一个双回波的自旋回波的第二个回波的 T2 加权图像的带宽(BW)的时候,我们能够增加第二个回波的信噪比。记得当我们降低带宽时,增加了采样间隔(ΔT_s)。通过增加采样间隔,我们增加了采样时间(T_s),这是因为 $T_s = N(\Delta T_s)$。我们仅仅只在第二个回波之上进行这种调整,这是因为第二个回波的信号强度总是很弱,因此我们想要增加第二个回波的信噪比。但是,随着降低带宽以增加信噪比的同时,有必要减少每一个周期的采样次数,因此,我们就增加了混叠发生的可能性,这也

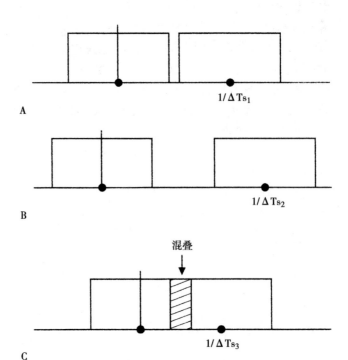

图 12-39 图 A:在尼奎斯特频率下操作。图 B:当采样次数增加时,带宽将会增加。图 C:当采样过少时,或许会出现混叠($T_{s3} > T_{s1} > T_{s2}$)

就是为何降低带宽有一个极限的原因。若在采样时操作过快,那么带宽就会越宽,而信噪比就会下降;若采样操作过慢,带宽就会变窄,并且有可能会发生混叠。

若增加采样时间(T_S),由于下列公式,我们应该减少每一个 TR 里的层面数目:

$$层面数目 = \frac{TR}{TE + \frac{T_S}{2} + T_。}$$

↓带宽→↑ΔT_S,↑ΔT_S→↑T_S,因为 T_S = N(ΔT_S)。

同样地,↓带宽→↓层面数目,因为↑T_S→↓层面数目。

复合信号的采样

如图 12-40 中展示的那样,现在来讨论一个更加复杂的信号的采样理论。当我们有一个复合信号时(也就是,由两个频率或者更多的频率组成的信号),需要对存在于信号内的最高频率的每一个周期至少进行两次采样。

假设在图 12-40 中的复杂信号是由三个不同的信号余弦波组成的,每个余弦波都具有不一样的频率(图 12-41)。我们拥有三个不同的信号,这三个信号加在一起提供了一个新的信号。采样定理指的是信号成分中的最高频率。因此我们想要对信号成分中的最高频率进行每个周期两次的采样,很明显,这意味着对于该信号其他更低的频率,要进行每个周期内两次以上的采样。

我们在对复合信号进行采样。因此,尽管对信号最高频率的成分在每个周期内只采样两次,但是对于信号更低频率的成分在每个周期内必须采样两次以上。

尼奎斯特采样理论:(对于信号成分内的最高频率)在每个周期内至少要采样两次,才能从采样中精准地重建出原始信号

例子 1

a. 在 1.5T 的磁场中,进行一次读出信号,典型的需要 8 毫秒:T_S = 8ms。

b. 假如,我们有一个 256×256 个像素的矩阵。

通常说来,第一个数字指的是频率编码次数,第二个数字指的是相位编码次数,那么带宽是什么? 我们已经知道

BW = $1/\Delta T_S$

ΔT_S 是指什么呢?

ΔT_S = 采样时间/我们进行的采样数 = 8ms/256 次采样

BW = $1/\Delta T_S$ = 1/(8ms/256) = 256/8ms = 256/0.008s = 32,000Hz = 32kHz = ±16kHz

这是一个典型的带宽,读出时的频率编码数为 256,采样时间为 8ms。因此,32kHz(±16kHz)的频率带宽是一个解决常规图像的及其典型的频率带宽。这意味着带宽向中心频率的右侧延伸+16kHz 和向左延伸−16kHz。

例子 2

如果有一个 512×512 的矩阵,那么频率编码数目为 512 的时候将会发生什么?

a. 我们可以有一个更大的频率带宽:

$$BW = \frac{1}{\Delta T_S} = \frac{1}{T_S/N} = \frac{1}{0.08s/512} = 512/0.08s$$
$$= 64kHz = ±32kHz$$

b. 或者我们可以把采样时间加倍但保持采样间隔(和带宽)不变。

(在后面的章节我们将会介绍视野与带宽之间的关系。)

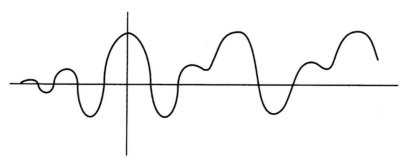

图 12-40 复合信号的一个例子

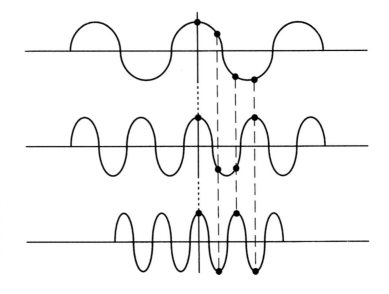

图 12-41 在一个复合信号中,为了避免混叠,要对最高频率的成分进行每个周期内两次采样

要点

在这一章节中,我们介绍了信号处理过程中的基本的概念,其中图像处理是它的一个部分。就像在引言提到的那样,理解这些概念对于理解图像优化的复杂性来说是至关重要的,也是每一个影像工作者的目标之一。再者,记住这些公式不如理解这些公式背后的含义。

现在,我们总结一下:

1. ADC 是将模拟信号(随时间变化而变化的)编码为一个数字信号(包括一系列的二进制的 0 和 1),并在计算机内用字节(8 位)表示信号的一个过程。

2. 这是通过采样信号来完成的。

3. 为了可以从分散的采样中重建最初的信号,尼奎斯特定理必须要满足,否则的话,就会发生混叠。

4. 尼奎斯特定理陈述了采样频率必须至少是信号内最高频率的两倍。

5. 换种表达方式,如果你采集信号最高频率成分的波形(记住每个信号都是由许多不同频率的信号所组成),那么为了避免混叠的发生,每一个周期至少要采样两次。

6. 因此,若采样不足的话将会导致混叠。为了确保混叠不发生,磁共振(MR)扫描仪或许会自动化地进行过度采样。

7. 带宽(BW)被定义为信号的频率范围。

8. $BW = 1/\Delta T_S$,式中的 ΔT_S 是采样间隔(两次采样之间的间隔)。

9. 在尼奎斯特频率的基础上,$BW = 2\omega_{max}$,式中的 ω_{max} 是信号内最高频率,所以 $\Delta T_S = 1/BW = 1/(2\omega_{max})$。

10. 采样时间 $T_S = N_x \cdot \Delta T_S$,式中的 N_x 是频率编码的数目。

11. 信噪比取决于

$$SNR \propto 体素体积 \sqrt{\frac{N_x \cdot N_y \cdot NEX}{BW}}$$

12. 因此,如果 BW↓,那么 SNR↑

13. 当我们需要一个较高的信噪比时,那么就会使用一个较窄的带宽(例如,在双回波自旋回波图像中的第二个回波)。

14. 如果 ΔT_S↑,那么 BW↓(也就是,采样次数减少),或许会导致混叠!

15. 现在,如果 ΔT_S↑,那么 $T_S = N_x \cdot \Delta T_S$ 也↑,这会导致 TE↑。因为

层面数目≌TR/TE

那么,一个更窄的带宽将会减少扫描的范围。

习题(判断题和单选题)

1. 根据尼奎斯特定理,怎样避免混叠:

a. 对于最高频率,每个周期至多需要采样

两次。

b. 对于最高频率,每个周期至少需要采样

两次。

c. 对于最低频率,每个周期至多需要采样两次。

d. 对于最低频率,每个周期至少需要采样两次。

2. 根据尼奎斯特定理,怎样避免混叠:

a. 采样频率必须至少是信号内的最高频率的一半。

b. 采样频率必须至少是信号内的最低频率的两倍。

c. 采样频率必须至少是信号内的最高信号的两倍。

d. 采样频率必须至少是信号内的最低频率的一半。

3. 带宽是采样间隔(ΔT_S)的倒数。

4. 信噪比正比于 $1/\mathrm{BW}$。

5. 一个较窄的带宽(另外的条件保持不变)将会导致:

a. 信噪比增大。

b. 面积减小。

c. 采样时间变长。

d. 以上均对。

e. 只有(a)和(b)正确。

6. 混叠的产生是因为过度采样。

第十三章

数据空间

简介

在理解 k 空间之前,我们需要探讨一下数据空间,数据空间是处理图像数据的一个矩阵。对于大多数放射工作者而言,k 空间这个概念是十分模糊的! 在前面的一些章节,我们已经了解了关于数据空间和 k 空间的一些基本概念。在这一章中,我们更深入地学习一些 k 空间的特性。理解 k 空间对于理解一些较新的磁共振成像快速扫描技术,如快速自旋回波和平面回波成像来说是十分重要的。

k 空间从哪里来?

k 空间来自于数据空间,所以事实上它并不如最初展现的那样可怕。图 13-1 展示了一个具有 256×256 矩阵的典型数据空间。

1. 图 13-1 是 k 空间的"模拟"形式。真正的 k 空间,就像我们后面将要看到的那样,是这幅图

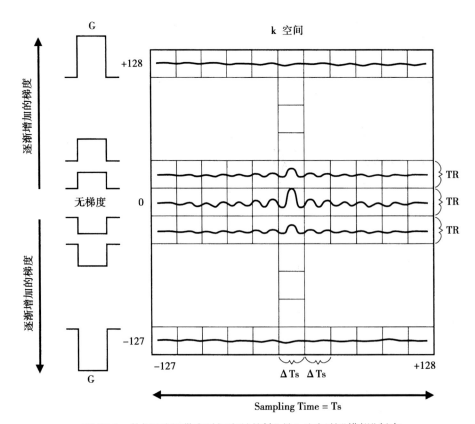

图 13-1 数据空间(带有时间变量的轴)是 k 空间的"模拟"版本

的数字化形式,它的参考轴的是空间频率。

2. 图 13-1 中,我们一共有 256 次相位编码。我们把零相位编码(即没有相位编码)放置在 k 空间的中心,所以我们依次从 -127 到 +128 进行相位编码(自下而上)。

3. 我们也有 256 次频率编码。

4. 那么,y 轴是相位编码的方向。

5. 在中心,我们放置的是没有相位编码梯度时获得的信号。

6. 沿 y 轴前进时,每次信号采集都伴随相位编码梯度的增加,最大的梯度位于 +128 相位编码步骤。同样地,沿 y 轴从零梯度向下,每次信号采集都伴随反方向相位编码梯度的增加,最大梯度位于 -127 的相位编码步骤。

现在来回顾和复习一下自旋回波脉冲序列(图 13-2)。

1. 施加 90° 脉冲时,使用恰当的层面选择梯度,G_z。

2. 接下来,施加一个 180° 的脉冲,在一段时间(TE)之后,接收到回波。

3. 在接收回波期间,我们施加了读出梯度,G_x。

4. 紧接着,把这个回波的采样结果放置于 k 空间内的某一行中。假定这个回波在采集时在 y 方向上没有使用相位编码梯度。我们对信号进行采样,然后将它放置于数据空间中的相位编码为零的那一行。

5. 再假定一个 256×256 的矩阵,我们进行 256 次采样。数据空间的每一行上的 256 个点都是回波的一个采样。(画出分散的采样点是很困难的,所以我们将会在数据空间内的各行画出连

续的信号,实际上各行上的每个点都是一个信号的数字化采样。)

6. 对于数据空间中的第二行来说,除了采集信号的时候在 y 轴的方向上运用了更大的相位编码梯度以外,其他的和第一行的操作完全一样。

记住相位编码梯度导致信号的失相位。因此,数据空间的第二行的信号将与第一个信号的形态相类似(因为两个信号都是来自同一层的组织,仅仅是采集时间不同而已),但是信号的大小要小于第一个信号(这是由于相位编码梯度不同,第二行的信号经过了更多一些的失相位)。因此,当在数据空间的第二行内画出这个信号时,我们会看到它与第一个信号在形态上很类似,但是大小要稍微小一些——因为第二个信号经历了失相位的过程。

数据空间的最后一行(+128)的信号将会是十分平展的,这是因为它经历了最大的失相位过程;同样地,当替换零行以下的信号(也就是,-1,-2,…,-127)时,将会出现一个对称性的结果。例如,(-1)行与(+1)行的信号强度相似,(+1)行由于磁场强度稍有增加导致了轻微的失相位,(-1)行由于磁场强度稍微减小导致相类似的轻微的失相位。同样地,数据空间内的第一行(-127)的信号也将是非常的平展,这是因为在相反的方向上(+128)也有最大的失相位。

记住,在数据空间内的每一行中都包含来自一个周期(TR)内的整个图像层面的信号。每个 TR 周期的采集,在 y 轴上都使用的是不同的相位编码梯度。

问 1:数据空间中从一行到下一行需要多长的时间?

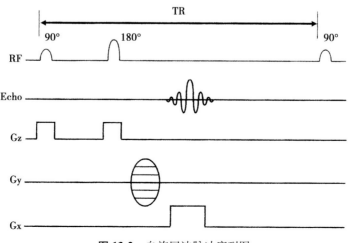

图 13-2 自旋回波脉冲序列图

答:这个过程需要一个 TR 的时间。

问 2:数据空间中的一个(采样)点到同一行的相邻的下一个(采样)点之间的时间是多长?

答:这个时间是两次采样之间所间隔的时间,也就是,采样间隔(ΔT_S)。

问 3:数据空间中填充一行需要多久?

答:我们假设 $\Delta T_S \cong 31us$,并且沿着读出轴线有 256(N)次采样。采样时间为

$$T_S = (\Delta T_S)(N) = (31us)(256) = 7.9ms$$

因此,填充数据空间内的一行大约要 8 毫秒。一般说来,这个过程要花费

$$T_S = N_x \cdot \Delta T_S$$

来填充数据空间内的一行。

问 4:填充数据空间的一列需要的时间是多少?

答:它的采集时间是 $N_p \times TR$,式中的 N_p 是相位编码数。

假设 TR = 3 000ms,N_p = 256

采集时间 = (3 000ms)(256) = 12.8min

如果 TR = 500ms,那么

采集时间 = (5 000ms)(256) ≅ 2min

填充数据空间的一行需要数毫秒的时间。但是,填充数据空间的一列是需要数分钟的时间

运动伪影

之前的一个概念是运动伪影主要显示在相位编码方向上。换言之,在相位编码方向上采集信号要比频率编码方向上更耗费更长的时间,致使运动时影响图像主要表现在相位编码方向上。另一个原因是,我们以后将会涉及,任何方向的运动都将导致相位的改变,因此运动伪影就会在相位编码方向上发生。

k 空间的特性

k 空间的中心

数据空间的中心包含最大的信号。用下列两个原因可以解释:

1. 在中间一列的每个信号都具有它的最大的信号振幅(图 13-3)。回忆一下,当施加 180°聚相位脉冲时,失相位的信号开始重聚,并且当质子完全重聚时,信号振幅达到最大。然后质子又一次失相位时,振幅就会减小。

在数据空间里的中间一列对应于每个回波的中心,而外周的各列对应于回波的周围部分:数据空间的中间左侧的每一列叙述的是回波聚相位到达最大的振幅过程;数据空间的中间右侧的每一列叙述的是回波从最大振幅失相位的过程。

因此,当我们向更外围的每一列移动时,信号将会变弱。左边的最外周的点是信号最弱的位置,这个时候信号刚刚开始聚相位(图 13-3)。同样地,右边的最外周的点是信号聚相位后再次达到最大失相位的信号最弱处。

2. 在中间的一行具有最大的信号振幅,这是因为采集这一行时没有相位编码梯度造成的附加失相位;接下来,每一行的相位编码梯度逐渐增大,信号振幅逐渐减小。

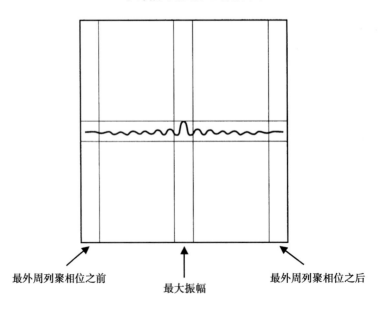

图 13-3 信号的最外边点具有最弱的振幅;而中心具有最大的振幅

最外周列聚相位之前　　　最大振幅　　　最外周列聚相位之后

因此,因为中间一行在所有的回波中最强,并且中间一列包含回波的最大峰值,因此数据空间的中心点具有最大的振幅,也就是,具有最大的信噪比(SNR)(图 13-4)。

当我们在两个方向上向外周移动时,信号将会变弱:

1. 在 y 的方向上,因为相位编码梯度逐渐增大。

2. 在 x 的方向上,因为回波信号或没有达到最大的振幅,或者由于失相位造成无法达到最大的振幅。

K 空间的图像

由于信号的震荡特点,数据空间(即 k 空间)的图像将表现为一系列同心环状信号强度,在信号从最大到最小的震荡的过程中,伴有不同高低信号强度的频带,但是总的来说,从中心到外周总的信号强度有减低趋势(图 13-5A)。因此,k 空间里的白环和黑环分别相应于回波的波峰和波谷。原始的数据(k 空间)和原始图像显示于图 13-5。

K 空间的边缘

你或许正在思考这个问题,如果 k 空间的中心包含最大的信号,为什么不清除外周的信号,仅仅用中心高信号强度的数据形成一幅图像呢(图 13-4 和图 13-6A)? 实际上我们可以用这个数据形成一幅图像,但是成像结构的边缘将会十分的粗糙(图 13-6B)。k 空间的外周部分决定图像的细节结构。让我们看看它是怎么样发生的?

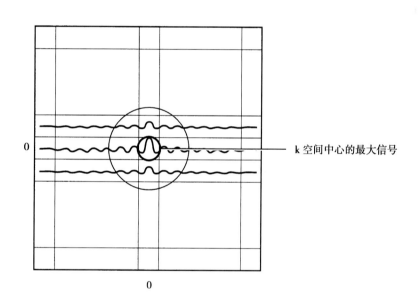

k 空间中心的最大信号

图 13-4 k 空间的中心总是包含最大信号

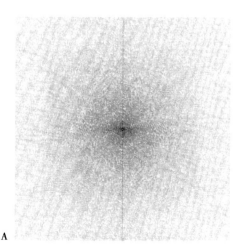

A B

图 13-5 A:最初的(k 空间)原始数据 (B)原始图像:(脑的正中矢状 T1 加权)图像

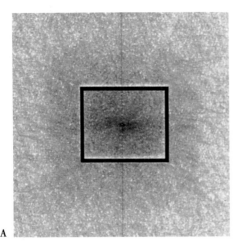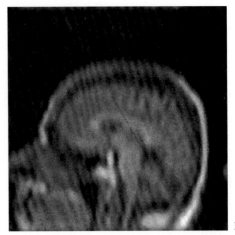

图 13-6 A:k 空间。B:只由 k 空间中心重建的图像。由于消除了 k 空间外缘的点,细节减少了

问:在 k 空间的外周可以得到哪一类的信息?

答:k 空间的外周部分提供了有关图像的"精确度"和界面清晰度的信息。

回忆一下,sinc 波形的傅里叶变换和前面章节中提到的它删减后的形式(图 13-7)。正如你看到的那样,通过删减信号(回波),在傅里叶变换可以产生环状伪影。因此,通过清除数据空间外周的采样,界面里图像的清晰度降低了,图像就变得粗糙了。换言之,当 k 空间的边缘被消除了之后,图像的细微的结构就被遗弃了。图 13-8B 展示的是 k 空间外围的图像(图 13-8A)。

图像重建

我们可以选择 k 空间内的单独的一行组成一幅图像,它将是一幅不完美的图像,但它含有重建这一层图像所必需的全部信息。

> k 空间的中心和图像的中心之间绝对没有直接的关系。同样地,在 k 空间的边缘与图像的边缘之间也没有直接的关系

k 空间最边缘的点对整幅图像也有贡献。就信噪比来说,它对图像的贡献不如 k 空间中心的点那么大,因为 k 空间的中心有着最大的信号,但是外围的点对图像的清晰度和细节有重要贡献。

一旦我们有了 k 空间的全部数据,我们就可以从 k 空间的傅里叶变换得到所需的图像。

问 1:为什么 k 空间的傅里叶变换就是我们需要的图像?

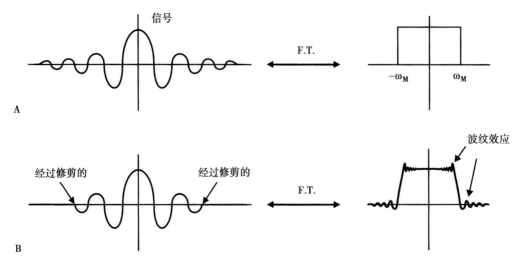

图 13-7 A:理想的 sinc 函数的傅里叶变换是矩形。B:删剪后的 sinc 函数的傅里叶变换具有波纹效应

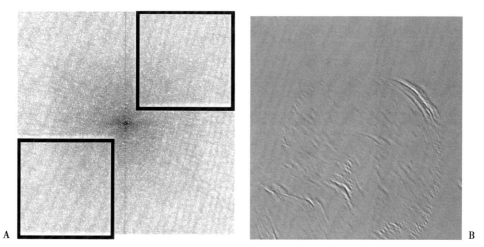

图 13-8 A:k 空间。B:只由 k 空间边缘重建的图像。这个图像具有最小的信号,但是包含最初图像里各个界面的所有细节

答:因为在 x 方向上频率与位置之间,以及在 y 方向上相位编码梯度的强度与[1] 位置之间是一一对应的关系。

问 2:为什么频率与位置之间存在着一一对应的关系?

答:因为,在我们的空间编码的方法中,在 x 轴方向上我们选择的是一个线性梯度,这使得连续频率的增量与位置相关;同样的,在 y 轴方向上我们选择的是一个线性梯度,这使得连续相位梯度的增量与位置相关(图 13-9)。

因此,图像视野中心区域没有频率和相位编码梯度,图像外围的点具有最高频率和相位梯度。换言之,在图像中,频率与位置之间存在着一一对应的关系。

总的说来,频率与相位编码梯度提供了空间内信号的位置信息。构成信号的每一个像素都被分层来研究。

问:怎样决定灰阶的亮度?

答:灰阶的亮度取决于每一个像素信号(实际上是它的傅里叶变换)的大小与振幅。

回顾一下,k 空间的图像在二维表面上看起来像一系列的强度不同的同心环。如果我们现在组合振幅作为第三个方向轴,我们将会有一片朝向我们的较大振幅的区域离开 k 空间表面,看起来像一幅"扭曲的"图像(图 13-10)。

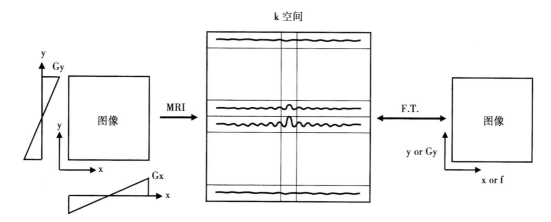

图 13-9 x 轴方向上频率与位置,在 y 轴方向上相位编码的增量与位置都有一一对应关系

---

[1] 在 y 方向上的一一对应关系不仅与相位有关,还与相位编码梯度强度有关。这是因为数据空间内的每行因不同的相位编码梯度强度 G_y 而不同。

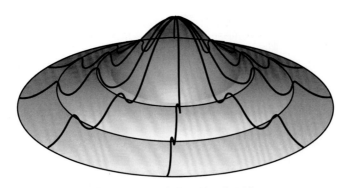

图 13-10 k 空间的三维坐标图像

k 空间的对称性

到目前为止,在接收信号以后、填充信号至 k 空间之前,有需要完成的一个步骤被我们忽略了,这个步骤称为相位敏感性检测。我们想要得到回波信号,它就在频率的载体上,把它移动到 0 频率上,它把信号分割成它的真实的(余弦)与虚拟的(正弦)部分。

首先,我们释放一个频率信号——在 1.5T 的磁场中,64MHz 频率载体周围有相位移动。然而,除非把信号再次降回"0",否则很难分辨出来是信号的频率还是相位的移动。

因此,要在信号中减去 64MHz 的载体频率(图 13-11)。首先从信号中减去一个中心频率 ω_0 的余弦波形,接着在一个单独的计算中,从信号中减去一个中心频率为 0 的正弦波形。

如果从信号中减去 ω_0,零频率(在频率域之内)将在信号的中心。之后就会得到一个合成的且中心频率为零的信号。这个步骤进行两次是为了得到信号被分割后真实的(余弦)和虚拟的(正弦)成分。

每个数据空间均有两种成分:

1. 具有"真实的"(余弦)数据的数据空间:被减去($\cos\omega_0 t$)的信号,返回到了零频率。

2. 具有"假象的"(正弦)数据的数据空间:被减去($\sin\omega_0 t$)的信号,返回到了零频率。

现在一共有两个数据空间(图 13-12):一个具有余弦的数据(真实的),另一个具有正弦的数据(假象的),这两者都具有以零频率为中心的数据。在余弦数据的数据空间内,我们知道有许多对称存在。余弦函数是一个偶函数的例子。如果我们观察一个余弦函数,就会发现这是一个左右对称的、以零为中心的函数。另外的话,它在以零为中心的上下也是对称的。因此,若放置一个像素在数据空间内,零列的右边以及零行的上边的位置(点 a),由于余弦函数是对称的,这使得我们不能区分其他的(点 a)点的位置。计算机不能识别任何的四个体素之间的区别,这是为何使用数据空间的正弦形式的一个原因。

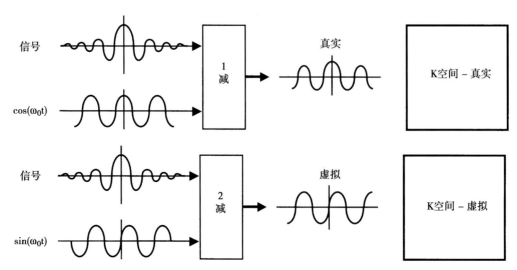

图 13-11 图像重建过程包括预先将信号分解为它的真实部分与虚拟部分。这样,就依次产生了真实和虚拟的 k 空间,这也就是,一个真实的和一个虚拟的图像

k 空间–真实（cos）　　　k 空间–虚拟（sin）

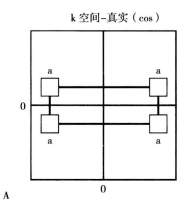
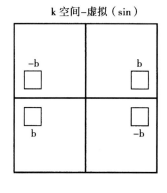

图 13-12 A 和 B：在 k 空间里的空间方向。虚拟部分的 k 空间提供一系列的左右和上下方向

现在，观察一下正弦数据的数据空间（图 13-12B）。同样，一个像素像余弦数据空间那样，位于该函数的相同的位置上，它位于数据空间的零以上的一行以及零右侧的一列。然而（不像余弦数据空间），这里我们可以将它与零之下的一行体素（-b）进行区分，也可以将它与 0 左边一列的体素（-b）进行区分。

为什么在正弦数据空间内这些体素是不同的呢？回顾一下 0 频率右边的两个像素的正弦函数（$\sin\omega_0 t$）（图 13-13A）。因为正弦函数天然的不对称性，所以它是奇函数的一个例子。正弦函数在 0 线的上下改变极性，这使得我们可以区分两个像素。

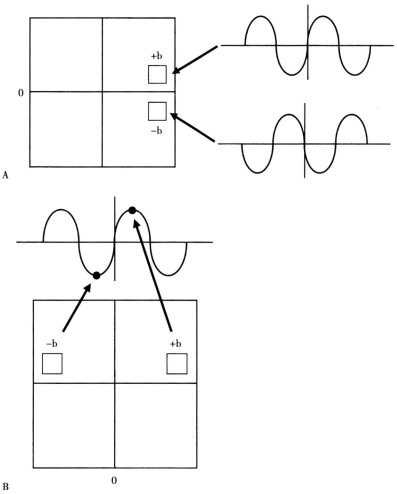

图 13-13 A：因为与 k 空间的顶部和底部相对应的相位梯度具有相反的极性，在虚拟 k 空间内相应的值也具有相反的极性。B：因为正弦函数是一个奇函数，信号的左半部分与右半部分相反，所以虚拟 k 空间内相应的点也具有相反的符号

现在,测试一下正弦函数($\sin\omega_0 t$)在数据空间的 0 线上面的部分(图 13-13B)。同样,由于正弦函数在 0 频率两边的天然的不对称性,所以像素都将具有相反的极性。

复数

正如在第一章中探讨的那样,复数可以分成真实的(余弦函数)与虚拟的(正弦函数)两个部分。如果考虑到余弦函数作为它的真实成分,正弦函数作为它的虚拟成分,那么把正弦函数和余弦函数加起来得到的信号大小,这样同样可以得到它的方向。

因此,现在把 4 个像素的数据加起来(图 13-14)。由于正弦函数的极性有改变,当我们把正弦函数与余弦函数相加时,就可以区分 4 个像素的方向(但是在独有余弦函数时,便不能确定这个方向)。

在 0 相位编码以上的每一行中:
像素 a-ib 是位于 0 频率的左边的。
像素 a+ib 是位于 0 频率的右边的。
在 0 相位编码以下的每一行中:
像素 a+ib 是位于 0 频率的左边的。
像素 a-ib 是位于 0 频率的右边的。

共轭(Hermitian)对称

复数 a+ib 的共轭数是复数 a-ib(也就是说,真实的成分相同,虚拟的成分是相反的)。由此以及图 13-14 可清晰地得知,k 空间具有共轭对称性,这也被称作 Hermitian 对称。

半采集次数(1/2 NEX)

在"1/2NEX"[1] 技术(相位方向上的半傅里叶),我们采集 k 空间上半部分的数据,通用数学的方法计算下半部分的数据(图 13-15),因此,这就减少了扫描的时间。这样做的代价是减小了信噪比,信噪比降低为原来的 $1/\sqrt{2}$(见于第 17 章)。由于数据中有相位误差的存在,之前讨论的对称性或许并不完美。这就是为什么当运用这种技术时,在 k 空间中心会有额外的几行数据——这中间几行包含最大的信号——常常被添加进来进行相位的校正。这就是说,采样必须略多于 k 空间的 50%,这样才可维持相位信息。

部分回波

在部分回波中,仅仅对回波的右半部分进行采样,左半部分是在右半部分的基础上计算出来(图 13-16)。(这样就允许 TE 变得更短,进行快速扫描技术,就像快速 FLASH 和快速 SPGR——见于第二十一章。)

1/4NEX

由于在之前探讨过共轭对称性,理论上,仅需要 1/4 的结合了真实与虚拟的数据空间(图 13-17)就能够产生一幅图像。也就是说,你应该能够仅仅从 1/4 的 k 空间就可以创建一个 k 空间的数据。但是实际上由于数据采集的误差一直存在,完美的对称是不存在的,这样的话或许就会导致相位误差以及图像紊乱,这可能就是为何这种技术不被采用的原因。

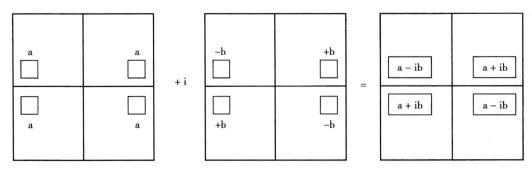

图 13-14 通过把四个相应的数据点的真实部分与虚拟部分加起来,我们可以看到 k 空间的共轭(Hermitian)对称性。注意左右和上下之间的共轭对称性

[1] 半采集次数是一个并不确切的名称,因为我们真正采用的是相位编码步骤数量的减半,而非 NEX。

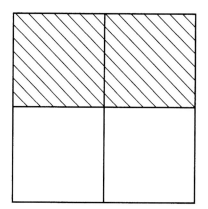

图 13-15 在半数(或部分)的采集中,只有使用 k 空间的一半(或部分)行数(加上少许额外的中央几行),其余通过对称性重建

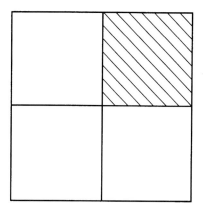

图 13-17 因为 k 空间的共轭对称性,在理论上,你应该可以只通过它的 1/4 就可以重建出整个 k 空间。但是,实际上由于过多的相位误差导致数据的对称性并不完美

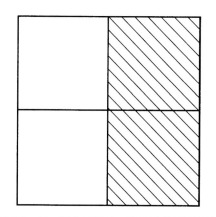

图 13-16 在一部分回波中,只有采集到的回波的一部分

真实的和虚拟的图像

我们讨论过数据空间的两个成分,即真实的和虚拟的成分,它们各自的傅里叶变换提供了图像的真实的和虚拟的部分(图 13-18)。

幅度(模量)图像和相位图像

回顾一下给定的复数 c=a+ib,其中的 a 为真实的,b 为虚拟的成分,相位(角度)取决于 $\tan\theta = b/a$,而它的大小为 $\sqrt{(a^2+b^2)}$。

这个概念可以被应用于图像的真实的和虚拟的部分(图 13-18),用以产生幅度图形和相位图像(图 13-18)。

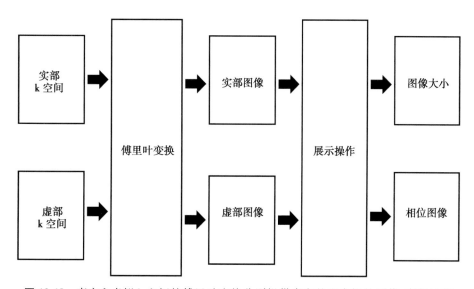

图 13-18 真实和虚拟 k 空间的傅里叶变换分别提供真实的和虚拟的图像,真实的和虚拟的图像用于产生振幅和相位图像

幅度图像(模量,modulus)是我们在 MRI 中大部分时间里所处理的内容。相位图像很重要,它表示方位。有一个例子是相位对比 MR 血管成像,相位会提示流动方向,这也就是,上和下,前和后,或者说左和右。总的说来,tan(相位角)=(虚拟的/真实的),或者说相位角=arctan(虚拟的/真实的),以及

$$模量=\sqrt{(真实)^2+(想象)^2}$$

事实上,当作 1/2 采集时,我们采集一半的相位编码步骤,再加上 0 线以上或以下的几行,那么可以补偿相位的误差,确定实际的相位。这也被称为过度扫描。

理想状态下,想要有一幅虚拟部分为零的真实图像。然而事实上,我们有各种各样的运动伪影和梯度误差,这些都可以产生相位伪影。因此相位永远不会为零。有时候,当服务工程师在尝试调试系统的时候,他们会观察这些相位图像来查找问题。

我们也可以查看相位图像。在流动成像中,相位图像是一个速度图像,它可以提示大小和方向。举例说来,在脑脊液流过中脑导水管的图像中,在相位图像上,顺行方向流动的为黑色,逆行方向流动的为白色,尽管通过对磁共振扫描仪预先调整,二者可以被翻转。因此,在相位对比研究中相位图像展示了流动的方向性(图 13-19)。

因为相位永远不会为零,我们可以组合"真实的"图像和"虚拟的"图像从而得到一幅复合的图像,这幅图像就是我们在进行 MR 研究中所看到的图像。我们看到的图像是模量,它结合了真实和虚拟数据空间的傅里叶变换:

图像=模量

$$=\sqrt{(真实图像)^2+(假象图像)^2}$$

k 空间:一个例子

下边是一个 2×4 的矩阵的例子:

1	0	0	1
0	0	0	1

频率编码数 $=N_x=4$

相位编码数 $=N_y=2$

将指定每个像素的大小为 1 或者 0,因此:

大小=1 的像素为白色。

大小=0 的像素为黑色。

在第一次相位编码中,在 y 方向上没有梯度,在 x 方向上施加频率编码梯度,可以区分每一列。然后所得到的是每一列的像素之和,不知道这些总的成分来自哪一行(图 13-20)。

谨记傅里叶变换可以区分不同的列,是因为每一列具有不同的频率。信号的傅里叶变换将会有两个频率峰,第一列的振幅为 1+0=1,第四列的振幅为 1+1=2。因此,运用读出梯度使我们可以区分不同的列。但是,我们仍然不能区分不同的行。例如,在第四列中振幅=2 的可能是:

1+1 或 0+2 或 2+0

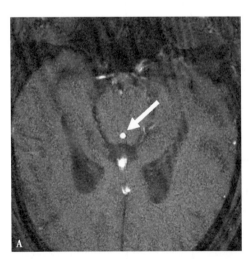
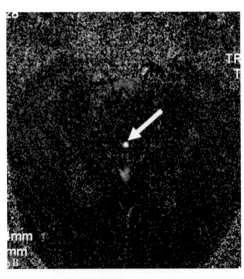

图 13-19　来自一个正常压力脑积水患者脑脊液流动研究中的图像振幅(A)和相位图像(B)。注意磁共振扫描仪中预设的高信号。图 B 中脑导水管(箭头)内反映了流动方向,在这种情况下,明亮的信号表示从上向下流动

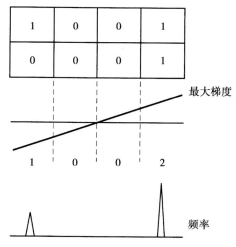

1	0	0	1
0	0	0	1

最大梯度

频率

图 13-20 一个有频率梯度而无相位梯度的 2×4 矩阵

只用一次相位编码,我们不知道如何分解振幅之和,从而得到每一列单个元素的振幅。谨记第一组数据是在相位编码(y)方向上没有梯度时所获得的。

第一次相位编码是在相位编码梯度值为零时。下一次的相位编码,我们要施加一个梯度。这个梯度为 360°除以 2——即 180°。这就意味着,第一行的梯度没有变化,第二行将会出现一个梯度。这样一来,与第一行相比,自旋将出现 180°的相位差,结果是第一行的数值没有变化。但是,第二行的数值将出现 180°的相位偏移(这也就是,它们将是最初数值的相反数)。

1	0	0	1
0	0	0	−1

如果我们使用时钟图来模拟评估相位偏移,上面一行的自旋没有相位偏移,将会指向上方。第二行的自旋(产生了 180°的相位偏移)将会指向下方(图 13-21)。

因此,尽管第一行的数值将保持不变,原来没有相位偏移的第二行数值将反转 180°。

第一行

1	0	0	1

第二行 180°相位移之前

0	0	0	1

第二行 180°相位偏移之后

0	0	0	−1

旁白:如果有四行,并进行四次相位编码过程,这个过程将会是:各行之间的相位差是:0,90°,180°,270°,每一个连续的 TR 都有一个更陡的梯度(图 13-22)。在我们的研究中只有两行,只进行两次相位编码:

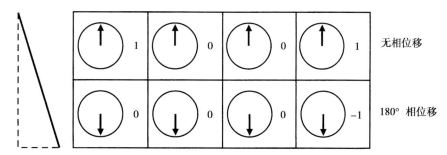

图 13-21 与相位编码相同的例子。第一行没有相位移,第二行有 180°的相位移(因此改变了像素值的符号)

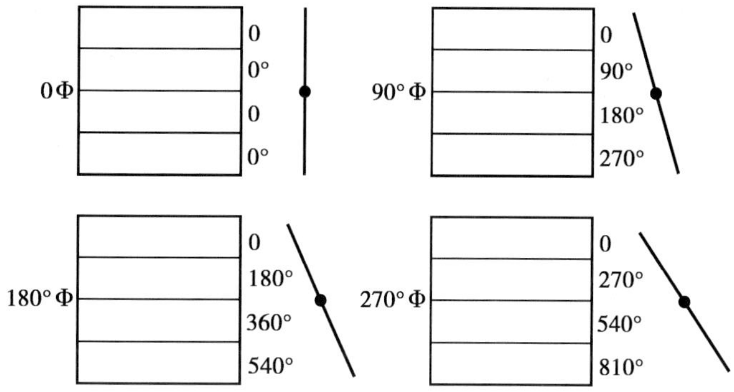

图 13-22 一个 4×4 的矩阵的例子。相位增量是 0°,90°,180° 和 270°(通常说来,相位增量是 $360°/N_y$,这里的 N_y 是相位编码次数)

1. 各行之间零相位差(无梯度)。

2. 180°相位差,有一行没有相位差,第二行与第一行之间产生 180°的相位偏移。

这种相位编码的分割是将全部余弦波形的 360°进行相等的分割(图 13-23)。因此,对 180°的相位差,我们得到最初值的相反数,因为 cos180°=-1。对于另外的不同的相位角,可以得到最初值的一部分(从 0 到 1,或者从 0 到-1,无论 cosθ 是什么值)。

在这样的相位编码过程中,看一看在频率编码方向的傅里叶变换是什么情况(图 13-24)。第 1 至 3 列的振幅从 0 相位读出时保持不变。但是

第 4 列的振幅有改变:

在 0 相位时,第 4 列的总和为 2(是因为 1+1=2)。

在 180°相位时,第 4 列的总和为 0(是因为 1-1=0)。

随着相位的变化,第二列的总和为(+1)和(-1)之和,这个值为 0。我们仍然不知道每个像素最初的值为多少,但是把它与第一行的数值相比,在 k 空间内,第二行的傅里叶变换确实是有不一样的数值。

现在来做一些数学计算。下面就像解答具有两个未知数的方程式,让我们来解决下面的 a、b、c 和 d:

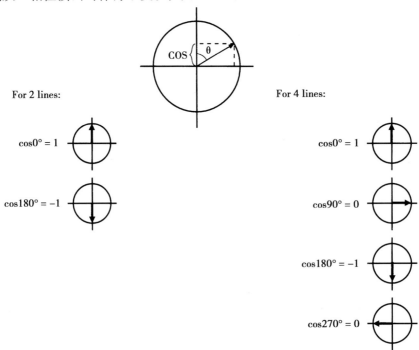

图 13-23 在两行和四行上像素相位偏移的效果

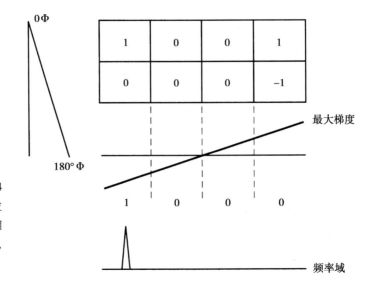

图 13-24 前面的 2×4 的矩阵的例子现在位于频率编码梯度和相位编码梯度(也即,180°的相位移)之下

1	0	0	1
0	0	0	1

0°相位

1	0	0	1
0	0	0	-1

180°相位

a	0	0	c
b	0	0	d

a	0	0	c
-b	0	0	-d

回顾一下相位=0的时候像素的值,

1. 指定第一列像素的值为(a 和 b)。

2. 指定第四列像素的值为(c 和 d)。

现在看看180°相位时各个像素的值

1. 指定第一列的像素的值为(a 和-b)。

2. 注意,由于没有任何的相位改变,与0相位行一样,像素(a)保持不变;但像素(-b)是负数,这是由于与在0相位的像素(b)相比,它产生了180°的移位偏移。

3. 指定第四列的像素的值为(c 和-d)。

再次注意,由于没有任何的相位改变,像素(c)与0相位一样保持不变,但是像素(-d)由于与在0相位的像素(d)相比产生了180°的相位偏移,所以变成了负数。

第一组方程式:　　　第二组方程式:

$a+b=1$　　　　　$c+d=2$

$a-b=1$　　　　　$c-d=0$

加 $2a=2$　　　　加 $2c=2$

$a=1$　　　　　　$c=1$

$b=0$　　　　　　$d=1$

在 k 空间里通过使用两行傅里叶变换,我们可以决定每一列里的每个像素的振幅值,这就是数字傅里叶变换(Digital Fourier Transform,DFT)的概念。

在这个例子中,什么是 k 空间呢?现在回顾一下图13-20。数据空间内的第一行相应于0相位采集的是所有信号之和。当 x 方向上的梯度(G_x)导致每列之间的频率角度不同之时,信号将会包括

1.(cos 第一列的频率)与(振幅为 1)的乘积,比如,$1\cos t$

2.(cos 第四列的频率)与(振幅为 2)的乘积,比如,$2\cos 4t$

这些信号之和将会是位于时间域内数据空间中第一行的信号(在这个例子中,是 $\cos t + 2\cos 4t$)。接下来,对这个信号进行采样(在我们这个例子中一共采样四次)。

第二次时,数据空间里的第二行相应于180°相位偏移时,我们将会得到:

1.(cos 第一列的频率)与(振幅为 1)的乘积,比如,$1\cos t$

2.(cos 第四列的频率)与(振幅为 0)的乘积,比如,$0\cos 4t$,即为 0

因此,在时间域内我们得到一个不同的信号用以填充数据空间的第二行。接下来,对这个信号进行采样。记住数据空间中的一个点与图像中相同的点之间没有任何直接的关系。

数据空间的傅里叶变换包括 4 个频率,它们分别对应于使用 G_x 梯度进行频率编码(信号读出时)的 4 种采样。频率的大小(振幅)跟图像的亮度相关。在 x 方向上图像中的位置与频率之间有一一对应的关系。一定频率的振幅与相应位置上的像素的亮度有关。在 y 方向上,y 轴位置与相位的增量 $\Delta\phi$(它与梯度强度 G_y 有关)之间的一一对应关系。

为产生图像,我们对数据空间进行二次傅里叶转换。这个过程仅仅只是附加的一个数学过程。

问题:从 k 空间到产生图像,为解答一系列的方程需要进行多少次计算(也就是,为了解决数字傅里叶变换,我们要进行多少次计算)?

答案:在前面两行 k 空间的例子里,每行有 4 个样本,每次采样有两个方程,一共采样 4 次。因此:

$2×4=$计算的次数

通常来说,对于一个 N×N 的矩阵来说,所需的计算数 $=N×N=N^2$。

例子

对于256×256的矩阵:

$256^2=$数据傅里叶变换需要 2^{16} 次计算

快速傅里叶变换

快速傅里叶变换(Fast Fourier Transform,

FFT)是一个信号处理转换过程,与傅里叶变换相似,用更快的速度进行数据傅里叶变换。快速傅里叶变换(FFT)的计算次数为:

计算数 = (N)(log₂N)

例子

一个 256×256 的矩阵:

256×log₂256 = (256)(8)

由于 8 是 256 的 1/32,我们需要的计算数为原来的 1/32。log₂N 是一个整数,频率编码次数须是 2 的整数幂。这就是为什么无论何时使用 FFT,频率编码数均是 2 的整数幂(也就是,2^N 比如是 2,4,8,16,32,64,128,256,512),一般都是 128,256 和 512 的原因。

要点

我们已经介绍了让人感到畏惧的 k 空间。k 空间可以被理解为"数据空间"(亦可被理解为"模拟的"k 空间),其中的每一行都代表着所接收信号(回波)的一个采样过程。在数据空间中,坐标轴是时间(水平方向的刻度按照采样时间间隔来划分,垂直方向的刻度则按 TR 来给定。)k 空间的傅里叶转换就是我们所需的图像。

但是,在得到数据空间以后,创建真正的 k 空间之前,还需要另外的步骤,它与"空间频率"的概念相关,我们将在第 16 章中再次探讨。

习题(判断题)

1. 数据空间的行数与相位编码数相等。

2. 数据空间的每行对应于一个频率编码梯度强度。

3. 数据空间的中心包括最大的信号。

4. 数据空间的每一行都包括一个接收到的信号(回波)。

5. 数据空间的轴线是在时间域内的。

6. k 空间的中心与图像的中心之间存在着直接的关系。

7. 数据(或者 k)空间的右边一半是左边一半的镜面图像。

8. 数据空间的中心直接与图像的中心相关。

第十四章

脉冲序列图

"脉冲序列图对于磁共振工作者来说,就像音乐家的乐谱一样。"

简介

一幅脉冲序列图(pulse sequence diagram,PSD)阐明了在磁共振成像过程中事件发生的顺序。脉冲序列图是显示射频脉冲(RF)、梯度和回波的一幅时间图。对 PSD 有一个良好的理解与掌握,将会帮助读者更容易理解复杂的脉冲序列以及各种扫描参数之间的相互作用。

自旋回波序列脉冲序列图

在已经接触了梯度的概念后,我们现在能够解释一个完整的脉冲序列图了,例如一个自旋回波(SE)序列(图 14-1)。图中所有的内容看起来就像我们前面所探讨的一样,除此之外我们还要做一些调整

1. 层面选择梯度(G_z)

a. 一旦使用层面选择梯度(G_z),之后会在相反的方向上引进一个梯度用来重聚这个自旋(图 14-2)。基本上看来,我们每次施加梯度时,都会导致这个自旋失相位。在施加 G_z 梯度时,我们使用自旋失相位是为了选择层面,但是在层面选择之后,我们需要消除这个效应。聚相位梯度的目的就是使层面选择方向上的自旋重聚。(换句话说,我们可以在层面选择之前使用自旋失相位,而后面的聚相位梯度脉冲可以让自旋重新恢复到同相位。)

b. 当施加 180°的脉冲时,可以施加也可以不施加层面选择梯度。这个可选择项取决于采集的是一个层面还是多个层面。然而,在 180°脉冲的前与后,我们要施加一个叫作"损毁"的梯度,使180°脉冲形成三叶型(图 14-3)。这个梯度可不简单。当施加 180°脉冲时,还有很多因素导致脉冲不是刚好为 180°,这样将会引起并我们不需要的额外横向的磁化。这或许就会导致回波不是像我们所希望的那样在 TE 时聚相位。因此,施加这些"损毁"梯度来校正那些错误。(第一叶用于平衡第三叶;第二叶用来选择层面;第三叶用来破坏自由感应衰减过程中所产生的无用的横向磁化。)

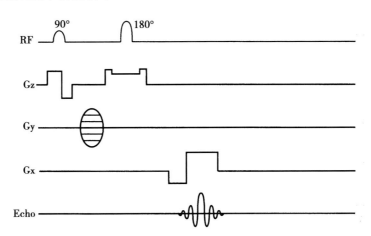

图 14-1 自旋回波的脉冲序列图(PSD)

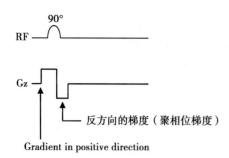

图 14-2　层面选择梯度 Gz 之后紧跟着一个反方向的梯度使得自旋可以聚相位

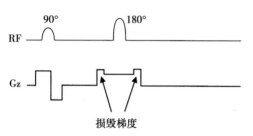

图 14-3　我们在层面选择梯度（在 180°脉冲施加的期间）的每一侧施加了损毁梯度，以达到在 TE 时刻有更加精准的聚相位

2. 频率编码梯度（G_x）

在读出梯度（G_x）有一个重要的调整。若在读出回波时只施加一个梯度，我们将会使所有的自旋失相位（图 14-4）。当达到信号中间的时候，信号强度将会减小，这是因为失相位是由于这个梯度作用所导致的，当达到信号末尾的时候，会得到最大的失相位，大量的信号丢失以至于没有信号可读出！

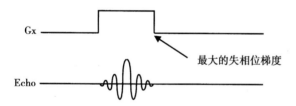

图 14-4　若在读出信号时仅仅只施加一个固定的梯度 G_x，那么所有的自旋均会失相位

因此，在相反方向施加一个梯度，它的时间范围等于 1/2 读出梯度（图 14-5）。读出梯度的长度是采样时间（T_S）。对稳定的自旋来说，施加一个梯度将会使得自旋进动的速率越来越快，并且随着进动速率的增快，它们将会失相位。在这个反方向梯度的作用下，这种稳定的自旋将会在反方向梯度结束的时候有最大的相位差。因为梯度被反转后在正方向上施加一个梯度，自旋将会再次聚相位。这刚好发生在读出的中点，也就是在

TE 时间里。接下来，它们将会在一次失相位。我们可以看到在 TE 时刻，全部的质子都在重新聚相位。

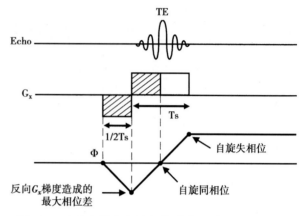

图 14-5　在读出梯度应用之前，施加一个相反的梯度，这会导致一个三叶型梯度。反方向的梯度使得自旋失相位，之后，在回波的中心自旋恢复同相位

若不施加反方向的梯度，当梯度开启式时，自旋就将会开始失相位，并且在 TE 时刻，将会出现不需要的相位差。相位差的出现，意味着信号变弱（图 14-6）。

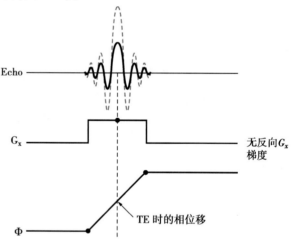

图 14-6　在缺乏三叶型的梯度 G_x 时，自旋将会在回波的中心聚集一个相位，导致信号减小。这条虚线就是我们想要得到的信号的波形

有时候，我们会看到另外一种 G_x 梯度的表达形式（图 14-7）。它会显示为一个正向梯度，而不是一个反向梯度（就像刚刚讨论过的那样）。你可能会想知道如果读出梯度 G_x 前面的梯度是正方向的，那么我们会不会因为这个附加的正向的梯度而导致更大的相位差？

这个问题的答案存在于图 14-7 之中，在 180°聚相位脉冲的前面施加一个正向的预读出梯度

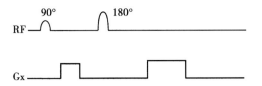

图 14-7 梯度 G_x 的第一叶施加的时刻,可以是在 180° 脉冲之后以反方向进行(正如前面讲到的那样),也可以是在 180° 脉冲之前以正向进行

G_x。在施加预读出梯度 G_x 之后,我们会得到一个正方向上的相位差。这个相位差将在我们施加 180° 脉冲之前持续存在(图 14-8)。在 180° 射频脉冲施加以后,这个相位差将会被翻转。接下来,它将会保持不变,直到 G_x 梯度被施加为止。然后,自旋将会恢复同相位,在 TE 时刻相位差达到零,紧接着又会出现相位差。因此,我们在正和反两个方向施加预读出梯度都会得到相同的结果,这些取决于脉冲序列中梯度施加的位置。

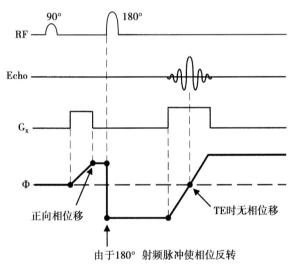

图 14-8 图像展示的是在 180° 脉冲之前施加另外一个正向的聚相位梯度时,自旋如何在回波的中心回复至同相位

采集时间

在之前的章节中,我们曾谈到过多层面成像,

我们还说到过在回波结束与下一次 90° 射频脉冲之间存在着许多的"无效"时间(图 14-9)。我们可以利用这些"无效"时间来处理其他的层面。

问 1:如果我们可以在无效时间之内填充好所有的我们需要的层面,那么采集时间将会怎么样呢?

答:在数据空间内填充一行需要占用 TR 的时间。因此,采集时间,将会是填充整个的数据空间所需要的时间,它是数据空间的行数的 TR 倍。

问 2:在数据(或者是 k)空间内,有多少排(行)?

答:k 空间内的行数等于相位编码数 N_p 或者 N_y。

问 3:重复序列有用吗?

答:我们可以重复所有序列的流程(或者重复每一个相位编码过程),接下来就对噪声进行平均化,从而提高信噪比。

每一个周期都被称为一次激励。术语 NEX 代表激励的次数(也被称为 NSA-平均信号的次数)。因此,采集时间取决于:

1. TR(采集数据内的一行所需要的采集时间)

2. N_y(相位编码数)

3. NEX(我们重复所有序列的次数)

$$采集时间 = (TR)(N_y)(NEX)$$

这个公式可运用于传统的自旋回波序列。注意这个方程中并没有层面数。如果这个方程被用于计算机体层摄影中扫描时间的原理中,这看上去有点不合常理,因为在 CT 中要获得越多的层面,序列将会越长。这在 MRI 中不一定正确,因为在一次 TR 时间内,我们实际上可以进行多层面的采集。显然,若减小 TR,也会减小所能获得的层面数。因此,层面数并不直接取决于 TR 参数。

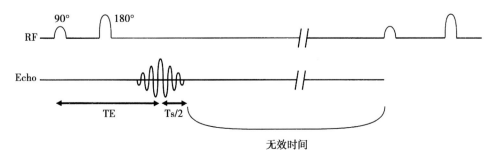

图 14-9 "无效"时间总是存在于读出完成与下一个 90° 脉冲之间。我们可以利用这个无效时间来采集其他的层面

假设要进行大范围的 T1 加权成像。增加 TR 以使每一个 TR 周期内有更多的层面,但是这样可能会起反作用,因为 T1 加权将会减小。这样一来,在增大范围和获得更多的 T1 加权之间就存在着一个平衡的问题。

例子 1

TR = 1 000ms, N_y = 256, NEX = 1

采集时间 = (TR)(N_y)(NEX) = (1 000ms)(256)(1) = 256 ≅ 4.27min

假定我们在每一个 TR 内可以填充 10 个层面。那么我们就可以在 4.27 分钟内采集 10 个层面。

例子 2

在另一个方面,如果在每一个 TR 内一次仅仅只能采集一个层面,那么我们将不得不重复 10 次序列来采集 10 个层面,所以扫描时间将会变成:

(10)(1 000ms)(256)(1) ≅ 10×4.27min = 42.7min

很明显,这并不实际。

要点

我们已经讨论了脉冲序列图的相关内容,阐释了自旋回波成像的例子。在接下来的章节中,将会见到更加复杂的脉冲序列图的例子。当然,脉冲序列图并不能告诉我们在磁共振成像中使用到的全部参数,例如视野(视野将会在下一章中讨论),但是它会提供在这个过程中的算法以及工作步骤。

习题

1. 采集时间取决于?(单选或多选)

a. TR

b. TE

c. N_x

d. N_y

e. NEX

2. a. 计算多次采集 SE 序列在 TR = 2 000, NEX = 2, N_y = 128 时的采集时间?

b. 重复(a)中的过程,采集一个层面,重复采集 10 个层面的时间。这样做实际吗?

3. k 空间的行数等于?

a. N_x

b. N_y

c. NEX

d. N_z

e. TR

第十五章

视　野

简介

　　一幅脉冲序列图提供了在磁共振成像研究中所进行事件的时间顺序。但是,操作者必须要指定想要研究身体某一部位的尺寸大小。这是这一章的主要内容,也就是——视野(field of view, FOV)。我们即将看到我们所能选择的视野的最小值有一个限制,这取决于梯度的最大强度和接收信号的带宽(BW)。

视野

　　接下来将要讨论下列内容之间的关系:

1. 视野
2. 带宽
3. 梯度

　　理解这些概念是极其重要的,因为这些特性将会影响它的临床应用。

　　来看一幅有 x 和 y 轴的图像(图 15-1)。沿着x 轴有一个视野。通常,在 x 方向上施加一个逐步增大的梯度(G_x),这就意味着在沿 x 轴方向上产生了一个线性的、不均匀性的磁场。因此,

1. 在视野的中心点,磁场强度将为 B_0。
2. 在视野的右侧,磁场强度将大于 B_0。
3. 在视野的左侧,磁场强度将小于 B_0。

　　沿着 x 轴方向上的磁场强度是 B_x。B_x 的值取决于下面这个线性方程:

$$B_x = (G_x)x$$

　　这个方程显示的是在沿(G_x)梯度上任何一点的磁场强度值等于(G_x)梯度的斜率乘以在 x 轴上的距离 x(图 15-2)。我们在等式的两边都同时乘以旋磁比 γ:

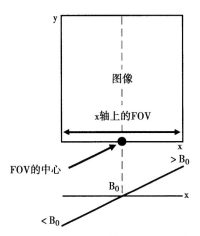

图 15-1　这是一幅有 x 轴和 y 轴的图像。频率编码梯度 G_x 导致视野(FOV)中心的磁场强度为 B_0,并且位于右侧的和左侧的分别比 B_0 具有更大的和更小的磁场强度

$$\gamma \cdot B_x = \gamma(G_x)x$$

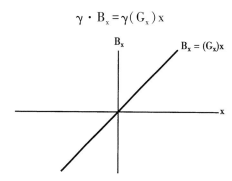

图 15-2　梯度 G_x 描述了一个线性方程 $B_x = G_x \cdot x$。因此,在 x = 0 时,没有梯度磁场添加至系统中,当 x 为正值时,在主磁场上加上了一个正值梯度磁场

　　回忆一下,(γB_x)拉莫尔方程,这个方程是磁场强度与频率的关系:

$$频率_x = \gamma B_x$$

　　这个方程陈述的是沿着 x 轴任何一点的震荡

频率与这个点位置的磁场强度成正比,也就是说,

$$f_x = \gamma B_x$$

或者

$$f_x = \gamma (G_x) x$$

换言之,x 轴上的任何一点的频率与梯度(G_x)的斜率和在 x 轴上位置的积成正比。

让我们看看在视野的每一个末端将会发生什么(图 15-3)。在视野的右侧边(也就是,在 x = FOV/2 处),频率最大(称为 f_{max}),因为 G_x 梯度磁场强度最大。

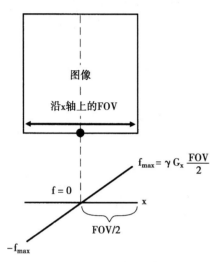

图像

沿x轴上的FOV

$$f_{max} = \gamma G_x \frac{FOV}{2}$$

$$f = 0$$

x

FOV/2

$$-f_{max}$$

图 15-3 在视野的末端,频率 f_x(频率与梯度强度 G_x 成正比)是最大的。这个关系是由 $f_x = \gamma \cdot G_x \cdot X$ 得出的,式中的 x = FOV/2 时,频率是 f_{max}

频率的计算公式为

$$f_x = \gamma (G_x) x$$

现在,对于 f_{max},在 x 轴上的距离是 1/2FOV。因而,

$$f_{max} = \gamma (G_x) FOV/2$$

记住这是减去了中心频率以后的结果。因此,这些测量值是围绕零频率为中心进行的。在梯度的反方向的末端,我们有 $-f_{max}$:

$$-f_{max} = -\gamma (G_x) FOV/2$$

频率范围是什么呢?频率范围是从 $-f_{max}$ 至 $+f_{max}$,也就是,

$$频率范围 = -f_{max} \rightarrow +f_{max} = \pm f_{max} = 2f_{max}$$

频率范围的另一个术语就是带宽(BW)。因此,

$$BW = \pm f_{max} = 2f_{max}$$

如果选择图像最右侧的频率和图像最左侧的频率,那么我们将得到频率的范围,或者说是带宽。我们已经知道了,对于最大的频率,

$$f_{max} = \gamma (G_x) FOV/2$$

因为

$$BW = 2f_{max}$$

可以这样总结

$$BW = \gamma \cdot G_x \cdot FOV$$

因此,我们可以看到视野、带宽以及场强之间的相互关系。现在用上述等式计算一下 x 方向上的视野:

$$FOV_X = \frac{BW}{\gamma(G_x)}$$

这个等式展示了视野与带宽直接成正比例关系,视野与梯度的大小成反比例关系。因此,如果想要减小视野,我们就可以(ⅰ)增大梯度强度或者(ⅱ)减小带宽。

为使 FOV↓:

1. ↑梯度

2. ↓带宽

你可以使用的梯度磁场的强度是有限制的,而且你能使用的最小带宽也是有限度的。

问题:最小的视野是多少?

答案:最小的带宽除以最大的梯度强度:

$$FOV_{min} = \frac{BWmin}{\gamma(Gmax)}$$

对于每一台机器来说,G_{max} 和 BW_{min} 都有特定的值。例如,对于一台 1.5T GE Echospeed Plus 的扫描仪来说,

最大梯度强度 = 23mT/m

最小带宽 = ±4kHz = 8kHz

因此,最小的视野约为:8kHz/(42.6MHz/T×23mT/m)≅0.8cm

相反,为了增加视野,我们可以:增加带宽或者减小梯度。

(记住,当增加带宽时,我们将会降低信噪比。)

要点

我们已经讨论过了视野、带宽以及梯度之间有趣的关系：

$$FOV = BW/(\gamma \cdot G)$$

正如我们看到的那样，我们能够选择的最小视野是有限度的，这取决于可被允许的最小带宽和可能的最大梯度强度：

$$FOV_{min} = \frac{BW min}{\gamma(Gmax)}$$

选择一个较小的视野可能会导致混叠（或者卷折）伪影的发生，这取决于被成像结构的大小。有关这个内容更详细的介绍在十八章。

习题

1. 若最小视野为 30cm，频率编码梯度 G_X 为 5mT/m，那么当梯度变成较强的 10mT/m 时，最小视野是多少？（也就是，一个更强的 G_X 是会减小还是增大最小的 FOV？）

2. 最小视野与下列哪一项成反比？

a. 带宽

b. 梯度强度

c. TR

d. TE

3. 若相位编码梯度 G_y 的大小是 0.1mT/m，它持续作用 2ms，那么对于来自于某个组织视野中心以外 2cm 位置处的横向磁化的移相值为多少？

提示：$\Delta\phi = 360° \times \gamma \times G_y \times$ 持续时间 $\times$ 所处位置，式中的 $\gamma = 42.6$MHz/T。

4. 下列哪项可以使最小视野减小：

a. 增大梯度场强度

b. 减小带宽

c. 增加采样间隙

d. 以上均正确

e. 只有 a 和 b 项正确

5. 判断题　减小视野可以使卷折（混叠）伪影产生的可能性降低。

6. 当最大采样间隔 $\Delta T_s = 10\mu s$（也就是没有混叠），最大的频率编码梯度为 10mT/m，最小视野是多少？

a. 47cm

b. 23.5cm

c. 47Mm

d. 23.5mm

提示：$BW = 1/\Delta T_s$

7. 最小视野直接与下列哪项成正比？

a. 带宽

b. 梯度场强

c. TR

d. TE

k空间：最后的领域

简介

本章节中，我们将会总结一些在前面章节中已经探讨过的概念，厘清关于k空间的一些关键点。谨记到目前为止，关于数据空间，我们认为是一个"模拟"的k空间，并且我们认为数据空间的傅里叶变换就是图像（图16-1）。

事实上，这个说法是正确的，但是这个概念有一个问题——数据空间中的矩阵是非常不对称的。在频率编码方向上，两次采样之间的时间间隔（即采样间隔 ΔT_s）是数微秒，因此，全部采样的总时间（即采样时间 T_s）的长短为数毫秒。但是在相位编码方向上的时间间隔，也就是每一次重复时间TR（需要数秒）。在相位编码方向上采集所有的数据所花费的全部时间就是一次采集所需的扫描时间（数分钟）。

因此，在数据空间内，我们有一个矩阵，它的x轴的数量级为毫秒，y轴的数量级为分钟，这将是一个极其不对称的矩阵。真正的k空间是和数据空间一样的矩阵，但是它具有不同的规模。回顾一下

$$FOV = \frac{带宽}{\gamma \times 梯度} \qquad （等式16-1）$$

在前面章节中，我们探讨了视野（FOV）。等式16-1展示了视野、带宽（BW）以及梯度场强度之间的关系。根据这个公式，FOV等于带宽除以γ与G的乘积。我们从前面的章节中还知道了带宽与采样间隔（ΔT_s）之间是反比的关系，这也就是说，

$$带宽 = 1/时间间隔$$

从下列两个公式

$$视野 = \frac{带宽}{\gamma \times 梯度} \quad 和 \quad 带宽 = \frac{1}{时间间隔}$$

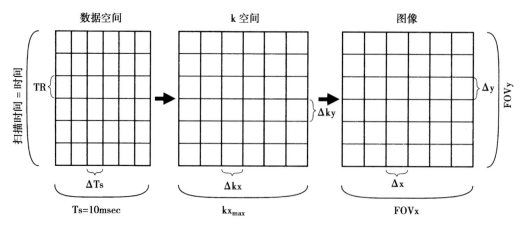

图16-1 数据空间（坐标轴是 ΔT_s 和 TR）是位于时间域内的。k空间（坐标轴是 Δk_y）是位于空间频率域内的，并且k空间来源于数据空间。k空间的傅里叶变换是图像（坐标是 x 和 y），且这个图像位于频率域内

我们可以得到一个关于视野的新的公式:

$$视野 = \frac{带宽}{\gamma \times 梯度} = \frac{1}{\gamma \times 梯度 \times 时间间隔}$$

为了用距离和时间来计算,我们需要颠倒上述公式的两端,这样就得到:

$$\frac{1}{FOV} = \gamma \cdot G \cdot \Delta T_s$$

现在,考虑一下 x 和 y 方向上的视野。如果我们考虑 x 方向上的视野,这个公式告诉我们需要知道 x 方向上的梯度强度和采样间隔。

$$\frac{1}{FOV} = \gamma \cdot Gx \cdot \Delta t_x$$

式中的 $(\gamma \cdot Gx \cdot \Delta tx)$ 可以用 Δk_x 来表示。如果我们现在看图 16-1,我们可以看到 Δk_x 是 x 方向上的 k 空间里的间隔单元。因此,

$$\Delta k_x = \gamma \cdot Gx \cdot \Delta t_x$$

我们现在来探讨一下上面所说的度量单位:

$\gamma = 旋磁比 = MHz/T$

$Gx = 梯度强度 = mT/m$

Δt_x 采样间隔 $= msec$

因此

$$\Delta k_x = (MHz)(mT/m)(msec)$$
$$= (周期/s \cdot T) \times (T/m) \times sec$$
$$= 周期/m$$

因此,Δk_x 单位为周期/米或者为周期/厘米。

需要记住的主要部分是 Δk_x 是 x 方向上的 1/FOV。

$$\Delta k_x = 1/FOV_x$$

上述公式告诉我们在 x 方向上,k 空间的间隔等于 1/FOV(根据等式 16-1,FOV 取决于 x 方向上的带宽和梯度强度)。在图 16-2 形象地展示了它们之间的实际关系。

通过上述内容,我们可以看到 k 空间与图像之间的直接联系,k 空间的间隔与图像的 FOV 之间是一个相反的关系。举例来说,如果图像的视野为 10 厘米,那么

$$\Delta k_x = 1/FOV = 1/10cm = 1/0.1m = 0.1cm^{-1}(周期/厘米) = 10m^{-1}(周期/米)$$

因此,在 10 厘米的视野的图像中,k 空间的像素大小是 $0.1cm^{-1}$ 或者是 $10m^{-1}$。(记住 k 空间内的坐标轴的单位是 1/距离或者是周期/距离。)该公式颠倒后也正确:

$$\Delta x = 图像中像素大小$$
$$k_x = k 空间中像素的和$$

总结如下,

$$\Delta x = 1/k_x, \Delta k_x = 1/FOV_x$$
$$\Delta k_x = \gamma \cdot Gx \cdot \Delta t_x, k_x = \gamma \cdot Gx \cdot t_x$$

式中的 Δx 是 x 方向上的像素大小。事实上,我们用下面这个公式计算图像中像素大小。

$$\Delta x = 像素(x 方向) = FOV_x/N_x$$

这个公式告诉我们在 x 方向上的像素的大小等于 x 方向上的视野除以 x 方向上的像素大小。

例子

1. 根据下列条件计算像素的大小:

$FOV_x = 128mm$

$N_x = x 方向上的采样点数 = 128$

那么 x 方向上的像素大小 $= \Delta x = 128mm/128 = 1.0mm$

2. 根据上面一个例子,在 k 空间中计算大小:

$\Delta k_x = k 空间内的像素大小 = 1/FOV_x$

$$\Delta k_x = 1/128mm = 1/12.8cm \approx 0.08cm^{-1} = 8m^{-1}$$
$$k_x = 1/\Delta x = 1/1mm = 1mm^{-1}$$
$$= 10cm^{-1} = 1\,000m^{-1} = 128\Delta k_x$$

k 空间内的单位为

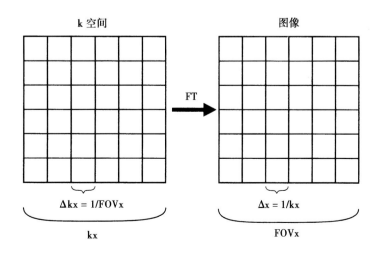

图 16-2 k 空间的傅里叶变换是图像。k 空间的坐标轴与图像的坐标轴之间有一个关系: $\Delta k_x = 1/FOV_x$, $\Delta x = 1/k_x$, 式中的 $FOV_x = N_x \cdot \Delta x$, $k_x = N_x \cdot \Delta k_x$

$$\Delta k_x = 周期/距离$$
$$k_x = 周期/距离$$

周期/距离的测量被称为空间频率

因此，

K 空间位于空间频率内

它与之前探讨过的其他频率有所不同。之前，我们探讨过随时间变化的信号的傅里叶变换，这个变换在频率域内。空间频率是频率的一种不同形式。

普通频率 = 周期/时间
空间频率 = 周期/距离

因此，当 k 空间被说成位于"频率域"，是指"空间频率域"，正如我们看到的那样，它是数据空间的一种数学操作方式（这是处于时间域内的）。

记住数据空间内的坐标轴的单位是时间——毫秒和分钟。在 k 空间内，把坐标轴换成周期/距离为单位的"空间频率"，用 cm^{-1}（周期/厘米）和 m^{-1}（周期/米）测量。若对 k 空间进行傅里叶变换，我们会得到需要的图像。

在数学上，可以直接通过傅里叶变换直接从数据空间得到我们想要的图像。我们简单地对变量进行重命名（也就是，$\gamma \cdot Gx \cdot \Delta t_x = \Delta k_x$）。这个重新命名以作为一种代数学上的操作而著名。但是在 k 空间里经历了这种中间的数学过程后，使得我们可以在更加对称的空间内处理信号；现在，k 空间的 x 方向上的距离和 k 空间的 y 方向上的距离基本相同（与数据空间内的 x 方向上的数毫秒和 y 方向上数分钟有着很显著的不同）。

在 y 方向上的这一相同的概念在一定程度上比较难于理解，但是它也具有相同的原理，即：

$$\Delta k_y = 1/FOV_y$$

在 k 空间内的 k_y 的间隔与 y 方向上的 FOV 成反比。

$$k_y = \frac{1}{\Delta_y}$$

k 空间中在 y 方向上的距离与在 y 方向上的图像内的体素大小成反比。

有关相位与频率之间的又一个数学原理是：

$$\theta = \int \omega dt$$

换句话说，相位 θ 是频率对时间的积分，ω（角频率）是由拉莫尔方程得出的[1]：

$$\omega = \gamma B = \gamma \cdot G \cdot X$$

换句话说，频率 ω 与磁场强度成正比，而磁场强度与梯度强度和距离的乘积成正比。因此，

$$\theta_y = \omega_y t_y = \gamma \cdot B_y \cdot t_y = \gamma \cdot G_y \cdot y \cdot t_y$$

或者

$$\theta_y = (\gamma G_y t_y) \cdot y$$

记住：

$$\Delta k_y = \gamma G_y \Delta t_y$$

并且

$$(k_y = \Delta k_y \cdot N_y) 与 (t_y = \Delta t_y \cdot N_y)$$

因此

$$k_y = \Delta k_y \cdot N_y = \gamma G_y \Delta t_y \cdot N_y$$

因此，

$$k_y = \gamma \cdot G_y \cdot t_y$$

因此

$$\theta_y = (k_y)(y)$$

因此得出，在沿着 y 轴的方向上，相位与位置之间有一个简单的关系：

$$\theta_y = (k_y) \cdot (y) = (\gamma G_y)(t_y)(y)$$

在 y 方向上，在 y 方向上的梯度取决于在 y 轴上的位置。相反的是，我们总是在 x 轴上施加相同的梯度，尽管在 x 轴上的位置在变化（也就是说，G_x 与 x 无关）。但是，在 y 轴方向上，我们在 y 轴的不同的位置上施加不一样的梯度（G_y 随 y 的变化而变化：在 y = 0 时，$G_y = 0$，当 y 值增大时，梯度值也随之增大）。

要点

真正的 k 空间是一个以数据空间为变量的数学处理过程，其坐标轴被称"空间频率"。因此，k 空间在"空间"频率域内。空间频率 k_x 和 k_y 与距离成反比（其单位为周期/厘米）。k 空间的傅里叶变换是我们所需要的图像。

空间频率 k_x 和 k_y 可以这样表达：

---

[1] w 和 f 是两个不同的数据类型，但我们在该公式中交替使用二者。这或许让你困惑。其实，只要我们使用旋磁比的正确单位（处理 f 时，单位为 MHz/T；而处理 w 时单位为 2πMHz/T），这一做法均是正确的。

$$k_x = \gamma \cdot G_x \cdot t_x$$
$$k_y = \gamma \cdot G_y \cdot t_y$$

单位为周期/厘米。

习题(单选题和判断题)

1. 空间频率的单位是 1/距离(周期/厘米)。

2. 判断题

a. k 空间的坐标轴为 k_x 和 k_y。

b. k 空间的坐标轴在频率域内(单位为 1/时间或者周期/秒)。

3. k 空间的傅里叶变换过程产生我们需要的图像。

4. $\Delta k_y = ?$:

a. $1/FOV_x$

b. $\gamma G_x \Delta t_x$

c. k_x / N_x

d. 以上各项都对

e. 仅有 a 和 b 正确

5. 判断题

a. k 空间的中心造成了图像的最大对比。

b. k 空间的外围决定了图像的细节。

6. k 空间可以被认为是数字化(在空间频率域内)的数据空间(在时间域内)形式。

第十七章

扫描参数和图像优化

简介

在这个章节中，我们探讨 MRI 操作者可以控制和调整的所有重要参数。稍后会看到参数改变怎样影响图像质量。每一位放射学工作者都应该熟悉这一系列特定的技术。因此，只有放射学工作者知道这些参数以及涉及到的权衡取舍，才能实现"定制"技术。

直接参数和间接参数

直接参数是指那些可以直接进行设定的参数：

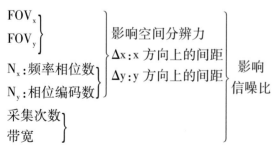

从前面的直接参数，我们可以得到间接参数（这些间接参数也被用来描述图像）：

1. 信噪比（SNR）
2. 扫描时间
3. 范围
4. 分辨率
5. 图像对比

不幸的是，这些参数的优化或许会涉及一些权衡，为了获得一个参数的优化形式，我们或许不得不牺牲另一个参数。首先从信噪比的概念说起。

信噪比

我们想要信号，不想要噪声。虽然不能完全消除噪声，但是可以有多种方法提高信噪比。信噪比公式为：

$$SNR \propto (体素体积)\sqrt{(N_y)(NEX)T_s}$$

（等式 17-1）

这个等式有意义是因为 $N_y \times NEX \times T_s$ 是机器"听取"自旋回波的总时间。

因为 $T_s = N_x \times \Delta T_s$ 和 $\Delta T_s = 1/BW$，所以 $T_s = N_x/BW$。

$$SNR \propto (体素体积)\sqrt{(N_y)(N_x)(NEX)/BW}$$

（等式 17-2）

因此，信噪比取决于

1. 体素体积 $= \Delta x \times \Delta y \times \Delta z$
2. 激励次数（NEX）
3. 相位编码次数（N_y）
4. 频率编码次数（N_x）
5. 带宽（BW）

让我们讨论一下每一个参数，再看看它们是如何影响信噪比的。

体素体积

如果增加体素的大小，就增加了在体素内自旋质子的数量，因此，就增加了来自于体素的信号（图 17-1）。体素的计算公式为：

$$体素 = \Delta x \times \Delta y \times \Delta z$$

$\Delta x = x$ 方向上像素的大小，$\Delta y = y$ 方向上像素的大小，$\Delta z = $ 层厚

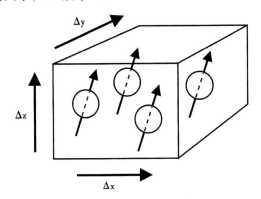

图 17-1　一个体素是一个三维的体积单元，各个方向上的大小为 Δx、Δy 和 Δz。体素内的自旋越多，那么信号就会越大。因此，增加体素的大小就会提高信噪比

NEX（激发或采集次数）

NEX 代表的是重复扫描的次数。假设有两个信号（S_1 和 S_2），这两个信号位于同一个层面（有相同的 G_y）。每个信号由一个恒定的噪声（N）联系起来（$N_1 = N_2 = N$）。如果我们叠加这两个信号（假设 $S_1 = S_2 = S$），我们可以得到：

$$S_1 + S_2 = 2S$$

但是，如果我们加上噪声，我们得到：

$$N_1 + N_2 = (\sqrt{2})N，式中 \sqrt{2} \approx 1.41$$

乍看起来，这个公式并没有什么意义。为什么我们得到 $\sqrt{2}N$ 而非 $2N$？答案与一个复杂的统计学概念相关，这被称为所谓的随机布朗运动理论，这涉及噪声的谱线密度。

用一个简单的方法，把噪声看成高斯分布（$\sigma = $ 标准差）的方差（σ^2）。那么，两个噪声分布的和，方差相加后为：

$$\sigma_1^2 + \sigma_2^2 = \sigma^2 + \sigma^2 = 2\sigma^2$$

标准差的计算如下

$$\sqrt{(2\sigma^2)} = (\sqrt{2})\sigma$$

这就是 $\sqrt{2}$ 因子的出处。然而，你不需要知道这个潜在的数学过程——你只需理解这个概念就行了。总结如下：

$$\frac{S_1 + S_2}{N_1 + N_2} = \frac{2S}{\sqrt{2}N}$$

最后产生的信号将是原始信号的两倍。与此同时，产生的噪声却变小——它将是原始噪声与

2 的平方根的乘积，即 $\sqrt{2}N$。

换句话来说，如果把采集的次数增加两倍，那么信号就会加倍而噪声增加 $\sqrt{2}$ 倍，最后结果就是 $2/\sqrt{2} = \sqrt{2}$。因此，信噪比提高了 $\sqrt{2}$ 倍。

因而，NEX 提高为原来的两倍→信噪比提高为原来的 $\sqrt{2}$ 倍。

把（NEX）激励次数当作一种"平滑"和提高图像质量的常规操作，相较于噪声的增加（如，$\sqrt{2}$ 倍），信号的增加会更大（如，2 倍）。在另一个例子中，NEX 增加到原来的 4 倍，结果是信号为原来的 4 倍而噪声增加为原来的 $\sqrt{4}$ 或者说是 2 倍。因此，信噪比增加了 $4/2$ 倍或者说是 2 倍。

N_y（相位编码次数）

N_y 有同样的概念。也就是说与 NEX 相同，当 N_y 加倍时，信噪比增加 41%（$\sqrt{2}$）。就像 NEX，当相位编码次数加倍时，信号加倍而噪声增加（随机地）为原来的 $\sqrt{2}$ 倍（最后信噪比增大为原来的 $\sqrt{2}$）。

带宽

带宽与信噪比之间存在反比例关系。如果采取一个更宽的带宽，我们将会得到更多的噪声，并且信噪比将会下降。如果减小带宽，噪声会减小，而信噪比会增加。

$$\downarrow BW \Rightarrow \uparrow SNR$$

确切地说，带宽降低为原来的 $1/2$，将导致信噪比提高为原来的 $\sqrt{2}$ 倍。

通常说来，降低带宽会导致以下结果：

1. 信噪比增加

2. 化学位移伪影增加（后面章节会详细介绍）

3. 延长最小回波时间（TE）（这意味着因为更多的 T2 衰减导致信号降低）。记住下面这个公式

$$BW = 1/\Delta T_s = N_x/T_s$$

因此，一个较长的采样时间（T_s）对于降低带宽来说是必需的，将延长 TE。长 TE 时，增加 T2 失相位，这将导致信号减弱。然而，由低带宽所降低噪声的贡献要比增加 TE 所致更多 T2 衰减导致信号减低的不利影响更为重要。

4. 减少层面数。这种减少是由延长 TE 导致的。记住，

层面数 $= TR/(TE+T_s/2+T_o)$

式中的 T_s 是总的采样(读出)时间,T_o 是"预先"时间。通常来说,在双回波成像中的一个 T2 加权的第二个回波中使用较窄的带宽,这是因为在第二个回波中我们有较长的 TE,并且我们有更长的采样时间。但是,在第一个回波中,我们不能使用窄带宽,这是因为我们不能延长 TE。然而,我们或许不需要更窄的带宽,因为在双回波成像中的第一个长 T2 质子密度加权回波中已经具有足够好的信噪比。在 1.5T 的扫描机,典型的 Ts 是 8 毫秒,这就使(在 256 的矩阵中)带宽为

$BW = N_x/T_s = 256/8 = 32kHz = \pm16kHz = 125Hz/$体素

注意,带宽可被描述为"全带宽"(上述例子中是 32kHz),$\pm$尼奎斯特频率(就是 $\pm16kHz$ 并且定义视野〔FOV〕)或者"每个像素的带宽"(如果你忘了"$\pm$",这就很清楚了)。

一个典型的"可变带宽"包括如下功能:

1. 第一个回波中的宽带宽($\pm16kHz$)

2. 第二个回波中的窄带宽($\pm4kHz$),这样可以提高信噪比以及抵消 T2 衰减带来的效应。

问题:梯度怎样影响带宽?

回答:回顾一下第 15 章中讲的视野取决于

$FOV = BW/\gamma G_x$ 或 $G_x = BW/\gamma FOV$

3D 成像中的信噪比

在 3D 成像中,我们具有影响信噪比的相同的因素,加之在 z 方向上的另一个相位编码(N_z):

3D 信噪比 $\propto$(体素体积)

$$\sqrt{(N_y)(N_x)(N_z)(NEX)/BW}$$

（等式 17-3)

根据上述等式,你可以看到为什么 3D 成像的信噪比是高于 2D 成像的。特别地,

$$SNR(3D) = \sqrt{N_z} \cdot SNR(2D)$$

观察信噪比的另外一个方式是信噪比仅仅取决于下列两个因素:

1. 体素大小

2. 总的采样时间

采样时间(T_s)是我们采集信号的时间。因此,花费更多的时间进行信号采集是有意义的,这样信噪比就会提高。看一下(在 2D 成像中)计算信噪比的公式:

$$SNR \propto (体素体积)\sqrt{(N_y)(N_x)(NEX)/BW}$$

回忆一下

$$T_s = N_x/BW$$

或者

$$1/BW = T_s/N_x$$

因此

$$SNR \propto (体素体积)\sqrt{(N_y)(NEX)(T_s)}$$

我们知道 N_y 是相位编码数,它是对特定的相位编码梯度 G_y 的回波进行采样的次数,NEX 是重复每次相位编码的次数。事实上,它是某一个特定层面里全部接收到的回波的总采样时间。

$$T = T_s \cdot N_y \cdot NEX$$

因此,

$$SNR \propto (体素体积)\sqrt{全部信号的总的采样时间}$$

总结一下,下列方法可以提高信噪比:

1. 延长 TR;

2. 减少 TE;

3. 使用更窄的带宽;

4. 使用容积(即 3D)成像;

5. 增加采集的次数;

6. 增加 N_y;

7. 增加 N_x;

8. 增加体素的大小。

分辨率

空间分辨率(或像素大小)是我们能够区别的图像内两点之间的最小距离。空间分辨率取决于:

$$像素大小 = FOV/像素数目$$

$$\uparrow N_y \rightarrow 空间分辨率更高$$

若我们增大相位编码数,那么信噪比将会怎样变化呢? 很明显,空间分辨力提高常常意味着信噪比降低。但是,我们看看等式 17-1,看起来在增大 N_y 时,信噪比是增加的! 问题出于何处呢? 这问题在于,我们在增大 N_y 时保持着视野的不变。例如:

$$像素在 y 轴上的大小 = \Delta y = FOV_y/N_y$$

通过增加 N_y,使得像素的体积减小了。现在,我们回忆一下

$$体素体积 = \Delta x \cdot \Delta y \cdot \Delta z = FOV_x \cdot FOV_y \cdot \Delta z/N_x \cdot N_y$$

把这些信息整合到等式 17-2 中,我们可以得到另外一种表示信噪比的方法:

$$SNR = (FOV_x)(FOV_y)\Delta z\sqrt{\frac{NEX}{(N_y)(N_x)(BW)}}$$

（等式 17-4)

根据这个公式,我们可以更好地分析影响信噪比的因素。我们从中得出下面的内容:

1. 若我们保持着 FOV 不变,增大 N_y,将会降低信噪比。

$\uparrow N_y$,FOV 不变 $\rightarrow \downarrow$ SNR

2. 若我们增大 N_y,增大 FOV,保持像素的大小不变,那么信噪比会提高。但是,空间分辨力仍然不变。这样的话,将会付出什么呢?这个问题的答案是采集时间,它与 N_y 成正比。

$\uparrow$FOV,像素不变 $\rightarrow \uparrow$SNR,$\uparrow$ 时间

3. 若增加层面厚度 Δz,我们不仅仅会提高信噪比,同时也会增加部分容积效应。

4. 若增加采集次数,我们将会在花费更长的采集时间的前提下提高信噪比。对于 3D 成像,等式 17-4 可以被转换成

$$SNR(3D) = (FOV_x)(FOV_y)(FOV_z)$$

$$\Delta z \sqrt{\frac{NEX}{(N_x)(N_y)(N_z)(BW)}}$$

（等式 17-5）

基本上,若想要在给定的采集时间内获得一个更好的空间分辨力,我们不得不牺牲信噪比。思考一下下面几个例子。

1. 若我们在 FOV 不变的情况下增加像素的数目,这将会发生什么呢?

a. 空间分辨力增加;

b. 信噪比减小(参考等式 17-4)。这样一来,随着我们减小像素体积,空间分辨力增加而信噪比降低;

c. 扫描时间延长(在相位编码方向上的像素数目增加);

2. 若我们减小 FOV,保持像素数目不变,这将会发生什么呢?

a. 空间分辨力增加;

b. 信噪比减小;

c. 可能会产生混叠伪影;

3. 我们是怎样确定像素的大小(空间分辨力)的?这取决于 FOV 与编码数的商。

例子

当 FOV = 250mm,矩阵为 256×256 时

$N_x = N_y = 256$

像素大小(x)= FOV_x/N_x = 250/256 ≌ 1mm 在 x 方向上

像素大小(y)= FOV_y/N_y = 250/256 ≌ 1mm 在 y 方向上

在 x 方向上,(对于给定的视野值)我们有两种方法使空间分辨力提高:

1. 增大 N_x,通过减小采样间隔 ΔT_s(也即,通过增大带宽)从而保持总采样时间 T_s 不变(回顾一下,$T_s = N_x \cdot \Delta T_s$)。这样一来,优点是 TE 时间没有增加,缺点是信噪比降低(因为带宽增加)。

2. 增大 N_x,通过延长 T_s 而保持 ΔT_s(和带宽)不变。这样一来,信噪比未发生变化,但是代价是 TE 时间增加(由于 T_s 延长了),造成 T1 权重降低(这只在短回波中起重要作用)。

采集时间

就像之前讲过的,采集时间或扫描时间取决于,

扫描时间 = TR $\cdot$ N_y $\cdot$ NEX

式中的 N_y 指(y 方向上的)的相位编码次数。

对于快速自旋回波(FSE)成像(在第十九章中详细讨论),上式可转换成:

FSE 扫描时间 = TR $\cdot$ N_y $\cdot$ NEX/ETL

式中的 ETL = 回波链的数量(4,8,16,32)。对于 3D 成像,扫描时间取决于

扫描时间(3D)= TR $\cdot$ N_y $\cdot$ N_z $\cdot$ NEX

式中的 N_z 是 z 方向上的相位编码次数(为正整数)。换言之,

扫描时间(3D)= N_z $\cdot$ 扫描时间(2D)

乍看之下,乘以一个如此大的数字(例如,N_z = 32~64 或 128)后,可能导致 3D 成像的扫描时间太长,但是 3D 梯度回波成像采用的 TR(如 3~4ms 这样低),大约比常规自旋回波成像采用的 TR 小将近 100 倍;我们可以在合适的时间里进行 3D 扫描。最近,3DFSE 成像(第十九章中具体讨论)已成为可能。

例子

1. 计算 TR = 3 000ms,N_y = 256 和 NEX = 1 时的 SE 序列的采集时间。

解答:扫描时间 = 3 000×256ms = 768s = 12.8min

2. 以上述相同的参数且 ETL 为 8 计算 FSE 序列的采集时间

解答:扫描时间 = $\frac{12.8min}{8}$ = 1.6min

a. 计算 TR = 30ms,N_y = 256,NEX = 1 和 N_z = 60 的 3D 梯度回波序列的采集时间

解答:扫描时间 = 30 × 256 × 1 × 60ms = 460.8s = 7.68min

b. 若在上述例子中 TR = 300,那扫描时间 = 76.8min。非常明显地,这很不实际。所以,3D 技术采用极短 TR 的梯度回波序列。

TR

若延长或者缩短 TR,那将会发生什么?

1. 增加 TR:

a. 增加信噪比(根据 T1 恢复曲线);

b. 增大范围(层面数更多);

c. 减小 T1 的权重;

d. 增加质子密度与 T2 权重;

e. 增加扫描时间。

2. 缩短 TR:

a. 降低 SNR;

b. 减小范围;

c. 增加 T1 的权重;

d. 减小质子密度与 T2 权重;

e. 减少扫描时间。

有时候磁共振技术专家发现,对于一个确定的 TR 并不能达到需要的扫描范围,因此为了增加扫描范围,他们会延长 TR。但是,这样做的话就会造成 T1 的权重减小,这可能是一个不尽人意的结果。

范围

范围是多层面采集所包括的距离。它取决于层面的数量、层厚以及层面间隙(图 17-2)。因为

层数 = TR/(TE+T_s/2+T_o)

那么

范围 = TR/(TE+T_s/2+T_o)×(层厚+层间隔)

式中的 T_s 是采样时间,T_o 是"预先"时间,正如我们在之前的章节中所介绍的那样。

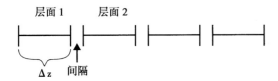

图 17-2 范围由层面厚度 Δz 和层间隔决定。范围 = 层面数目×(Δz+层间隔)

总结一下:

1. 怎么做将会使扫描范围增大:

a. 增大层厚

b. 增大层间隙

c. 增加 TR 或者减小 TE(也即,增大 TR/TE

的比例)

d. 减小采样时间 T_s(导致 TE 缩短),就是增加带宽

2. 怎么做将会使扫描范围减小:

a. 增加 TE

b. 增加采样时间 T_s

c. 在 FSE 成像中增加回波链数(由于最后的 TE 延长)

3. 增加层间隙将会导致:

a. 扫描范围增大

b. "层间交叉"伪影减小

c. 信噪比增大(因为层间交叉减小使得有效的 TR 增加了)

d. 微小病灶的检出率降低(微小病灶可能位于层间隙之间)

TE(回波时间)

问:若我们增大或者减小 TE,将会发生什么呢?

答:

1. 通过增大 TE,我们:

a. 增大 T2 权重

b. 增加失相位,因此信噪比降低(根据 T2 衰减曲线)

c. 减少可能的层面数(减少范围),因为层面数≈TR/TE

d. 扫描时间不会发生变化(当然了,除非扫描范围不够,需要更长的 TR 或者额外的采集)

2. 减小 TE 意味着:

a. 减小了 T2 权重和增大了 T1 或质子密度权重

b. 增加信噪比(减少失相位)。但是,若 TE 是通过减小 T_s(即,增加带宽)而减小的,那么信噪比将会降低!

c. 增加范围

d. 扫描时间不会发生变化

问:是什么导致最小 TE 延长?

答:

1. TE 值应该足够长,以至于使 180° 脉冲的旁波瓣不会干扰自由感应衰减(FID)或者回波的旁波瓣(图 17-3)。记住我们需要的射频脉冲傅里叶变换为方形,它可以采集理想的连续层面。为了实现这个,射频脉冲必须是一个有尽可能多旁波瓣的 sinc 波形(sinc t = sin t/t)。因

此,反过来将会延长 90°和 180°射频脉冲。

2. 若 TE 非常短,会造成 180°射频脉冲和 FID 之间的干扰,这将会沿零频率线产生一个 FID 伪影(或拉链伪影)。

问:怎样缩短 TE?

答:

1. 一个方法就是减少采样时间 T_s。但是,这样的结果是带宽增加并且因此带来的信噪比降低(等式 17-2)。

2. 缩短 TE 受一个因素限制。限制最小 TE 的因素包含

a. 射频脉冲的持续时间(尤其是 180°脉冲)

b. FID 的持续时间

c. T_s 或者带宽(影响信噪比)

3. TE 也可以通过梯度回波序列来缩短,因为一个 180°的聚相位脉冲已经不再被使用。

自旋回波技术之间对比总结见表 17-1。

表 17-1 自旋回波技术之间对比总结

	TR	TE
T1W	短	短
PDW	长	短
T2W	长	长

缩略词 TE:回波时间 TR:重复时间

TI(反转时间)

正如在第七章中看到的那样,翻转恢复序列在 90°脉冲以前施加了一个附加的 180°脉冲。

优点

1. 选择恰当的 TI,可以抑制不同的组织。更准确地说,正如我们在第七章中所学到的那样,如果

$$TI = 0.693T1(组织 x)$$

那么,组织 x 的信号将会"为零"或者"被抑制"。

2. STIR(短 TI 反转恢复)序列,通过选择 TI 值而抑制脂肪。

$$TI = 0.693T1(脂肪)$$

因为在 1.5T 时,脂肪的 T1 值大约是 200ms,那么为了抑制脂肪,我们必须选择

$$TI = 0.693×200 \simeq 140ms$$

3. 液体衰减反转恢复(Fluid-attenuated inversion recovery,FLAIR)序列,通过选择 TI 值而抑制液体。

$$TI = 0.693T1(液体)$$

这个序列用于,举例来说,在大脑中抑制脑脊液(CSF)信号以更好地显示脑室周围高信号病变,例如多发性硬化。因为在 1.5T 时,脑脊液的 TI 值大约是 3 600ms,那么为了抑制脑脊液,我们就应该选择

$$TI = 0.693×3 600 \simeq 2 500ms$$

缺点

1. 降低信噪比

2. 减小扫描范围(大约是 2 倍,因为存在额外的 180°脉冲)

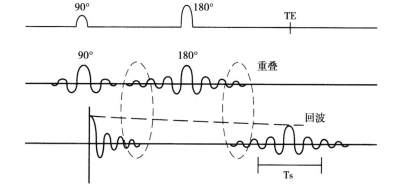

图 17-3 为了避免自由感应衰减(FID)与 180°脉冲的旁波瓣重叠在一起,你需要增加回波时间(TE)。这是最小 TE 延长的一个原因

要点

在这个章节中,我们探讨了影响磁共振图像 质量重要且实际的因素。为了提高图像质量,切

实掌握直接或间接影响扫描的各个参数至关重要。我们介绍了用来决定磁共振成像的初级和次级参数(查阅本章的引言)。简而言之,这是一个"权衡"游戏。通常说来,我们为了在某一个方面获得优势,必须在另一方面作出牺牲。

习题(单选题)

1. 在 TR = 1 500ms,2 次采集,矩阵为 128×128 时,计算下列情况下的扫描时间:

a. 一个单独的层面

b. 10 层(一次只进行一层)

c. 10 层,采用多层面(多平面)采集技术

2. 计算当 TR = 1 000ms,TE = 80ms,采样时间 = 20ms,"预处理时间"T_0 = 10ms 时,能进行的最大层面数。

3. 可变带宽的概念:为了提高信噪比,选择所能进行的最小带宽。假设带宽减半:

a. 信噪比将会怎样变化?

b. 化学位移伪影会如何变化?

c. 最大层面数将如何变化?

4. 在 TR = 30ms,TE = 10ms,NEX = 2,N_y = 256 的单独的采集梯度回波序列中,采集 15 个层面所需的时间大约是

a. 15. 36s

b. 153. 6s

c. 230. 4s

d. 15,360s

e. 230,400s

5. 3D 成像的信噪比是 2D 成像的信噪比的多少倍:

a. $\sqrt{N_z}$

b. $\sqrt{N_y}$

(译者注:原文中 a 和 b 是 N_z 和 N_y,而根据原文 189 页公式:SNR(3D) = $\sqrt{N_z}$ · SNR(2D),并且在附录 A 中的答案中写的也是 $\sqrt{N_z}$)

6. 增加 TE,会导致下列各项中的参数降低,除哪一项外:

a. T2W

b. 信号

c. 范围

d. 信噪比

7. 通过下列哪项可以使得信噪比增加:

a. 增加 NEX

b. 降低 BW

c. 增加 N_y

d. 增加 N_x

e. 增加体素体积

f. 增加 TR

g. 减小 TE

h. 上述各项均正确

i. 只有 a 和 e 项正确

8. 增加 N_y 会导致

a. 空间分辨力更高

b. 信噪比更高(固定的 FOV)

c. 信噪比更高(固定的像素)

d. 扫描时间增加

e. 上述各项均正确

f. 只有 a、c 和 d 正确

g. 只有 a、b 和 d 正确

9. 在一个 128 的方形矩阵中,FOV 为 25cm,像素大小大约为

a. 0. 5mm

b. 1mm

c. 1. 5mm

d. 2mm

10. 信噪比与下列哪项的平方根成正比

a. BW/N_x · NEX

b. BW/N_y · NEX

c. N_x · N_y · NEX/BW

d. N_y · BW/NEX

11. 增加 TR 会导致下列各参数的增加,除哪一项外

a. 扫描时间

b. 信噪比

c. T1W

d. T2W

e. 范围

12. 通过下列哪项操作,可以减小 TE

a. 减小射频脉冲的持续时间

b. 减小采样时间 T_s

c. 增加带宽

d. 采用不涉及 180°脉冲的序列(例如梯度回波序列)

e. 以上各项均正确

13. 3D 成像中的采集时间是 2D 成像中的采集时间的多少倍

a. N_z

b. N_y

14. 增加下列各项使得扫描范围增大,但是哪一项要除外

a. 层厚

b. 层间厚

c. TR

d. BW

e. TE

15. 在 STIR 中,T1 应该被设置为

a. 1.44T1(脂肪)

b. $(1/\sqrt{2})$T1(脂肪)

c. 2T1(脂肪)

d. 0.693T1(脂肪)

e. $(1/0.693)$T1(脂肪)

f. b 或者 d

16. 在 FLAIR 中,T1 应该被设置为

a. 0.693T1(液体)

b. (ln2)T1(液体)

c. $(-1\ln0.5)$T1(液体)

d. 上述各项均正确

17. 配对:(i)STIR;(ii)FLAIR

a. 液体呈黑色

b. 脂肪呈黑色

第十八章

磁共振成像伪影

简介

磁共振成像与其他成像方式一样,都存在伪影。

识别这些伪影很重要,要有方法来消除它,或者,至少将它降低到最小程度。在磁共振成像中,有许多种类的伪影来源,总结如下:

1. 图像处理伪影
   a. 混叠(卷折)
   b. 化学位移
   c. 截断
   d. 部分容积
2. 与患者有关的伪影
   a. 运动伪影
   b. 魔角
3. 与射频有关的伪影
   a. 层间干扰
   b. 拉链伪影
   c. 射频馈通
   d. 射频噪声
4. 外磁场伪影
   a. 磁场不均匀
5. 磁化率伪影
   a. 抗磁性、顺磁性、铁磁性
   b. 金属
6. 与梯度相关的伪影
   a. 涡流
   b. 非线性
   c. 几何变形
7. 数据上的错误
8. 与流动相关的伪影

9. 电流效应

下面让我们更加详细地讨论一下。

图像处理伪影

混叠(卷折),参见第十二章中有关于采样不足的讨论。

自旋回波成像

假设我们在研究腹部(图 18-1)。若视野(FOV)仅仅包括身体的一部分,我们知道将会产生混叠(卷折),但这是什么造成的呢?

我们在 x 方向上有一个梯度(Gx),这将在视野的一个末端产生一个最大频率(f_{max}),又在视野的另一个末端产生一个最小频率($-f_{max}$)。这就是所谓的尼奎斯特频率(已经在第十二章中讨论过的)。任何频率高于梯度允许的最大频率,它都无法被正确地探测到。

在视野的末尾梯度并不会终止,梯度将会保持继续,这是因为在我们所设定的 FOV 以外的区域仍然有磁场存在。在视野外的身体各个部分(在此例中,是手臂)将会处于一个确定的梯度条件下。手臂接收到一个磁场,将会生成一个比 FOV 的 f_{max} 更高的频率。这个频率可能是最大频率的两倍——也就是尼奎斯特频率的两倍。计算机并不能识别这些大于(f_{max})或者小于($-f_{max}$)的频率,它们将会被认为是在带宽(BW)以内的频率。较高的频率将会被认为是带宽接收内的低频率。

举例来说,若较高的频率比(f_{max})高 2kHz,那么它将会被识别为比($-f_{max}$)高 2kHz,因此它的信息会被"混叠"到图像的对侧——相当于视野内较低频率的那一侧(图 18-1)。

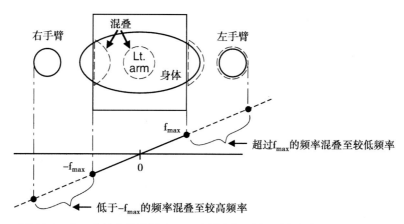

图 18-1　在一个给定的视野（FOV）和梯度场强内，最大频率 f_{max} 对应于视野的边缘。视野以外的任何部分都将会处于更高的频率。视野以外的较高频率可能会被混叠至视野以内的较低的频率处。这就将产生卷折伪影

患者左侧的一部分躯干和左手臂位于 FOV 以外，正处在一个更高的磁场里，将会以一个超过（f_{max}）的频率自旋振荡。因此，它将会被识别为患者右侧的一个结构——也就是图像中较低频率的那一侧。

同样，位于视野以外患者右侧的手臂和一部分躯干，将会以一个低于（$-f_{max}$）的频率自旋振荡，它也会被计算机不正确地识别。例如，如果这个频率比最低频率（$-f_{max}$）低 2kHz，这个频率将会被识别为比（f_{max}）低 2kHz，并且它的信息将会被"混叠"到图像的对侧-FOV 内与更高频率相关的一侧。这个过程也被称为卷折——患者手臂被卷折到相反的一侧。

计算机不能识别带宽（带宽决定了视野）以外的频率。任何这个频率范围以外的频率都将与带宽内的频率产生"混叠"。"感知的"频率将是真实频率减去尼奎斯特频率的两倍。

$$f（感知）= f（真实）- 2f（尼奎斯特）$$

为什么我们通常遇见的卷折伪影在相位编码方向上呢？需要谨记的是，相位编码的次数直接与扫描时间的长短相关。相较于频率编码方向被认为是矩形 FOV（更多详细内容见于第二十三章），在相位编码方向上缩小 FOV 可以减少相位编码次数。相对于患者躯干的真实范围，若 FOV 在这个方向上缩小得过多，那么卷折就会发生。图 18-2 即是卷折的一个例子。

3D 成像

卷折伪影也可见于 3D 成像的全部的三个方向上。

1. 像自旋回波成像那样，它可以出现在 x 和 y 方向上。

2. 它也可以沿着层面选择的（相位编码）方向，出现在两端（也就是最后一个层面可以翻转到第一个层面，就如图 18-3 和图 18-4 展示的那样）。

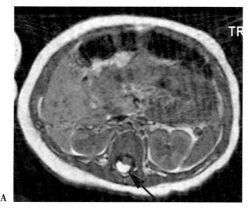
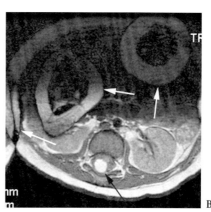

图 18-2　腰椎的横断 T1 加权图像（A）和质子密度图像（B），图 B 展示了手臂的混叠（箭）。图 B 获得了更小的视野（FOV），产生了混叠伪影。同样，注意到该患者有终丝脂肪瘤（图 A 和 B 中的黑箭）

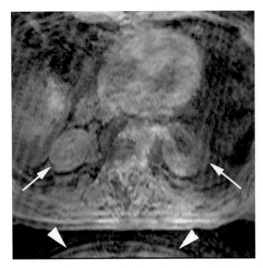

图 18-3 腹部平扫 3D 梯度回波 T1 加权图像,显示了层面方向上的混叠,肾脏出现在肺内(箭)。同时,注意相位编码(前后)方向上的混叠,下方腹部图像前面的皮下组织"卷折"到后面(箭头)

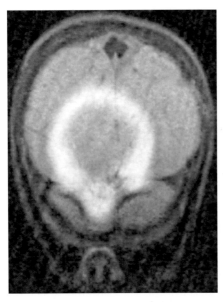

图 18-4 脑 3D 冠状梯度回波 T1 图像显示层面方向上的混叠,前方的颅骨进入后方的脑部图像中

举例

假设频率带宽是 32kHz(±16kHz)。这意味着若我们以零频率为中心频率,最大频率 f_{max} = +16kHz,最小频率(−#)= −16kHz(图 18-1)。如果我们有一个(在视野外)的手臂的频率,大小为 +17kHz,那么感知的频率将会为

$$f(感知) = +17kHz - 2(16kHz) = -15kHz$$

现在,手臂感知的频率为 −15kHz(而不是 17kHz),它就会被识别成一个具有低频率的结构——仅仅比带宽的最小频率快 1kHz——它将会在图像相反的一侧被识别,也就是有较低频率的那一侧。

对策

怎么样解决这个问题?

1. 表面线圈:最简单的方法是尽可能使我们无法获得 FOV 以外的信号。患者在一个可覆盖整个身体的发射/接收大线圈中,我们将会接收到这个线圈内来自于整个身体的信号,FOV 以外的部分将会产生混叠。但是如果使用的线圈只能覆盖 FOV 以内的区域,我们将会得到具有最大频率范围、并且不会产生混叠的一部分身体信号,这种类型的线圈被称为表面线圈。我们也可以使用表面线圈来提高信噪比(SNR)。

2. 增大 FOV:如果将 FOV 加倍,使其包括整个研究范围,就可以消除混叠。这样做的话,我们不得不使用较小的梯度。最大和最小频率范围之间将会覆盖一个较大的区域,FOV 中身体所有的部分都将包含在频率带宽之内,因此就不会产生混叠(图 18-5)。为了保持分辨力,低梯度(G_x)的矩阵加倍。最大和最小频率范围之间将保持相同场强的梯度,它们仅仅是在更宽的距离上分布罢了。谨记,为了增大视野,我们不得不使用一个更小的梯度。

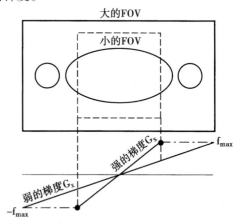

图 18-5 为避免混叠,增大视野(FOV)

3. 过度采样有两种类型:

a. 频率过度采样[没有频率卷折(No frequency wrap,NFW)]

b. 频率过采样消除在频率编码方向上由采样不足所导致的混叠(参见第十二章中介绍的采样理论)。也可以通过增加相位编码梯度的数量,从而在相位编码的方向上来进行过采样。

c. 相位过度采样[没有相位卷折(no phase wrap,NPW)]:我们可以把 FOV 加倍来避免混叠的

产生,在最后显示图像的时候去掉一些不需要的部分(图18-6)。这就是在一些设备中的无相位卷折(NPW)。在其他的一些设备中也被称为相位过度采样。因为 N_y 加倍,采集的次数(NEX)会减半以维持相同的扫描时间。因此,信噪比不会发生变化。(扫描时间可能会有轻度的增加,因为过扫描次数略多于 1/2NEX。)在图 18-7 中,我们可以看到一个相关的例子。

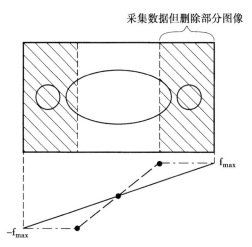

图 18-6 在无相位卷折时(NPW),可以通过在 y 方向上加倍视野(FOV)来避免混叠,在最后舍弃一部分我们不需要的图像

4. 饱和脉冲:若我们饱和来自视野以外的信号,那么就可以减少混叠。

5. 3D 成像:在 3D 成像中,如果在层面选择方向上看见伪影,我们只需要简单地舍弃开始和最后几个层面即可。

化学位移伪影

化学位移伪影存在的原理是不同分子中的质子进动频率略有不同。例如,看一下脂肪和水。脂肪和水的氢质子进动频率稍有差异。事实上,水的氢质子进动速度要稍快于脂肪中的氢质子,这种差异只有 3.5ppm。让我们通过一个例子来看看这到底意味着什么。

例子 1

思考一下,在一个 1.5T 的磁场里,进动频率如下:

1. 频率 = ω_0 = γB_0 = (42.6MHz/T)(1.5T) ≈ 64MHz = 64×10^6 Hz

2. 3.5ppm = 3.5×10^{-6}

3. $(3.5 \times 10^{-6})(64 \times 10^6 \text{Hz})$ ≅ 220Hz

换言之,在 1.5T 的磁场里,水和脂肪中氢质子的进动频率差异是 220Hz。

例子 2

现在有一个 0.5T 的磁场,在 0.5T 磁场中质子的进动频率是在 1.5T 磁场中的 1/3。那么,它们的频率差异是

$$1/3(220)\text{Hz} = 73\text{Hz}$$

因此,在 0.5T 的磁场中,水和脂肪的氢质子进动频率的差异仅仅为 73Hz。换言之,如果我们使用一个较低的磁场,我们将会得到较少的化学位移。

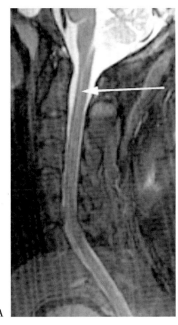
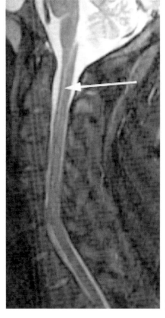

图 18-7 图 A 是颈椎矢状 STIR 图像,头尾方向是相位编码的方向,脑组织混叠至上胸椎。图 B 是应用了无相位卷折的图像,同样可见截断伪影(箭)

A　　　　　　　　　　　　　　B

它们是怎样影响成像的呢？化学位移伪影可见于眼眶里、沿着椎体终板方向、在腹部（在脏器-脂肪间隙），以及脂肪结构和含水结构相毗邻的任何地方。在 1.5T 磁场中，采样时间（Ts）通常约为 8ms，我们在频率编码方向上有 256 个频率点。

$$BW = N/Ts = 256/8ms$$
$$BW = 32kHz$$

以上公式展示了在 x 方向上覆盖整个图像长度的全部频率范围（即带宽）是 32kHz。因为在 x 方向上把图像的 FOV 分成了 256 个像素，每个像素有自己的频率范围，也就是说，每个像素都有自己的带宽：

$$BW/像素 = 32kHz/256$$
$$\therefore BW/像素 = 125Hz$$

（这种在"每个像素"的基础上表达带宽的方法被 Siemens 和 Philips 公司所使用。它比 ±16kHz 这种指定的描述方法更具有优势，"±"应该被删除）。因此，每个像素包含 125Hz 的信息，（图 18-8）。换言之，每个像素内含有 125Hz 的频率。现在，在 1.5T 的磁场中，由于脂肪和水的氢质子进动频率相差 220Hz，那么这样的差异对应多少像素呢？

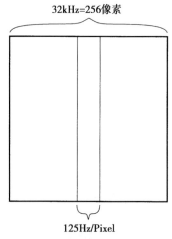

图 18-8　在 1.5T，带宽为 32kHz 以及像素为 256 的条件下，将会是 125Hz/像素（32kHz/256 = 125Hz），也就是说每个像素包含 125Hz 的信息。这种方式描述扫描仪的带宽可能更好，因为没有±的混淆。

$$像素差异 = 220Hz/125Hz/像素 \approx 2 像素$$

这就意味着脂肪和水的质子将会被误读，它们可能相差大概 2 个像素（在 1.5T 磁场中，使用的是标准的 ±16kHz 的带宽）。（实际上，是脂肪被误读了，因为位置取决于假定水的共振特性。）

若像素的大小 $\Delta x = 1mm$，那么这将会导致脂肪产生 2mm 位置差异。

数学：对于对数学感兴趣的读者，化学位移可以这样表达

$$化学位移 = \frac{3.5 \times 10^{-6} \gamma B}{BW/N_x} （in 像素）$$
$$= \frac{3.5 \times 10^{-6} \gamma B}{BW} \times FOV$$
$$= \frac{3.5 \times 10^{-6} \gamma B \times FOV}{BW} （in mm）$$

式中的 $\gamma = 42.6MHz/T$，B 为磁场强度（in T），BW 为带宽（in Hz），FOV 为视野（in cm）。

现在思考一下可视化的化学位移伪影（图 18-9）。谨记水的氢质子共振频率高于脂肪中的氢质子。在 x 方向上频率编码梯度具有极性，较高的频率位于右侧，水的质子相对向右侧移动（趋于更高的频率），脂肪中的质子相对向左侧移动（趋于更低的频率）。这种位移将会在较低的频率中产生重叠，在较高的频率中产生信号缺失。因此，在常规自旋回波（conventional spin-echo，CSE）图像、T1 加权（T1W）或者质子密度（Proton density，PD）图像中，在较低的频率方向上出现一条亮带，而在较高的频率方向上出现一条暗带。（在常规自旋回波 T2 加权中，脂肪的图像是暗的，所以化学位移伪影减轻。遗憾的是，在快速自旋回波（Fast spin-echo，FSE）（参见第十九章）T2

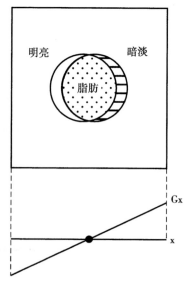

图 18-9　脂肪和水之间的化学位移效应，导致在较低的频率方向上呈现亮带（由于脂肪和水在较低频率时会重叠），以及在较高的频率方向上呈现暗带（由于缺乏脂肪和水的信号）

加权中,脂肪图像是亮的,可以看见化学位移伪影。)我们可以在任何有脂肪-水界面的地方看见这种误读导致的伪影。同样要记住,这种脂肪-水的化学位移伪影只发生在频率编码方向上(在常规自旋回波图像或者梯度回波成像中)。

例子3——椎体

在这个例子中,频率编码是上下方向("上面"具有较高的频率)——椎体内的脂肪将会被误读到下方,因为水和脂肪重叠的原因导致底部的终板变亮,而顶部的终板因为只有水的信号而变暗(图18-10)。如果我们增加像素的大小,误读伪影将会变得更多。

图18-11到图18-15就是化学位移伪影的例子。

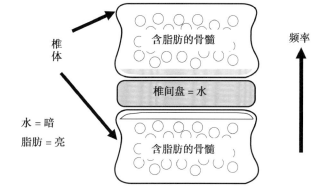

图18-10 在T1加权图像上,椎体终板里的化学位移伪影,下方的终板表现为一条暗带,上方的终板表现为一条亮带(假定频率编码方向是上下方向)

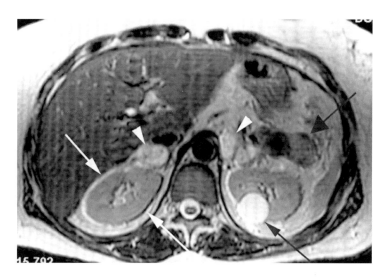

图18-11 横断的FSET2加权图像显示在频率编码(水平)方向上,围绕着肾脏的周围显示出交替的亮、暗的信号(白箭)。患者也有双侧的嗜铬细胞瘤(白箭头),胰尾部分的无功能性胰岛细胞瘤(宽的黑箭)以及左肾的单纯性囊肿(黑箭)。患者患有Hippel-Lindau综合征

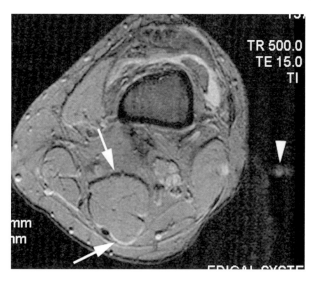

图18-12 在频率编码(前后)方向上,膝关节的梯度回波图像的横断T2*加权图(T2*W)显示第一种化学位移(箭)。要注意,在相位编码方向上(横向),也可以看得到"血管搏动"伪影(箭头)。膝关节渗出也可以看见

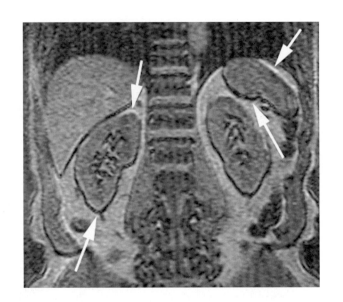

图18-13 腹部的冠状毁损梯度回波 T1 加权（TR93/TE1.8ms）图像显示沿着频率编码（头尾方向）方向，因为化学位移之故，在脂肪-水的交界面（箭）有典型的亮、暗交替的信号带

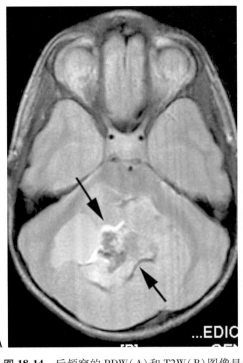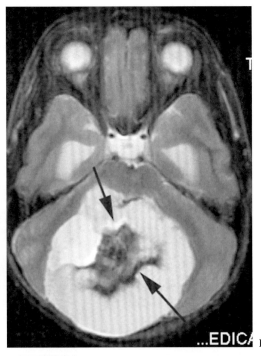

图18-14 后颅窝的 PDW（A）和 T2W（B）图像显示在频率编码的方向上（前后）交替的亮暗带（箭）。注意伪影的厚度在 T2W 中较宽，这是由于它的带宽（BW）为 ±4kHz，而 PDW 图像的带宽是 ±16kHz。同时，还要注意 T2W 图像只是能够较好地显示暗带，由于脂肪在这个常规的 SE 的 T2 序列中具有较低的信号，它降低了亮的信号的程度。这个患者患有成熟畸胎瘤

问：什么因素会导致化学位移伪影加重？

答：

1. 较强的磁场强度。

2. 较窄的带宽：

若我们降低带宽，每个像素就具有更窄的带宽，就是每个像素具有更小的频率。举例来说，如果我们不用 32kHz，而是用 16kHz 的带宽，那么

BW/像素 = 16kHz/256 = 62.5Hz/像素

现在，每个像素覆盖 62.5Hz，但是化学位移仍然是 220Hz。因此，220Hz/像素 ≅ 4 个像素的误读。

这就是在扫描仪上选择一个更窄的带宽带来的副作用之一。遗憾的是，由于磁场强度和带宽导致的化学位移是互相独立又互相叠加的。所以，高场强/低带宽技术有最糟糕的化学位移伪影（图18-14）。

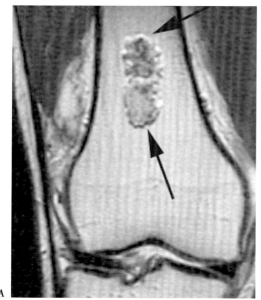

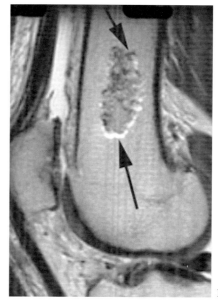

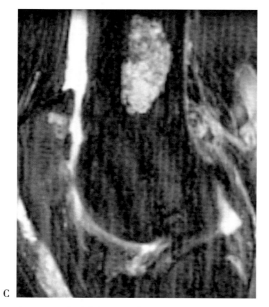

图 18-15　膝关节的冠状位 T2W 图像(A)展示了在频率编码的方向上(头尾方向)的化学位移(箭),其次,含有脂肪的骨髓与内生性软骨瘤在排列上是并列的。此外,在矢状位 T2W 图像(B)上也显示了这种伪影(箭);然而,现在,亮暗带交换了方向,是由于频率编码交换了方向(也就是,较低的频率在冠状面时位于上方,在矢状面时位于下方。)最后,矢状位带有化学(光谱的)脂肪饱和的 T2W 图像(C)内没有化学位移效应

3. 较小的像素:

若我们保持 32kHz 的带宽和相同的视野,但是频率编码数目增加至 512(而不是 256),每个像素里含有一半数目的频率:

每个像素 = 32kHz/512 = 62.5Hz/像素

这将同样导致更大的化学位移,就像前面的例子(像素为 4 而非 2)。

> 减小带宽会增加化学位移伪影

解决方法

你会怎样处理化学位移伪影呢?

1. 应用脂肪抑制消除脂肪信号。若没有来自于脂肪的信号,就不会有化学位移。可以通过使用光谱学的"脂肪预饱和"脉冲或者一个短时间反转恢复(short tau inversion recovery,STIR)序列而得以完成(图 18-15)。

2. 通过保持 FOV 不变和降低 N_x 来增加像素大小(代价:降低空间分辨力)。

3. 较低的磁场强度（并不实际）。

4. 增加带宽（代价：降低信噪比）。

5. 调换相位与频率编码的方向，这将仅仅改变化学位移的方向。

6. 用一个长的回波时间（TE）（这将导致更多的失相位以及脂肪信号降低）。

"第二种类型"的化学位移

这种现象应用于梯度回波技术中（在第二十章和第二十一章中会详细介绍）。就像我们前面所讨论的那样，脂肪和水的氢质子在横向平面内以轻度不同的频率进动（1.5T 时相差 220Hz）。因为水进动较快，在短时间之后就会在脂肪之前达到 360 度。这样一来，一段时间后（TE）脂肪和水的自旋将会完全处于同相位；另一段时间之后，脂肪和水的自旋将会处于 180 度反相位。在 1.5T 时，脂肪和水每 4.5 毫秒就会处于同相位。这个数值可以使用下列的等式来计算：

脂肪和水的频率差异＝220Hz

周期＝1/频率＝1/（220Hz）＝0.0045s＝4.5ms

在图 18-16 中，脂肪和水最开始在 TE＝0ms 时处于同相位，在 TE＝2.25ms 时处于反相位，在 TE＝4.5ms 时恢复同相位。一般来说，在 1.5T

时，脂肪和水每 2.25ms 会分别处于同相位和反相位。这就是所谓的第二种类型的化学位移效应。

边界效应

若选择 TE 是 2.25、6.75、11.25、15.75 毫秒，诸如此类，脂肪和水中的质子将会处于反相位，在被脂肪包围的器官周围可以看见一条暗的边界。这个结果即被称为边界效应、弹跳点效应或者称为印度水墨作用，这是由第二种化学位移所导致的。这种类型的图像被称为反相位扫描，指的是在这些回波时间（TEs）下，脂肪和水的自旋将会处于 180°反相位。这种现象不仅仅发生在频率编码轴方向上（就如第一种类型的化学位移伪影），因为它是脂肪和水中的质子在所有方向上相位抵消的结果（图 18-17）。［由于存在 180°脉冲，边界效应不发生在常规自旋回波（CSE）技术中；梯度回波（Gradient-recalledecho，GRE）技术中也不存在。］

对策

1. 通过选择合适的 TE 使脂肪和水处于同相位。

2. 增加带宽（代价：降低信噪比）。

3. 使用脂肪抑制。

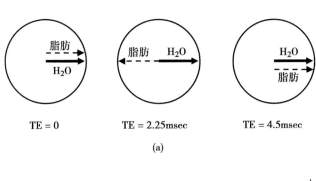

(a)

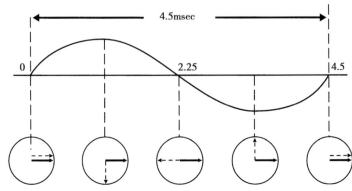

图 18-16　第二种类型的化学位移效应。脂肪和水的质子在不同的 TE 值处于同相位或者反相位。具体来说，在 TE 为 0、4.5ms 和 9ms 时它们处于同相位，在 TE 为 2.25ms、6.75ms 时它们处于反相位，诸如此类。这个效应可以通过正弦函数的图解来表示

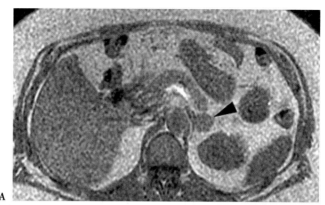

图 18-17　同相位(A)和反相位(B)的扰相梯度 T1W 成像的图像显示,在反相位的图像中,每一个脂肪-水的交界面周围可见到"边界效应"(B 中的箭)。同样,注意左侧的肾上腺腺瘤在反相位的图像上信号明显降低(箭头)

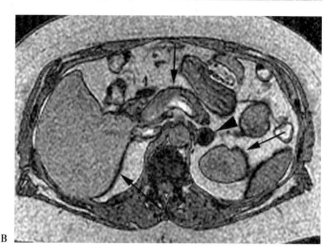

截断伪影(Gibbs 现象)

这种伪影发生在高对比界面(例如,颅骨/大脑,脊髓/脑脊液(CSF),膝关节的半月板/液体),这就造成交替的亮暗带,就有可能误诊是病变(例如,脊髓的假性空洞或者膝关节半月板的假性撕裂)。

由于采样次数和采样时间的限制,我们无法近似精确地描述一个信号强度的阶梯样改变。图 18-18 中的波浪就是在平行条带中出现明显分界面的原因。这种伪影大多见于相位编码方向(因为相较于频率编码,我们一般是在相位编码方向上具有更少的像素和更低的空间分辨力)。顺便提一句,正确的术语是"截断伪影"。"Gibbs 现象"是指在无限薄的不连续层面里仍然持续存在

一个无限数量的像素因素。图 18-7、图 18-19 和图 18-20 中包含着截断伪影的例子。

对策

1. 增加采样时间(↓带宽)用以减小波纹。(谨记,在时间域内信号越宽意味着在频率域内信号越窄。)

2. 降低像素大小:

a. 增大相位编码数目

b. 减小视野

部分容积伪影

这种伪影与计算机体层成像具有相同的概念。为了减少这种伪影,可以减小层厚(Δz)。图 18-21 包含着部分容积伪影的例子。

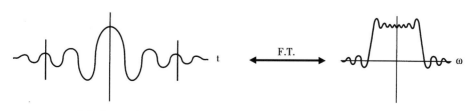

图 18-18　截断伪影引起了衰荡作用,因为截断 sinc 函数的傅里叶转换具有波动的边缘

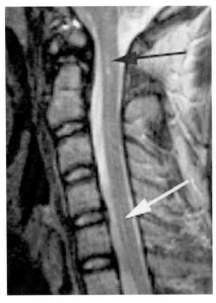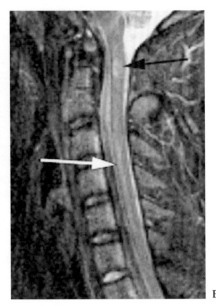

A B

图 18-19 矢状的脂肪饱和 T2W 图像(A),显示了微小的截断伪影(白箭),矢状位的 STIR 图像(B)显示了更宽的截断伪影(白箭)。T2W 的脂肪饱和图像用的是 224 次相位编码,STIR 用的是 192 次相位编码。患者也在 C1/2 处有微小的非出血性脊髓挫伤(图 A 和 B 中的黑箭)

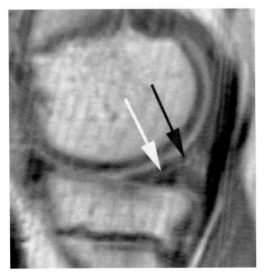

图 18-20 膝关节的矢状位的 PDW 图像显示截断伪影类似于内侧半月板的后角撕裂(白箭)。注意高信号延伸出了半月板(黑箭)

与患者有关的伪影

这种伪影是因患者自主或不自主的运动以及患者的解剖结构而导致的。血管的搏动是运动相关伪影中一个令人关注的原因。(在后面章节中有更多的这方面的内容。)

运动伪影

运动伪影由患者的(自主或不自主的)运动(随机地)或者血管的搏动性流动(周期性的)而导致。我们仅仅在相位编码方向上可以得到运动伪影。

问:为什么运动伪影仅出现在相位编码的方向上?

答:其原因有如下两个方面:

1. 首先,沿任何磁场梯度方向的运动都会导致异常相位的积累,它们致使在相位编码方向上信号的误读。

2. 同样,在数据空间内有着非常明显的不对称(见于第十三章),因此在频率编码方向上进行采样的时间(数毫秒)比进行一次相位编码的时间(数秒)要少得多。因此,临床上应用 MRI 时,大多数的运动明显地慢于沿频率编码轴的快速采样过程。这种频率编码与相位编码周期之间的差异使得运动伪影主要沿着相位编码的方向传送。运动伪影可以沿着频率编码方向发生,但它们可以忽略不计(至少,它们可能只会导致很小的模糊)。

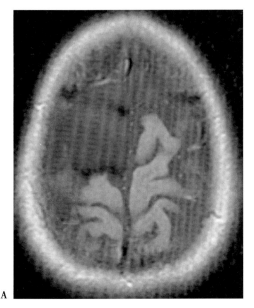 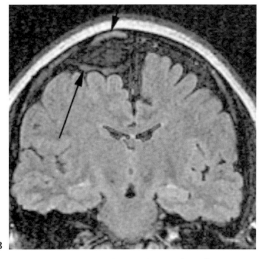

图 18-21 横断的 FLAIR 图像（A）显示了右侧大脑半球凸面的病变，与单纯的蛛网膜囊肿信号不一致。另外一幅冠状的 FLAIR 图像（B）显示了与囊肿不一致的信号位于病变的周围而不是病变之内（箭）。横断图像上的高信号是因为部分容积效应所产生的。这种高信号是由囊肿周围脑脊液的流动相关增强效应所导致的

周期性运动

周期性运动是由血管、心脏或脑脊液的搏动或者周期性运动而产生的。图 18-22 中有周期性运动的例子（也见于图 18-23），在经过身体主动脉的层面，相位编码是在前后方向，我们将得到与血管等间隙的"幽灵"伪影。随着与原始结构间的距离增加，伪影逐渐消退。"幽灵"间的间隙（separation，SEP）可以用下式计算

$$SEP = \frac{(TR)(N_y)(NEX)}{T(运动)}$$

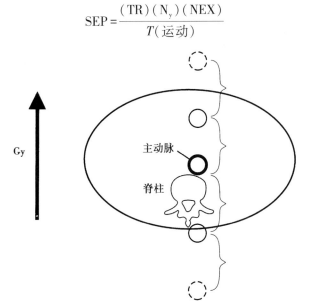

图 18-22 搏动"幽灵"伪影是搏动结构沿着相位编码方向的等距离复制，例如主动脉

另一种表达式为

$$SEP = 采集时间/T(运动)$$

式中的 T（运动）是物体（在此例中，是主动脉）运动的周期。

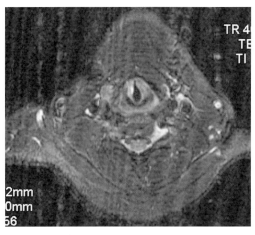

图 18-23 颈部的横向的 STIR 图像显示两侧的动脉和静脉在相位编码的方向上（前后方向）有着显著的搏动伪影

例子

主动脉的搏动是根据心率（Heart Rate，HR）计算出来的，如果心率为

HR = 60 次/分 = 60bpm = 1 次/秒

那么运动周期 = T（运动）= 1 秒。

这就意味着我们每一秒就有一次搏动。例如，如果我们的 TR = 500ms = 0.5s，NEX = 1，N_x =

256,那么

$$SEP = 0.5 \times 256/1 = 128/1 = 128 \text{ 像素}$$

因此,我们在图像中得到两个伪影。若心率是 120bpm,那么我们得到

$$SEP = 128/0.5 = 256 \text{ 像素}$$

并且只有一个伪影。

$$SEP = \frac{(TR)(N_y)(NEX)}{T(\text{运动})} = \text{伪影间的间隔(像素)}$$

若把 SEP 乘以像素大小,就可以得到伪影之间的距离。因此,如果增大 TR、相位编码数目或者采集次数,就会增大伪影间的距离,以至于所要研究的身体部分里不会有这么多的伪影。较快的搏动流(也就是,较短的周期)也会产生更大的间隙。若视野太小,视野外面的伪影或许会"混叠"到视野里。伪影可以是暗的或者是亮的,这是取决于搏动结构相位与背景结构相位之间的关系。若他们处于同相位,它们将是亮的;若它们处于反相位,它们将会是暗的(图 18-24 和图18-25)。

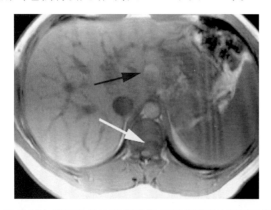

图 18-24 腹部的横向扰相梯度 T1W 图像显示了亮(黑箭)和暗(白箭)的主动脉搏动伪影。暗的伪影与一个椎体病变相类似

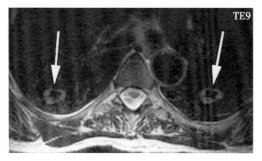

图 18-25 胸椎的横向 T2W 图像显示了来自于脑脊液(CSF)的搏动伪影(箭)与肺结节相类似

对策

1. 使用空间预饱和脉冲以饱和流动的质子和减少伪影。

2. 通过增大 TR、N_y 或者 NEX(相当于增加扫描时间)而增加伪影之间的间隔。

3. 交换相位和频率的方向:尽管这只能改变伪影的方向,但是它可以鉴别真的病变和伪影。

4. 使用心电门控。

5. 使用流动补偿。

随机运动

随机运动是由患者的自主或者不自主的运动(例如,呼吸、体位改变、吞咽、震颤以及咳嗽等)所导致,它会模糊图像。我们可能在相位编码方向上得到平行的条带(图 18-26)。尽管它可能与截断伪影相似,但是它与截断产生的衰减平行条带又有所不同。

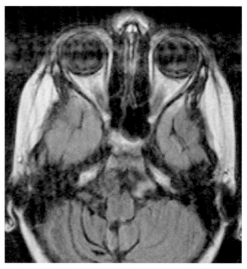

图 18-26 横向的 FLAIR 图像显示了在相位编码方向上的显著的运动伪影,这是由于眼球的运动

对策

1. 指导患者:不要动!(这或许是最有价值的方法)

2. 呼吸补偿(使用胸壁运动模式来重新扫描并且减少运动)

3. 在腹部使用胰高血糖素以减少由于肠管蠕动导致的伪影

4. 镇静

5. 止痛

6. 快速扫描(FSE、GRE、回波平面成像[Echo Planr Imaging,EPI]等等);连续的 2D 扫描而不是 3D 扫描(参见图 18-27 中的例子)。

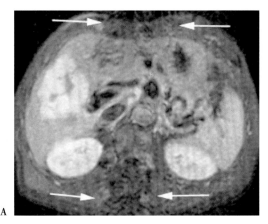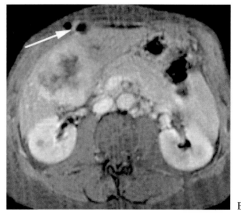

图 18-27 钆增强后横断的脂肪饱和常规自旋回波(CSE)T1 加权图像(A)显示了相位编码方向(前后方向)上的周期性的和随机的运动伪影(箭)。屏住呼吸的钆增强后的脂肪饱和扰相梯度 T1 加权图像(B)显示几乎完全解决了运动伪影的问题。注意在梯度回波图像中的磁化率伪影增加(箭)。这个患者患有肝脏海绵状血管瘤

脑脊液流动效应

脑脊液流动导致的质子失相位可能会在有的时候会类似于一个病变。流动补偿技术可以减小这种效应。其例子如下:

1. 假基底动脉动脉瘤是由包绕基底动脉的脑脊液搏动性径向运动导致的(图 18-28)。

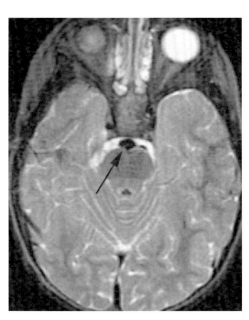

图 18-28 一个 3 岁大患者的横向 T2 加权图像显示基底动脉(箭)周围有很明显的信号缺失,这类似于一个动脉瘤

2. 脑干内假性多发性硬化(MS)斑块是由基底池内脑脊液流动导致的。

3. 椎间盘假性脱出,也是继发于脑脊液流动。

对策

1. 确定某种"病变"是否可见于所有的脉冲序列(仅在一种图像中可见倾向于伪影)。

2. 使用心电门控。

3. 使用流动补偿。

魔角伪影

在关节成像中,如果一个肌腱相较于主磁场成一个确定的角度(55°),那么这种肌腱将会在 T1 加权成像和质子密度(PD)加权成像上显示为高信号,但是在 T2 加权图像中显示为正常。这种伪影强度增加可能存在与病理情况相混淆的潜在风险。

胶原蛋白是肌腱的主要组成成分,是一种具有各向异性的结构。这种各向异性的结构有伴随测量方向改变而变化的特性,这就是肌腱的 T2 值取决于它们的方向的原因。

在魔角方向,肌腱的 T2 值稍有增加。在 TE 值较大时这种增加是可以忽略不计的。但是,当 TE 值较小时(就像在 T1 加权或者是质子密度加权图像中),结果是信号强度增加。这个 T2 延长过程背后的数学原理与 Hamiltonian 的数学方程在 $\theta = 55°$ 时为 0 相关(见于图 18-29 和图 18-30 中的例子)。

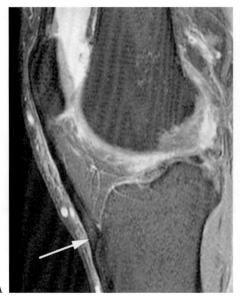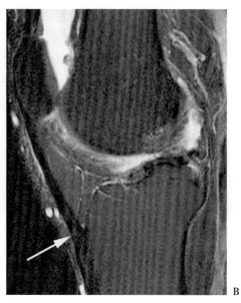

图 18-29 膝关节的矢状脂肪抑制质子密度(A)和 T2 加权(B)图像显示在短 TE 的质子密度图像中可以看到信号增高的魔角伪影(A 中的箭),但是肌腱本身没有增厚且在 T2 加权图像上是低信号(B)。同时可见关节腔内积液。(由得克萨斯州,圣安东尼奥,D. Beall,MD 提供)

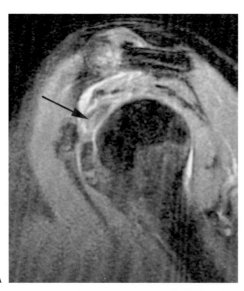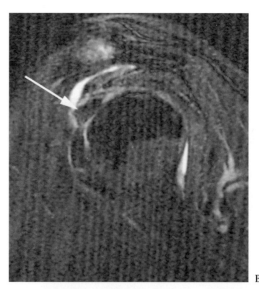

图 18-30 肩关节的斜矢状位的脂肪抑制质子密度(A)和 T2 加权(B)图像显示关节腔内二头肌的魔角伪影(箭)。质子密度图像上肌腱的信号增高(A),在 T2 加权图像上肌腱是低信号并且全部表现为正常。肩锁关节的高信号是由于骨关节炎所致。(由得克萨斯州,圣安东尼奥,D. Beall,MD 提供)

数学:这种魔角效应是下列方程的解

$$3(\cos\theta)^2 - 1 = 0 \rightarrow (\cos\theta)^2 = 1/3 \quad 或 \cos\theta = \sqrt{1/3}$$

根据式中可以计算出 $\theta \approx 55°$。上述等式来自于一个复杂的被称为 dipolar Hamiltonian 的数学理论。

与射频相关的伪影

层间干扰

我们已经在前面的章节中探讨过这个话题。这个问题是由于射频脉冲的傅里叶变换(FT)事实上不是一个完美的矩形,而是有侧峰的(图 18-31)。我们应该使用形态更简单的射频脉冲,就像图 18-32 所展示的那样。如果考虑两个相邻的层面,它们的射频脉冲的傅里叶变换将会有重叠(图 18-32)。层间干扰导致每个层面有效的 TR 缩短(由于质子被相邻层面的射频脉冲所饱和)。因此,这就会产生更多的 T1 加权(这对于 PD 和 T2 加权图像是一个特殊的问题)。同样地,由于有效 TR 减少,信噪比将会降低。

简而言之,层间干扰导致 T1 权重增加和信噪比降低。

对策

1. 在相邻的层面之间插入一定的间隔(图 18-33)。

2. 采用隔行扫描,使两侧采集之间具有 100% 间隔。

3. 射频脉冲可以被延长,使之具有更接近矩形的形态。

接下来我们更加详细地讨论:

a. 若我们增加层面之间的间隔,就可以减小层间干扰(图 18-34)。这样做的代价就是增加了非采样体积,并且增加了遗漏位于层间隔之间微小病变的风险。

b. 我们进行层面采集的顺序是不重要的(我们就可以选择层面 1,然后层面 3,再然后层面 2 等等)。相邻的层面仍然会共用一定范围的频率并且造成层间干扰。去除层间干扰的唯一方法就是运用两个独立的序列,每个序列具有 100% 的间隔,例如说:

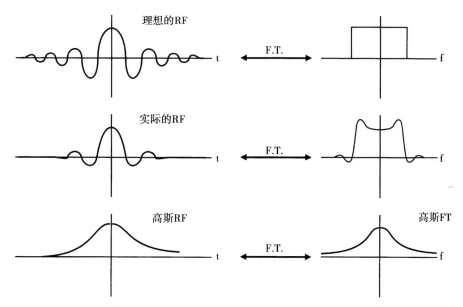

图 18-31　实际的射频脉冲(RF)具有有限的时间域,它会产生侧峰或者波纹。高斯曲线的射频脉冲具有高斯曲线的傅里叶变换(FT)

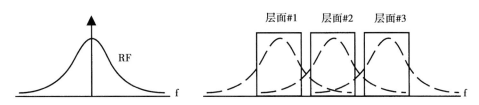

图 18-32　射频脉冲(RF)的傅里叶变换(FT)的侧峰(例如在高斯曲线的条件下)可能会产生重叠,这会导致层间干扰

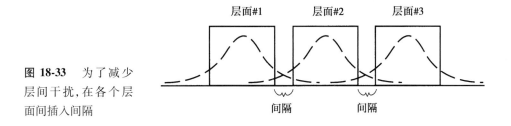

图 18-33　为了减少层间干扰,在各个层面间插入间隔

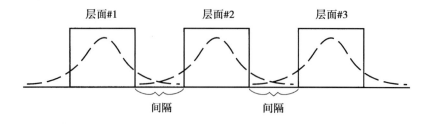

層面#1　　層面#2　　層面#3

图 18-34　层间隔越大,我们所观察到的层间干扰就会越小

间隔　　　间隔

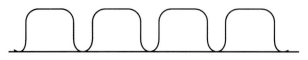

图 18-35　射频(RF)脉冲(实际上是它的傅里叶变换(FT))的形态越接近矩形,我们就可以更好地进行连续层面的采集,且不会出现层间干扰

第一个序列:奇数层 1、3、5、7…

第二个序列:偶数层 2、4、6、8…

这就是"真正的"交叉技术。在单一序列内的各行扫描不能完全消除层间干扰,尽管可以在一定程度上减小它。在这个例子中的间隔层间距通常是层厚的 25% 至 50%,这只是一个简单的序列。但是,真正意义上的交叉采集将会是两倍的扫描时间,因为它运用的是两个分开的序列。

连续层面

在新扫描仪上的射频脉冲与矩形非常相似(图 18-35)。有了这种特性,我们或许可以使用一个 10% 至 20% 的层间隔,而不会伴随明显的层间干扰。但是,在减小层间隔的同时也减小了范围,这需要更多的层面。谨记,我们再次遇到了权衡。

射频拉链伪影

这种伪影是中心伪影的一种形式(其他形式是射频馈通,将在后面章节中讨论)。这种类型的伪影被称为拉链伪影是因为它是一条沿着频率编码轴(在零相位)方向由亮点、暗点交替所构成的中心性条带,如图 18-36 所示的那样。在这里,我们讨论两种拉链伪影的来源。

FID 伪影

自由感应衰减(FID)伪影的发生是因为在自由感应衰减还没能完全衰减之前,180° 脉冲的侧峰就已经与它发生重叠(图 18-37)。这种重叠就造成了沿着频率编码方向上的"拉链"伪影。

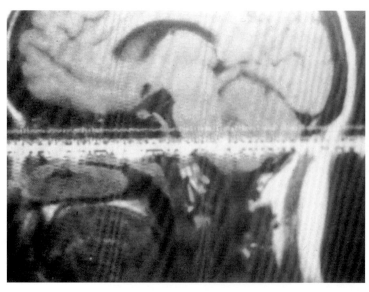

图 18-36　在零相位处的拉链伪影

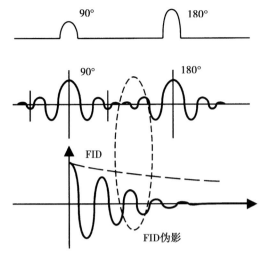

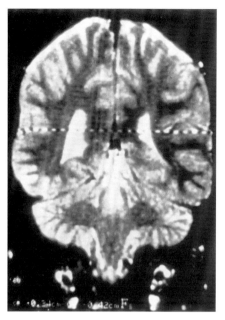

图 18-37　FID 伪影。180°脉冲的侧峰与 FID 可能会重叠,导致在沿着零频率相位编码方向上产生了拉链伪影

图 18-38　射频(RF)馈通在零频率沿着相位编码的方向产生了一个拉链伪影

对策

1. 增加 TE(增加 FID 与 180°射频脉冲之间的间隔)。

2. 增加层厚(Δz)。这样,实际上是通过选择一个更宽的射频带宽,来缩窄时间域内的射频信号,因此减少重叠的机会。

激励回波

这种伪影也表现为沿着频率编码轴的中心位置上出现一条窄的或者宽的噪声带。它的机制与 FID 伪影的机制相似。在这种情况下,邻近层面的不精准射频脉冲或者是一个双回波序列中不精准的 90°—180°—180°脉冲,形成一个可能还没有进行相位编码的激励回波,因此它出现在沿着频率编码轴的中心线上。

对策

1. 用扰相梯度。

2. 调整射频发生器。

3. 呼叫售后服务工程师。

射频馈通拉链伪影

这种伪影是由于在数据采集期间,射频脉冲激励还没有完全关闭的时候,通过接收线圈所得到的。它表现为在零频率沿着相位编码方向上的"拉链"条带(图 18-38)。

对策

连续采集 180°激励射频脉冲交替相位;平均化的相位交替激励将从根本上消除射频馈通。

射频噪声

射频噪声是由多余的外界射频噪声(如,电视台、电台、闪烁的荧光灯、患者的电子监控设施)造成的。这种伪影与射频馈通伪影相似,除了它是发生在由多余 RF 脉冲引起的特定频数(频率)上,而不是零频率上(图 18-39)。

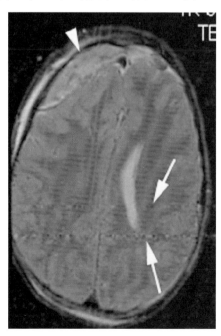

图 18-39　在一个术后患者的横断的 T2 加权图像上,显示了来自于监护设备的射频(RF)噪声(箭)。还存在一个硬膜外血肿(箭头)

对策

1. 改善射频防护。
2. 可能的条件下去除监护设备。
3. 关闭扫描室的门！

外磁场伪影

与 B_0 有关的伪影常常是由磁场的不均匀引起的。这些不均匀性常常是因为不恰当的匀场、环境因素或者是新的短径磁体的两极引起的。这会导致图像的扭曲（图 18-40）。在 SE 和 FSE 中使用 180°重聚焦脉冲可以减小这种伪影。当脂肪抑制技术被运用的时候，可能会造成图像的不均匀。

在 GRE 图像中，较小的空间不一致就会导致叠栅条纹（斑马样），这是因为原始图像和混叠图像产生了重叠（图 18-41）。

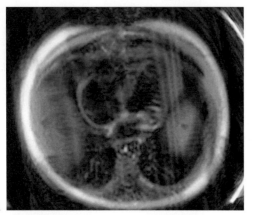
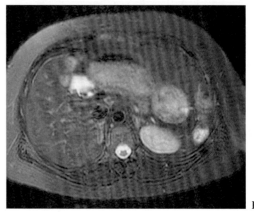
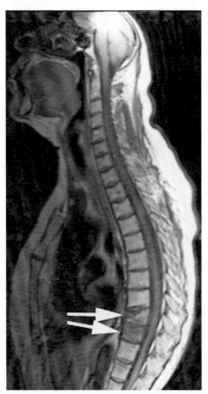

图 18-40　横向的 T2 加权脂肪抑制图像（A）显示由于在短孔径磁体边缘的次级磁场不均匀性导致上腹部失真以及缺乏有效的脂肪抑制。对比下方的层面（B），具有良好的脂肪抑制效果，图像正常并没有失真。在另一个患者中（C），脊柱的矢状 T1W 图像显示在短孔径磁体的头、尾两端图像的失真表现。患者有两个下胸椎的压缩性骨折（箭）

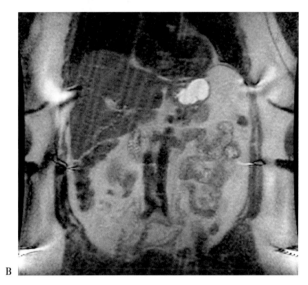

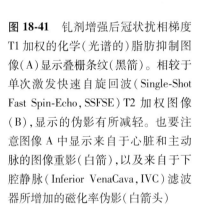

图 18-41 钆剂增强后冠状扰相梯度 T1 加权的化学（光谱的）脂肪抑制图像（A）显示叠栅条纹（黑箭）。相较于单次激发快速自旋回波（Single-Shot Fast Spin-Echo, SSFSE）T2 加权图像（B），显示的伪影有所减轻。也要注意图像 A 中显示来自于心脏和主动脉的图像重影（白箭），以及来自于下腔静脉（Inferior VenaCava, IVC）滤波器所增加的磁化率伪影（白箭头）

对策

合适的匀场线圈（自动匀场）可以解决这一问题。

磁化率伪影

就好像在第二章中探讨的那样，所有的物质被放置在一个磁场中以后，都可以一定程度被磁化，磁化率（用希腊字母 X 来代表）是衡量它们磁化程度的尺度。

通常在 MRI 处理中，一般存在三种类型的物质——每种都具有不同的磁化率，它们分别是：顺磁性、抗磁性和铁磁性物质。我们已经在第二章中介绍过这些物质，在接下来的内容中，我们简单地回顾一下：

1. 抗磁性物质没有未成对的电子，具有负的磁化率 X（也就是，X<0 和 μ=1+X<1），它们基本上没有磁性，人体内的很大一部分组织都具有这种特性。

2. 顺磁性物质含有不成对的电子，有一个小的阳性 X（也就是，X>0 和 μ>1），可以被外磁场轻度吸引。稀土元素钆（Gd）有 7 个不成对的电子，是一种强的顺磁场物质。Gd 在元素周期表中是镧系元素的一员。稀土元素镝（Dy）是这一族中的另一种强的顺磁性物质。血红蛋白的某些降解产物也是顺磁性的：脱氧血红蛋白具有 4 个不成对的电子，正铁血红蛋白有 5 个不成对电子。相较之下，在出血的末期，含铁血红素内包含着超过 10 000 的不成对电子。它是一组被称为超顺磁性的物质，它的磁化率比顺磁性物质要强 100 至 1 000 倍。

3. 铁磁性物质可以被磁场强烈的吸引,并且有很大的阳性 X 值,甚至比超磁性物质的还要大。已知有三种类型的铁磁性物质:铁(Fe)、钴(Co)、镍(Ni)。MRI 中的磁化率伪影发生在不同的磁化率物质的交界面,例如在组织-空气和组织-脂肪的界面(也就是说,包括鼻窦、颅底和蝶鞍)。这些在磁化率方面的差异导致局部磁场环境的紊乱,造成自旋失相位,信号缺失或者误读(伪影)以及化学脂肪饱和不佳(图 18-42 至图 18-44)。铁磁性物质(例如金属夹子和异物),它们具有很大的磁化率,可以导致显著的磁场变形和伪影(图 18-45 至图 18-47)。

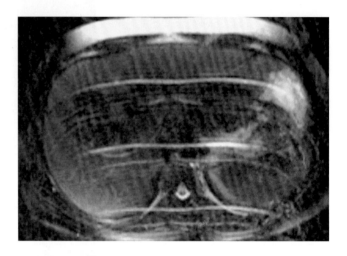

图 18-42 伴有不均匀的脂肪饱和横断的快速自旋回波(FSE)T2 加权图像,显示了来自于未饱和的前腹壁皮下脂肪的"幽灵"伪影

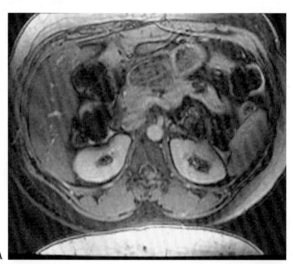

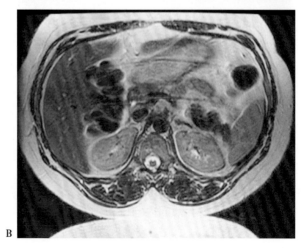

图 18-43 腹部钆剂增强后的横断脂肪饱和梯度回波 T1 加权图像(A)显示抗磁性的气体与邻近软组织之间的界面有"绽放"伪影(最显著的部位是脾曲)。这种效应在快速自旋回波(FSE)T2 加权图像上(B)是最小的。要注意两幅图像中的相位编码(前后方向)方向都有混叠。图像(A)也是在抗磁性的界面上有不均匀的脂肪饱和

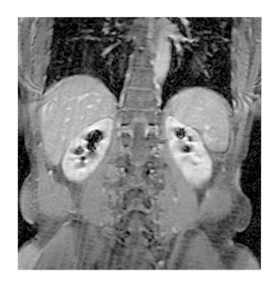

图 18-44 钆剂增强后的冠状梯度回波 T1 加权的脂肪饱和图像显示了高浓度的顺磁性物质钆产生的磁化率伪影，导致肾脏集合系统呈现暗信号，同时伴有亮的边缘。也注意到有一些轻度的叠栅条纹伪影

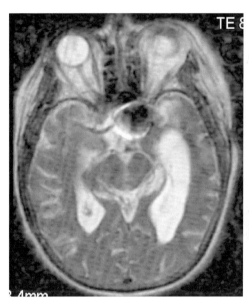

图 18-45 横断的 T2 加权快速自旋回波（FSE）图像显示左侧颈内动脉末端区域内的磁共振成像（MRI）兼容的动脉瘤夹产生的金属磁化率伪影

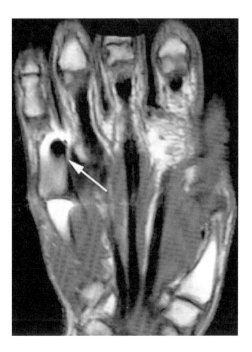

图 18-46 冠状位的 T1 加权图像显示在第五指骨基底部的金属异物所产生的金属磁化率伪影

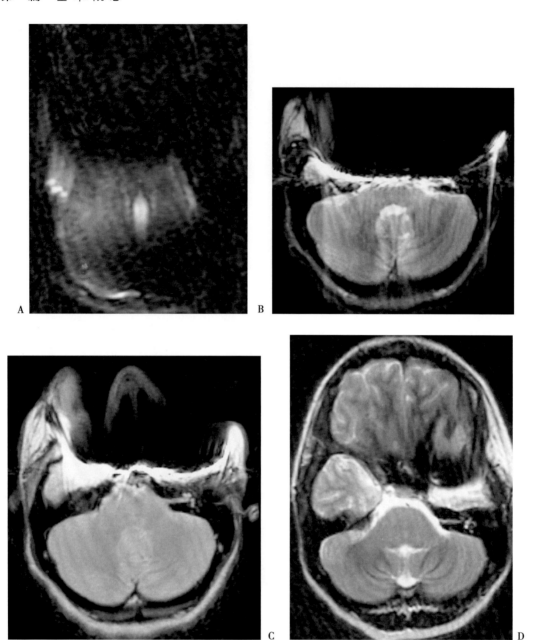

图 18-47 一个装有假牙的患者,他的横断的 EPI B_0(A)、CSET2 加权成像(B)、CSEPDW(C)以及 FSET2(D)图像显示了不同的脉冲序列中的多种不同金属磁化率效应,其中 EPI 最差。CSET2 加权成像的图像比 CSEPDW 的图像效果差,这是因为在 T2 中使用的是更窄的带宽(±4kHz),在 PDW 中使用的是更宽的带宽(±16kHz)。最后,T2WFSE 图像的效果最好(带宽仍然为±16kHz),由于有多个 180° 聚相位脉冲的共同作用

问题:哪种磁共振成像技术对磁化率效应最不敏感?

回答:按逐渐递减的顺序,EPI,GRE 成像,CSE 和 FSE。FSE 对磁化率效应最不敏感,这是因为有多个 180°聚相位梯度。

与梯度有关的伪影

涡流

涡流是在当梯度在打开与关闭快速转换的时候产生的小电流(也就是,由于磁场的忽然增高或降低产生的电流)。这些电流将会导致梯度形态的扭曲(图 18-48),这样一来就会导致图像的伪影。

非线性

理想的梯度是线性的。然而,就如生活中的其他方面面一样,不存在这样一个理想的梯度。这些非线性的因素会造成局部的磁场变形和图像的伪影,这种效应与 B_0 不均质相关伪影有相似之处。

几何变形

几何变形是梯度的非线性或者说是梯度功能下降造成的结果。图 18-49 解释了这个概念。真正的梯度峰值受到抑制,引起图像的变形(例如,一个圆有可能变成一个椭圆)。(图 18-50 是一个在非线性的梯度里需要更多平面回波序列的例子。)如果你发现了这个问题,那么你就需要请售后服务的工程师来解决了。

数据错误

数据错误是在处理某个层面 K 空间里的数据过程中,一次计算所产生的错误。结果是在单一的图像上会贯穿出现交叉条纹伪影,而其他图像上并不存在(图 18-51)。

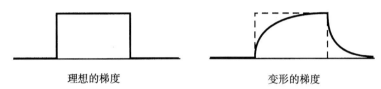

理想的梯度　　　　　变形的梯度

图 18-48　快速打开或关闭梯度产生了涡流,它使梯度形态扭曲,因此导致图像变形

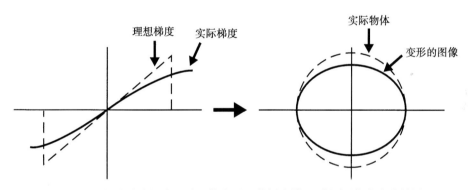

理想梯度　实际梯度　　　　实际物体　变形的图像

图 18-49　梯度非线性将导致图像变形。举例来说,一个圆可能会变为椭圆

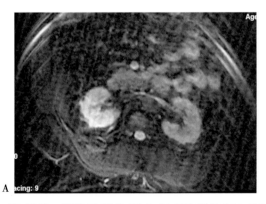
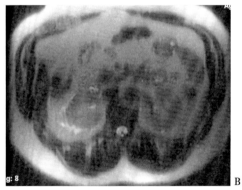

图 18-50　腹部横断的 T2 加权 EPI 图像(A)显示正常腹部的卵圆形发生了几何变形。附加 SSFSET2 加权的图像(B)显示这个患者真正的形态

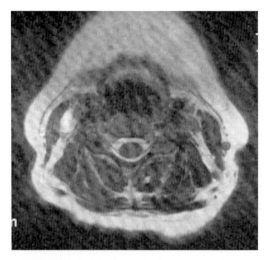

图 18-51　在一个 0.23T 磁体里的颈椎横断位 T2 加权图像显示跨越整个图像的斜形线条,这与 k 空间内单个数据点的错误有关

对策

1. 删除离散误差和平均化邻近的数据。

2. 简单地重复这个序列就能解决这个问题。

与流动相关的伪影

在前面我们已经探讨过运动伪影,其中包含周期性的流动伪影。其他与流动相关的现象将在第二十五章和第二十六章中探讨。

要点

在本章中,我们讨论了每个 MR 放射科医生都应该知道的引起 MRI 潜在伪影最常见和最重要的原因。有关这些伪影的列表,请参阅“简介”

介电效应

因为无线电波的波长接近身体部位的尺寸就可以成像,由于这些驻波就会存在变亮和变暗的区域,这在 3T 和 3T 以上最为明显。因为身体是导电介质,所以伪影通常被称为“介电效应”(图 18-52)。在身体大的部位(例如腹部),情况看上去更糟糕,当存在腹水时似乎更为常见。介电效应的解决方案是并行传输或“传输 SENSE”。

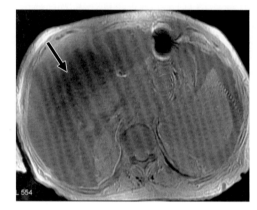

图 18-52　3.0T 腹部质子密度加权图像显示了肝硬化和腹水,因为“驻波”和介电效应,伴随着局部区域信号强度降低(箭)

部分。还有一些其他不太重要的伪影来源未在本章讨论。

习题

1. 关于化学位移伪影—脂肪中的质子共振在:

　a. 比水的质子高 3.5ppm

　b. 在 1.5T 时,它大约是 220Hz

　c. 在 1.5T,32kHz 的带宽以及 256×256 的矩阵中,它大约是 2 个像素

　d. 以上各项均正确

　e. 只有 b 和 c 项正确

2. a. 在下列条件下(假设频率编码数为 256)确定化学位移大小(以像素的数目为单位)是:

B_0	0.2T	0.5T	1.0T	1.5T
BW				
50kHz				
10kHz				
4kHz				

　b. 假设 FOV = 24cm = 240mm,那么以毫米为单位重复上面的表格。

　c. 你得出的结论是什么?

3. 周期性的运动导致沿着相位编码方向的搏动伪影。每两个连续伪影之间的像素数目取决于(SEP = 间隔):

SEP=TR · NEX · N_y/T=采集时间/T

式中的 T=运动变化的周期。

a. 当 TR=200ms=0.2s，NEX=1，N_y=256 时,计算主动脉的伪影的间隔(心率=60bpm,也就是,T=1s)。

b. 在 a. 中的例子中,沿着相位编码的方向上你所能看到的最大的伪影数目是多少?

c. 增加采集次数的结果是什么?

4. 下列措施可以减小卷折伪影,除哪一项外:

a. 使用表面线圈

b. 减小 FOV

c. 使用预饱和脉冲

d. 使用无相位卷折功能

e. 使用无频率卷折功能

5. 下列各项可以减少截断伪影,除哪一项外:

a. 减小像素大小

b. 增加采样时间

c. 增大 N_y

d. 增大 FOV

6. 正确/错误:化学位移伪影在水-脂肪的界面造成位于高频率的一侧的亮带以及位于低频率的一侧的暗带。

7. 下列各项可以降低化学位移伪影,除哪一项外:

a. 降低带宽

b. 使用脂肪抑制技术

c. 使用更低的磁场强度

d. 使用更长的 TE

8. 正确/错误:脂肪和水中的氢质子都是在 TE 为 2.25ms 的奇数倍时位于反相位。

9. 一般说来,化学位移可以这样表示:

a. 3.5× 10^{-6} γB · N_x/BW

b. 3.5× 10^{-6} γB · FOV/BW

c. 3.5× 10^{-6} γB/(BW · N_x)

d. a 和 b 均正确

10. a. 当 TR 为 500ms,NEX 为 1，N_y 为 128，HR 为 80bpm 以及 FOV 为 20cm,计算主动脉搏动伪影之间的间隔(体素与毫米为其单位)。

b. 在视野范围内,你能看到的伪影的最大数目是多少?

11. 顺磁性物质包含下列各项,除哪一项外:

a. 钆

b. 镝

c. 钴

d. 正铁血红蛋白

e. c 和 d 都正确

12. 下列各项可以减少运动伪影,除哪一项外:

a. 快速扫描

b. 镇静

c. 3D 成像

d. 流动补偿

13. 脑脊液流动可导致下列的伪影,除哪一项外:

a. 位于脑干的假性多发性硬化的斑块

b. 假性椎间盘脱出

c. 假性基底动脉瘤

d. 假腔

14. 判断题 当肌腱在与主磁场的方向垂直的位置上时,将会出现魔角伪影,这就导致在质子密度图像上显示肌腱的信号有所升高。

15. 下列的措施可以减轻层间干扰伪影,除哪一项外:

a. 增大梯度强度

b. 增大层间距

c. 两次采集且中间间隔为 100%

d. 改善脉冲形态

16. 下列的措施中可以减少血管搏动伪影的数目,除哪一项外:

a. 流动补偿

b. 预饱和脉冲

c. 减少 N_y

d. 延长 TR

17. 截断伪影包含:

a. 假性半月板撕裂

b. 假性空洞

c. 假性多发性硬化斑块

d. 上述各项均正确

e. 只有 a 和 b 正确

f. 只有 a 和 c 正确

18. 判断题 运动伪影仅仅只发生在相位编码的方向上。

第二篇

快速扫描

第十九章

快速自旋回波

简介

在本章节我们讨论快速自旋回波(fast spin echo,FSE)这一类优雅且灵巧的技术。这类技术由 Hennig[1] 等人首次提出,并将其称为伴弛豫增强的快速采集(rapid acquisition with relaxation enhancement,RARE),在临床上也通常被称为快速自旋回波(fast spin echo,FSE)或涡轮自旋回波(turbo spin echo,TSE)。(注:不同的厂商对其有不同的名称,表 19-1)

参考图 19-1 的脉冲序列图,这些脉冲序列不仅可以应用于常规的自旋回波(CSE or SE)序列,还可用于 FSE 序列的研究。

表 19-1　各类厂商的 RARE 序列名称

制造商	名称
GE、日立、东芝	Fast spin echo(FSE)
西门子、飞利浦	Turbo spin echo(TSE)

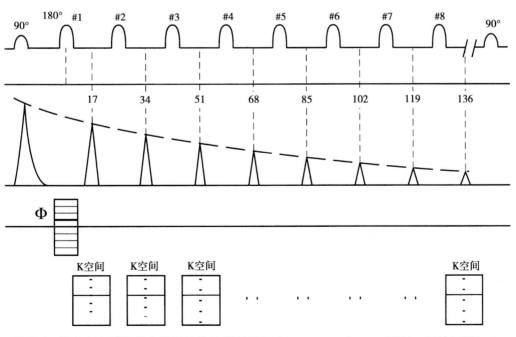

图 19-1　具有 8 个回波的自旋回波脉冲序列图(pulse sequence diagram,PSD)。回波间隔(echo spacing,ESP)为 17ms

---

[1]　HennigJ,NauerthA,FriedburgH. RAREimaging:afastimaging methodforclinicalMR. *MagnResonMed*. 1986;3:823-833.

常规自旋回波

先来介绍常规自旋回波（conventional spin echo, CSE），并了解 CSE 的 K 空间填充方式。在 CSE 序列中，自由感应衰减常常会在每一个 90° 射频（radio frequency, RF）脉冲完成后产生。在第一个 90° 脉冲之后的回波时间（echo time, TE）［在下面这个 CSE（图 19-1）中，则为第一个 180° 重聚焦脉冲后的 TE/2，为 17ms］，第一个自旋回波被接收到。而在下面这个 CSE 中，有一列完整的 180° 重聚焦脉冲，每个脉冲完成后都可以得到一个自旋回波。每个回波时间（TE）都是 17ms 的倍数。但是每个连续的回波会由于 T2 的衰减，而存在振幅不断减小的情况。

在 CSE 序列中，通过两个 180°RF 脉冲，就可以得到两个自旋回波，且每一个自旋回波都有不同的 TE。但是，在 CSE 序列中，想要多少自旋回波，就可以获得多少自旋回波。例如，在下面这个 CSE 序列中（图 19-1），在一个重复时间（Repetition Time, TR）内，可以获得八个自旋回波。

在 CSE 中，每个 TR 都有一个单独的相位编码步骤。每个 180° 脉冲后的回波都是在单次应用相位编码梯度于 CSE 后所获得的。每个自旋回波都有自己的 k 空间，且每次获得一个自旋回波，就在 k 空间中填写对应的一行（图 19-1）。

在 CSE 中，每个 k 空间将产生不同的图像，那么，在下面这个 CSE 序列中（图 19-1），八个 180° 脉冲将产生八个自旋回波，并获得八个不同的 k 空间和八个不同的图像。以此类推，如果有

256 个不同的相位编码步骤，那就要进行 256 次不同的扫描。扫描时间将会是：

扫描时间 =（TR）*（相位编码步骤数量）*（激发次数【NEX】）

在这段扫描时间内，每个 TE 回波将会产生一个图像，共计八个图像。如果只对最后一个自旋回波的图像感兴趣，那就不必对前面七个充填 k 空间的回波感到烦恼。尽管前面的七个回波完全是"无偿"获得的，但是不采集它们，也不可能获得第八个自旋回波，当然也不能节约时间。在一个双回波 CSE 序列中，第一个自旋回波永远是"免费的"——它不会花费任何时间。（但是稍后在 FSE 中将会看到，事实并非如此。）

因此，对于 CSE 中的每个 k 空间，TR 将会重复 256 次（每次都采用不同的相位编码梯度），并且用每个回波填充 K 空间不同的 256 行。对于一个 8 回波的 CSE 序列，就可以得到 8 个不同的图像。

快速自旋回波

通过使用相同的例子，将可以看到快速自旋回波（fast spin echo, FSE）是怎样工作的。FSE 是利用 CSE 技术，且更节省时间的一种更高级的方法。在下面的例子中，再次采用一个八回波（回波链长度（echo train length, ETL = 8）的自旋回波序列。但是，现在只会采用一个 k 空间来填充，且将会在一个 TR 的时间内一次性填满 k 空间中的八行（图 19-2）。届时，将会得到一个采用八回波所共同填充的 k 空间，而不是得到八个独立的 k 空间。

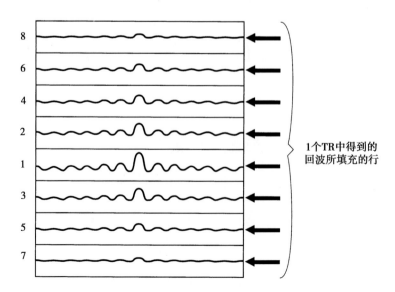

图 19-2　在快速自旋回波（FSE）中，在一个 TR 时间内，可一次性填充 k 空间的 8 行

1 个 TR 中得到的回波所填充的行

在一个 TR 时间内,一次性填充一个 k 空间中的 8 行,且每行来自一个自旋回波。在下一个 TR 内,又会填充 k 空间中另外的 8 行,并且将它们都放入同一个 k 空间内(图 19-3)。

由于在 k 空间中总共有 256 行,而且每一个 TR 时间内,只能在 k 空间内填入其中的八行,所以只需重复这个过程 32 次(即 256/8＝32),就能填满整个 k 空间。

在 CSE 序列中,填充 k 空间的每一行都需要一个 TR。因此,在 CSE 序列中,为了填满 k 空间,必须重复这个 TR 过程 256 次。而 FSE 序列则将时间缩短了 8 倍。

示例

CSE 序列的采集时间:

TR＝3 000ms,N_y＝256,NEX＝1,

采集时间＝(TR)＊(相位编码数)＊(NEX)

$\qquad$＝(3 000ms)＊(256)＊(1)

$\qquad$＝12.8min

在 FSE 序列中,TR 仍为 3 000ms,则采集时间为

FSE 时间＝【(TR)＊(相位编码数)＊(NEX)】/(ETL)

$\qquad$＝【(3 000ms)＊(256)＊1)】/8

$\qquad$＝1.6min

在这个例子中,FSE 序列把采集所需要的时间从 12.8 分钟缩短到 1.6 分钟,比 CSE 序列要快 8 倍。

回波链长度

回波链长度(echo train length,ETL)是指 FSE

序列中每个 TR 时间内所采用的回波数量。ETL 的典型范围通常从 3 到 32 之间。连续两个回波(或 180°脉冲)之间的时间间隔被称为回波间隔(echo spacing,ESP)。在带宽(band width,BW)为 32kHz(±16kHz)的典型高磁场中,典型的 ESP 为 16ms～20ms。

图 19-4 就是一个例子。假设为了得到一张 TE 约为 100ms 时的图像。在 FSE 中,唯一能选择的 TE 只能是 ESP 的整数倍(在下面的例子中 ESP 为 17ms)。这被称为有效 TE(TE_{eff}),但这不是真正的 TE。在这个例子中,TE_{eff} 则为 102ms (6×17ms)。

众所周知,在 k 空间的中心,信号最强,而在向 k 空间的边缘移动的过程中,则信号越来越弱。因此,如果将 k 空间分成 8 块,每块 32 行(一个板块对应一个回波),中心的板块将会被分配给第六个回波,即相对应的 TE 则为 TE_{eff}＝102ms(图 19-5)。

在 FSE 中,在每个 180°脉冲之前,都将放置一个不同数值的相位编码梯度。对于所选择的 TE_{eff}(本例中为 102ms)前的 180°脉冲,将使用具有最低强度的相位编码梯度。而后续的每个相位编码梯度场则会使用幅度越来越大的梯度。这样的增加将会导致最大强度的信号来自 102ms 时的回波(因为这个信号是用最小相位梯度所获得的),而且由于这些信号来自于逐渐增加的相位编码梯度,所以来自于其他回波的信号将会减少(图 19-6)。

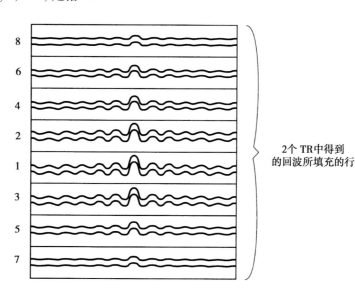

图 19-3　两次 TR 时间以后,k 空间内总共填入 16 行

2个 TR中得到的回波所填充的行

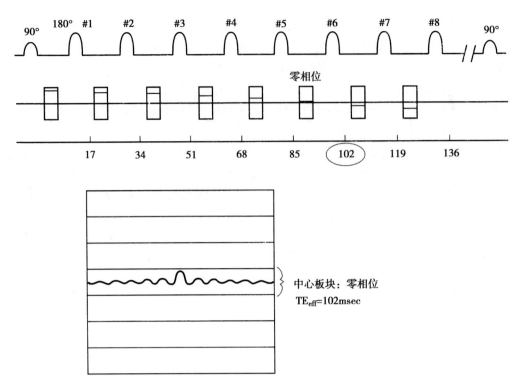

图 19-4 FSE 序列的例子中,TE$_{eff}$为 102ms。与此相对应的相位编码梯度最小。相应的回波被填充在 k 空间的中心行

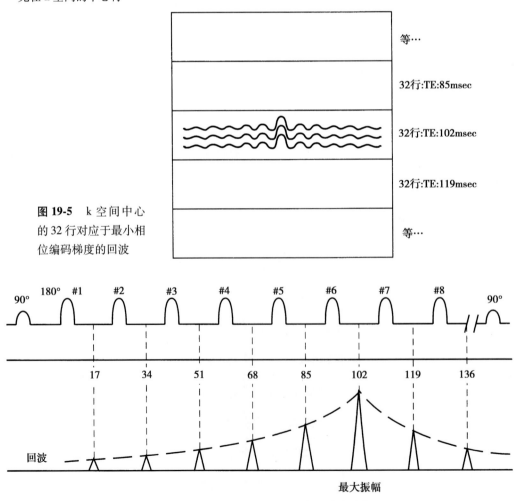

图 19-5 k 空间中心的 32 行对应于最小相位编码梯度的回波

图 19-6 TE$_{eff}$ = 102ms 的回波具有的最大峰值

在下一个 TR 中,我们仍然选择第六个回波的接近于零梯度的相位编码梯度场,而所有其他的相位编码梯度场将会接近于他们之前各自的梯度值,所以在这个 TR 中所获得的最大信号仍然来自于第六个回波(TE = 102ms),而从其他回波获得信号将会逐渐减弱。

从第六个回波获得的信号(从第一个 TR 到第 32 个 TR)将会全部填充在 k 空间的中心。而从其他回波获得的信号将会填充到 k 空间的其他版块。相位编码梯度逐渐增大的回波(信号更弱)填充到离中心板块更远的板块,而相位编码梯度逐渐减弱的回波(信号更强)被填充到了离中心板块更近的地方。k 空间是有秩序的,所以最强的信号来自于 k 空间的中心,而最弱的信号则来自于 k 空间的边缘。

因此,如果 ETL 选择为 8 个回波,那么在这个 k 空间内将会有 8 个板块,每个板块包含 32 行,代表 32 次激发;每个板块则对应每次激发中一个不同的自旋回波。那这些自旋回波到底是什么样的呢?(图 19-6)。

因为中心板块位于最低的相位编码梯度,所以它的失相位最小。在 TE = 102ms 时,接收到的信号将会有最大的振幅。当向离 102ms 越来越远的任何一个方向移动时,由于相位编码梯度逐渐增大,信号的振幅将会越来越小。

根据定义,最强的信号来自于 TE_{eff}。虽然也可以获得来自于其他 TE 的信号,但是却无法产生对比。这些来自于其他回波的信号都位于相同的 k 空间。即使其他的 TE 离 TE_{eff} 不断变远,且所采集到信号振幅不断减小,但是它们仍然会影响到 TE_{eff} 所产生的图像对比。这也就是为什么它被称为有效 TE,而并不是真正 TE 的原因。

在某种程度上,虽然 FSE 是加权平均,但所做的仅仅是平均这些回波。通过恰当的选取相应的板块,把大部分的权重放在 102ms(有效 TE)的回波上,而将较少的权重放在其他的回波上。当远离 k 空间的中心板块时,权重会减少,这也就是,我们减少了其他板块内的数据对有效回波的影响。

在前面的例子中,T2 加权像表现为长 TR,长 TE。在下面这个例子中,质子密度加权图像则表现为长 TR,短 TE,并且有效 TE 大约为 30ms(图 19-7)。并且将 k 空间的中心板块分配到相应的第二个回波,也就是,TE = 34ms。这意味着最大振幅的回波将位于 TE = 34ms,而接下来的回波的信号强度将会逐渐减弱。这是因为,第二个回波将会被分配到最小的相位编码梯度,而随后的回波将会有逐渐增强的相位编码梯度。

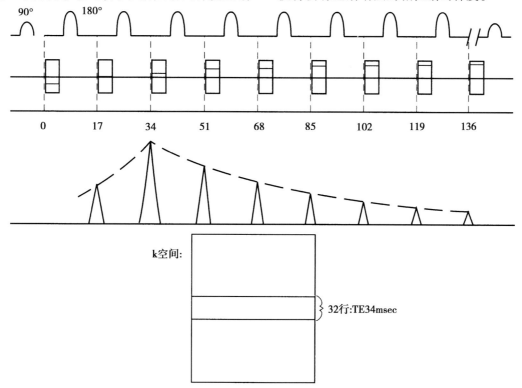

图 19-7　另外一个 TE = 34ms 的例子。此时,最大的回波对应的 TE 时间是 34ms

在有效 TE 为 34ms 时,仍然可以从八回波 FSE 序列的整个回波链中获得累积的信号。所以,即使是从相应于 TE＝136ms(8×17＝136)的回波所得到的信号,也会对有效 TE＝34ms 的所采集到的信号产生影响,而这点却是我们不希望的。因此,对于 T1 加权成像,通常会选择一个较小的回波链,例如 4 个,这意味着只有 4 次的相位编码过程。因此,k 空间将只有四个板块,最长回波则是位于 68ms(4×17＝68)的回波,有利于与最短有效 TE(如 17ms)形成对比。这将会减少 T1 加权图像中由于信号分布在更长的回波时间而造成的 T2 效应。

问:在 FSE 成像中,当 ETL 由 8 减少到 4 时,所需的时间会发生什么变化?

答:成像时间将会增加为原来的两倍。

问:如果 FSE 中 ETL 为 8,那么在每个 TR 中,则需要填充 k 空间的多少行?

答:在每个 TR 中,会一次性填充 k 空间中的 8 行,且每一行将会被分配到空间的不同板块。

问:想要填充完 k 空间的 256 行,需要重复 TR 过程多少次?

答:通常需要按以下比率来算出 TR 重复侧次数:

$$N_y/ETL＝相位编码数/回波链长度$$

而扫描时间则通过下面的公式计算:

$$扫描时间(FSE)＝(TR)*(N_y)*(NEX)/ETL$$

且这个公式的分子和 CSE 成像一致:

$$扫描时间(CSE)＝(TR)*(N_y)*(NEX)$$

FSE 的不同之处就是分子要除以 ETL。所以,在 ETL 为 8 的 T2 FSE 序列中,要完成 k 空间的 256 行,则需要重复 TR 的次数(也就是,射频次数)将是:

$$256/8＝32$$

而在 ETL 为 4 的 T1 FSE 序列中,在每个 TR 过程只能填充 k 空间中的 4 行,要充填完 k 空间的 256 行,则需要重复 TR 的次数将是:

$$256/4＝64$$

示例 1

1. 思考在 TR＝3 000ms,N_y＝256,NEX＝1 的 T2 加权成像中,比较 CSE 和 FSE(采用 TE_{eff}＝102ms,ETL＝8)的扫描时间。

$$
\begin{aligned}
扫描时间(FSE)&＝(TR)*(N_y)*(NEX)/ETL\\
&＝(3 秒)*(256)*(1)/8\\
&＝96s\\
&＝1.6min
\end{aligned}
$$

$$
\begin{aligned}
扫描时间(CSE)&＝(TR)*(N_y)*(NEX)\\
&＝(3s)*(256)*(1)\\
&＝768s\\
&＝12.8min
\end{aligned}
$$

2. 在 TR＝500ms,N_y＝256,ETL 为 4 的 T1 加权 FSE 成像中,重复上面的计算过程:

$$
\begin{aligned}
扫描时间(FSE)&＝(TR)*(N_y)*(NEX)/ETL\\
&＝(0.5s)*(256)*(1)/4\\
&＝32s
\end{aligned}
$$

$$
\begin{aligned}
扫描时间(CSE)&＝(TR)*(N_y)*(NEX)\\
&＝(0.5s)*(256)*(1)\\
&＝128s
\end{aligned}
$$

代价

FSE 成像的代价是什么?

层面范围

当增加 ETL 以加快成像的速度时,也伴随着所能采集的层数数量的减少(图 19-8)。例如,在一个 TR 中,当 ETL 为 8 时,能够采集所需的层数。而使用相同的 TR,但 ETL 为 16 时,那么采集相同的层数,则需要花费两倍的时间(即 16x17ms＝272ms),因为现在需要累积 16 个回波的数据来填充 k 空间(每个都是 17ms 的倍数)。而且填充 k 空间的 16 行,所花费的时间是填充 8 行的两倍,那么在一个 TR 内所能采集到层面数则减半。

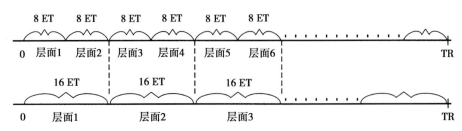

图 19-8　增加 ETL 导致扫描范围(采集层数)的减少

因此,如何权衡,则取决于增加 ETL 时,所对应的采集层数。

ETL 增加→扫描速度增加↔扫描范围(采集层数)下降

唯一解决的方法就是增大 TR。虽然增大 TR 会导致扫描时间的增加,但是相比 CSE,ETL 的使用则节省了大量时间,因此可以提供更长的 TR,不仅不需要限定 TR=3 000ms,还可以将 TR 增加到 4 000～6 000ms,从而得到更大的范围,同时节省了时间。

假定覆盖感兴趣区(如,脑)需要 15 个 5mm 的层面,间隔为 2mm。

示例 2

选择 TR=3 000ms,ETL=8,NEX=1,N_y=256。

在一个 TR 中,所能进行的层面数取决于最长回波的长度(不考虑采样时间):

$$层面数 \leqslant TR/TE$$

在这个例子中,ETL=8,最长回波为 136ms(17×8=136)。所以,

$$层面数 \leqslant TR/TE$$
$$= 3\ 000ms/136ms$$
$$\approx 22\ 层$$

这个公式与我们所选择的 TE_{eff} 无关。此例子的扫描时间将是

$$扫描时间 = (TR) * (N_y) * (NEX)/ETL$$
$$= (3\ 000ms) * (256) * (1)/8$$
$$= 96s$$
$$= 1.6min$$

因此,当 ETL 为 8 时,我们在 1.6 分钟内可以进行 22 层。

示例 3

现在选择一个不同的 ETL:

ETL=16,NEX=1,N_y=256,TR=3 000ms。当 ETL=16 时(因为回波是 17ms 的整数倍),最长回波为 272ms(16×17=272)。所以,

$$层面数 = TR/TE$$
$$= 3\ 000ms/272ms$$
$$\approx 11\ 层$$
$$扫描时间 = (TR) * (N_y) * (NEX)/ETL$$
$$= (3\ 000ms) * (256) * (1)/16$$
$$= 48s$$
$$= 0.8min$$

当 ETL 为 16 时,只能采集 11 层,且采集时间为 0.8 分钟。虽然扫描速度更快,但是采集范围

却受到限制,因此没能完成此检查所需要的最小层数,即 15 层。

示例 4

为了增大 ETL 为 16 时的扫描范围,我们现在延长 TR:

$$层面数 \leqslant TR/TE$$
$$= 4\ 500ms/272ms$$
$$\approx 16$$
$$扫描时间 = (TR) * (N_y) * (NEX)/ETL$$
$$= (4\ 500ms) * (256) * (1)/16$$
$$= 72s$$
$$= 1.2min$$

即使 ETL 为 16 时,扫描范围受到了限制,但可以通过将 TR 延长至 4 500ms,采集到 16 层的范围(足以达到检查所需的 15 层),而且仍然可以使扫描时间低于 ETL 为 8 时所需的扫描时间。

当发现一个扫描所花费的时间是你所需要的两倍的时候,一般是由于想要获得的扫描范围大于所选择的 TR 的扫描范围。如果不改变任何条件,设备将"默认"对扫描范围进行两次独立的采集,因此扫描时间增加为计划的两倍。通过简单计算,稍微增大 TR 或稍微增加层厚的方法,可以更有效的纠正这个问题。

多回波 FSE

再次回到 8 回波 CSE 的案例。在这个案例中,CSE 会生成 8 个 k 空间,但是前面 7 个 k 空间都是"无偿"得到的。但在 FSE 中却不是这样,每个自旋回波都被用来填充共同的 k 空间中的一行。如果想要进行双回波成像,就必须有两倍的行数来填充 k 空间(在两个 k 空间内)。因此,我们必须①在每个 ETL 内放弃一半的回波,但在这种情况下扫描时间会翻倍,或者②重复扫描两次,但扫描时间同样也会增加。且无论选择哪种方式,都会花费更多的时间。

在 FSE 中,第一个回波将不再是"免费"的了!

这里有三种方式可以在 FSE 中获得双回波图像:

1. 完整回波链
2. 分割回波链
3. 共享回波链

完整回波链:在一个完整回波链中,所有的回波都有助于图像的产生。因此,在进行有效 TE_2

前,必须完成整个 ETL 中的有效 TE_1。换句话说,需要两个独立但又彼此相关联的序列。例如,在 ETL 为 8 的 256×256 的矩阵中(图 19-9),要填满整个 k 空间则需要 32 个回波链(8×32＝256)。

分割回波链:在分割回波链中,前一半的回波链用于生成有效 TE_1 的图像,而后一半回波链则用于生成有效 TE_2 的图像(这样就产生了两个 k 空间)。例如,当 ETL 为 8 时(图 19-10),只有 4 个回波将被应用到每个有效 TE 中。因此,要填满整个 k 空间则需要 64 个回波链(4×64＝256)。

共享回波链:在共享回波链方式中,回波链的第一个和最后一个回波分别被分配于 TE_1 和 TE_2,而中间的回波则被所有图像所共享。与前两种回波链方式相比,这种方式具有缩短 ETL 的优点,可以在给定的 TR 内采集更多的层面(因为层面数大致取决于 TR 除以 ESP 和 ETL 的乘积,即层面数 ≈ TR/(ETL×ESP)。

如图 19-11 所示,如果 ETL 为 5,则在每个 TR 中只填充 k 空间中的 4 行,其中,在第 1 个和第 2 个回波图像中有 3 行是相同的(因此,与四分割回波方式相比,共享回波链所得到这些图像中有部分信息是重叠的)。其效率与分割回波链方式相同,每次只能填充 4 个回波,也就是说,填充 k 空间还是需要 64 个回波链(4×64＝256)。但是,共享回波链方式可以在相同的时间内,采用更短的 ETL,从而使获得的层面数提高 60%。这一点可以从数学上证明:

层面数(ETL=5)/层面数(ETL=8)
=【TR/(5×ESP)】/【TR/(8×ESP)】
=8/5
=1.6
=100%+60%

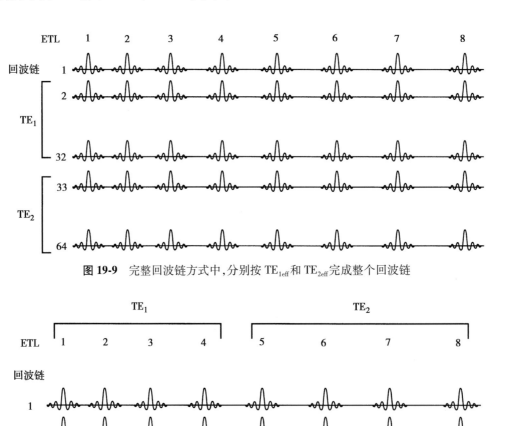

图 19-9 完整回波链方式中,分别按 TE_{1eff} 和 TE_{2eff} 完成整个回波链

图 19-10 分割回波链方式中,前一半回波用于 TE_{1eff},后一半回波用于 TE_{2eff}

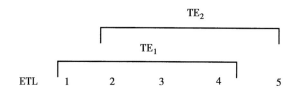

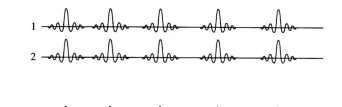

图19-11 在共享回波链方式中,第一个和最后一个回波分别被分配给 TE_1 和 TE_2,而两个回波之间的其他回波则被分享。在这个例子中,回波链(ETL)为5,而中间的3个回波则被分享

共享回波链方式的一个变化,就是所谓的匙孔成像。在这个技术中,在第一幅图像k空间是完全被填满的,但是在随后的图像中,只有k空间的中心部分(如20%)被覆盖,并用来提供大部分的图像对比(回想k空间的中心包含有最强的信号)。这种方式有一个缺点就是在k空间外周(如80%)的高空间频率的信息是共享的;但是,它的优点是可以加快后面图像的成像速度,从而达到原来成像速度的5倍(100%/20% = 5)。因此,当需要对相同层面进行快速反复成像时,匙孔成像就很有用,例如再灌注成像。

前面的每一种方法都有自己的优点和缺点。完整回波链的优点就是可以在第一个和第二个回波上自由选择 TE_{eff} 和ETL;缺点就是图像的对比过于平均化。

分割回波链方式的缺点就是 TE_{2eff} 在后一半回波会受到限制。例如,当ETL为16,ESP为17ms时,最小的 TE_{2eff} 为9x17 = 153ms,而这可能大于期待值。此方式的优点就是图像的对比平均化较小,且图像更加清晰。通常,分割回波链被用于ETL为8或者更小的时候,而完整回波链则被用于ETL大于8的时候。

共享回波方式的优点是可以增加范围(层面数)。缺点则是在两个回波图像中有部分信息是重叠的(参加图19-12的例子)。

FSE 的优点

1. 扫描时间减少(可以进行更快的扫描)。
2. 信噪比(signal-to-noise ratio,SNP)保持不变,因为相位编码数仍为256。
3. 提高了扫描速度,从而能够在合理的时间

内进行高分辨成像。其中典型的例子是长TR,分辨率为512×512的内耳道成像。

4. 运动伪影将会减轻。因为180°脉冲是平均分布的,这就是自然平均回波重相位效应。例如,脑脊液(cerebrospinal fluid,CSF)在FSE中的运动伪影要比在CSE中的明显减轻。

5. 多个180°脉冲的聚相位作用,将减轻FSE图像中金属所导致的变形(参加第18章,同时参见后面关于磁化率的讨论)。

6. 同样,FSE对于磁体的要求比CSE要低很多。

FSE 的缺点

1. 扫描范围减少,也就是采集层数减少。
2. 对比平均化("k空间的平均化")造成:

a. CSF在质子密度加权FSE图像中更亮。这是将所有的回波平均化一个单独的k空间内所导致的。尽管加权成分更趋向于较短的TE,但仍需要从非常长的TE的质子密度图像中获得数据。因此,在短 TE_{eff} 中,仍会受到一定程度的T2效应(如,较亮的脑脊液)。要减轻这个问题,可以选择更短的ETL(去除较长的TE),或者更高的BW(以缩短ESP及最小 TE_{eff})。

b. 病理:位于脑-脑脊液界面的多发性硬化斑块和其他病变在FSE序列上也许会漏诊,主要是由于脑脊液在质子密度加权FSE图像上表现的更亮(如上面所讨论的一样)。因此,要区别在脑脊液和在脑室周围的高信号斑块就显得更加困难。如(a)一样,为了减轻这个问题,采用更短的ETL,可以帮助除去回波中较长的TEs(液体衰减翻转回复序列(FLAIR)通常可以解决这个问题)。

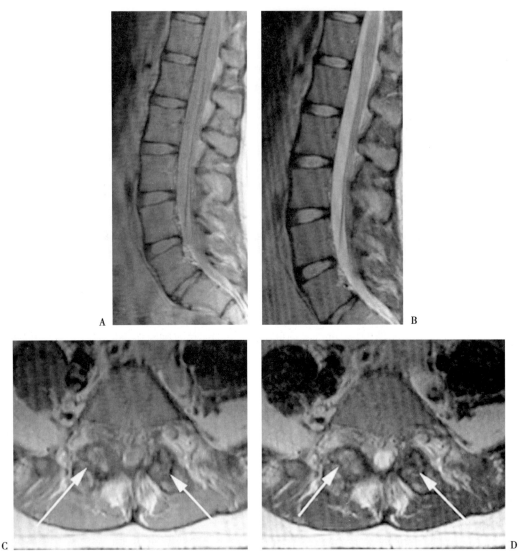

图 19-12 腰椎的矢状质子密度加权(PDW)(A)、T2 加权(T2W)(B)、轴状 PDW(C)和 T2W 成像被要求采用共享回波链方式。注意脑脊液(CSF)要比 CSE 质子密度成像要更亮。脂肪在 T2 图像中更亮,这也是 FSE 技术的典型特征。这个病人 L5/S1 轻度向前移位,继发于双侧发育异常的椎小关节(C 和 D 中的箭头)

3. FSE 中的磁化转换对比(Magnetization Transfer Contrast, MTC)效应。MTC 普遍存在于 FSE 中,它的产生是由含有非共振频率的多个、快速的 180°脉冲而导致的。当有意产生 MTC(在第 25 章有详细讨论)时,通过施加偏离自由水共振频率 500Hz~3 000Hz 的射频脉冲,使位于自由水共振频率主峰两侧的蛋白质结合水处于饱和状态。由于 180°脉冲(在时间域内)速度快,且具有较宽的带宽(在频率域内),因此可以产生偏离自由水共振频率主峰的频率。这些频率会抑制蛋白质结合水,就像脂肪饱和脉冲抑制脂肪一样。

4. 正常椎间盘在 T2 加权的 FSE 图像中不如在 CSE 中的信号亮。这是由于 FSE 中的 MTC 效应所导致的。它使脱水变性的椎间盘(通常是暗的)与正常椎间盘(通常是亮的)之间的对比减弱。

5. FSE 的磁化率效应将会比 CSE 的更少,这是由于在不均匀一致的磁场内弥散,密集的(聚相位)180°脉冲会导致自旋失相位的速度降低,甚至没有时间失相位化。FSE 的信号损失是最小的,这是因为多个 180°脉冲的复相效应。因此,在 T2 加权 FSE 图像中,例如,金属或出血(脱氧血红蛋白和含铁血黄素)的磁化率敏感性不如 T2 加权的 CSE 图像(图 18-47)。

6. 脂肪在 T2 加权 FSE 图像中是亮的。这主要是通过密集的 180°脉冲来抑制扩散介导的磁化率失相位化所致[1]（图 19-13）。因此，可以采用脂肪饱和方法的 FSE 序列，来降低脂肪的信号强度。

示例 5

在膝关节中进行脂肪饱和的 T2 加权 FSE 序

列来抑制骨髓内的脂肪可以使骨髓水肿在暗的骨髓背景下凸显出来。这个技术可以将发现骨挫伤的敏感性提高 30%[2]（图 19-14）。

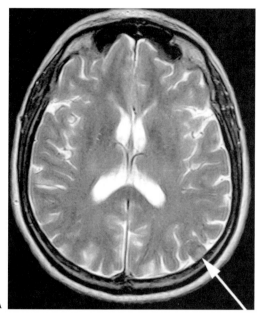
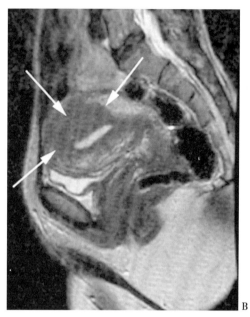

图 19-13　（A）脑的 T2WI FSE 横断图像显示，位于左侧顶叶凸面的一个与脑灰质等信号的脑膜瘤（箭头）。（B）盆腔矢状 T2WI FSE 图像显示，子宫底部与体部连接的低信号区域明显局灶性增厚（箭头），诊断为子宫内膜异位征。注意在这两个例子中脂肪都是高信号

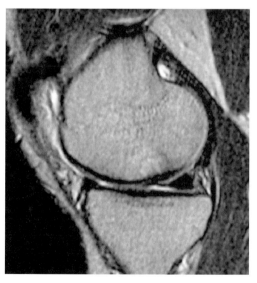
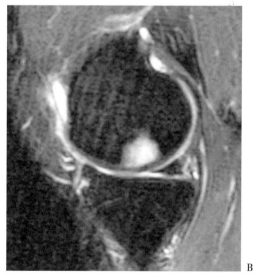

图 19-14　膝关节的矢状 T2WI FSE 图像（A）和脂肪饱和 T2WI FSE 图像（B），在脂肪饱和抑制图像中，股骨远端软骨下骨髓局灶性水肿，信号明显增高

[1]　更多详细内容，参见 Henlman RM，Hardy PA，Bishop JE，et al.Why fat is bright in RARE and spin-echo imaging.J Magn Reson Imaging 1992；2：533-540.

[2]　更多详细内容，参见 Kapelov SR，Teresi LM，Bradley WG，et al.Bone contusions of the knee：increased lesion detection with fast spin-echo MR imaging with spectroscopic fat saturation.Radionlogy 1993；189：901-904.

FSE 的其他特性

最近出现的一些更新的,且具有高性能梯度系统的 FSE 版本让我们有了更多的选择,比如,更大的 BW、流动补偿以及 3D-FSE。

较大的带宽使采样时间 T_s 和 ESP 减小,导致有效 TE 的最小值减小。因此,先前假定的质子密度加权图像上的高信号 CSF,现在可以与脑白质成为等信号。采用分割回波链方式(与完整回波链相比),仅通过平均化 8 个回波链中的前四个回波,同样也可以降低不想要的 T2 成分。(在进行 T1 加权 FSE 成像时,也使用相同的原理,即,增大带宽,缩短回波链)。

流动补偿也许是在高性能梯度条件下所具有的一个特性,这种梯度可以在很短的时间周期内产生更高的强度,而且在高性能梯度基础上的流动补偿不会耗费更多的时间。

3D-FSE

随着高性能梯度系统的出现(参见第三十章),3D-FSE 成像在一个合理的时间范围内扫描完成已经成为现实。这种成像方式特别适用于脑、颈椎和腰椎这些高信号,且需要多个层面的脑脊液(T2 加权)成像。

3D 的基本概念(与梯度回波成像相关的 3D 技术在第二十章有讨论)就是不仅在 y 轴方向上有相位编码梯度,而且在 z 轴方向上也有(图 19-15)。所以,在 2D FSE 中多个层面被多个板块

(slab)所替换。破碎梯度(参见第十四章)被应用到每个 180° 脉冲的前后(就是层面选择)。每个回波先进行相位编码,然后进行采样,最后相位解除。(即,复卷梯度的应用,参见第二十一章)。所以,扫描时间将是:

$$T(3D\ FSE) = (TR) * (NEX) * (N_y) * (N_z)/ETL$$

式中的 N_y 和 N_z 分别是沿 y 轴和 z 轴的相位编码数。

高性能梯度具有更高的强度,而且使梯度的持续时间显著减低。反过来,这样不仅允许更大的 ETL(缩短扫描时间),还使最小 TE 变得更小(增大扫描范围)。因此,尽管通过前面公式,N_y 增加几倍可以导致采集时间明显增加(与 2D FSE 相比),但扫描仍然可以在合理的时间内完成。

示例 6

在 3D FSE T2 加权成像中,TR = 3 000ms,ETL = 64,NEX = 1,N_y = 256,N_z = 32 时,扫描时间是多少?

答:

$$\begin{aligned}T &= (3s) \times (1) \times (256) \times (32)/64 \\ &= 384s \\ &= 6 分钟 24 秒\end{aligned}$$

这个时间是非常合理的。

3D FSE 的优点
1. 信噪比更高(与 2D FSE 相比)
2. 高分辨率的各向同性(1mm)(图 19-16)

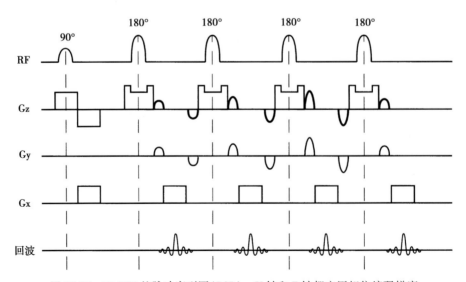

图 19-15 3D FSE 的脉冲序列图(PSD)。Y 轴和 Z 轴都应用相位编码梯度

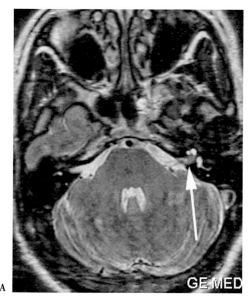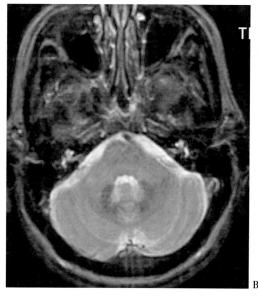

图 19-16　A:内耳道的 1.5mm 横断 3D T2WI FSE 图像显示左侧内耳道肿块,与听神经鞘瘤表现相同(箭头)。B:用 T2W CSE 的 5mm 图像作对比。同样,注意皮下脂肪在 T2 FSE(A)中同样是亮的,而在 T2 CSE(B)中信号则相对较暗

3. 部分容积的平均化减低(由于层厚更薄)

4. 能在任何平面上进行高质量的转换(由于能产生各向同性的体素)

5. 减轻层面交叉的影响(以板块交错扫描的方式)

6. 减轻磁化率和磁场不均匀伪影(与 3D 梯度回波方式相比)

快速反转恢复序列

通过在 FSE 之前添加一个 180°反转脉冲,可以实现快速反转恢复(IR)。更多的详细内容可参考在第二十五章中讨论的快速 FLAIR。快速 STIR 与快速 FLAIR 相似,只是 T1WI 选择在脂肪的零点,而不是液体的零点。

要点

FSE 成像具有更快的扫描速度,并且几乎拥有 CSE 成像的所有优点。FSE 背后的基本概念就是利用多个 180°重聚焦脉冲,这可以使在一个单独的 TR 内就能一次性填充 k 空间的多行。ETL 被定义为 180°脉冲及其回波在 FSE 序列中的数目。结果,与 CSE 相比,FSE 中的采集时间 T 减少为 ETL 分之一:

$$T(FSE) = T(CSE)/ETL$$

速度的增加使得 FSE 技术可以做到一些 CSE 技术所不能实现的特性,例如,具有很长 TR 的内耳道高分辨率成像,还有最近 3D 成像也使用 FSE。

习题(单选题和判断题)

1. 下列哪一项不是 FSE 的优点:

a. 速度提高

b. 铁磁性伪影减少

c. 运动伪影减少

d. 可采集的层数增加

2. 假定 TR = 4 000ms,TE = 100ms,NEX = 2,N_y = 256.

a. 计算 CSE 的扫描时间。

b. 计算 ETL = 8 的 FSE 的扫描时间。

3. ETL 增大可以增加扫描速度和范围。

4. FSE 的扫描时间取决于:

a. TR * NEX * N_y

b. TR * N_y * ETL/NEX

c. ETL/(TR * NEX * N_y)

d. TR * NEX * N_y/ETL

5. FSE 双回波成像可以通过以下什么方式实现:

a. 分割回波链

b. 完整回波链

c. 共享回波链

d. 以上均可

e. 仅有 a 和 b

6. 与 CSE 相比，FSE 的缺点不包括以下哪项：

a. CSF 在质子密度加权图像中信号更高

b. 脂肪是高信号

c. 磁敏感效应增加

d. 正常椎间盘的信号不高

7. 3D FSE 技术的扫描时间，参数为 TR = 4 000ms，TE = 100ms，$N_x = 128$，$N_y = 128$，$N_z = 32$，NEX = 1，ETL = 64。

8. 假设两者拥有类似的参数，FSE 序列的扫描时间等于 CSE 的时间除以 ETL。

第二十章

梯度回波：第 1 部分（基本原理）

简介

在本章中,将着重介绍梯度回波(GRE)脉冲序列,它也被称为梯度恢复回波(gradient-recalled echo, GRE),其原因将在本章后面所介绍。GRE 的最主要目的就是要显著缩短扫描时间。为了达到这个结果,采用较小的翻转角,使重复时间(TR)缩短,从而缩短扫描时间。因此,此类技术也被称为部分翻转角技术。其最重要的一个应用就是可以实现三维(3D)成像,主要由于很短的 TR 使 GRE 扫描速度加快。在这一章中,还将讲解 GRE 与自旋回波(SE)之间的主要差别。

梯度恢复回波

正如简介中所提到的,GRE 技术的主要目的就是提高扫描速度。"常规"技术的扫描时间取决于:

$$扫描时间 = TR \times N_y \times NEX \quad (等式\ 20\text{-}1)$$

公式中 TR 是重复时间,N_y 是相位编码数,

NEX 是激励次数。通常增加 N_y 可以提高分辨率(N_y 太小则会使分辨力减低),增加 NEX 则会提高信噪比(SNR)。因此,为了减少扫描时间,等式 20-1 中唯一能调控就是 TR。

换言之,只能选择尽可能小的 TR,产生合适的回波来生成图像。如果使用 90° 射频(RF)脉冲,当 TR 非常小时,纵向磁化矢量没有充分的时间恢复到一个合适的数值,如图 20-1 所示。这会导致纵向磁化矢量和随后的横向磁化矢量明显减小(图 20-2),即接收信号的振幅将会明显减小(信噪比减低)。

为了纠正这个问题,只能采用一个可产生较小翻转角 α 的射频脉冲,取代常规的 90° 射频脉冲。小翻转角的射频脉冲能使纵向磁化矢量不完全翻转到 x-y 平面,所产生的横向磁化矢量,称为 M_{xy}(图 20-3)。另外,在小翻转角的射频脉冲之后,主要的磁化矢量仍然保持在 z 轴方向(称为 M_z)。所导致的结果就是,即使 TR 很小,但在下一个 TR 周期内仍然有充足的横向磁化矢量。

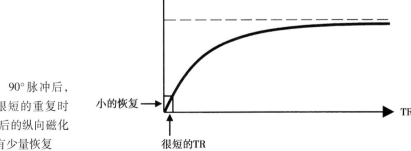

图 20-1 90° 脉冲后,在一个很短的重复时间(TR)后的纵向磁化矢量只有少量恢复

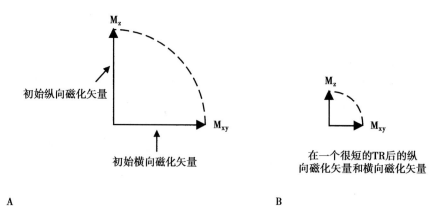

图 20-2　A:初始纵向和横向磁化。B:在一个很短的重复时间(TR)后,横向及纵向磁化矢量将会比在 90°射频(RF)脉冲后要小

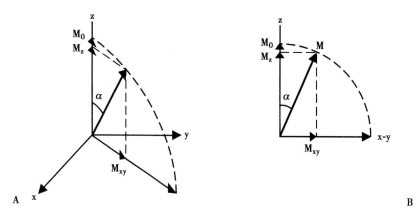

图 20-3　A 和 B:如果应用一个小的翻转角 α,那么只有部分的纵向磁化矢量被翻转到 x-y 平面上,而大部分的纵向磁化矢量仍然保持在 z 轴方向

数学:对数学感兴趣的读者,可以用下式算出在 α RF 脉冲之后纵向和横向磁化矢量:

$$M_{xy} = M_0 * \sin a, M_z = M_0 * \cos a$$

（等式 20-2）

M_0 是初始磁化矢量。

在小翻转角的射频脉冲后,沿 z 轴方向的恢复过程和 x-y 平面的失相位过程与 SE 中的情况完全相同,但是在 GRE 和 SE 序列中有一个主要的差别。在 SE 中,180°重聚相位脉冲被用来消除由于外部磁场不均匀所致的失相位,但是在 GRE 成像中却不使用 180°重聚相位脉冲。

问:在 GRE 中,不使用 180°重聚相位脉冲的原因是什么?

答:因为在 GRE 中,使用小的翻转角,且在回波时间的一半(TE/2)的时候,会有很大部分纵向磁化矢量保留在 Z 轴上(但在 SE 成像中,部分纵向磁化矢量在 TE/2 时并不明显,主要是因为 TE/2 远小于在组织中 T1)。而 180°重聚相位脉冲不仅会在 x-y 平面中产生聚相位,还会导致 M_z

反转到 S 极方向(图 20-4)。为了恢复反转的 M_z 矢量回到 N 极方向,还需要一个长 TR,这显然不是 GRE 所希望的情况。(而在常规 SE 中不是问题,因为在 TE/2 的时候纵向磁化矢量非常小,且这种反转不会造成任何信号损失。)

问:在缺少 180°脉冲的情况下,如何形成一个回波?

答:其中一种替代方式就是测量自由感应衰减(FID)。但是这种方法并不实际,因为 FID 出现的太早,而且其衰减速度要比在空间中编码这些信号快得多。不仅需要时间去施加相位编码梯度和准备对信号进行频率编码,还需要时间使 RF 脉冲和梯度在做其他事情之前逐渐消失。为此,需要有意地使 FID 在 TE 时间内,完成失相位和聚相位(或复相位)。如图 20-5 所示,这是通过一个在 X 方向的重聚梯度来完成的,这个梯度具有一个初始负方向波瓣,可使 x-y 平面的自旋失相位,以此消除 FID。它后面紧跟一个正向波瓣,可使自旋聚相位,从而以可读回波的形式恢复 FID。

其中,反方向波瓣的持续时间只相当于正方向波瓣持续时间的一半,而聚相位发生在正方向波瓣的正中。图 20-6 显示了 FID 是怎样在 TE 时间内重聚的。换言之,该序列首先消除 FID,然后在 TE 时间内恢复,因此被称为梯度恢复回波(GRE)。

层面激励

GRE 与 SE 的另外一个区别,是 TR 太短,以至于不能进行其他层面的处理。因此,短 TR 的

GRE 技术可能每次只采集到一个层面,即所谓的顺序扫描(在下一章中,将介绍通过延长 TR 进行多层面成像的变种 GRE 序列)。换而言之,在顺序扫描方式的(单层的)GRE 中,总的扫描时间为:

$$扫描时间(GRE) = TR \times N_y \times NEX \times 层面数$$

(等式 20-3a)

也就是说,在顺序扫描方式的 GRE 成像中,增加采集层面就需要增加扫描时间。

在 3DGRE 技术中(参见后面内容),扫描时

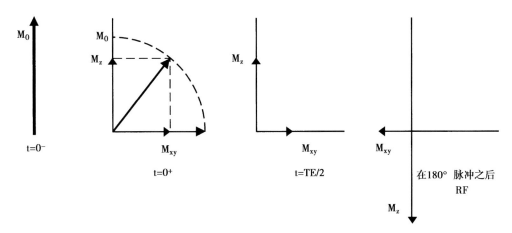

图 20-4　采用部分翻转角,且较短的重复时间(TR)后,纵向磁化矢量恢复将不再很小(因为部分翻转保留了大部分的初始纵向磁化矢量),而 180°重聚射频脉冲将适得其反

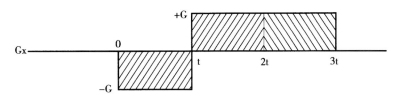

图 20-5　采用一个双向梯度代替 180°脉冲,它具有负方向的波瓣和两倍持续时间的正向波瓣

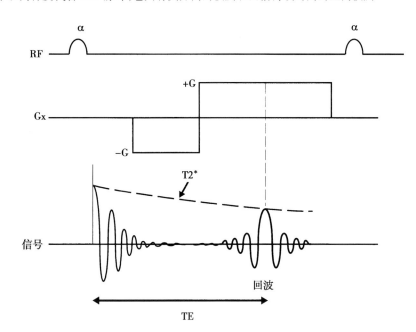

图 20-6　双向梯度造成 FID 的失相位,然后在 TE 时恢复(即在正方向波瓣的中心)。因为没有 180°聚相位脉冲,因此衰减的速率取决于 T2*(而不是 T2)

间则为：

$$扫描时间（3D\ GRE）= TR×NEX×N_y×N_z$$

（等式 20-3b）

公式中的 N_y 和 N_z 分别是指在 y 和 z 方向上的相位编码数。

示例

假定 TR = 50ms，TE = 15ms，α = 15°，NEX = 1，N_y = 128。那么，获得一个层面扫描时间将会是：

$$TR×NEX×N_y = 50×1×128$$

$$= 6\ 400ms = 6.4s$$

但要获得 10 个层面，扫描时间将会是：

$$扫描时间（10 层）= 6.4×10$$

$$= 64s$$

而要采集 20 层，则将花费：

$$扫描时间（20 层）= 6.4×20$$

$$= 128s$$

为 10 层扫描时间的两倍。

磁化率

GRE 与常规 SE 相比，由于缺乏 180°聚相位脉冲，会导致自旋产生更大的失相位，同时还会导致对磁化效应更加敏感。这种敏感性的增加既可能是缺点（如，空气-组织界面的伪影增加），也可能是优点（如，当选择轻微出血时），这主要取决于临床应用（图 20-7 和图 20-8）。

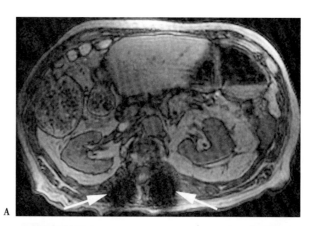

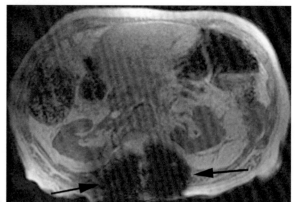

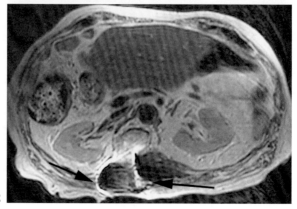

图 20-7 轴向 T1 加权（T1W）梯度回波反相位（重复时间【TR】= 110/回波时间【TE】= 2）（A），以及 T1W 梯度回波同相位（TR = 110/TE = 4）（B）图像中可见由于病人脊柱固定金属所致的明显伪影（箭头）。反相位图像（A）比正相位图像（B）的伪影少，这是因为前者具有更短的 TE。而轴向 T2W 快速自旋回波（FSE）（C）和 1/2 激励次数（NEX）的单次激发 FSE（SSFSE）T2W

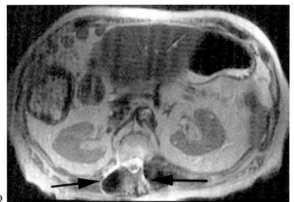

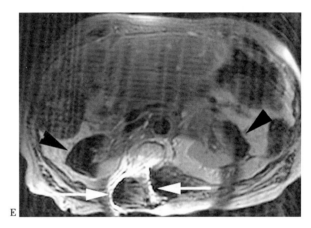

图 20-7(续) （D）图像的伪影较少,主要是由于多个 180°聚相位射频脉冲（RF）,而且 SSFSE 的伪影更少,主要与拥有最长的回波链长度有关。最后,具有频率脂肪预饱和的轴向 T2W FSE 图像（E）中可见铁磁伪影（箭头）和磁场的改变,导致相悖的水预饱和（箭头）和非常差的脂肪预饱和

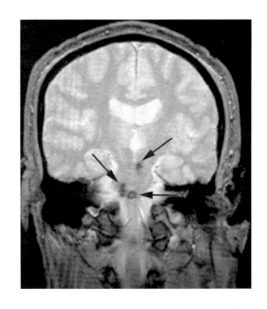

图 20-8 脑的冠状 T2* 加权（T2*W）梯度回波图像显示脑干的多个低信号影,主要与病人已知的多发海绵状血管瘤有关。该序列对细微的出血产物非常敏感

稳态横向磁化

GRE 与 SE 脉冲序列之间还存在另外一个重要差异。在 SE 成像中每个周期的起始,x-y 平面的磁化量 M_{xy} 基本可以忽略不计,但在 GRE 成像中则不一样。换而言之,GRE 在周期结束的时候,可能有残存的横向磁化矢量,将会受到下一次 RF 脉冲的影响。这是因为在 GRE 成像中,TR 太短以至于自旋不能在横向平面完全失相位（即 T2* 衰减）（相反,在 SE 成像中,有足够长的 TR 使自旋在 x-y 平面完全失相位）。在数次循环以后,残存的横向磁化量将达到一个稳定状态,即 Mss。这个过程如图 20-9 所示,而且在下一章中将会有更详细的解释。

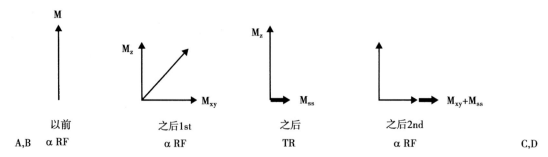

图 20-9 A-D:因为 TR 很短,在周期结束时都会残存一部分横向磁化量,最终达到一个稳定状态,即 Mss。而这一稳定状态成分会受到下一个 RF 脉冲的影响

组织对比

图 20-10 描述了一个普通的 GRE 脉冲序列图(PSD)。其中有三个是可以影响组织对比的参数:α、TR 和 TE。我们来讨论一下这些参数是怎样发挥作用的。

首先,讨论较小的翻转角 α(例如 5°~30°)。如图 20-11 所见,一个小翻转角导致在 RF 脉冲后有大量的(持续)纵向磁化矢量。这个结果意味着要使纵向磁化矢量完全恢复到初始值所花费的时间要比采用 90°RF 脉冲的 SE 序列少很多。因此,两种 T1 值不同组织的 T1 曲线不会有很大的区别。所以 T1 恢复对组织对比的影响不大。在图 20-12 中,显示了组织 A 和组织 B 在两个不同的翻转角时的 T1 曲线,即 10° 和 90°。在 10°α 射频脉冲的 T1 曲线中,一开始便停留在 Z 轴上很高的位置,因为它仅有部分纵向磁化矢量被翻转到 x-y 平面上。从此图中可以看出,翻转角越小,两种组织间的 T1 差异就越小。

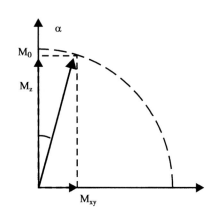

图 20-11 小翻转角造成很大的纵向磁化量

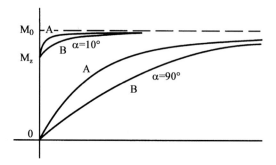

图 20-12 当翻转角很小时,要区分两种组织之间的 T1 对比是很困难的。因此,小 α 会降低 T1 权重

> 小翻转角降低 T1 权重

小的翻转角 α 同样也意味着小的横向磁化量,所以稳态部分也会变小,导致 T2* 权重降低。如等式 20-2 所示,M_{xy} 与 M_0 成正比;所以,组织对比主要是受质子密度(PD)的影响。图 20-13 显示了此关系。在此图中,组织 A(如水)比组织 B(如脂肪)具有更高的 PD,即 N(A)>N(B)。在 TE 时,A 和 B 之间的差异主要通过他们各自的质子密度 N(A)和 N(B)说明。

> 小翻转角产生质子密度权重

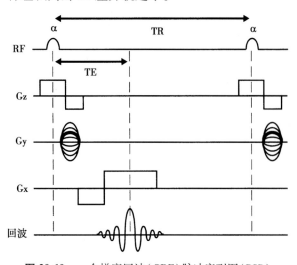

图 20-10 一个梯度回波(GRE)脉冲序列图(PSD)

相反，α 较大（如 75°~90°）可以更好地区分两种组织的 T1 特征。当 TR 不是很小时，这种差异会非常明显，因为在 α 为 90° 这种极端例子中，我们会遇到与 SE 相似的情况。但是，如果 TR 很小，就没有足够的时间让 T1 恢复，这样就会降低 T1 权重（在这种情况下，大 α 会增加 T2* 权重，从而积累大量的稳态成分——参见后面内容）。

> 大翻转角（有较长 TR 时）产生更多的 T1 权重

对于中等大小的翻转角 α（如 30°~60°），尽管更大的翻转角会增加 T1 的权重，并超过由于稳态的增加导致 T2 权重的增加，但是会产生混合对比。

接下来，则讨论 TR 这个参数。如果 TR 非常短（比如仅几毫秒），那么在下一次 α 脉冲前，就没有足够的时间完成横向磁化量的完全衰退。残存的横向磁化量（$e^{-TR/T2^*}$）将必然会对下一次信号（翻转角较小时）产生影响。所以，短 TR 会增加 T2* 权重。简言之，当 TR < 3T2*（如 100ms）时，对比则取决于 T2*。然后，再讨论长 TR 的情况。而"长"是一个相对概念；在 GRE 中，"长" TR 大约为几百毫秒，但在 SE 中却是短 TR！长 TR

也就意味着 T1 曲线可以进行更多的恢复，也能更好地区分不同的 T1 值。但会造成更大的 T2* 衰减，导致稳态减少，从而减少 T2* 权重。

> 短 TR（小翻转角时）增大 T2* 权重
> 长 TR 增大 T1 权重

最后，我们来讨论 TE。此参数在 GRE 中的作用与在 SE 中类似。即短 TE 既降低 T2* 权重，又增大 T1 和 PD 的权重。

> 短 TE 减小 T2* 权重，并增大 PD 或 T1 的权重；长 TE 增加 T2* 权重

而当以上这些参数不一致的时候会发生什么？比如说，长 TR 和小翻转角会产生什么样的对比？答案就是其中一个参数最终会成为主要影响因素。因此，在前面这个例子中，小翻转角占主要优势，则产生 PD 加权图像。那么短 TR 和大翻转角 α 会产生什么样的对比呢？这个组合会产生一个混合对比，与组织的 T2/T1 比率成正比。（此对比是由稳态自由进动的技术所产生的，请参阅第二十一章。）图 20-14 至图 20-16 则包含一些 GRE 成像的例子。

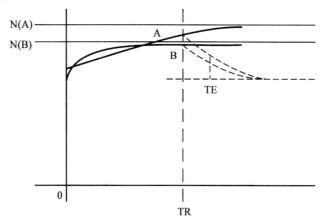

图 20-13　小翻转角也产生小的横向磁化矢量，因此降低 T2* 权重、增加 PD 权重

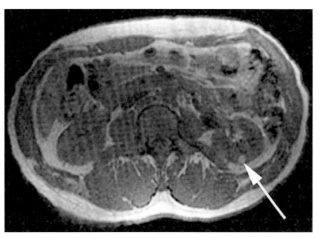

图 20-14　腹部横断 T1 梯度回波图像会生成与常规自旋回波（CSE）T1W 技术相似的典型腹部信号。左侧肾脏可见一个局限性的 T1 高信号影，为出血性囊肿（箭头），此病人最终诊断为 Hippel-Lindau 综合征

图 20-15 膝关节的 T2* 梯度回波成像（重复时间【TR】684/回波时间【TE】20ms）显示内侧半月板后角的高信号，诊断为半月板撕裂（箭头）。同时可在水平（频率编码）方向上看到典型的化学位移（箭头）

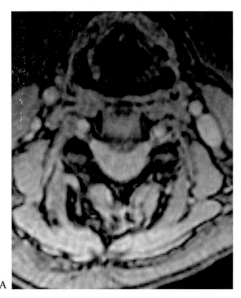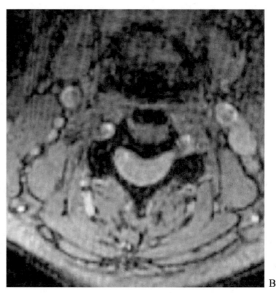

图 20-16 同一病人在相同磁体内前后一年的横断 T2* 加权 3D 梯度回波图像，其中第二幅图像具有更重的 T2* 权重。虽然两幅图翻转角大小不变（5°），但是，图像（A）的重复时间（TR）为 27/回波时间（TE）为 6.9ms，而图像（B）TR 为 35/TE 为 16ms。这就证明延长 TE 所发挥的作用要比延长 TR 更显著。同时两幅图像都可以看见中央型椎间盘突出

数学： 在前面的章节中，我们介绍了一个表达信号强度（SI）的数学公式，它与 TR、TE、T1、T2 和 N(H) 有关，即

$$SI = N(H)\,e^{-TE/T2}(1 - e^{-TR/T1}) \qquad \text{（等式 20-4）}$$

现在，增加翻转角 α，此等式修改如下：

$$SI = N(H)\,e^{-TE/T2*}(1 - e^{-TR/T1})\left[\sin\alpha / (1 - \cos\alpha\, e^{-TR/T1})\right] \qquad \text{（等式 20-5）}$$

等式 20-4 和等式 20-5 在几个方面存在不同，最明显的差别是括号中的项含有变量 α。同时，与 GRE 一样，T2 被 T2* 所替代（没有 180°聚相位脉冲）。

等式 20-5 在极端情况下会很有趣，即 α = 0° 和 α = 90°。当 α = 90° 时（即在 SE 中的情况），$\sin\alpha = 1$、$\cos\alpha = 0$，那么等式则变成

$$SI = N(H)\,e^{-TE/T2*}(1 - e^{-TR/T1}) \qquad \text{（等式 20-6）}$$

如预期所想，和等式 20-4 一样，T2 被 T2* 所替代。

当 α ≅ 0°（也就是非常小）时，$\cos\alpha \approx 1$，$\sin\alpha \approx \alpha$，那么等式 20-5 则变为

$$S \cong N(H)\,e^{-TE/T2*}(1 - e^{-TR/T1})\left[\alpha / (1 - e^{-TR/T1})\right]$$

$$= N(H) \alpha\, e^{-TE/T2^*} \qquad (\text{等式 20-7})$$

主要取决于 PD N(H),也取决于 T2*。

信噪比

在 GRE 技术中,每个回波中 SNR 都会降低(与 SE 相比),主要是 GRE 中的 TR 更短,但是,GRE 在每个单位时间内获得了更多的回波,可以抵消 SNR 降低的影响。

第二种类型的化学位移伪影(Dixon 效应)

该现象在第十八章有讨论,而且仅用于 GRE 技术中。与先前讨论的一样,脂肪和水中的质子在横向平面内以略有差异的频率进动(1.5T 时为 220Hz)。在射频脉冲后,脂肪和水会全部(部分)被翻转到横向平面,并处于同相位。在以后不同的 TE 时刻,脂肪和水的自旋会处于同相位或反相位。在 1.5T 时,脂肪和水会在射频脉冲后每隔 4.5ms 时恢复同相位。用下面的公式可求出此数值:

$$\text{脂肪和水之间的频率差} = 220Hz$$

周期 = 1/频率
= 1/(220Hz)
= 0.0045s
= 4.5ms

因此,脂肪和水在 TE = 0 时处于同相位,在 TE = 2.25 时处于反相位,并在 TE = 4.5 时重新处于同相位,以此类推。通常,在 1.5T 时,脂肪和水在射频脉冲后每隔 2.25ms 会重新获得同相位和反相位(参见图 18-16)。这就是第二种类型的化学位移。

如果选择 TE 为 2.25、6.75、11.25 和 15.75ms 等,被脂肪所包绕的器官(如肾脏和肌肉)周围可见一个黑色的边界,被称为边界效应。而在 SE 成像中,因为存在 180°聚相位脉冲,所以不能被观察到,这种成像类型被称为反相位成像,指在这些 TE 时刻,脂肪和水的自旋处于 180°的反相位,并互相抵消。同时,在 GRE 序列中,特别是很窄的带宽,同样可见标准的化学位移。图 20-17 显示了所有类型的化学位移。

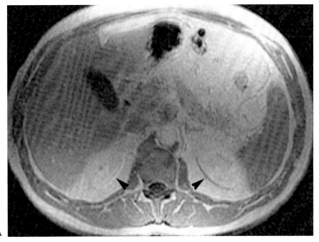

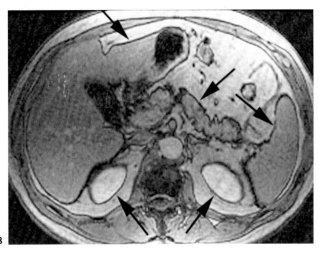

图 20-17　在同相位(TR 93/TE 4.5ms)(A)和反相位(TR 93/TE 2.2ms)(B)获得的增强后横断面梯度回波 T1 图像显示在脂肪和水界面的边界效应(B 中箭头)。同时注意在同相位图像中,沿水平(频率编码)方向上细小典型的化学位移伪影(箭头),提示 TE 并没有精确的位于同相位

可以通过以下方法克服边界效应：

1. 通过选择合适的 TE,使脂肪和水处于同相位

2. 抑制脂肪

3. 减小像素

Dixon 方法[1] 则利用这一现象只生成"水激励"或"脂肪激励"图像。为了理解如何生成这些图像,把来自脂肪和水的信号强度分别假设为 F 和 W。那么,脂肪和水同相位图像的信号强度(I_{ip})和反相位图像的信号强度(I_{op})为：

$$I_{ip} = W+F$$
$$I_{op} = W-F$$

因此,通过

$$W = (I_{ip}+I_{op})/2$$
$$F = (I_{ip}-I_{op})/2$$

就可以获得单独水(W)或脂肪(F)的成像。这就是 Dixon 方法,尤其适用于低场强条件下的频率脂肪预饱和。

3D GRE 容积成像

利用 GRE 技术可以进行连续薄层 3D 成像。这种类型的成像是通过在层面选择方向(z 轴)上附加一个相位编码步骤(N_z)来完成的。最后,总的扫描时间是：

$$扫描时间 = TR × N_y × NEX × N_z$$

(等式 20-8)

公式中 N_z 是 z 轴方向的相位编码数。N_z 通常为 2 的 N 次方(即 32、64、128),但是由于在 z 轴方向上添加相位编码数,也许会造成此方向上的卷折伪影,因此在最后会有一些层面被放弃,所显示出来的层数就要稍微少一些(如 28,60 和 120)。这种技术可以采集一个厚块内的层面。

那假设乘以一个很大的乘法因子 N_z,如何才能在合理的时间内完成 3D 成像？答案则是需要依靠非常短的 TR。

示例

计算在以下参数时,颈椎 3DGRE 技术成像的扫描时间：

TR = 30,TE = 13,α = 5°,NEX = 2,256x192,N_z = 64

$$
\begin{aligned}
扫描时间 &= (TR) * (NEX) * (N_y) * (N_z) \\
&= (30) * (2) * (192) * (64) \\
&= 737\ 280ms \\
&= 12\ 分钟\ 17\ 秒
\end{aligned}
$$

图 20-18 为一个典型的 3D 梯度回波的 PSD。其主要差别是选择一个厚组织块施加射频脉冲(即,厚块选择梯度),同时在 z 轴方向上应用相位编码(即,层面编码)。上述已在图 20-19 中描述。

容积成像可以采用各同向性(正方的,$\triangle x = \triangle y = \triangle z$)或非各同向性(非正方的)体素进行。前者能够在任意平面上进行高质量的重建。3D 成像目前也可以在高性能梯度系统的基础上使用新的 FSE 技术。后面的章节中将进行更详细的介绍。

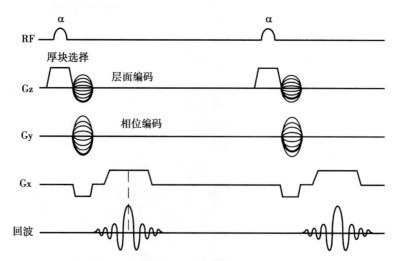

图 20-18 3D GRE 的脉冲序列图。相位编码梯度应用到沿 y 和 z 两个方向。层面选择梯度也被厚块选择梯度所取代

---

[1] 摘自 Dixon WT.Simple proton spectroscopic imaging.Radiology 1984;153:189-194

从而导致对不均匀磁场的敏感性增加、体素失相位和磁化率伪影（图18-41）。

4. 和 FID 成像相比，GRE 技术（实际上是 FID 恢复技术）采用较长的 TE，因此，由于增加了 T2* 衰减而使 SNR 降低。

5. 导致第二种类型的化学位移伪影产生，在具有水脂肪交界的器官周围出现一条暗带，如肾、肝、脾等。

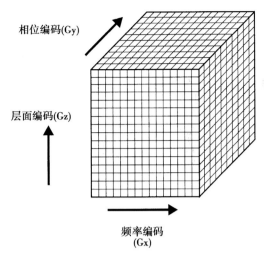

图 20-19 3D GRE 中的三个梯度

图中标注：相位编码(Gy)、层面编码(Gz)、频率编码(Gx)

3D GRE 的优点

1. 在没有层面交叉的情况下进行连续薄层的快速容积成像（图 20-20 和图 20-21）

2. 重组能力（特别是在各同向性）

3. 增加 SNR，因为 SNR $\propto \sqrt{N_z}$

GRE 的优点

1. 提高扫描速度

2. 增加了对出血的磁化率的敏感性（与 SE 相比可以进行更好地检测）

3. 在合理的时间内进行 3D 成像（例如，在颈椎中）

4. 流动血液的成像（如磁共振血管成像）

GRE 的缺点

1. 降低 SNR，原因来自于：（a）小翻转角，减小了横向磁化量；（b）TR 太短，没有时间让纵向磁化量充分恢复。

2. 增加磁化率伪影（由于缺少 180°聚相位脉冲），大部分可见于空气组织的交界面，例如在鼻窦区或者腹部。

3. 由于没有 180°聚相位脉冲，导致 T2* 衰减。

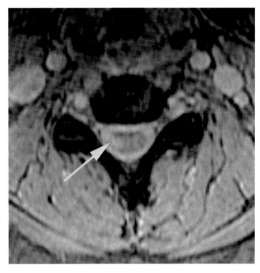

图 20-20 使用 3D 技术的颈椎横断 T2*W 梯度回波图像显示，由于多发性硬化所致的异常高信号位于脊髓右份（箭头）

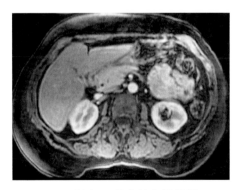

图 20-21 采用 3D 技术的腹部横断 T1W 梯度回波图像显示，器官的正常强化表现。是在化学（频率的）脂肪饱和的条件下进行的（详细内容可参见第二十三章）

要点

1. GRE 技术主要目的就是为了缩短扫描时间。

2. GRE 成像中，扫描时间与 TR 成正比，且可以选择非常小的 TR。

3. 由于短 TR 不能使纵向磁化量进行合理的恢复（这样会明显降低 SNR），因此采用一个部分翻转角 α（<90°）。

4. 因为 TR 太短，以至于在横向平面内的自旋不能完全失相位,且在下一个循环开始前可能会残存一个横向磁化量。

5. 先使用一个聚相位梯度(读出方向)消除最初的 FID,并在后面的回波时间 TE 使其恢复(因此被称为梯度恢复回波,或 GRE)。

6. 因为 TR 太短,以至于在一个 TR 周期内不能采集其他层面,所以 GRE 技术常常一次只能采集一个层面(在下一章中,将讨论多层面 GRE 技术)。

7. 扫描时间与采集的层面数成正比,也就是,扫描时间 = TR×N_y×NEX×层面数。

8. 组织对比是翻转角 α、TR 和 TE 的函数。表 20-1 用一个简单的表格总结了不同参数在不同的情况下所呈现的结果。

表 20-1　GRE 中的组织对比

	小	大
α	↑PDW	↑T1W
TR	↑$T2^*W$	↑T1W
TE	↑PDW	↑$T2^*W$

习题

判断题:

1. 根据第二种类型的化学位移,在 1.5T 时,脂肪和水内的质子在 TE = 2.2ms、6.7ms 等时处于反相位。

2. 小翻转角会增大 PD 权重,并减小 T1 权重。

3. GRE 技术常常一次只采集一个层面。

4. 通常情况下 GRE 技术采用一个部分翻转角,因为非常短的 TR 被用来减少扫描时间。

5. 在没有 180°脉冲时,GRE 采用一个双向重聚相位梯度。

6. TR 增加,可使 T2 权重增加。

计算题:

7. 在 GRE 中,TR = 30ms,NEX = 2,N_y = 256,计算扫描一个层面(a)和 15 个层面(b)所需的时间。

判断题:

8. 在 GRE 中的磁化率要比 CSE 小。

9. 在 GRE 中不使用 180°脉冲的原因是为了缩短扫描时间。

选择题:

10. 在 3D GRE 中的 SNR 等于 2D GRE 中的 SNR 乘以:

a. $\sqrt{N_z}$

b. $\sqrt{N_y}$

(译者注:原文中 a 和 b 是 N_z 和 N_y,而根据原文 189 页公式:SNR(3D) = $\sqrt{N_z}$ · SNR(2D),并且在附录 A 中的答案中写的也是 $\sqrt{N_z}$)

判断题:

11. GRE 序列采用部分翻转角,是因为 TR 太短,不能使纵向磁化量重复恢复以达到足够的 SNR。

第二十一章

梯度回波：第2部分（快速扫描技术）

简介

在前面的章节中，已经介绍了梯度回波成像技术。在这章中，将讨论几种梯度回波技术，包括（gradient-recalled acquisition in the steady state，GRASS）/稳态进动快速成像（fast imaging with steady-state precession，FISP），扰相稳态梯度恢复回波（Spoiled GRASS，SPGR）/快速小角度激发（fast low-angle shot，FLASH），稳态自由进动（steady-state free precession，SSFP）/时间反转稳态自由进动快速成像（time-reversed fast imaging with steady-state precession，PSIF）。虽然每个厂商使用不同的缩写，但其内在的概念是相同的。除此以外，还将讨论梯度恢复回波（GRE）多平面技术的变化（例如，MPGR，MP FISP，MPSPGR/MP FLASH）。最后介绍这些技术的快速形式[例如，Fast GRASS（FGR）/Turbo FISP，Fast SPGR（FSPGR）/Turbo FLASH]以及多平面形式（例如，FMPGR/Fast MP FISP 和 FMPSPGR/Turbo MP FLASH）。

命名

表 21-1 包含了三个主要厂商：通用电气（GE）、西门子和飞利浦所使用的重要缩写，同时参见本书的缩写表。例如，无论 GRE 或自旋回波（SE），GE 均使用"Fast"的前缀，而西门子则使用"Turbo"来命名相似的快速扫描技术（缩写的完整拼写参见缩写表）。

表 21-1 各厂商对于 GRE 的缩写

GE	西门子	飞利浦
GRASS	FISP	TFE
SPGR	FLASH	T1 FFE
SSFP	PSIF	T2 FFE
FSPGR	Turbo FLASH	T1 TFE

缩写：GE，通用电气；GRASS，稳态梯度恢复采集；FFE，高磁场梯度回波；FISP，稳态进动的快速成像；FLASH，快速小角激发；PSIF，时间反转稳态自由进动快速成像；FSPGR，快速 SPGR；SPGR，变质 GRASS；SSFP，稳态自由进动；TFE，快速场回波。

GRASS/FISP

在上一章中曾经提到，与 SE 不同的是，GRE 每个循环结束时都可能有残存的横向磁化量，并持续到下一个周期。这些残存的磁化量在经过一定周期后，达到一个稳定的数值，称为 M_{ss}。

这个残存、稳态的磁化量被加入到下一次 α 射频脉冲（RF）之后所产生的横向磁化矢量中，从而增大 x-y 平面的磁化矢量（图 21-1），从而会产生更大的 T2* 权重。换而言之，拥有更长 T2 的组织要比 T2 较短的组织拥有更大的 M_{ss}。

实际上，要保存这个稳态成分，需要在这个脉冲序列里增加一个步骤。在每个周期结束时，都沿相位编码方向施加一个所谓的回绕梯度，以去除每个周期开始时施加的相位编码梯度所产生的作用（也就是"翻转"前面的作用）。换句话说，回绕梯度只是与相位编码梯度方向相反（图 21-2）。例如，如果相位编码施加的梯度+3，那么回绕梯度将是−3。

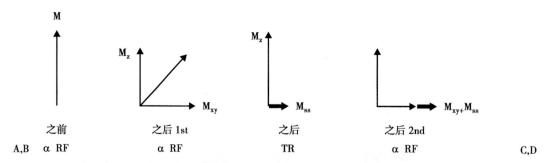

图 21-1 A-D:残存的横向磁化量达到稳态 M_{ss},并保持到一个短 TR 之后

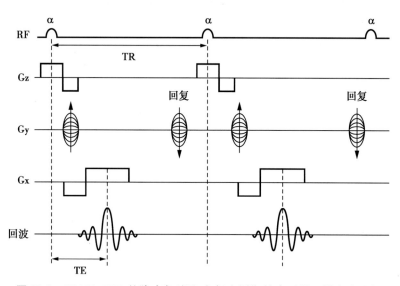

图 21-2 GRASS/FISP 的脉冲序列图,在每个周期结束时沿 y 轴方向施加一个"回复"梯度,以此消除相位编码梯度的作用。GRASS,稳态梯度恢复采集;FISP,稳态进动快速成像

SPGR/FLASH

所谓"扰相"就是消除或"损毁"稳态横向磁化矢量。有几种方式可以达到这个目的:

1. 通过施加射频损毁。
2. 通过采用可变的梯度损毁。
3. 通过延长重复时间(TR)。

RF 损毁

RF 损毁是 SPGR 采用的一种方法,如图 21-3 所示。在这种方式中,相位偏移被应用到每个连续的 RF 脉冲中,导致在连续的 M_{ss} 矢量上产生了相应的相位移动。通过维持发射和接受之间的恒定相位关系(由相位固定回路实现),使 M_{ss} 矢量互相抵消。图 21-4 为一个 SPGR 的脉冲序列图(PSD)。但在这种方式中,却不会使用回绕梯度,因为其目的是保存稳态磁化量,从而与损毁的目的相冲突。参见图 21-5。

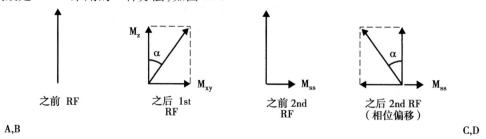

图 21-3 A-D:损毁稳态横向磁化量可以通过射频脉冲损毁(如在 SPGR 中),这种方式可使后续的每一个射频脉冲都添加一个相位偏移

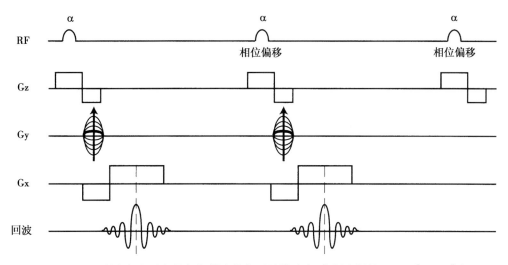

图 21-4　通过射频损毁进行的损毁梯度恢复回波脉冲序列图（在损毁 GRASS【SPGR】中）

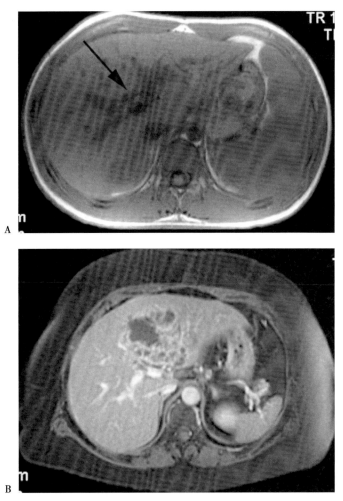

图 21-5　腹部横断损毁梯度回波 T1 加权图像。A：没有对比剂，显示病人继发于肝炎的门静脉周围水肿（箭头）。B：化学（频率）脂肪抑制增强后，在不同的层面显示肝右叶内侧的多个局限性病变，与化脓性肝脓肿表现一致

可变的梯度损毁

通过梯度损毁也可以达到损毁的目的。其通过在循环周期内引入一个可变强度的附加梯度实现(图21-6)。

延长 TR

最后一种达到损毁 M_{ss} 目的的方法是延长 TR。当 TR 足够大时(通常大于 200ms),就有足够的时间使横向平面的自旋完全失相位(因为 $TR \gg T2^*$),这与 SE 脉冲序列相似。

问:对于一个长 TR(例如,500ms)来说,GRASS(或 FISP)与 SPGR(或 FLASH)有什么区别?

答:没有任何区别! 在 GRASS 中,TR 为 500ms 时可以使横向磁化量在每个周期内进行有效的衰减,即它会消除稳态部分(M_{ss})。所以当 TR 较长时,给定任何 TE 和 α,GRASS/FISP 和 SPGR/FLASH 都具有相似的特性。

SPGR/FLASH 的组织对比

只有纵向成分能通过消除稳定状态的成分影响 SPGR/FLASH 技术的信号。因此,该技术本身就可以降低 $T2^*$ 权重,并增大 T1 权重。假如 α 也相对大,那么上述结论是正确的。但是当 α 较小时,T1 恢复曲线发挥的作用小,而质子密度(PD)权重会增大。

> 在 SPGR 中,长 TR 和大 α 产生 T1 权重。而长 TR 和小 α 产生 PD 还是 $T2^*$ 权重图像则取决于 TE

SPGR(FLASH)的缺点

1. B0 不均匀所致的失相位增大。
2. 增加磁化率伪影。
3. 增加化学位移伪影(暗带)。

SSFP/PSIF

该技术比较难理解,它产生的是 T2(不是 $T2^*$)加权图像,其脉冲序列图见图 21-7,其理念是每个 α 射频脉冲内都含有一些 90° 和 180° 脉冲。所以,在图 21-7 中,α1 的作用类似于 90° 激励脉冲。而 α2 类似于 180° 聚相位脉冲。这就产生一个类似 SE 脉冲序列,并在 α3 形成回波。由于要同时读取信号和发射 α3 是很困难的,因此通过采用恰当的梯度使回波在 α3 前 9ms 被唤回。注意,与 α1 相对应的回波产生在 α2 和 α3 之间。有趣的是,在这种方式中,TE 要大于 TR(要比 2TR 小 9ms),显然这有些违反常规。在图中也同样可以看到回绕梯度。因为之前所讨论的机制,回绕梯度是相位编码梯度前的一个周期(在这个技术中,任何两个连续的 RF 脉冲都可以产生一个 SE)。

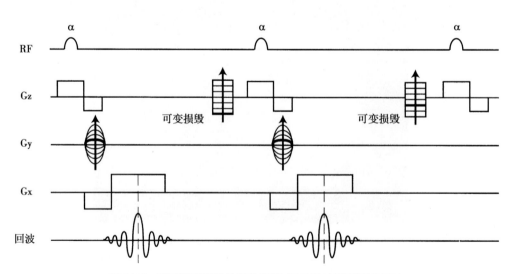

图 21-6 采用梯度损毁进行的损毁 GRE 脉冲序列图(PSD)

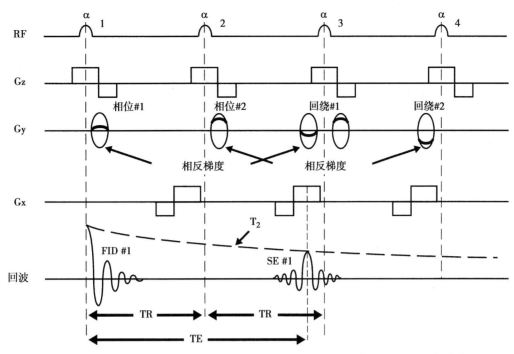

图 21-7 SSFP/PSIF 的脉冲序列图。每个 α 脉冲内包含一些 180° 脉冲,类似于聚相位脉冲。这样在下一个 α 脉冲产生时产生一个自旋回波(SE)。所以,对比取决于 T2(而不是 T2*)。PSIF,时间反转稳态自由进动快速成像;SSFP,稳态自由进动

SSFP/PSIF 的组织对比

SSFP 序列可以提供重 T2(不是 T2*)加权图像,并且可以在不使用专用的激励和聚相位脉冲的情况下提高扫描速度。

SSFP/PSIF 的优点

1. 与 GRASS 和 SPGR 相比,降低了由 B_0 不均匀性所致的失相位。

2. 与 GRASS 和 SPGR 相比,降低了磁化率伪影。

3. 与 GRASS 和 SPGR 相比,降低了化学位移伪影(暗带)。

SSFP 的缺点

1. 由于使用较长的 TE(TE>TR),而降低了信噪比。

2. 增加了对非稳定组织的敏感性。

MP 技术

GRASS 和 SPGR 序列可以通过选择较长的 TR(数百毫秒)来使用 MP 技术。因此,被称为多层面 GRASS 或多层面梯度恢复(MPGR)/MP FISP 和多层面 SPGR(MPSPGR)/MP FLASH。正

如先前所讲,长 TR 会造成横向平面内的稳态部分损坏,这使得 GRASS 和 SPGR 具有相似的特征。

正如前面所讨论的,仍然可以通过翻转角 α 来实现 T1 和 PD/T2* 加权。小的翻转角产生 PD 权重,大的翻转角则产生 T1 权重。更明确的是,在小翻转角时,MPGR 和 GRASS 的表现基本相同,而在大翻转角时,由于 MPGR 使用了较长的 TR,因此 MPGR 比 GRASS 更容易产生更大的 T1 权重。

长 TR 的优点

1. SNR 增加,因为纵向磁化量有更多的时间进行完全恢复。

2. 可进行多层面扫描,因为长 TR 允许在一个 TR 周期内的无效时间内进行其他层面的扫描(与 SE 相似)。

3. 使多回波成像(例如,短 TE 和长 TE)成为可能,类似于 SE 中的多回波、多层面技术。但是由于快速的 T2* 衰退,但是,在 GRE 中,第二回波倾向于继发于快速 T2* 衰变。

4. 如第七章中所讨论的,长 TR 会降低饱和效应。因此,可以采用较大的翻转角。尽管大的翻转角会产生更多的饱和效应,但长 TR 的存在

会将其抵消。较大的翻转角度明显增加了横向磁化的长度,从而增加了信噪比。

快速梯度回波技术

这个问题可能会令人困惑。也许有人会说所有的 GRE 技术都是"快"的。确实,GRE 技术通常都要比 SE 技术要快,尽管 FSE/TSE(快速自旋回波)可能和它一样快,但是,仍然有其他方法可以进一步提高扫描速度。这些方法被称为快速 GRASS/快速 FISP,快速 SPGR/快速 FLASH 等。

这些方法的多层面形式也是可用的,主要包括 Fast MP GRASS/Turbo MP FISP、Fast MP spoiled GRASS/Turbo MP FLASH 等。这些技术可以在一个快速的时间周期内得到 SNR 增加的多幅图像。

怎样才能使已经很快的 GRE 技术更快? 答案就是利用极短的 TR 和 TE 来缩短序列时间,也就是,缩短激发、相位编码和频率编码所花的时间。主要通过以下方式来实现:

1. 部分回波
2. 部分 RF
3. 部分激励次数(NEX)
4. 降低采样时间 T_s [通过增加带宽(BW)]

其中前三项将在二十三章中讨论(图 21-8 至图 21-10)。基本上可以通过使用部分回波和部分 RF 脉冲来有效缩短回波时间 TE。对于 256 个频率编码步骤 N_x,将 BW 从 ±16kHz(即,BW = 32kHz)增加到 ±32kHz(即,BW = 64kHz)导致采样时间 T_s 从 8ms 减少到 4ms(图 21-11)。而且付出的代价就是降低 SNR,因为 SNP 与 $1/\sqrt{BW}$ 成正比。但更大的带宽可以允许更多的噪声,如图 21-11 所示。现在活动时间为:

$$活动时间 = TE + TT_s/2 + To$$

公式中 To 是"辅助"时间,T_s 是总的采样(读出)时间。通过减小 TE 和 T_s 我们可以减小活动时间,从而缩短最小 TR。由于扫描时间与 NEX 成正比,还可以通过使用部分 NEX 来减少总的扫描时间。

在快速多层面技术中,虽然采用了较长的 TR,但是在 TR 周期内可以采集多个层面。

示例:

1. 当 TR = 10ms, TE = 最小, N_y = 256, NEX = 1 时,计算使用快速 SPGR/快速 FLASH 技术采集 15 层(每次一层)的扫描时间:

$$时间 = (10) * (256) * (1) * (15)$$
$$= 38\ 400ms$$
$$= 38.4s$$

2. 当 TR = 100ms, TE = 最小, N_y = 256, NEX = 1 时,计算使用 MP SPGR/快速 FLASH(多层面)技术时采集 15 层时的扫描时间:

$$时间 = (100) * (256) * (1)$$
$$= 25\ 600ms$$
$$= 25.6s$$

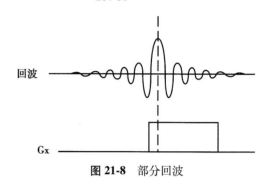

图 21-8　部分回波

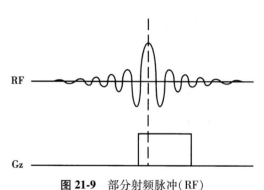

图 21-9　部分射频脉冲(RF)

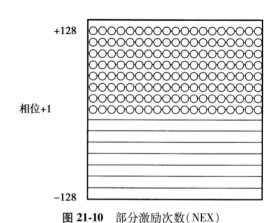

图 21-10　部分激励次数(NEX)

应用

当需要快速扫描时,此技术非常有用,诸如以下情况:

1. 腹部的单次屏气技术

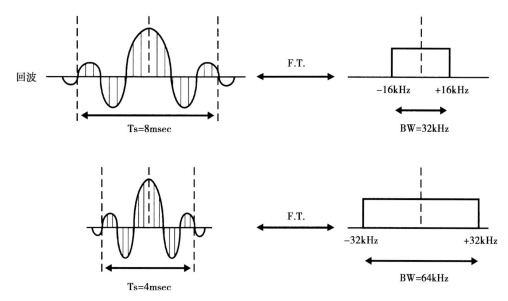

图 21-11　带宽(BW)的增加导致采样时间 T_s 的缩短,使回波时间(TE)减少,但付出的代价是信噪比(SNR)降低

2. 关节运动成像(如,颞下颌关节)
3. 心脏电影成像
4. 应用对比剂后的同层面动态扫描
5. 团注对比剂后的灌注成像

缺点

1. 由于采用超短 TR(MP 技术时程度降低),造成 SNR 和对比噪声比降低。

2. 在 TE 非常短时(即 TE = 2.2ms、6.6ms 等),第二种类型的化学位移伪影出现率增加。

组织准备快速 GRE 技术

在快速 GRE 技术中,采用的是超短的 TR,所以组织对比可能不是最好的。为了帮助改善组织对比,就使用了一种称为磁化准备或组织准备的技术(例如,MP-RAGE)。在 α RF 脉冲(准备时间)之前,对组织施加其他的 RF 脉冲(180°或 90°)。该准备时间可以使组织产生一定的对比(T1 或 T2 权重,取决于施加的类型)。

讨论两种类型的组织准备方式:
1. 反向恢复准备(IR 准备)
2. 驱动平衡准备(DE 准备)

IR 准备

首先考虑 IR 准备方式。在这种方式中(图 21-12),在 α 脉冲之前(准备时间)施加一个 180°脉冲。这与 IR 技术相类似,它可以增加 T1 权重,

并依靠准备时间抑制多种组织(表 21-2)。注意表中的准备时间要比在典型 IR 序列中所需的时间少,主要是在此部分饱和技术中的横向磁化量较小,因此反转时间也将减小(相似的概念也见于更短的反转时间对应低场强系统 VS 更长的反转时间对应更高场强系统)。如图 21-13 中所示。

DE 准备

第二种方式是 DE 准备技术。它在 α 脉冲以前使用,类似于 SE 的 90°-180°-90°的脉冲序列,可以产生 T2 权重对比(图 21-14)。更长的准备时间,能发生更多的 T2 衰减,和更大的 T2 权重的组织对比。换而言之,与具有较短 T2 的组织相比,具有较长 T2 的组织衰减的更少,因此会提高 T2 的对比。

表 21-2　准备时间的例子

抑制器官	准备时间(ms)
肝	200~400
脾	400~500
脑脊液	700~800

更具体地讲,参阅图 21-14,假设两种具有不同 T2 值的 A 和 B 组织(组织 A 要比组织 B 具有更长的 T2 值)。在第一个 90°脉冲之后,A 和 B 具有相似的横向磁化矢量。而在 180°脉冲之前,组织 B(具有更短的 T2)要比组织 A 具有更大的衰减,所以它在横向平面上具有更小的矢量。在

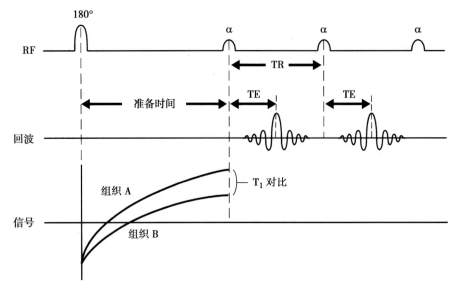

图 21-12 在反转恢复(IR)准备快速 GRASS 技术中,在 GRE 序列之前施加一个 180°脉冲,可以更好地区分两种组织的 T1。这会增加 T1 权重。GRASS,稳态梯度恢复采集

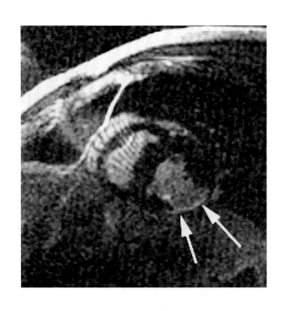

图 21-13 注射钆 10 分钟后(延长增强方式),心脏的短轴位 IR 准备梯度回波序列(TR 7/TE 3/TI 150ms),显示侧下壁的高信号(箭头),诊断为心肌梗死

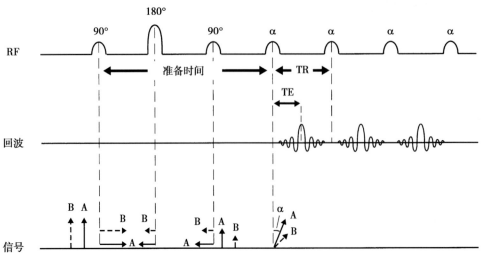

图 21-14 在自旋回波(SE)准备技术中,在 GRE 序列前应用一个 90°-180°-90°(类似于 SE)的序列,可以更好地区别 T2。详细内容参见正文

180°脉冲之后,它们的方向在横向平面内翻转了180°。第二个90°脉冲使这些矢量翻转到纵轴方向(所以称为驱动平衡),但组织A(具有较长T2)要比组织B具有更大的值。这使得GRE序列更偏重在较长T2组织上开始进行。

流动成像

通常GRE扫描一次只采集一个层面(除了在多层面方式中);因此,每个层面都是一个流入层面。但是每个层面都出现了流动相关的增强表现,并且在GRE图像中血管都表现为高信号。它的基本概念就是由于所有进入层面的流动质子都是不饱和的,因此翻转这些质子产生了最大信号。这就是2D或3D时间飞跃法MR血管成像的基本概念。这些内容将在第二十六、第二十七章中详细讨论。

要点

1. 可以使用的GRE技术包括:GRASS/FISP、SPGR/FLASH和SSFP/PSIF(表21-1)。

2. 在GRASS中,残存的横向磁化量通过回绕梯度而得以保存,从而增大T2*权重。

3. 在SPGR/FLASH中,残存的横向磁化矢量通过在连续RF脉冲引入相位移动而被"损毁",从而导致T2*降低,T1权重增大。

4. 损毁也可以通过梯度扰乱或延长TR而实现。

5. 在SSFP/PSIF中,可以获得重T2加权图像。GRASS/FISP和SPGR/FLASH代表梯度恢复FID序列,而SSFP/PSIF代表梯度恢复SE序列。有趣的是,在这个技术中,TE要大于TR,而且通常要比2TR小9ms。

6. 通过应用较长的TR(大于100ms),上述技术的多层面(MP)形式也是可用的(例如,MPGR/MP FISP、MPSPGR/MP FLASH等)。

7. 快速GRE技术(例如,FGR/快速FISP、FSPGR/快速FLASH)可以提供更快的速度。它是通过使用部分RF、部分回波、部分采集和增大带宽(缩短采样时间 T_s)而实现的。

8. 结合快速和多层面GRE技术(例如,FMPGR、FMPSPGR/快速MP FLASH)能够以快速的方式,在增加SNR的条件下获得多个层面。

9. 在表21-3中,总结了GRASS/FISP、SPGR/FLASH和SSFP/PSIF的特点。

表21-3 GRE技术特征

GRE技术	SNR	加权	注解
GRASS/FISP	最高	T2*最好	保持稳态部分
SPGR/FLASH	中等	T1W最好	损坏稳态部分
SSFP/PSIF	最低	产生T2WI	梯度恢复SE,TR<TE<2TR

习题(单选题和判断题)

1. 损毁残存的横向磁化量可以通过以下哪项实现:
a. 梯度损毁
b. 射频损毁
c. 长TR
d. 以上均可
e. 仅(a)和(b)

2. 快速GRE技术可以采用:
a. 部分回波
b. 部分RF
c. 部分采集
d. 窄的带宽
e. 以上均可
f. 仅(a)-(c)

3. 相位编码方向上施加一个回复梯度,可以保存残存的横向磁化量 M_{ss}(例如在GRASS/FISP/快速场回波)。

4. 损毁GRE技术可以增大T1权重。

第二十二章

平面回波成像

简介

在前三章中,我们讨论了一些快速成像技术,包括快速自旋回波(FSE)和梯度回波及其衍生序列。在本章中则将讨论平面回波成像(EPI),它是目前磁共振成像(MRI)所能提供最快的成像技术。

EPI 的基本概念

与其他通过软件更新实现的快速扫描技术不同,单次激发 EPI 需要对硬件进行改进。更具体地说,需要有高性能的梯度线圈(在第三十章会有讨论)才能实现梯度的快速切换。其基本过程是单次 EPI 激发脉冲后,在 T2* 衰减期间内(如果这个时间过长的话,T2 模糊效应将会发生),使用读出梯度填充整个 k 空间;或者多次 EPI 激发脉冲后,使用读出梯度场填充整个 k 空间。在短时间内,单次 EPI 激发使用振荡频率编码梯度脉冲,在单个射频(RF)脉冲激发之后即可完成整个 k 空间填充。这一般要求梯度场强要大于20mT/m,梯度切换时间小于 300 微秒。此外,需要极快的计算机才能实现快速的数字和信号处理。

EPI 的类型

两种类型:单次激发 EPI 和多次激发 EPI。早期的单次激发 EPI 技术使用了一个恒定的相位编码梯度。较新的技术使用"翻转"相位编码梯度,称为"翻转 EPI"[1]。

单次激发 EPI

在单次激发 EPI 中,一次射频脉冲激发后能获得多个梯度回波,并迂回填充满 k 空间的所有相位编码线,这就是所谓的"单次激发"。

为了实现这一点,在一次 T2* 衰减期间(例如,100 毫秒),读出梯度场必须迅速从正向最大反转到负向最大,反转次数为 N_y 相位编码步级的 1/2(例如,256/2 = 128 次)。每部分在基线以上或以下的读出梯度场都对应 k 空间里相应的相位编码线 K_y,因此相位编码步级 N_y 的数目等于读出梯度的正、负两部分之和。在 G_x 频率编码方向,基线之下的面积决定了视野的大小(Fov),并且面积越大,视野越小。由此可见,单次激发 EPI 对梯度系统的最大梯度场强 G_{max}、最小爬升时间 t_{Rmin}(即最大梯度切换率 G_{max}/t_R)以及模数转换器(ADC)方面都提出了巨大的要求。一般来说,要求最大带宽(BWs)为 MHz 级的模数转换器 ADC,而不是常规自旋回波(CSE)所要求的 KHz 最大带宽(BWs)。

早期的 EPI,在采集过程中相位编码梯度始终保持连续的打开状态(图 22-1),形成 k 空间内的 Z 字形充填方式(图 22-2)。与常规的 k 空间充填轨迹相比,这样会在傅里叶变换时产生伪影。为了解决这个问题,相位编码梯度仅在读出梯度为零的时候进行短暂的施加,也即是当 k 空间的位置处于 K_x 轴的任何一个边缘时施加(图22-3)。

---

[1] 更详细的内容请参阅 Edelman RR,Wieloplski P,Schmitt F. Echoplanar MR imaging. Radiology. 1994;192:600-612

因为相位编码梯度施加的持续时间非常短（200 微秒），因此相同的相位编码梯度共短暂的施加了 N_y 次（例如：256 次），这种方式就是所谓的翻

转相位编码。这种技术被称为翻转 EPI（blipped EPI），并且它的 k 空间的充填方式在进行傅里叶变换时会更为容易（图 22-4）。

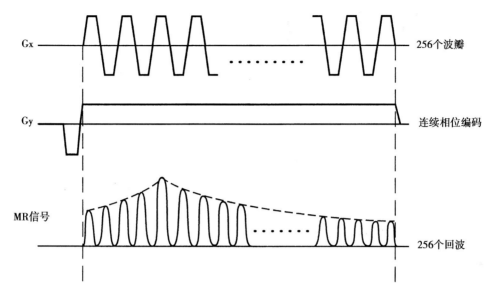

图 22-1 较早的单次激发 EPI 技术的脉冲序列图。这种方式在读出时施加一个恒定的相位编码梯度。由于梯度的快速切换，而使 Gx 梯度产生一个正弦曲线的形状

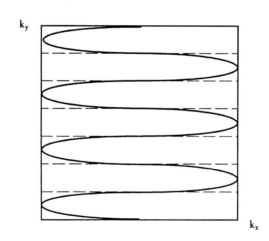

图 22-2 单次激发 EPI 具有恒定的相位编码梯度，在一次射频脉冲之后允许用 Z 字形方式填充整个 k 空间

图 22-3 翻转 EPI 的脉冲序列图。相位编码梯度仅在 Gx 为零时，短暂打开（翻转相位编码）。由于开始时（Gx）的相位偏移，信号最初较低，一段时间后出现峰值

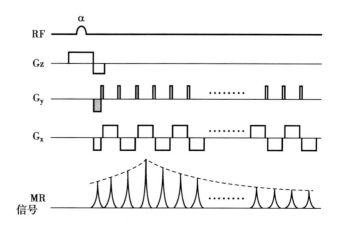

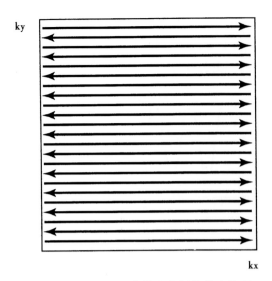

图 22-4 blipped EPI 中的 k 空间的填充按照"奇-偶"方式进行,这在进行傅里叶变换时要简单得多

如前所述,单次激发 EPI 的一个主要问题就是任何相位错误都将会波及到整个 k 空间(CSE 中不存在这种问题,因为重聚梯度的存在使相位在每个周期结束时得到重聚)。现在所讨论的相位错误不是由运动造成的(在超快速的 EPI 中运动伪影不是问题),而是由于质子共振频率的差异造成的(如,脂肪和水中的质子),这种共振频率的差异会导致相位方向的错误定位。因此,单次激发的 EPI 的一个技术问题就是磁化率伪影,特别容易出现在鼻窦周围的空气/组织交界区。并且这种相位错误会波及整个相位编码轴,因此不同于 CSE,EPI 中化学位移伪影主要位于相位编码方向,而不是频率编码方向。

多次 EPI

在多次激发 EPI 中,读出过程分多次激发或多个节段来进行,因此

$$N_y = N_s \times ETL$$

公式中 ETL 为回波链(Echo Train Length)是每个节段内的行数。因为 k 空间被分为多个节段进行采集,此技术也被称为分段 EPI。

多次激发 EPI 的优点(与单次激发 EPI 相比)

1. 与单次激发的 EPI 相比,它对梯度的要求较低。

2. 与单次激发 EPI 相比,相位错误累积的时间较短,降低了磁化率伪影。

多次激发 EPI 的缺点(与单次激发 EPI 相比)

1. 多次激发 EPI 较单次激发 EPI 执行时间更长。

2. 因为上面的原因,多次激发 EPI 对运动更为敏感。

EPI 的脉冲序列图

图 22-1 展示了一个原始的 EPI 脉冲序列图(PSD)。此序列与常规序列的主要差异是沿读出梯度场方向施加了一系列正弦曲线形状的脉冲,这些脉冲需要梯度进行快速的切换,从而产生一连串正向和负向的脉冲梯度,只有使用高性能的梯度线圈才能完成这点。另一个不同点是采用了恒定的相位编码梯度(k 空间是在一个 TR 间期内完成充填的)。(TR 这个术语用在这里可能并不恰当,因为在每一层面都是在一次射频脉冲后都得到的。而 TR 的定义则为两次射频脉冲之间的间隔时间)。上述方式可以在一次射频脉冲后,采集一个层面所需的全部原始数据(而常规 SE 序列在采集每条相位编码线时都需要一个射频脉冲)。

图 22-3 展示了相位编码梯度在读出梯度为零时被短暂地使用了 N_y 次的翻转 EPI 的脉冲序列图。

EPI 的 k 空间中填充轨迹

传统自旋回波 CSE 数据是在恒定的读出梯度条件下进行采样。而早期的单次激发 EPI 中,是在读出梯度进行正向和负向交替变化时进行采样,其 k 空间填充是以 Z 字形和正弦波形的方式往返填充(图 22-2)。在翻转 EPI 中,偶数回波在 k 空间内的轨迹与奇数回波相反(图 22-4)。在多次激发 EPI 中,数据被分隔为多个节段来采集(图 22-5)。在多次激发 EPI 中,还可以通过采用两个震荡梯度进行螺旋成像(图 22-6)。而 CSE 在每个 TR 间期内只充填 k 空间的一行(并且需要进行 N_y 次这样的周期)。

EPI 的扫描时间

在单次激发 EPI 中一个层面的扫描时间受到 T2* 或 T2 衰减的限制(100ms 左右),因为每个层面的所有数据采集都是在一次射频脉冲之后完成的。通常,如果回波间隔(ESP)为相邻两次连续

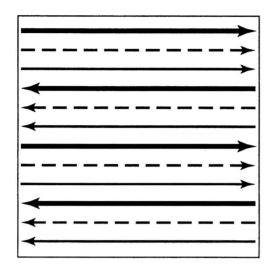

图 22-5 多次激发 EPI 的 k 空间填充轨迹。k 空间被分为多个节段,以间隔的方式填充

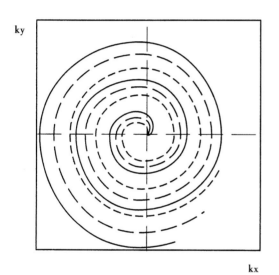

图 22-6 采用两个震荡梯度的多次激发 EPI 呈螺旋形轨迹来填充 k 空间

的回波之间的时间间隔,N_y 则为 k 空间的行数,NEX 为激励(采集)次数,那么可用以下公式得到单次激发 EPI 的扫描时间:

$$T(单次激发 EPI) = ESP \times N_y \times NEX$$

多次激发 EPI 时,可用公式得到扫描时间:

$$T(多次激发 EPI) = TR \times N_s \times NEX$$
$$= (TR \times N_y \times NEX)/ETL$$

类似于 FSE 的扫描时间($N_y = N_s \times ETL$)

EPI 的对比

EPI 的图像对比取决于"基础"脉冲序列(类似于 GRE 技术中的准备预脉冲)。为获得类似 SE 序列的图像对比,常需要在 EPI 模块前施加一个 90°—180° 的 SE 基础序列。而在 EPI 模块前

施加一个部分翻转射频脉冲(<90°)则可产生类似梯度回波序列的图像对比。同样,在 EPI 模块前施加 180°—90°—180° 的 IR 基础脉冲可获得类似反转恢复序列的图像对比。另外,还可以通过施加扩散梯度进行 EPI 扩散成像。

因此,总结如下:

1. SE-EPI(90°-180°-EPI)采用了 180° 脉冲来消除外磁场的不均匀性(图 22-7),从而产生 T1 和 T2 权重。因为在 EPI 中所有的回波都在相同的相位编码梯度条件下获得,SE-EPI 中的图像对比取决于 180° 重聚射频脉冲的相位重聚时间。因此,T2 加权中的 EPI 图像对比非常接近于 CSE,也就是说,图像信号取决于 T2 衰减程度,且存在血管的流空效应。

2. 由于 GRE-EPI(α°-EPI)没有使用 180° 脉冲,因此只产生 $T2^*$ 权重。该技术扫描速度更快,适用于心脏电影成像等。其图像对比,主要取决于负相相位编码梯度偏移和 EPI 读出模块之间的时间。

3. IR-EPI(180°-90°-180°-EPI)则通过施加 180° 反转预脉冲,产生 T1 对比。

EPI 的伪影

N/2 鬼影(Ghost)

在翻转 EPI 中,多次正负向填充 k 空间(也就是读出梯度的极性变化)常常会导致相位错误。与 CSE 中运动所导致的伪影不同,翻转 EPI 中的"Ghost"伪影多出现在相位方向上,这与涡流、梯度系统、磁场的不均匀性以及奇偶数回波不匹配有关。由于"Ghost"伪影来自于一半的数据(奇数或偶数回波),因此被称为 N/2 Ghost 伪影(图 22-8)。

解决办法

减小涡流;正确地调整梯度。

EPI 中的磁化率伪影

EPI 中的磁化率效应可能会导致频率和相位错误。而在多次激发 EPI 中,由于相位错误的累积时间缩短,该效应较轻。与 FSE 相比,多次激发 EPI 的图像对比更接近 CSE,且对磁化率效应更为敏感,例如出血。

解决办法

通过适当的匀场、缩短 TE,或采用多次激发 EPI 可将伪影减至最小。

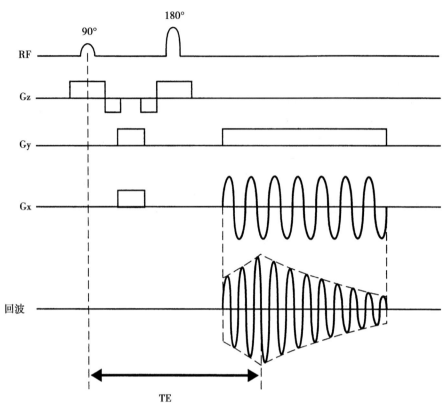

图 22-7 原始的 SE-EPI 的序列结构图。在 EPI 模块之前施加了一个 90°—180° 的基础脉冲

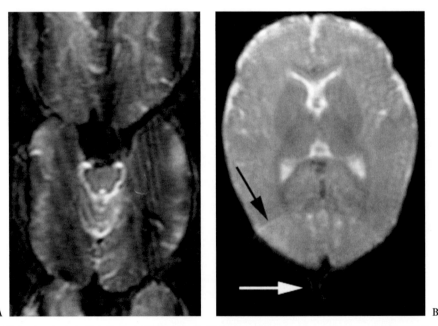

图 22-8 （A）和（B）为来自不同病人头部 EPI 图像的 B_0 图。（A）可见大量明显的 "N/2" 伪影,而（B）仅有轻微的伪影(箭头处)

EPI 中的化学位移伪影

因为在相位编码轴上常常存在相位错误,所以 EPI 的化学位移伪影经常出现在相位编码方向上,而不是像在 CSE 中出现在频率编码方向上。EPI 中该伪影比 CSE 中的更为显著,所以需要采用有效的脂肪抑制技术。

解决办法

应用脂肪抑制技术

功能性平面回波成像

扩散加权成像

扩散(Diffusion)被定义为分子的随机热运动(也被称为布朗运动)。在脑血管意外中,它有着重要的作用。扩散加权 SE-EPI 可以通过在 180° 脉冲的前后施加一对扩散梯度(图 22-9),使扩散的质子失相位,从而消除来自于这些质子的信号。

扩散张量成像

扩散张量成像(diffusion tensor imaging,DTI)是扩散成像的高级形式,可以定量评价脑白质的各向异性(各向异性是指沿着图像三个轴的方向上所表现的不同属性,如扩散)。DTI 采集时至少需要施加 6 个方向(有时可多达 55 个)b 值为 1 000 的梯度脉冲,此外还需要 b 值为 0 的图像采集,总计 7 次采集,而不是采用单一的梯度脉冲。其中三个梯度脉冲的方向是常用的 x,y,z 轴,也就是 D_x,D_y 和 D_z;而另外三个组合梯度脉冲,则对应于 3×3 张量矩阵中的非对角元素(图 22-10)。

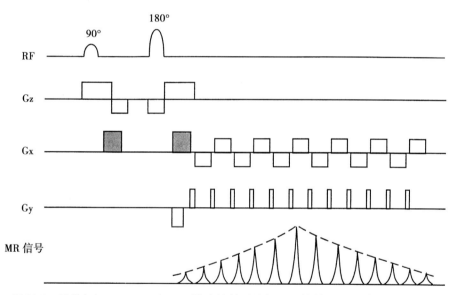

图 22-9　扩散加权 SE-EPI。在 180° 脉冲的前后施加一对扩散梯度,以使扩散的质子失相位,消除其信号

图 22-10　扩散张量为一个 3×3 的矩阵。通过一种被称为"相似转换"的数学方法,可以消除矩阵内非对角线的各项。这相当于重新设定体素内的 z 轴方向,以使它指向脑白质的主要方向

$$D = \begin{pmatrix} D_{XX} & D_{XY} & D_{XZ} \\ D_{YX} & D_{YY} & D_{YZ} \\ D_{ZX} & D_{ZY} & D_{ZZ} \end{pmatrix}$$

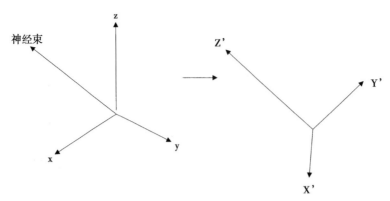

图 22-11　显示重新定位的扩散张量坐标系统,新的 z 轴平行于体素内的主要白质束

DTI 在理论上的优势是所测量的 ADC 值不再依赖于设备 x、y 和 z 轴的梯度方向(对图像中任何一点都是如此,但对于 $2×2×5mm^3$ 的体素却不行)。

DTI 的优势是可以进行"扩散定量"测定,不受头部在磁体中位置的影响。在 DTI 模式中,对 x、y 和 z 轴进行了调整,以使 z 轴与扩散的主要方向一致(代表主要白质纤维束的体素),此方向被称为主要特征矢量,此方向上的扩散系数被称为主要特征值。除了主要特征矢量和特征值以外,还在垂直于新的 z 轴方向(新的 x 和 y 轴)上描述新的特征矢量(图 22-11)。沿三个特征矢量方向上的扩散,则采用特征值 D_1、D_2 和 D_3 来描述(图 22-12)。

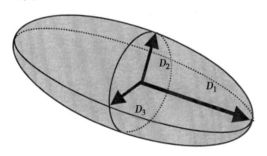

图 22-12　脑的扩散张量特征不是用一个表观扩散系数,而是用沿三个特征矢量方向上的三个扩散特征值($D1$、$D2$、$D3$)来描述。主要特征矢量平行于体素内主要的脑白质束方向,此方向上的扩散用 $D1$ 表示

DTI 图像可以生成 D_1、D_2 和 D_3 的组合标量图,被称为部分各向异性、相对各向异性和各向异性指数(图 22-13)。正常的脑白质具有很高的扩散各向异性,也就是说,与脑白质平行方向上的扩散要明显大于垂直方向上的扩散。而异常的脑白质[由于多发性硬化(MS)、弥漫性轴索损伤或神经胶质增生]的各向异性则降低。另外,DTI 图像还可以生成主矢量图,从而显示脑白质的方向和完整性(图 22-14 和图 22-15)。

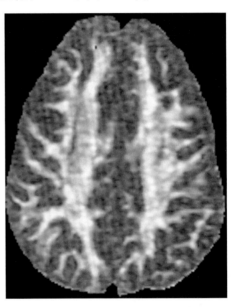

图 22-13　正常大脑的部分各向异性图。高信号则代表更大的各向异性

灌注成像

由于 GRE 和 EPI 的图像对比是 $T2^*$ 权重,因此是进行钆对比剂注射后首过灌注非常完美的序列。流动的血液是高信号的,这类似于 GRE 序列,因此可以用做 EPI 磁共振血管造影。

EPI 的优点

1. 扫描时间约 100ms 或者更短。

2. 不受心脏和呼吸运动的影响。

3. 能够获得无运动伪影的质子密度、T1 和 T2 加权图像。

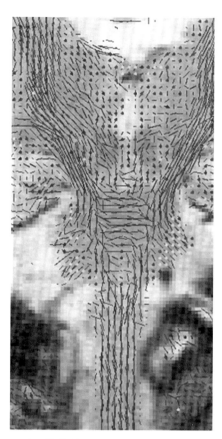

图 22-14 基于扩散特征矢量的皮质脊髓束白质束追踪图。线表示平面内的投影,点表示垂直于图像平面的投影。(经马萨诸塞州波士顿的 Ferenc Jolesz,M. D. 授权)

4. 不仅可以描绘器官的解剖结构,还能够研究器官的功能。

5. 能提高时间分辨率。

EPI 的缺点

1. 在 EPI 如此短的 TE 内,脂肪和水之间的化学位移伪影[第二种类型(Dixon)]可能会造成明显影响,因此需要预先进行脂肪抑制技术。

2. 梯度的快速切换,可能会在病人体内产生电流或电压,从而刺激周围神经,产生蚂蚁在皮肤上爬行的感觉,也称"蚁行感"。这种感受是由电磁理论中一个著名的效应所引起的,即快速变化的磁场(读出方向上的 dB/dt)会使导体内(病人即导体)产生电流。

3. 存在潜在的相位错误累积(由共振频率微小变化所致)。但此效应在多次激发 EPI 时较轻,主要因为相位错误累积的时间较短。

4. B_0 内在的不均匀性和抗磁化率效应,会导致共振频率的变化,增加相位错误。但此效应在多次激发 EPI 时也较少发生。

EPI 的临床应用

1. 脑的扩散成像(通过观察水分子的扩散运动)。对早期诊断急性脑血管意外(Cerebrovascular Accidents,CVA)有帮助,当常规影像学方法表现不明显时,可以区分脑血管意外和其他疾病(例如肿瘤)(图 22-16)。

2. 脑的动态灌注研究。

3. 心脏和腹部的超快速无运动伪影成像(图 22-17)。

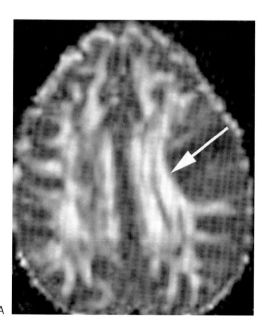

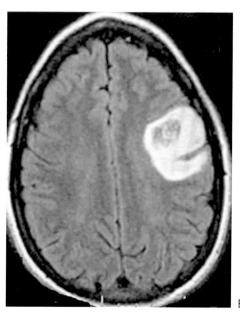

图 22-15 各向异性图(A)显示邻近浸润性胶质瘤未受损伤的白质束,(B)为 FLAIR 图(经得克萨斯州休士顿的 Shawn MA,PH. D. 授权)

4. 无心脏运动伪影的冠状动脉成像。

5. 在一个心动周期内的心脏电影成像。

6. 心肌的动态灌注研究,以评价缺血区(图

22-18)。

7. 腹部的单次屏气的 T1、T2 和 PD 加权成像。

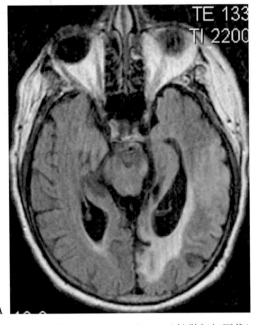
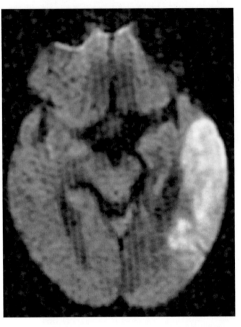

图 22-16 轴位 FLAIR(A)和 DWI(扩散加权图像)(B),在 FLAIR 上显示左枕叶的高信号和左颞叶的稍高信号。DWI 证实左枕叶信号来自于陈旧的梗死,而左颞叶的病灶是更有意义的急性梗死

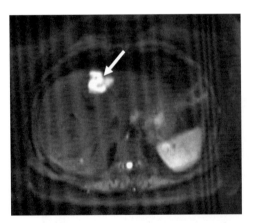

图 22-17 肝脏轴位低 b 值(b=50 sec/mm²)的 DWI-EPI 序列显示一个高信号的血管瘤。另外,低 b 值的 DWI 上肝血管的信号抑制明显

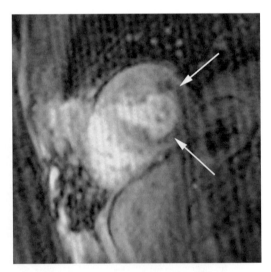

图 22-18 应用腺苷压力试验后的钆增强短轴位 GRE-EPI 动态成像显示与缺血相一致的下外侧壁(箭头)的信号降低(在休息的成像中为正常信号)

要点

平面回波成像(EPI)是目前广泛应用的最快的 MR 成像技术,已成为诊断急性脑血管意外的重要序列。它采用一系列震荡的频率编码梯度,在一个射频脉冲后以往返的方式对 k 空间进行充填。其可以在几毫秒的时间内对一个层面进行成像(无任何运动伪影),因此,整个成像过程可以

在数秒内完成。

习题（单选题和判断题）

1. EPI 的对比取决于基础脉冲序列。

2. 采用翻转 EPI 可以消除相位错误。

3. 关于多次激发 EPI,所有下列各项都是正确的,但有一项除外:

 a. 与单次激发 EPI 相比,它对梯度的要求较低。

 b. 与单次激发 EPI 相比,相位错误的累积时间较短。

 c. 比单次激发 EPI 要耗费更多的时间。

 d. 不易受到运动伪影的影响。

4. 在翻转 EPI 中,采集过程中相位编码梯度保持恒定。

5. 在多次激发 EPI 中,k 空间在一次激励脉冲中充填完成。

6. 在单次激发 EPI 中,k 空间以 Z 字性往返方式进行充填。

7. N/2 Ghost 伪影通常见于

 a. 恒定相位编码梯度的 EPI

 b. 翻转 EPI

 c. 多次激发 EPI

 d. 以上都不是

第二十三章

扫描新技术

简介

在本章中,我们将讨论近年来一些最新磁共振成像(MRI)扫描仪所使用的新技术。以下是这些新技术的特征及功能的总结:

1. 提高速度

a. 部分激励次数(number of excitations, NEX)

b. 快速自旋回波(fast spin echo, FSE)

c. 快速梯度回波(gradient-echo, GRE)技术

d. 并行采集技术(下一章讨论)

2. 减少回波时间(time of echo, TE)

a. 部分回波

b. 部分射频(radio frequency, RF)

3. 提高分辨率(不增加时间)

a. 非对称视野(field of view, FOV)

4. 减少图像混叠

a. 去相位卷褶

b. 去频率卷褶

5. 增加覆盖率

a. 相位偏移射频脉冲

6. 实现连续层面扫描

a. 连续层面

b. 3D 采集

7. 进行预饱和

a. 空间预饱和

b. 频率(化学)预饱和

8. 提高信噪比(signal-to-noise ratio, SNR)

a. 降低带宽(bandwidth, BW)

请注意,FSE 和快速 GRE 技术是独立的脉冲序列,而其他的特征可以添加到任意的脉冲序列。

部分激励次数

参考图 23-1,并参阅第十三章。

机制:

1. 仅使用部分 k 空间(例如,½NEX,¾NEX[实际上是相位编码的数目 N_y 减少,而不是 NEX 在减少)。重建是基于 k 空间沿相位轴的固有对称性。

2. 略大于 k 空间的一半被用于相位校正(称为过扫描)。

3. 通常包含 k 空间的中心,因为它拥有最强的信号。

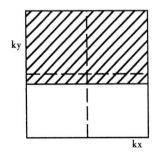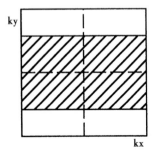

图 23-1 部分激励次数(fractional number of excitations, NEX)

优点：

1. 采集速度增加（因为 N_y 的降低）

缺点：

1. 信噪比降低
2. 可能会增加伪影

应用：

1. 用于定位图像
2. 当速度比 SNR 更重要时使用
3. 体部成像和磁共振胰胆管成像

快速自旋回波

有关更详细的讨论，请参阅第十九章。

机制：

1. 多个 180°再聚焦脉冲的使用
2. 每次重复时间（TR）内填充 k 空间的多行
3. 回波链长度（ETL）代表 180°脉冲的数量（例如：2，4，8，16 等）。

优点：

1. 通过 ETL 减少扫描时间。
2. 拥有 SE 对比度，但信噪比（SNR）不降低（实际上可以使用非常大的 TR 来增加 SNR）
3. 降低磁敏感度，有利于在金属附近的成像（特别是在较高带宽的情况下）。

缺点：

1. 扫描范围缩小（主要由长 TE 所引起）
2. 脑脊液在质子密度加权成像上可能是高信号的，这是后续回波的加权平均效应所导致的结果。为了减少这种不良效应，可使用较短的 ETL（例如，ETL = 4）、较短的 TE（以及较高的 BW）。
3. T2 加权图像上的脂肪是高信号的，这是由于自旋扩散通过不同磁场强度（如脂肪和水）的区域时，密集（重新聚焦）的 180°脉冲抑制扩散介导的去相位化所导致的。
4. 磁化率影响（例如出血）减低，主要是由于自旋扩散通过不均匀的磁场区域时，密集的 180°脉冲抑制去相位化所导致的，甚至让自旋几乎没有时间去相位化。

5. 快速而密集 RF 脉冲可能会导致发热。

应用：

1. 快速扫描
2. 高分辨率（如内听道）
3. 合理化采集时间，并提高信噪比
4. 单次屏气技术
5. 各向同性 T2 加权数据采集（例如 3D FSE）

部分回波

请参阅图 23-2。

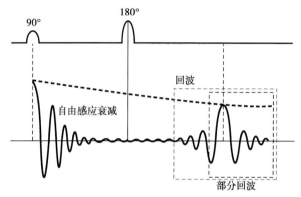

图 23-2 部分回波。注意：外部虚线框是完全回波，而内部虚线框表示部分回波

机制：

1. 仅对接收的回波的一小部分进行采样（因为 TE 回波和沿频率轴 k 空间同时存在的对称性而可行）。

优点：

1. 减少 TE
2. 信噪比在早期回波中得到改善（T2 衰减较小）
3. 改善 T1 加权（减少 T2 效应）
4. 可降低流动伪影和磁敏感效应

应用：

1. T1 加权像
2. 降低流动伪影和磁化率效应

注意：使用较高的 BW 也可以使最小 TE 值降低，但是 SNR 也会降低。

部分射频（90°、180°或部分翻转）

请参阅图 23-3。

机制：

　　1. 与部分回波原理相似（由于脉冲的对称性，只使用脉冲周期中一部分 RF 脉冲）

　　2. TE 可相应减少

特征

　　其特征与部分回波相似。

不对称视野

　　请参阅图 23-4。

机制：

　　1. 使用矩形 FOV（FOV 通常在相位方向上减少，因为 N_y 决定扫描时间，而 N_x 与扫描时间无关）

　　2. 可以得到正方形或矩形像素

优点：

　　1. 利用矩形 FOV，可以在采集 512×256 矩阵所需的时间内获得 512×512 矩阵的图像。

　　2. 保持分辨率同时，提高采集速度。

　　3. 当被扫描的解剖结构在相位方向上不对称时（更小）非常有用（例如脊柱）。

缺点：

　　1. 与全 FOV 相比，信噪比降低。

　　2. 可引起相位方向的卷褶伪影。

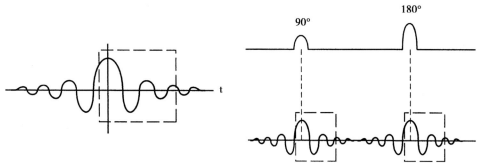

图 23-3　部分射频（Fractional radio frequency）（90°或 180°或部分翻转）

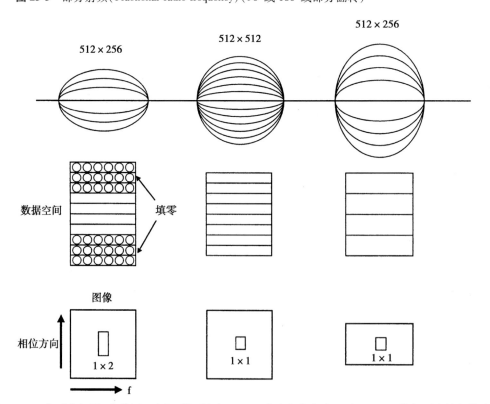

图 23-4　非对称视野，当使用一个矩形视野时，FOV 通常在相位方向上减少，通过获得更多的相位编码步骤可以获得更高的分辨率，例如，可以使用 256 个相位编码步骤获得 512 的分辨率

应用：

1. 脊柱
2. 四肢
3. 腹部

去相位卷褶（No Frequency Wrap）（相位过采样，Phase Oversampling）

参阅图 23-5 及图 18-7。

机制：

1. 将相位编码步骤的数量和视野范围加倍。
2. 为保持特定的视野范围，将视野范围在每一端的范围减半。
3. 激励次数减半而保持扫描时间不变。

优点：

1. 减少或消除卷褶伪影。
2. 不改变信噪比或扫描时间。

缺点：

1. 如果激励次数只有一次，那么扫描时间会

翻倍。

应用：

1. 较小的扫描视野（可能会导致卷褶伪影）
2. 四肢（脊柱）

去频率卷褶（No Frequency Wrap）（频率过采样，Frequency Oversampling）

机制：

1. 这种回波是过量采样的，从而确保满足 Nyquist 频率的要求（比如：即使样本数可能是 256，但通过模拟数字的转换器可以得到 512 个样本）。同时注意，Nyquist 定律要求最低的采样频率（W_s）至少是信号中最大频率（W_{max}）的两倍。不同的是，每个周期至少需要两个样品与最高频率波形相一致）。
2. 各种低通滤波器和带通滤波器也被用于消除信号中不必要的高频。

优点：

1. 避免了卷褶出现在频率编码方向。
2. 没有增加扫描时间。

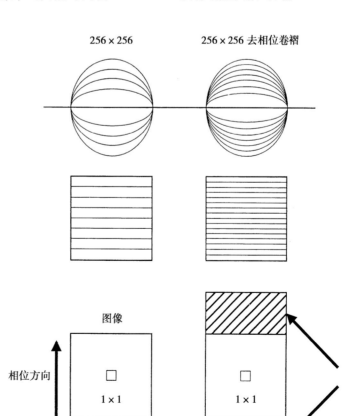

图 23-5 去相位卷褶。为了避免在相位编码方向上出现重叠，可以选择这个特性，使该方向上的扫描视野加倍，并在结束时可以自动舍弃不需要的部分，例如在这个列子中，可以使用 256 个相位编码步骤获得 512 的分辨率

缺点：

1. 可能会减低信噪比，因为增加了采集的样本数量，采样间隔减小，因此带宽增加（牢记 BW = $1/\triangle Ts$ 和 SNR $\propto \sqrt{1/\text{BW}}$ ）。

2. 这是机器内部自动完成的，不能被操作人员控制。

应用：

1. 在常规扫描过程中几乎都是自动启动。

相位偏移射频脉冲（Phase-Offset RF Pulses）

参阅图 23-6。

机制：

1. 同时使用两个具有相位偏移的射频脉冲同时激发两个层面。

优点：

1. 增加了每个层面的重复时间，而没有增加扫描时间。

2. 通过减少重复时间可以获得更多的 T1 权重。

缺点：

可能增大卷摺伪影。

应用：

1. 当减低回波时间时，可增加扫描范围。

2. 在钆增强的研究中，利用短回波时间可增强对比剂的顺磁效应。

连续层面扫描功能

参阅图 23-7。

机制：

1. 采用更长的具有矩形频率变换的射频脉冲，减少射频干扰。

2. 消除/最小化层间距。

优点：

1. 可以实现无间距连续采集图像。

2. 减少了交叉采集的需要（当两个采集同时进行时，扫描时间翻倍）。

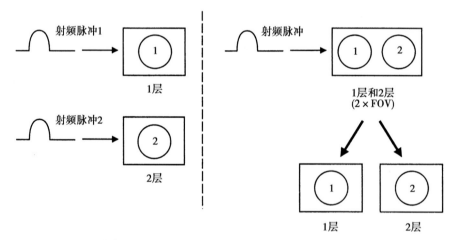

图 23-6　相位射频（RF）脉冲。两个不同相位的射频脉冲同时激发两个层面

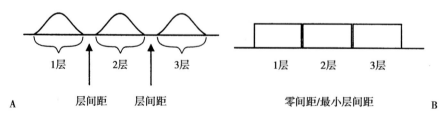

图 23-7　相邻的层面可以用改进的射频（RF）轮廓（B）来实现，它更近似矩形，而不是最佳的 RF 轮廓（A）

缺点:

1. 增加 TE(更长的射频 RF 脉冲)。

2. 每个 TR 时间内允许采集的图像数量减少。

应用:

1. 不需要层间距的时候。

三维采集

机制:

1. 3D 容积的梯度回波技术

2. 可选择的 T2 三维快速自旋回波

3. 需要一个沿 Z 轴的相位编码梯度

4. 连续层面(零间距)

优点:

1. 信噪比增加(与大容量采集有关)。

2. 能采集间距较小、高分辨率的连续层面和/或重叠层面。

3. 允许在任意平面上进行高分辨率重建。

缺点:

1. 由于在 z 方向上存在相位编码,可能会在体积的每一端引起卷摺伪影(图 18-3 和图 18-4)。

2. 扫描时间现在也将 Z 轴上的相位编码步骤的数目(例如:28、60)纳入公式中。也就是说,

3D GRE 采集时间

$$= T(3D \ GRE)$$
$$= TR * NEX * N_y * N_z$$
$$= N_z * T(2D \ GRE)。$$

但是因为 TR 很短,这是可以接受的。

但对于三维快速自旋回波,这个公式变为

3D FSE 采集时间

$$= T(3D \ FSE)$$
$$= (TR * NEX * N_y * N_z)/ETL$$
$$= N_z * T(2D \ FSE)。$$

其中 ETL 可以被选择为非常大。

应用

1. 脊柱

2. MR 血管造影(如 Willis 环)

3. 钆对比剂注射后腹部动态增强

空间饱和脉冲(Spatial Saturation Pulses)(Sat 脉冲)

请参阅图 23-8。

机制:(亦可参阅第二十五章)

1. 在选定体积的两侧施加 90 度饱和脉冲(可以沿任何方向施加:前/后、上/下或右/左)。

2. SAT 频段通常用于抑制由流动相关现象引起的相位鬼影。

优点:

1. 最小化相位伪影。

2. 最小化流动伪影。

缺点:

1. 可以使扫描范围的其余部分的信号受到抑制。

2. 延长 TR,会增加扫描时间。

应用:

1. 脊柱成像:将饱和带置于椎体前方以抑制吞咽或心脏和大血管产生的伪影。

2. MR 血管造影:将饱和脉冲置于血管的一端,以抑制静脉血流(获得 MR 动脉造影)或动脉血流(获得 MR 静脉造影)。

3. 腹部成像(尽量减少主动脉或下腔静脉的搏动伪影)。

4. 颅脑(可以使颈内动脉和硬膜窦的伪影最小化)。

频率(化学)预饱和[Spectral(chemical)Pre-saturation]

请参阅图 23-9。

机制:(亦可参阅第二十五章)

1. 在 RF 激励脉冲之前施加频率选择性预饱和脉冲,从而消除特定组织的纵向放大。

2. 预饱和脉冲在 SE 的 90° 脉冲之前施加。拉莫尔频率与压力脉冲频率匹配的组织首先得到一个 90° 的射频脉冲,该脉冲将其翻转到 X-Y 平面。短时间后,纵向磁化矢量 M_z 还没来得及恢复,随后的 90° 射频脉冲将最小 M_z 翻转到 X-Y 平面中产生最小信号。

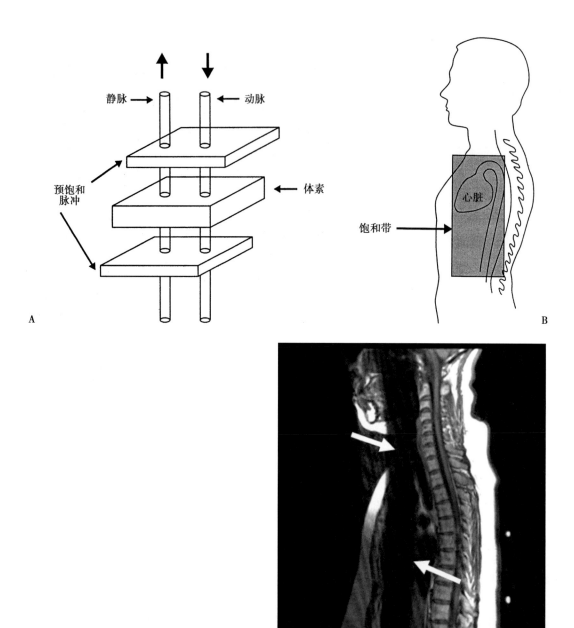

图 23-8 A:饱和带放置在扫描视野外,动脉或静脉的血流显像。B:空间饱和脉冲被放置在脊柱(在FOV 内)以减少椎体矢状位外上的血管搏动伪影,脊柱前图像心脏和咽部的搏动,产生一组暗信号(箭头)和抑制可能的运动伪影这些结构。C:矢状 T1 加权显示脊柱前部的心脏和咽部的运动伪影,暗信号带(箭头)是抑制这些运动伪影的结构

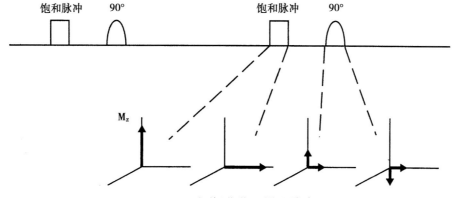

图 23-9　光谱(化学)预饱和脉冲

应用：

1. 通过频率的选择抑制脂肪或水分。

优点：

1. 它能分辨具有类似 T1 值的组织(如脂肪和钆增强的肿瘤)。

2. 该技术对部位被抑制组织以外的组织信号没有任何影响(相反,无法恢复影响所有组织的对比度)。

缺点：

1. 由于这种方法采用了频率选择技术,所以它对磁场的敏感性要求很高。(图 18-42、图18-43和图 20-7)

2. 需要更长的扫描时间(因此,由于引入采样时间而延长 TR,从而增加扫描时间)。

3. 增加射频脉冲的数量,增加额外的射频热量。

窄带宽(可变带宽)

机制：

1. 在双自旋回波序列上,第二个回波使用较窄的带宽。

优点：

1. 提高信噪比(牢记 $SNR \propto \sqrt{1/BW}$)。

缺点：

1. 增加化学位移伪影(见图 18-14)。

2. 减少允许的扫描层数(由增加 TE 所导致)。

应用：

1. 任何需要更高信噪比的研究。

2. 例如:脑的双回波 SE 成像—在第二个回波中使用窄带宽(以帮助增加 SNR,由于 T2 衰减导致第二个回波 SNR 降低)。

要点

在本周中回顾了许多 MRI 技术。根据其主要的三个方面总结如下：

优势	特征	劣势
提高速度	部分激励次数	信噪比↓,伪影↑
	快速自旋回波	覆盖率↓对比度平均值↑
	快速梯度回波技术	信噪比↓
	并行采集(下一章进一步讨论)	信噪比↓
减少 TE	部分回波	两者:伪影↑
	部分射频	

续表

优势	特征	劣势
提高分辨率 （时间无延长）	不对称视野	信噪比↓卷曲↑可能
减少重叠	无相位干扰	扫描时间略↑
	无频率干扰	信噪比↓
增加扫描视野	相位偏移射频脉冲	卷曲↑
扫描层间距	扫描层间距	TE 时间↑
	三维采集	扫描时间↑
饱和带	空间饱和度	两者:扫描时间略↑
	光谱（化学）饱和度	化学饱和度:磁场不均匀性
		敏感
提高信噪比	低 BW（可变 BW）	增加化学位移伪影
		减少扫描层数

缩写　BW:带宽;FOV:视野;FSE:快速自旋回波序列;NEX:激励次数;RF:射频;SNR:信噪比;TE:回波时间。

习题（单选题和判断题）

1. 加快速度
a. FSE 或 GRE 技术
b. 较小的激励次数
c. 还原 BW
d. 以上所有
e. 只有 a 或 b
2. 不对称的扫描视野可能导致
a. 降低信噪比
b. 增加重叠
c. 提高分辨率
d. 增加扫描时间
3. 较低的 BW 导致以下的情况
a. 减少到最小的 TE 回波时间
b. 增加化学位移伪影
c. 减少重叠
d. 提高信噪比
4. 空间饱和脉冲用于最小化相位鬼影和流动影。
5. 在三维 GRE 中信噪比提高
6. 使用最小的激励次数可以减小 TE

第二十四章

并行采集技术

简介

并行采集技术是一种减少扫描时间的技术，主要包括敏感度编码（sensitivity encoding，SENSE）和全局自动校准部分并行采集（generalized autocalibrating partially parallel acquisition，GRAPPA）等技术。而厂家则把这些技术称为阵列空间及敏感度编码技术（array spatial and sensitivity encoding，ASSET）、笛卡儿采样的自动校准重构技术（autocalibrating reconstruction for cartesian sampling，ARC）、集成并行采集技术（integrated parallel acquisition technique，iPAT）和并行成像设计的快速采集技术（rapid acquisition through parallel imaging design，RAPID）。

敏感度校准	厂家命名	技术
SENSE（飞利浦）	SENSE	预扫描
ASSET（GE）	SENSE	预扫描
ARC（GE）	GRAPPA	自动
GRAPPA（西门子）	GRAPPA	自动
mSENSE（西门子）	SENSE	自动
RAPID（日立）	SENSE	自动

缩写：ARC，笛卡儿采样的自动校准重构技术；ASSET，阵列空间及敏感度编码技术；GRAPPA，全局自动校准部分并行采集技术；RAPID，并行成像设计的快速采集技术；SENSE，敏感度编码。

并行采集技术需要使用相控阵线圈。尽管并行采集技术的信噪比（SNR）和其他快速成像技术相似，但其它快速成像技术节省时间主要基于减少相位编码或激励次数，而并行成像技术，则可根据使用了多少线圈，使加速因子达到 2 或 3 来节省时间。因此，采用并行采集技术可以提高图像的 SNR。例如，对比增强的磁共振血管成像和 3T。

概念

"并行"指的是相控阵中的每个线圈同时接收数据（即并行）。在第二章中已介绍，相控阵是由许多小线圈组成的，而现今使用的相控阵由 32 个或更多的线圈组成。

并行采集主要是通过相控阵中每个线圈的局部敏感度来实现的。但在相位编码的方向上，由于视野特别小，所得到的信息基本是处于混叠的状态而没有展开。这一基本概念最初是在 20 世纪 90 年代早期提出来的，且第一次成功的临床实践是空间谐波的同步采集（Simultaneous acquisition of spatial harmonics，SMASH）。目前空间谐波已经被更复杂的技术所取代，临床现在使用的主要技术是 SENSE 和 GRAPPA。

采用加速因子为 2 的并行采集技术的图像在 k 空间中表现为隔行填充。相应的图像具有 1/2 的视野，且产生混叠伪影。SENSE 和 GRAPPA 技术可通过展开图像中混叠的部分，或等效地填充 k 空间中缺失的行数来解决这一问题（图 24-1）。

两种方法都利用了相控阵中线圈不同的空间敏感度。由于不同的空间位置，每个线圈对物体具有不同的视图（图 24-2）。了解这些线圈的空间位置和敏感度轮廓，就可以通过后处理来消除这些混叠伪影。

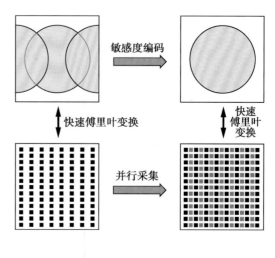

图 24-1 图像域(上图)和关联的 k 空间(下图),表现图像域内的信息混叠等同于在 k 空间中采样信息过疏。敏感度编码(SENSE)技术去除图像中混叠伪影,但利用全局自动校准部分并行采集技术(GRAPPA)填充 k 空间,可以达到相同的效果。

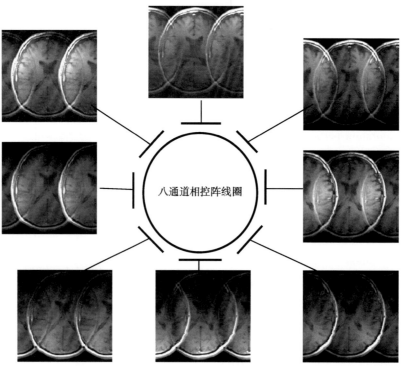

图 24-2 从八通道相控阵线圈中获得的混叠图像。注意,每个图像都具有线圈的空间敏感度特点,例如线圈附近的信号强,而距离线圈远的信号弱。这些图像让我们知道哪些信号在正确的位置,哪些信号在 1/2 视野处混叠

预扫描或自动校准

通常有两种常用的方法来确定相控阵线圈的空间敏感度。SENSE 和 GRAPPA 在确定空间敏感度和后处理方式上是不同的。

预扫描

一个大范围的三维体积采集在定位以后立即运行,且仅持续几秒钟。紧接着得到扫描仪内整个区域的低分辨率图像,并对之后的扫描序列提供空间敏感度图像。

自动校准

在每次并行成像采集扫描中,都会获得一些额外的相位编码行,这些额外的行被用于后处理,以训练算法来填充特定扫描中缺失的 k 空间行。

优势/劣势:

1. 预扫描只需要运行一次,因此测量敏感度

所用的时间很少。

2. 在每次扫描时均进行自动校准,因此可以容许扫描中患者位置的移动。

3. 自动校准需要一些额外的相位编码,所以加速度因子会稍微降低。(例如,1.9 而不是 2)。注意:信噪比会成比例地降低(例如,此处为根号 1.9 而不是此处为根号 2)。

敏感度编码(sensitivity encoding,SENSE)

敏感度编码通常使用预扫描来测量线圈的敏感度。单个图像被体线圈图像分割以去除"污染"结构,只留下线圈的空间敏感度(或敏感度图)。如图 24-3 所示,在相控阵中只显示了两个线圈。

因为使用加速度因子 2,混叠的像素来自两个距离为 1/2 FOV 的位置。同时像素也是由线圈的敏感度来加权的,例如,靠近线圈的像素的权重高于距离近线圈较远的像素。通过了解混叠模式和空间敏感性,可以编写一个线性方程来得到两个像素的值(图 24-3),并对所有像素重复该过程。

由于线圈敏感度图和混叠图像都是体现在空间域内,因此 SENSE 常常被描述为一种图像域并行成像技术。

全局自动校准部分并行采集技术

GRAPPA 使用自动校准来提供有关线圈敏感度的信息。对于加速因子 2,虽然 k 空间的交替行可以跳过,但是在中心处还是需要获得一些附加线用于校准。虽然校准数据可提高信噪比,但总体加速度因子略有降低,因此,信噪比与总体加速度因子成反比。k 空间数据的示意图如图 24-4 所示。

在 GRAPPA 中,我们试图使用其相邻的行(通常是两个相邻的行)重建缺失的 k 空间行。注意,上面提到的 SMASH 技术只使用一个相邻的行。

关键是要找出如何生成缺失的行,这也是为什么需要校准数据的原因。如果校准数据由第 2 行组成,则需要找到第 1 行和第 3 行的线性组合,并给出第 2 行的最佳近似值。除此以外,还必须指定一个线圈,因此整个过程是确定所有线圈的第 1 和第 3 行的线性组合,并给出线圈 1 内第 2 行的最佳近似值。并以此类推,确定样什么组合才能给出线圈 2 内第 2 行的最佳近似值。

一旦确定了系数,k 空间中任何位置的缺失行都可由相邻的行组合生成。最终结果是每个线圈都有一个完整的 k 空间,然后采用标准方法(例如,平方的平方根总和)及傅里叶变换组合成一个图像。

由于线圈校准和数据体现在 k 空间里,GRAPPA 通常被称为频率领域内的并行成像技术。

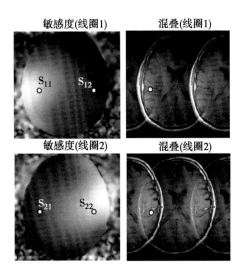

SENSE 等式
$A_1 = S_{11}O_1 + S_{12}O_2$
$A_2 = S_{21}O_1 + S_{22}O_2$

有两个方程和两个未知数可以用来解决 O_1 and O_2

要点
A_1 =来自线圈1中的混叠像素
A_2 =来自线圈2中的混叠像素

S_{11} =位置1的线圈1的敏感度
S_{12} =位置1的线圈2的敏感度
S_{21} =位置2的线圈1的敏感度
S_{22} =位置2的线圈2的敏感度

O_1 =位置1的目标像素
O_2 =位置2的目标像素

敏感度(线圈1)　混叠(线圈1)

敏感度(线圈2)　混叠(线圈2)

图 24-3　敏感度编码(SENSE)并行采集技术的描述。来自于相控阵线圈中两个线圈的敏感度图(左)以及混叠伪影(右)。该方程将混叠的像素等同于由线圈敏感度加权的两个不同空间位置的总和

GRAPPA 方程
$$K_{12} = C_{11}K_{11} + C_{13}K_{13} + C_{21}K_{21} + C_{23}K_{23}$$
$$K_{22} = C_{11}K_{11} + C_{13}K_{13} + C_{21}K_{21} + C_{23}K_{23}$$

通过校准，将有8个未知数（C和D）和256×2个数据点（K_{12} and K_{22}）

要点：
K_{11} = 线圈1 k空间第一行
K_{12} = 线圈1 k空间第二行
K_{13} = 线圈1 k空间第三行
K_{21} = 线圈1 k空间第一行
K_{22} = 线圈1 k空间第二行
K_{23} = 线圈1 k空间第三行

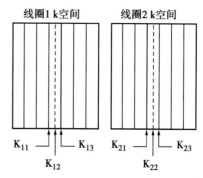

C_{11}，C_{13}，C_{21}，C_{23}=全局自动校准部分并行采集(GRAPPA)系数（线圈1）
D_{11}，D_{13}，D_{21}，D_{23}=全局自动校准部分并行采集(GRAPPA)系数（线圈2）

图 24-4 全局自动校准部分并行采集(GRAPPA)并行成像方法的描述。来自两个线圈采样过疏的 k 空间（实线）以及伴随的校准数据（虚线）。通过计算，寻找能使由方程生成的校准行估计值与实际获得的校准行之间的差异达到最小的系数（C 和 D）

信噪比和 g 因子

只产生 1/2 相位编码的图像却降低了 $\sqrt{2}$ 的信噪比。但是，加速因子越高，信噪比则越低，这是与不好的线圈几何形状，或"g 因子"的影响有关。在并行成像采集技术中，信噪比的总体降低等同于加速因子乘以 g 因子之后的平方根。在理想状况下，g 因子应接近 1。

g 因子是一种数值度量，用来表示求解 SENSE（或 GRAPPA）方程的难度。当线圈沿着相位编码方向对物体有不同的视图时，良性 g 因子就会产生。同样，当线圈具有几乎相同的敏感度时，就会出现较差的 g 因子。而对于 SENSE 方程，当 $S_{11} = S_{21}$ 和 $S_{12} = S_{22}$ 时，会出现后者，所以实际上只有一个方程。在这种情况下，不可能找到一个解，并且 g 因子是无穷大的。而在实践中，线圈总是有一些相似性和差异性。而图像中的每个像素的差异性，导致了并行成像空间变化的信噪比特性。

图 24-5 显示了 SENSE 和 GRAPPA 重构的图像。同时应注意的以下要点：

1. 总的信噪比与加速因子的平方根成反比。

2. 当加速度因子更高时，特别要注意空间变化的信噪比。

3. 通常，SENSE 和 GRAPPA 图像之间的差别不大。

在并行成像技术中，通过后处理来改变信噪比的方法有很多。从数学上讲，限定 SENSE 和

GRAPPA 图像表现出平滑化，或运用之前描述过的物体成像知识，是很明确的。尽管这样可能会增加信噪比，但总会有一个权衡取舍！通常，空间分辨率可能会受到影响，或者会导致难以理解的细微伪影。

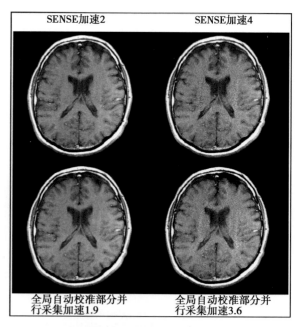

图 24-5 分别采用敏感度编码(SENSE)和全局自动校准部分并行采集(GRAPPA)技术，且采用相近的加速因子所生成的3T图像，以几乎相同的数据进行重构。大多数情况下，加速因子 2 的性能较好，SENSE 和 GRAPPA 技术是可以互换的。加速度较高时，（磁体）结构化噪声和伪影成为了这两种技术共有的问题

要点

并行采集技术是一种使用相控阵线圈加速扫描的技术,包括两种流行的技术:SENSE 和 GRAPPA。相控阵中的每个线圈都可产生具有典型的空间敏感度的图像,后处理可通过减少相位方向上的 FOV 来消除伪影,从而相应的节省扫描时间。虽然,加速因子 2 在当前系统中很容易获取,但随着高加速的专用线圈的发展,加速因子很有可能会增加。

习题(单选题和判断题)

1. 并行采集技术的中"并行"这个词指的是什么?

a. 需要在后处理中使用快速计算机。

b. 通过线圈同步采集数据。

c. 相位编码和相控阵线圈的混合。

d. 使其工作的线圈的排列。

2. 相对于非加速扫描,使用 8 通道线圈和加速因子 2,信噪比会发生什么变化?

a. 1/2

b. $\sqrt{(1/2)}$

c. 1/4

d. 没有变化

3. 哪种成像与并行成像技术不兼容?

a. 以扩散加权成像为主的回波平面成像

b. 3T 高磁场

c. 大视野的体线圈

d. 128 通道的相控阵

e. 上述全部

4. 使用更强大的梯度系统可以得到更高的加速因子。

5. 并行采集技术适用于得到高信噪比的图像。

第二十五章

组织抑制技术

简介

磁共振(MR),特别是具有一些新特点的磁共振,它们的优势之一,就是能够在抑制某个特定组织信号的同时,还能对身体某部分进行成像。这种抑制技术在于干扰组织对比来增强所需组织(比如病理组织)的信号。在临床实践中,这两种组织经常被抑制:脂肪和水。

抑制技术

有多种可用的抑制技术,以下列出其中的几种:

1. 反转恢复(Inversion-Recovery,IR)技术
2. 频率(又称化学)饱和或频率选择性预饱和
3. 感兴趣区的空间预饱和

IR 技术:该技术在第七章已经详细讨论过。反转脉冲序列图请参阅图 25-1。通过选择合适的反转时间(time to inversion,TI),能消除或者抑制某种组织(X 组织)信号。实际上,就如在第七章所描述的:如果 TI = (ln 2) × [T1(X 组织)] = 0.693×T1(X 组织),那么 X 组织信号将被抑制。因此,能够根据需求来选择不同 TI 抑制脂肪、水或者其他组织的信号(图 25-2)。

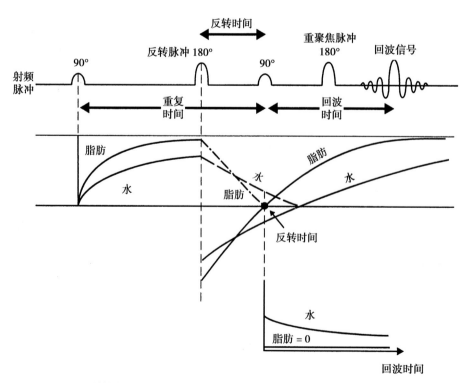

图 25-1 短 TI 反转恢复(STIR)图。描绘了脂肪和水在 90°和 180°脉冲之后的恢复曲线

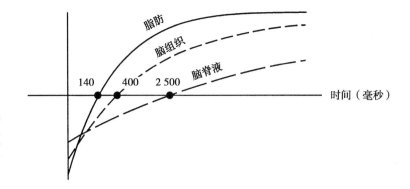

图 25-2　用于抑制脂肪、脑组织或脑脊液（CSF）的反转时间（TI）

短 TI 反转恢复（Short TI Inversion-Recovery，STIR）：这项技术主要被用来抑制脂肪信号。

示例

在 STIR 序列中得用多大的 TI 呢？在 1.5T 场强设备下，脂肪组织的 T1 值大约是 200ms，那么 TI = 0.693×200 ≈ 140ms。

液体衰减反转恢复（FLAIR）：这是一种用来抑制液体信号的 IR 技术。例如，这个序列主要被用在头颅扫描中，通过抑制脑脊液（CSF）信号，来凸显脑室周围的高信号病变，比如多发性硬化（MS）斑块（图 25-3）。

示例

在 FLAIR 序列中得用多大的 TI 呢？在 1.5T 场强下，脑脊液的 T1 值大约是 3 600ms，那么 TI = 0.693×3 600 ≈ 2 500ms。

快速 FLAIR：STIR 序列通常用的是快速自旋回波（FSE）技术；但是要在常规较慢的 FLAIR 序列中应用快速自旋回波技术，并能快速地实现脑脊液抑制，就必须进行一些新的改变[1]。图 25-4 展示了快速 FLAIR 序列的原理图，其中采用了下列参数：

$$TR = 10\ 000ms$$
$$TI = 2\ 500ms$$
$$回波链长 = 8$$
$$TE = 112ms$$

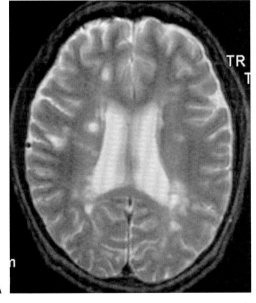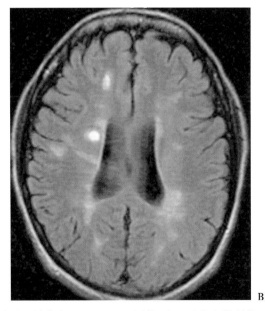

图 25-3　脑的轴位 T2 加权图像（T2W）（A）和液体衰减反转恢复（FLAIR）（B）图像，在显示多发性硬化（MS）损伤的高信号时两者的突出程度不同

1　Hashemi RH, Bradley WG Jr, Chen DY, et al. Suspected multiple sclerosis: MR imaging with a thin-selection fast FLAIR pulse sequence. *Radiology*. 1995；196：505-510.

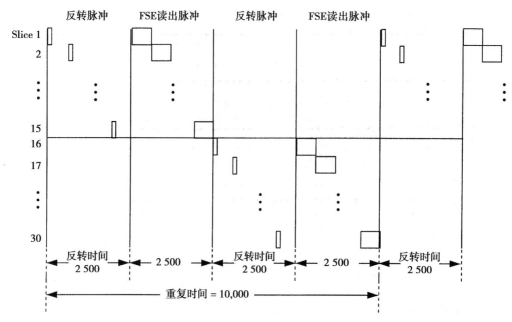

图 25-4 快速液体衰减反转恢复（FLAIR）序列示意图。序列分为 2 组，每组 15 层，在第一个 5 000ms 时间内，前 2 500ms 施加 15 个层面选择 180°反转脉冲，在随后 2 500ms 里采用 15 个层面选择 FSE 读出。在第二个 5 000ms 时间里，第一组 15 层开始恢复（总 TR 为 10 000ms），并在第二组 15 个间隔层面重复上述过程。在 8 分钟内总共采集 30 层

在图 25-4 中，序列分为 2 组，每组 15 层，在第一个 5 000ms 时间内，前 2 500ms 施加 15 个层面的选择性 180°反转脉冲，在随后 2 500ms 里采用 15 个层面的选择 FSE 读出。在第二个 5 000ms 时间里，第一组的 15 层开始恢复（总 TR 为 10 000ms），并在第二组 15 个间隔层面上重复上述过程，总共采集层数为 30 层。

10 000ms 的 TR 值几乎能使脑脊液的纵向磁化矢量完全恢复，这个相当长的 TR 时间也使得在反转和读出过程中能完成多层面的交叉采集。反转"阶段"即 15 个层面选择 180°反转脉冲所施加的时间，即 TI（本例中为 2 500ms），也就是从第一个 180°反转脉冲到读出阶段的 90°脉冲之间的时间间隔。每一层采用 FSE 读出需耗费 136ms（8×17ms）。读出"阶段"（同样是 2 500ms）即 15 个层面选择读出脉冲执行所花费的时间。恢复阶段是从第一个层面选择 90°脉冲读出开始到下一次层面选择 180°反转脉冲之间的时间间隔，也就是重复时间（TR）−TI（本例中为 10 000−2 500 = 7 500ms）。

在一个 TR 中能获得的最大层数取决于 TI 时间或（TR−TI）时间中最短的那个，TR 越长，在下一次激发之前磁化矢量恢复的越多。更长的 TR 也会产生更好的信噪比（SNR），同时增加病灶与灰白质之间的对比噪声比。

然而，当 TR 增加的时候，用于抑制脑脊液的 TI 时间不会相应的增加。这个差别将降低时间使用率，因为（TR−TI）变得越来越大，但扫描层数却被 TI 时间限制。在本例中，使用 10 000ms 的 TR 和 2 500ms 的 TI，那么在下一个循环之前的 5 000ms（即 10 000−2×2 500）将会被"浪费"。为了增加效率，该序列利用这个被浪费的时间来获得第二组多层面反转-读出板块的信号。

在这个设计中，当 TR 和 TI 的比值等于 4 时，由于避免了无效时间，所以在相同的时间内可以获得双倍的层数。当这个比值到达 6 的时候，又可以再添加一组多层部分，以此类推。这种方法可以在不考虑时间效率的时候，灵活的选择 TR 和 TI。

IR 的优点

1. 没有额外的射频脉冲（RF）产热（不像频率预饱和——参见后面的内容——因为 TI 时间较长，而频率预饱和脉冲和基本射频脉冲之间时间极短）。

2. 对磁场不均匀不敏感（像频率预饱和——参照下方内容）。

IR 的缺点

1. 所有 T1 值近似的组织信号均被抑制,且无法区分(如:脂肪和血液,或者钆增强强化的肿瘤组织——图 25-5 和图 25-6)

2. 长 TR 会导致扫描时间增加

3. 较低的信噪比

频率(化学)预饱和: 在该技术中,在射频激励脉冲之前使用一个极短的频率选择预饱和脉冲,使特定的组织,如脂肪组织的纵向磁化矢量消失。它能通过适当的频率选择来抑制脂肪或者水的信号(基于拉莫定律,在 1.5T 场强下,水质子比脂肪质子的进动速度快了 220 赫兹)。图 25-7 中阐述了该技术。在图中,预饱和脉冲被应用在 SE 的 90° 脉冲之前。拉莫频率和预饱和脉冲频率相匹配的组织,首先受到一个 90° 频率预饱和脉冲的作用,而翻转到 x-y 平面。极短时间后,纵向磁化矢量 M_z 来不及恢复。如此一来,随后的 90° 激励脉冲将这个极小的 M_z 翻转到 x-y 平面产生一个极弱的信号(图 25-7)。在图 25-8 中举例。

优点

1. 能区分具有相近 T1 值的组织(像脂肪和钆增强强化后的肿瘤,或者脂肪和出血代谢产物——图 25-5)。

2. 对不被抑制的组织信号没有影响(相比之下,IR 会影响所有组织的对比)。

缺点

1. 由于采用频率选择技术,因此对磁场不均匀性敏感(图 25-9)。

2. 需要额外的时间(TR 延长增加了扫描时间)。

3. 增加了射频脉冲的长度,导致额外的射频产热。

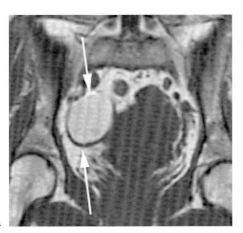
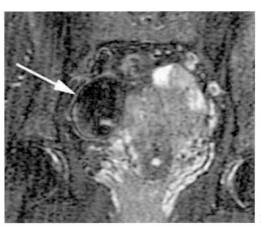
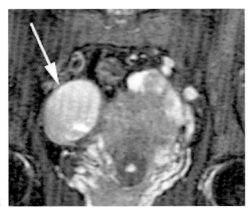

图 25-5　盆腔的冠状 T1 像(A)显示右侧附件高信号病灶(箭头)。冠状短 TI 反转恢复(STIR)像(B)显示信号完全丢失,意味着病灶也许是脂肪,但却没有特异性,因为快速自旋回波(FSE)T2 脂肪抑制像(C)显示病灶内呈高信号,表明这不是一个脂肪瘤。注意 T1 像(A)中的化学位移伪影进一步证实这不是一个脂肪瘤

诊断:子宫内膜异位症

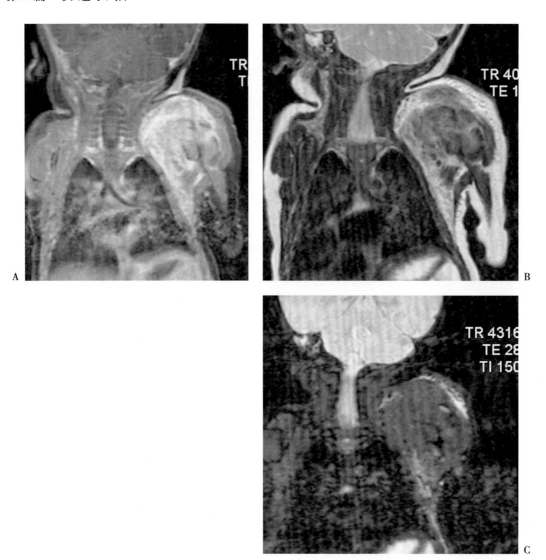

图 25-6　冠状增强 T1 的频率脂肪抑制像(A)显示一个患有 Kesselbach-Merritt 综合症的小孩的左肩有一个大且有强化的血管瘤。增强前冠状快速自旋回波(FSE)T2 像(B)显示为高信号;但是增强后的短 TI 反转恢复(STIR)像(C)显示钆的 T1 缩短效应使病变的 T1 接近于脂肪的 T1

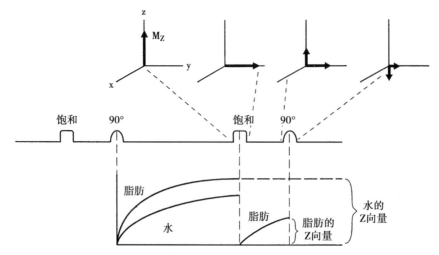

图 25-7　频率预饱和。在激励脉冲之前施加一个频率选择性预饱和脉冲用来消除特定组织的纵向磁化矢量,如脂肪或者水

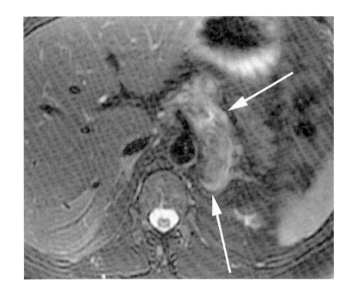

图 25-8 快速自旋回波(FSE)频率(化学)脂肪抑制轴位 T2 像显示脂肪信号被抑制。左侧肾上腺有一个中等信号的神经节细胞瘤(箭头所示),并向中线延伸

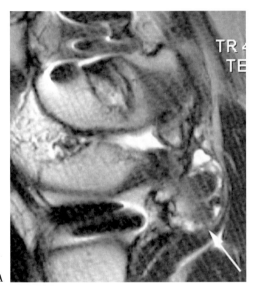

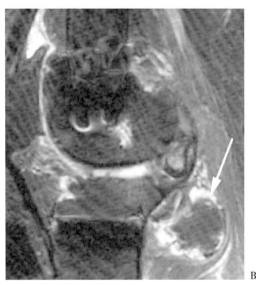

图 25-9 膝关节的快速自旋回波(FSE)频率脂肪抑制矢状位 T2 像(A)显示金属磁化率伪影导致扫描范围内图像变形和脂肪抑制不均匀。快速短 TI 反转恢复矢状位图像(B)显示均匀的脂肪抑制和极少的变形,提示在股骨远端少量的高信号。还进一步提示髌骨关节炎改变和胫骨后方一个大的游离体(箭头所指)

空间预饱和技术:空间预饱和通常被用来减少在 FOV 内的感兴趣区,或与 FOV 相邻结构内的运动和流动相关伪影。

例如其中包括:

1. 脊柱成像:在扫描视野内椎体前缘放置一个饱和带用来抑制吞咽运动或者心脏大血管搏动所带来的伪影(图 23-8)。

2. 磁共振血管成像(MR angiography,MRA):在扫描视野之外血管的一端放置预饱和脉冲用来抑制静脉血流(以获得动脉 MRA)或者动脉血流(以获得静脉 MRV)。

空间预饱和技术是在 SE 序列 90°脉冲之前应用一个额外的 90°脉冲来完成。这个额外施加的脉冲能饱和层面内组织,包括运动组织,消除它们的信号(这些信号会导致相关伪影)。更多细节,请参考第二十三章中关于饱和的介绍。

磁化传递技术:磁化传递对比(Magnetization Transfer Contrast,MT 或者 MTC)是一项用来抑制蛋白结合水的技术。其原理基于蛋白结合水中的质子产生的共振频率与自由水中的质子产生的共振频率相差大约 500Hz~2 500Hz(图 25-10)。磁化传递饱和脉冲,简单地讲就是偏离共振频率的脉冲,其中心频率与质子的拉莫频率相差 1 000 到 2 000 赫兹,其带宽为数百到数千赫兹,如图

25-10A 中所示,这样就可以抑制这些结合水中的质子信号。结果如图 25-10B 所示:偏离共振频率的蛋白结合水被饱和。因为蛋白结合水中的质子和自由水中的质子在飞速转换,饱和作用就传递给了处于自由相的质子。这样导致自由水质子的振幅被减小。MTC 和频率脂肪抑制技术有些相似,不同的是 MTC 偏离共振频率高达 2 000 赫兹,而在频率脂肪抑制技术所使用的频率则是 220 赫兹。

这项技术被用在如时间飞跃法 MRA(详见第二十七章)中用来抑制脑组织背景来突出显示更细小、更末梢的血管。

FSE 的磁化传递效应。正如在第 19 章中介绍的,由于多个快速 180° 脉冲的存在,MTC 会不经意地出现在 FSE 序列中。这些快速 180° 脉冲的带宽很大,且包含偏离自由水共振频率的频率,因此倾向于抑制结合水。

脂肪抑制技术的临床应用。

1. 用来区分脂肪和正铁血红蛋白(频率饱和技术)。

2. 骨骼肌肉系统:抑制骨髓中的脂肪信号从而突出骨髓中的水肿信号(如骨挫伤、肿瘤和感染引起;频率饱和技术或 IR 技术——图 25-11)。

3. 眼眶:在增强检查中通过抑制眶后脂肪来发现眶后强化的病理组织(频率饱和技术——图 25-12)。

4. 颈部:通过脂肪抑制来发现肿瘤并更好地评价肿块的范围(频率饱和技术或 IR 技术)。

5. 体部:用来鉴别明显的含脂病变像血管平滑肌脂肪瘤、畸胎瘤和髓样脂肪瘤(频率饱和技术)。

水抑制的临床应用:头颅:用来抑制脑脊液信号来突出显示脑室周围的高信号病灶,如多发性硬化斑,从而提高病灶的检出率(FLAIR 技术)。

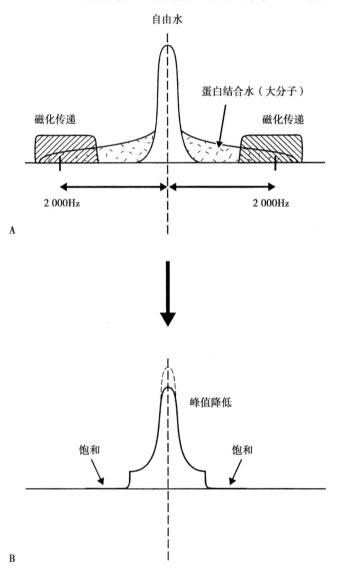

图 25-10 磁化传递对比(MagnetizationTransfer Contrast,MTC)。A:蛋白结合水的共振频率与自由水的共振频率大约相差 500 到 2 500 赫兹。B:偏离共振频率的频率饱和将导致蛋白结合水被抑制。这个技术被用在如磁共振动脉成像(MRA)中进行背景抑制

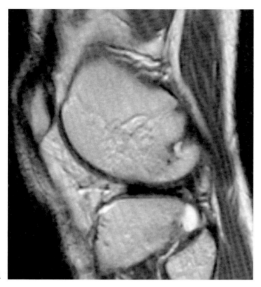
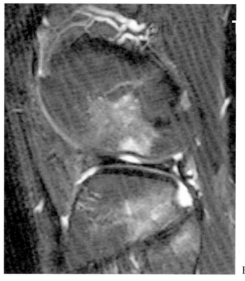

图 25-11　快速自旋回波（FSE）矢状位 T2 像（A）和矢状位快速短 TI 反转恢复（STIR）像（B）显示 STIR 脂肪抑像能更好的提示骨髓水肿（也可以使用频率饱和技术）

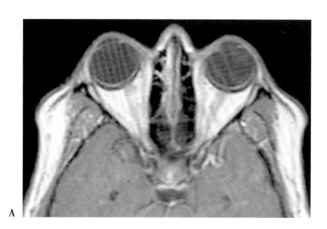

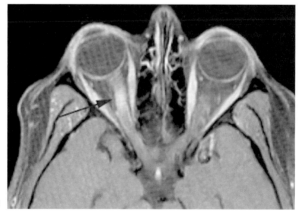

图 25-12　增强轴位 T1 不压脂（A）和压脂（B）像显示在患有视神经炎的患者被标记部位的右侧视神经明显强化（B 图箭头所指）

要点

组织抑制技术是 MRI 的一个重要特色——它能提升组织对比和增加病灶检出率。通常有两种组织被抑制：脂肪和水。两种主要的抑制技术分别是 IR 和频率（化学）饱和，每种技术各有优缺点，具体选择哪种技术取决于临床需要。其他的组织也能被饱和（如蛋白结合水和流动的血液）。

主要的脂肪抑制技术包括：

1. STIR
2. 频率(化学)脂肪抑制
主要的液体抑制技术包括：
1. FLAIR
2. 频率(化学)水抑制
抑制蛋白结合水的技术包括：

1. MTC 技术用于背景抑制
2. MTC 在 FSE 中的作用
在 FOV 中预饱和技术的作用包括：
1. 饱和带减少流动伪影(如在脊柱成像中)
2. 饱和脉冲去掉静脉或者动脉搏动(如在 MRA 或者 MRV 成像中)

习题(单选题和判断题)

1. 在 IR 序列中,用于抑制某种组织的 TI 值为：

   a. 0.693T2

   b. 0.693T1

   c. (1/0.693)T1

   d. (1/0.693)T2

2. 在 1.5T 场强下脑脊液的 T1 大约是 3 600ms,那么用于抑制脑脊液的 TI 大约是多少?

   a. 2 500

   b. 5 000

   c. 140

   d. 249.48

3. 与大分子蛋白结合的质子的共振频率和自由水中质子的共振频率相差 220 赫兹。

4. MTC 技术用于饱和偏离共振频率的蛋白结合水的质子。

5. 快速 FLAIR 是目前检查室周白质病变最敏感的序列。

6. 主要的水抑制技术包括：

   a. STIR

   b. 频率水抑制

   c. FLAIR

   d. 以上全部

   e. 只有(b)和(c)

7. 主要的脂肪抑制技术包括：

   a. STIR

   b. 频率脂肪抑制

   c. FLAIR

   d. 以上全部

   e. 只有(a)和(b)

8. FSE 具有内在的磁化传递特性。

第二十六章

流动现象

简介

血管内血流在计算机体层成像（computerized tomography，CT）的表现是可以预测的，而其在 MRI 的表现相比 CT 要更为复杂。血流或脑脊液（CSF）表现为高信号或者低信号的决定因素较多，包括但不仅限于以下因素：

1. 速度
2. 脉冲序列［例如自旋回波序列（SE）和梯度回波序列（GRE）］
3. 包含血管的层面相对于其他层面的位置
4. 对比度（TR 和 TE）
5. 回波数量（奇数或偶数）
6. 层厚
7. 翻转角
8. 梯度场强和上升时间
9. 采用梯度力矩置零（gradient moment nulling，GMN）
10. 采用空间预饱和脉冲
11. 采用心电门控
12. 心电门控的时机设定（假门控）

流动的类型

在第十八章中，已讨论了两种运动类型：随机性运动和周期性运动。血液和 CSF 的运动具有周期性。血液的流动可以进一步分为以下几种类型：

1. 层流
2. 平流
3. 湍流
4. 流动分离/涡流

这些类型的流动如图 26-1 所示，下面将分别讨论这些流动类型。

层流

这种类型的流动见于大多数正常的血管中，呈抛物线的形态。假设血管腔的半径为 R，那么在位置 r 处的血流速度将是：

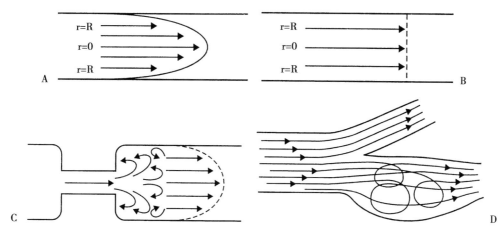

图 26-1 流动类型。A：层流 B：平流 C：湍流（狭窄的远端）D：流动分离

253

$$v(r) = V_{max}(1-r^2/R^2)$$

公式中的 V_{max} 是血流通过管腔中心的最大速度。这样,血流通过管腔的平均速度为:

$$V_{ave} = V_{max}/2$$

平流

这种类型的流动具有较高的流速,通常只见于大血管(如主动脉)。血液流经整个管腔的速度是恒定的,因此产生了一个平均的速度分布:

$$v_{(r)} = V_{max} = V_{ave} = 常数$$

湍流

这种现象通常见于病变血管(例如,狭窄血管的远端)或血管分叉处,在这些区域血流成分做随机运动。这种随机运动也被称为涡流或大范围回流区(即漩涡)。

流动分离

此现象可见于血管壁附近(如颈动脉的近端)在此处一部分血流与血流的主流线产生了分离。

问:产生层流还是湍流的决定因素是什么?

答:无量纲数值雷诺数(Re)可以预测流动的类型,通过以下公式可计算 Re:

$$Re = (密度 \times 速度 \times 直径)/黏度$$

其中,密度的单位为:g/cm^3,速度的单位为:cm/s,直径的单位为:cm,黏度的单位为:厘泊或 $g/cm \cdot s$,Re 无单位。如果 $Re < 2100$,那么血流的流动方式是层流。如果 $Re > 2100$,那么血流的流动方式是湍流。

问:通常情况系血流速度是多少?

答:血流速度取决于血管的类型,在表 26-1 中给出了一些例子。

表 26-1 不同血管类型与血流速度

血管	血流速度(cm/s)
主动脉	140 ± 40
股浅动脉	90 ± 13
椎动脉	36 ± 9
静脉血流	<20

血流速度在血管异常情况下可能会升高,例如:动静脉瘘。

问:血流量和流速之间有什么区别?

答:血管腔内血流量和流速之间存在如下关系:

$$v = Q/A$$

公式中:v 是血流的平均速度(单位是cm/s),Q 是血流的体积或流量(单位:cm^3/s),A 是血流经过该段血管的横截面积(单位:cm^2)。

血流的正常 MR 表现

绝大多数的血流 MR 表现由以下原因导致:

1. 时间飞跃(Time Of Flight,TOF)效应
2. 运动导致的相位变化

TOF 效应可以导致以下结果:

1. 信号丢失(高流速信号丢失或 TOF 丢失)
2. 信号增强(流动相关增强[Flow Related Enhancement,FRE])

血流可以表现为高信号或低信号。在下面这两种情况下,都有三个独立的因素影响血流信号:

1. 血流的信号强度减低
   a. 高流速
   b. 湍流
   c. 失相位
2. 血流的信号强度增加
   a. 偶数回波聚相位
   b. 舒张期伪门控
   c. FRE

下面将分别讨论这些内容。

高流速信号丢失

在自旋回波成像中,氢质子必须受到一个 90° 射频脉冲和一个 180° 的射频脉冲的共同激励才能产生信号。当流动的氢质子在某一选定层面内停留的时间不足以接受 90° 和 180° 射频脉冲的激励时便会产生高流速信号丢失,也称为 TOF 效应。图 26-2 阐述了信号丢失与流速之间的函数关系。为了更好地理解这个函数关系是如何产生的,需回顾一下时间、距离和速度之间的简单关系:

$$速度 = 距离/时间$$

或者

$$v = d/t$$

血流中氢质子在某一选定层面内移动的距离就是层厚,以 ΔZ 表示。90° 脉冲和 180° 脉冲之间的时间间隔为 TE/2。

这样,如果血流的速度是

$$v = \Delta z/(1/2 \, TE)$$

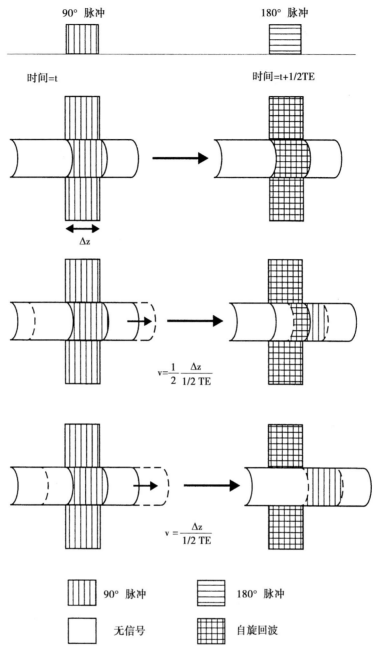

图 26-2 氢质子必须受到一个 90°和一个 180°的射频脉冲的共同激励才能产生一个回波。当速度增加时,很大一部分的流动氢质子只受到 90°射频脉冲的激励而没有受到 180°射频脉冲的激励,而导致信号的丢失

那么,氢质子流入到某一选定层面内将只受到 90°射频脉冲的激励,而不会再受到 180°射频脉冲的激励,这样就不会产生信号或者自旋回波。我们把这个速度命名为 v_m,也就是

$$v_m = \Delta z/(1/2\ TE)$$

但是如果速度为 0(例如,停滞的血流),那将会产生一个自旋回波。如果速度是介于 0 到 v_m 之间,那将仅有一小部分氢质子产生自旋回波信号,没有受到 180°射频脉冲激励的氢质子可以由以下公式算出:

$$v/v_m = v(1/2\ TE)/\Delta z$$

这样,受到两次(90°和 180°)射频脉冲激励的部分氢质子为:

$$1-v/vm = 1-v(1/2\ TE)/\Delta z$$

因此,血流信号强度正比于 $I \propto 1 - v(1/2\ TE)/\Delta z$

图 26-3 阐述了信号强度(I)和速度(v)之间的线性关系,从图中我们可以清楚地看到,只要血流速度大于或等于 v_m(即 $v \geqslant v_m$),那么就可以出现流空效应。

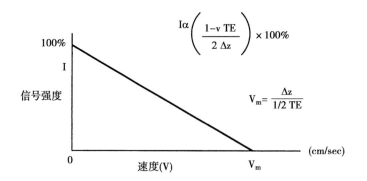

$$I\alpha\left(\frac{1-v\ TE}{2\ \Delta z}\right)\times 100\%$$

$$V_m=\frac{\Delta z}{1/2\ TE}$$

图 26-3 信号强度、速度曲线图。血流速度越快,信号丢失越多

示例

假设层厚 $\Delta z=1cm$ 并且 $TE=50ms$,那么可以观察到流空效应的流速是多少?

用上面的公式计算,可以得出流速至少应该为:

$$v_m=\Delta z/(1/2\ TE)=1cm/(25ms)$$
$$=1\ 000cm/25s=40cm/s$$

这是在动脉中才会有的速度。

因此,当层厚增加,TE 缩短时,v_m 增大,反之亦然(参见图 26-4 示例)

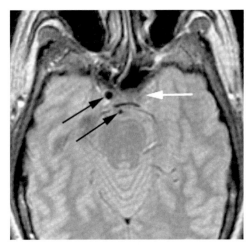

图 26-4 头颅质子密度加权轴位像显示右侧颈内动脉和基底动脉 TOF 信号丢失(黑箭所示);但左侧颈内动脉未见 TOF 信号丢失或流空效应(白箭所示),提示该患者左侧颈内动脉闭塞

注意,TOF 信号丢失仅见于 SE 序列成像中,而不会出现在 GRE 成像中。这是因为在 GRE 成像中,回波是通过单一射频脉冲和聚相位梯度产生(没有180°射频脉冲的激励)

湍流

当发生湍流时(Re>2 100),存在包含各种不同速度的随机血流成分(即血流的速率和方向各不相同),结果每个成分都有不同的相位,各个成分相位趋向于相互抵消,最终导致无信号(流空效应),这种情况可见于低速或高速流动的血流中(图 26-5)。

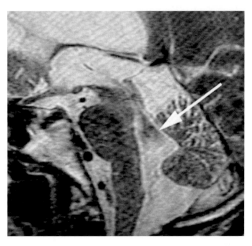

图 26-5 头颅失状 T2WI(层厚 1.5mm)显示中脑导水管下四脑室内的信号丢失(白箭所示)。这是由于经过中脑导水管的脑脊液流速很快,进入四脑室发生湍流,从而导致了体素内失相位。该患者为正常压力脑积水

失相位

众多失相位的原因中,一个重要的原因是奇数回波失相位。这种现象会导致第一个和其他奇数回波中的信号缺失。在层流中,同一个体素内的氢质子并不会以相同的速度移动,这样它们会以不同的频率进动并积累一个不同的相位。(也可参阅下面关于偶数回波聚相位的讨论)。

另外一个失相位的原因是体素内失相位。因为在层流中,同一个体素内可能存在不同的速度,从而造成相位分散(不一致)和信号丢失。

如何降低体素内失相位和增加信噪比?

1. 减小体素大小(提高空间分辨率),可通过加大矩阵(不足:将会降低信噪比),或减小 FOV(不足:可能会导致卷折伪影)实现。

2. 缩短 TE(例如采用部分回波技术)。

3. 添加流动补偿(Flow Compensation, FC)技术(参见后面内容)。

偶数回波聚相位

偶数回波聚相位在某些方面与奇数回波失相位相反,它仅仅发生在具有对称性回波数的 SE 成像中(如:当第二个回波的延迟时间是第一个回波的两倍时,即:TE2 = 2TE1,例如 30/60/90/120 和 40/80/120/160)。其造成的结果是偶数回波的信号强度比奇数回波的信号强度更强(后面的内容将看到偶数回波聚相位在 GRE 或 SE 序列中的应用,另外,流动补偿技术就是基于对第一个回波产生偶数回波聚相位,从而减少信号丢失)。

为了了解偶数回波聚相位是如何产生的,需要了解相位和速度的关系,先从读出梯度方向上学习,

$$\omega = \gamma B_x = \gamma G_x$$

这时对于一个恒定的速度,在时间 t 的位置可以通过下式求出

$$\chi = vt$$

这样,上述两个公式合并后,可以得到

$$\omega = \gamma Gvt$$

因为相位改变 $\Delta\phi$ 和角频率 ω 具有如下相关性:

$$\Delta\phi = \omega\Delta t$$

所以推到出如下公式:

$$\phi = \int \omega dt = \int (\gamma Gvt) dt = \gamma Gv \int t dt = \gamma Gv (t^2/2)$$

从以上的公式,我们可以看出:

1. 相位 ϕ 和速度 v 成正比关系。

2. 相位 ϕ 和时间 t 的平方成正比,即: $\phi = kt^2$,其中 k 是一个常数($k = 1/2\gamma Gv$)。

换言之,对于静止的组织来说(即: v = 0),上面的公式则变成: $\phi = k't$ 对于静止组织来说,相位和时间呈一个线性关系。

如图 26-6 所示一个具有对称性回波的 SE 序列。图中绘制了静止组织和流动血液在一个周期内的相位变化,这张图显示,静止组织在第一个回波(TE)和第二个回波(2TE)时,相位均为零。然而血流却不同,在第一个回波时,血流有一个正相位,而在第二个回波时,相位又回到了零!

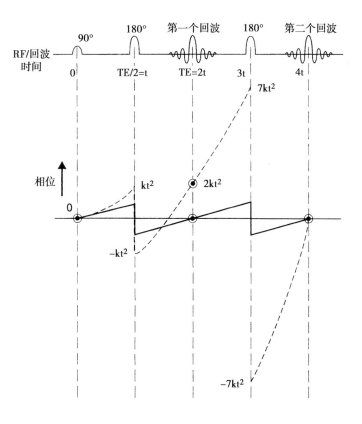

图 26-6 静止和流动
质子的相位聚集

----- =静止组织　　　——— =血流

数学：下面将通过数学方法证明上述事实。假设 $\tau = 1/2\ TE$，在 $TE/2$ 时获得的相位为 $k\tau^2$，k 是常数（$k = 1/\gamma Gv$）。在 180° 射频脉冲激励之后，相位变成了 $-k\tau^2$。现在，在 TE（即 2τ 时），相位会变成 $k[(2\tau)^2 - \tau^2] = 3k\tau^2$（译者注：原文该公式为 $k[(2k\tau)^2 - \tau^2] = 3k\tau^2$，公式表述不符合数学原则，结合上下文应纠正为 $k[(2\tau)^2 - \tau^2] = 3k\tau^2$）（以数学为导向的读者会意识到这是 τ 到 2τ 的积分）。这样，得到的净相位将是 $3k\tau^2 + (-k\tau^2) = 2k\tau^2$。同样，在 $2/3TE$ 时（或 3τ），即在第二个 180° 射频脉冲时，获得的相位将是 $k[(3\tau)^2 - (2\tau)^2] = 5k\tau^2$（译者注：原文该公式为 $k[(3\tau)^2 + (2\tau)^2] = 5k\tau^2$ 公示表述不符合数学原则，结合上下文，应纠正为 $k[(3\tau)^2 - (2\tau)^2] = 5k\tau^2$），而获得的净相位将会是 $5k\tau^2 + 2k\tau^2 = 7k\tau^2$。在这第二个 180° 射频脉冲之后，相位将会变成 $-7k\tau^2$。同样的方式，在第二个回波（即 4τ）时获得的相位将是 $k[(4\tau)^2 - (3\tau)^2] = 7k\tau^2$，这样获得的净相位将是 $7k\tau^2 + (-7k\tau^2) = 0$。也就是说，在第二个回波时，流动血液的净相位为零，如图 26-6 所示。

这样，血流中的质子在第一个回波时失去了相位一致性（奇数回波失相位），随后，在第二个回波时，又重新获得它们的相位一致性（偶数回波聚相位）。这种模式使得血流在第二个回波时产生更高的信号。该现象仅在对称的回波时产生，而不对称的回波不会产生。（有兴趣的读者可以根据前面的数学方法自己来证明这个事实。）

舒张期假门控

在一个心动周期中，血流在收缩期的流速比较快，而在舒张期的流速比较缓慢。因此，在舒张期，可以观察到血管内的信号较高（注意：流速越快，TOF 信号丢失越多）。当使用心电门控时，（理论上）每个层面都是在心动周期的某一个固定时间点采集（尽管多层面采集时，不同层面是在心动周期中不同的时间点进行采集的）。结果，血管（穿过数个层面的血管）将在不同层面显示不同的信号强度。在心电门控序列中，TR 必须是心率（HR）的倍数。例如：如果 $HR = 60$ 次/分（1 次/秒 = 1Hz）那么，$TR = 1\ 000ms$，$2\ 000ms$，$3\ 000ms$ 等。通常，

$$TR = 1/HR，具有合适的单位。$$

流动相关增强

流动相关增强（Flow-Related Enhancement, FRE）通常是指流动血液进入第一个层面。因此，FRE 也被称为流入增强现象，FRE 是 TOF 效应的一种类型。刚进入第一个层面的新鲜血液还未被完全饱和，也就是说其中的氢质子还未受到任何先前的射频脉冲的激励，因此可以得到其全部的磁化矢量，而邻近的静态组织因为受到先前射频脉冲的激励而被部分饱和。

图 26-7 说明了 FRE 和流速之间的关系，这张图显示当 $v = 0$（即停滞的血液）时，氢质子被部分饱和。然而，当流速 $v = \Delta z/TR$ 时，未被饱和的流动氢质子立即完全替代先前被部分饱和的氢质子。同样，可以将这个速度命名为 v_M，那么流入的氢质子的比例为

$$v/v_M = v(TR/\Delta z)$$

这样，血管内的信号强度和流速之间的关系为

$$I \propto I_0 + (TE/\Delta z)v$$

上式中的 I_0 是停止血液（即流速 $v = 0$）的信号强度。如图 26-8 显示了这种关系。

示例：

当 $\Delta z = 1cm$，$TR = 1\ 000ms = 1s$ 时，最大 FRE 对应的流速为多大？根据前面的公式，可以推算：

$$v_M = \Delta z/TR = 1cm/1s = 1cm/s$$

这与缓慢流动的静脉血流是相一致的（参见图 26-9 和图 26-10）

为什么在 GRE 图像中血流是高信号？

在大多数的 GRE 图像中，血管在所有层面上都表现为高信号，这主要有以下三个原因：

1. GRE 成像通常以有序的方式进行采集图像（即一次一个层面），结果，每一层都是一个流入层面，因此，体积内的每一个层面都有 FRE 产生。

2. 由于没有 180° 聚相位脉冲，而且再聚焦梯度没有层面选择性，在 GRE 图像中，TOF 信号丢失并不显著。

3. 在 GRE 成像中，TE 通常都非常短，这样可以把失相位导致的信号丢失减到最小。

参见图 26-11 中的示例

问：FRE 是否仅限于第一个（流入）层面？

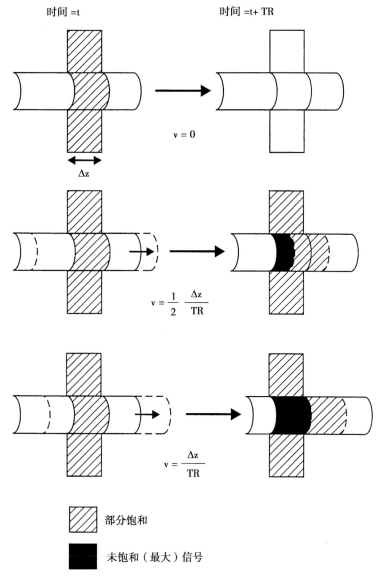

时间 =t　　　　　　　时间 =t+ TR

v = 0

Δz

$v = \dfrac{1}{2}\ \dfrac{\Delta z}{TR}$

$v = \dfrac{\Delta z}{TR}$

部分饱和

未饱和（最大）信号

图 26-7 慢血流的 FRE 效应。未饱和的氢质子产生更强的信号。随着速度的增加,一大部分未饱和的流动氢质子将取代先前部分饱和的氢质子,从而增加信号强度

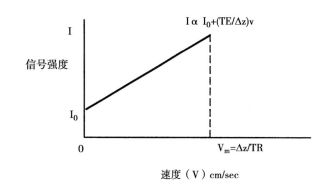

$I\ \alpha\ I_0+(TE/\Delta z)v$

I

信号强度

I_0

0　　　　　　$V_m = \Delta z/TR$

速度（V）cm/sec

图 26-8 FRE 中信号强度与流速之间的关系曲线图

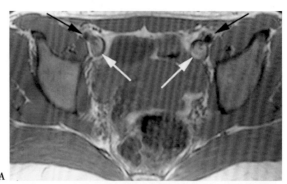

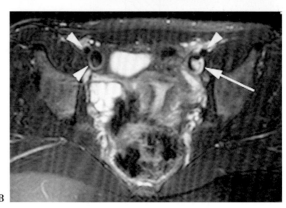

图 26-9　盆腔横断位 T1WI(A)显示流速较慢的髂外静脉的流动相关增强效应(箭所示),流速较快的动脉显示 TOF 信号丢失。同层面脂肪抑制 T2-FSE(B),TE 延长,除了髂外动脉(箭头所示),还有右侧髂外静脉(箭头所示),可以看到 TOF 信号丢失。由于流速较慢,在左髂外静脉内可以看到不完全的 TOF 信号丢失(箭所示)

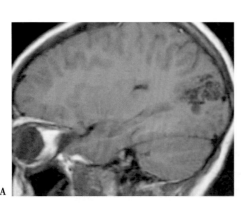

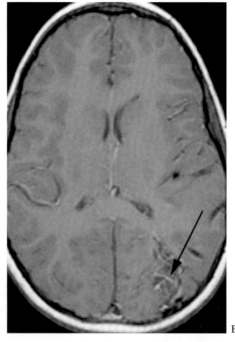

图 26-10　动静脉畸形(Arteriovenous Malformation,AVM)患者的矢状 T1WI(A)显示一团流空影。而横断位 T1WI(B)可以看到部分血管的 FRE 效应(箭所示)。这说明了层面质子饱和现象(矢状位图像)导致了流空效应,而在横断位层面外未饱和氢质子产生了 FRE 效应

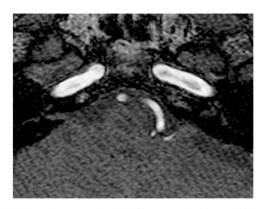

图 26-11 GRE 2D-TOF 横断位 MRA：由于 FRE 效应，颈内动脉和椎动脉呈高信号。由于左椎动脉扩张，导致患者左侧面肌痉挛

答：不是。如果血流的速度大于 $\Delta z/TR$，（但是低于发生 TOF 信号丢失的速度），那么，未饱和的氢质子便可以穿透到达相邻的层面而产生 FRE 效应。显然，因为这些流动的氢质子进入到成像体积内，它们会受到越来越多的射频脉冲的激励，从而变得越来越饱和。这样 FRE 在流入层面达到最大，随着层面的加深，逐渐减小（与血管腔内血栓鉴别的一个重要特征）。现在，FRE 所能穿透的成像体积范围的远近跟血流的方向和层面激励的方向有关。

同向流动和逆向流动

层面激励移动（Slice-Excitation Wave，SEW）是一系列 90° 激励脉冲的脉冲方向。如果血液流动的方向垂直于采集层面，那么，血液流动方向要么与 SEW 方向相同（称为同向），要么与 SEW 方向相反（称为逆向）。直觉上，在逆向设置中，流动的氢质子受到的 900 射频脉冲的激励比同向设置中更少（图 26-12）。结果，在逆向设置 FRE 有更深的渗透力（如图 26-13 至图 26-15 所示）

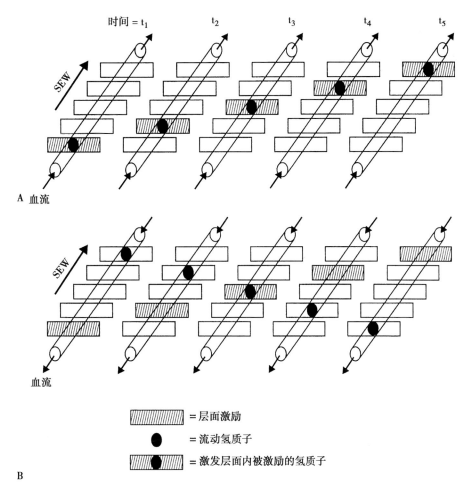

图 26-12 （A）同向流动：氢质子的流动方向和层面激励移动的方向是相同的。（B）逆向流动：氢质子的流动方向和层面激励波动的方向是相反的。

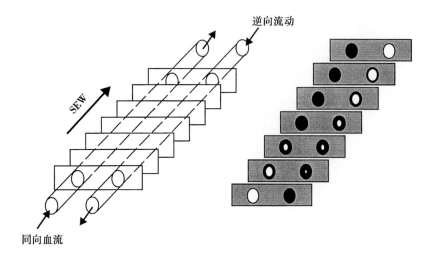

逆向流动

SEW

同向血流

图 26-13　与同向流动相比,逆向流动的 FRE 能穿透更深的层面

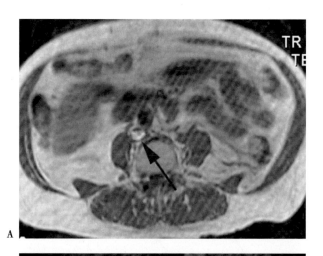

A

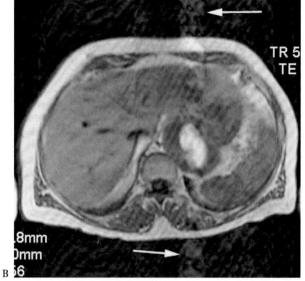

B

图 26-14　腹部横断位 T1WI(A)显示下腔静脉因 FRE 显示高信号(箭所示),在这个序列中,最下面的三个层面与逆向流动的 FRE 相一致。其上一层面的 T1WI(B)显示下腔静脉无信号,但由于主动脉瘤内有慢血流流动,可以见到动脉瘤内的 FRE 效应。另外,在图(B)中还可以看到相位编码方向上(后前方向)的动脉瘤搏动引起的运动伪影(箭所示)

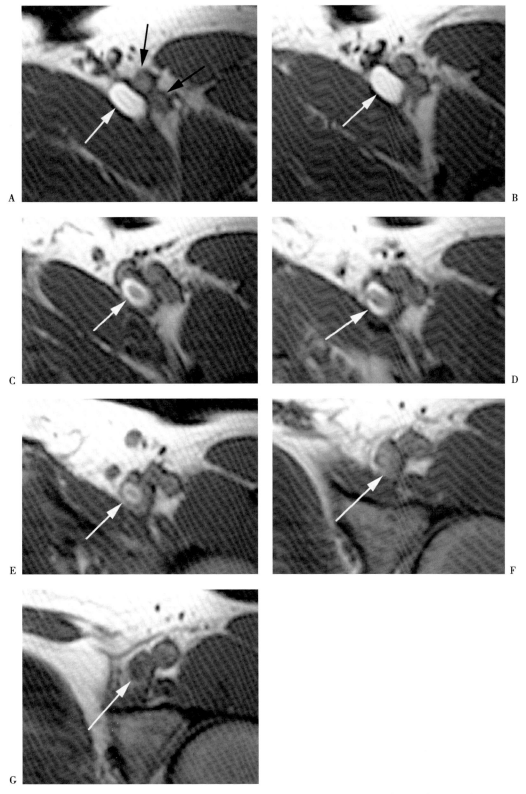

图 26-15　从上到下采集的股血管的系列 T1WI,显示了逆向血流的 FRE 现象。注意,在最前面的几幅图像中(最下面的几个层面 A-E),逆向流动的静脉表现为高信号(白箭所示),而动脉始终是低信号(图 A 中黑箭所示)。另外,需要注意的是,随着采集容积内层面的深入,静脉的高信号逐渐减弱,在最后一幅图几乎为无信号(图 F-图 G)。值得注意的是,图中血管外周的信号高于中心的信号,这与图 26-13 所示的情况相反。这是因为该患者血管中心部位的血液速度较快,从而导致了较多的 TOF 信号丢失;如果血管中心部位血液速度较慢,则表现为高信号,如图 26-13 所示的那样

混合流动现象

　　如果进入流入层面的血流速度非常快,将会出现什么现象呢? 尽管 FRE 会增加血管腔内流入层面的信号强度,但是 TOF 信号丢失也会产生影响(削弱信号强度),从而抵消了部分 FRE 效应。换言之,血液多为各种流动类型的混合,最终血流的信号强度取决于哪种(流动)现象占优势。

梯度力矩归零或流动补偿

　　梯度力矩归零(流动补偿)是一种减低流动伪影的方法,它基于偶数回波聚相位原理。偶数回波聚相位是通过对第一个回波添加额外的梯度脉冲产生偶数回波聚相位效应来实现(从而消除第一个回波的失相位),因此,可以在不使用双回波序列的情况下也能得到聚相位效果。梯度力矩置零还有几种不同的名称(如表26-2 所示)

　　图 26-16 和图 26-17 显示了 GRE 成像和 SE

成像中的流动补偿。在这两种情况下,血流中的氢质子在回波中心的净相位都为零,它的数学运算原理与偶数回波聚相位的原理相同(参见前面部分),感兴趣的读者可以对此进行演算。流动补偿的额外梯度被称为梯度波瓣。例如在 GRE 中,这些梯度波瓣的相对梯度强度比为 1∶2∶1。注意,这种类型的流动补偿仅能纠正第一级[1](即匀速流动)的流动,若要纠正更高一级的运动(如:加速运动或射流),则需要额外的梯度波瓣(图26-18)[2]。增加这些额外的波瓣,延长了周期,从而延长了 TR 和最小 TE(这样就减少了扫描层数)。

　　流动补偿可以施加在 X、Y、Z 坐标轴的任意一个或所有方向上。

表 26-2　梯度力矩置零首字母缩略词

厂家	缩写	描述
GE	FC	流动补偿
飞利浦	FC	流动补偿
西门子	GMR	梯度运动聚相位

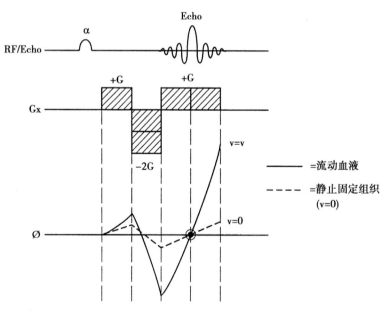

图 26-16　GRE 系列中的流动补偿,在这种方式中,流动质子(匀速运动)在回波中心时处于同相位(即相位差为零)

---

[1]　零级运动是静止的(v=0),第一级运动(v=dx/dt=常数)为匀速运动,第二级运动($a-d^2x/d^2t$)为加速运动,第三级运动($j-d^3x/d^3t$)为喷射或搏动。

[2]　更全面的讨论请参考 Stark DD,Bradley WG,eds. *Magnetic Resonance Imaging*. 3rd ed. Vol 1. St. Louis,MO:Mosby;1999.

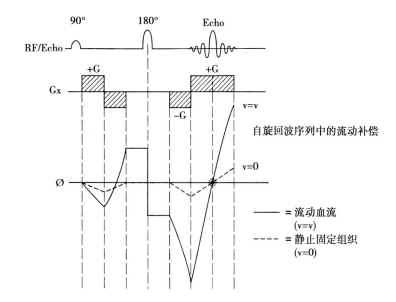

图 **26-17** SE 系列中的流动补偿,在这种方式中,流动质子在回波中心时处于同相位

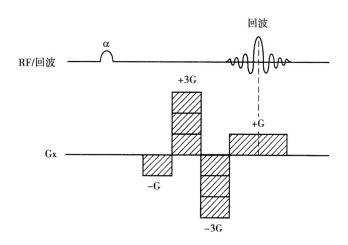

A

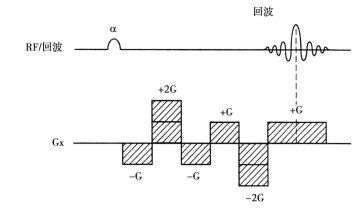

B

图 **26-18** A:第二级流动(加速)补偿,在这种方式中,第二级流动的质子(如加速)在回波中心时处于同相位。B:第三级流动(射流)补偿,在这种方式中,第三级流动的质子(射流),在回波中心时处于同相位

要点

1. 流动类型包括:层流、平流、湍流、流动分离/涡流。

2. 血管内流动通常是层流,具有抛物线形态。

3. 湍流发生在狭窄的远端和血管分叉处。

4. 雷诺数可以预测出产生层流还是湍流。

5. 大多数的流动效应归因于以下两种现象中的一种:TOF 效应或运动相关的相位变化。

6. TOF 效应既可以产生信号丢失(TOF 信号丢失),也可以产生信号增强(流动相关增强)

7. 血管内信号丢失的原因包括:高流速、湍流和失相位。

8. 血管内信号增强的原因包括:流动相关增强(FRE)、偶数回波聚相位和舒张期伪门控。

9. 失相位可能是由体素内失相位或奇数回波失相位引起的。

10. FRE 基于流入现象,FRE 是 TOF-MRA 的基础。

11. 当血流方向与层面激励移动(SEW)方向相反而不是同向时,流动相关增强可渗透至更深的层面。

12. 偶数回波聚相位在第二个回波时(当回波数是对称的)可产生血管内高信号。

13. 偶数回波聚相位是流动补偿(梯度力矩置零)的基础。而梯度力矩置零是通过梯度来实现的,它引起流动自旋在第一个回波聚相位,从而信号强度增加。

习题(判断题和单选题)

1. 正常血管内的血流是:

a. 湍流

b. 平流

c. 层流

d. 以上所有都是

e. 以上所有都不是

2. 湍流发生在狭窄的近端。

3. 流动相关增强(FRE)也被称为流入现象。

4. 时间飞跃(TOF)效应只会造成信号丢失。

5. 血管内信号丢失的原因包括:

a. 高流速

b. 湍流

c. 失相位

d. 以上所有都是

e. 仅(a)和(b)

6. 血管内信号增强的原因包括:

a. 流动相关增强(FRE)

b. 偶数回波聚相位

c. 舒张期伪门控

d. 以上所有都是

e. 仅(a)和(c)

7. 雷诺数可以预测产生层流和湍流。

8. 当流动方向是同向而不是逆向时,FRE 可以渗透至更深的层面。

9. 流动相关增强(FRE)仅在第一个(流入)层面能观察到。

10. 偶数回波聚相位是流动补偿技术的基础。

11. 层流的公式是:

a. $v_{(r)} = Vmax(1 - r^2/R^2)$

b. $v_{(r)} = Vmax(1 - R^2/r^2)$

c. $v_{(r)} = (1 - r^2/R^2)/Vmax$

d. 以上公式都不是

12. 平流的公式是:

a. $v_{(r)} = Vmax(1 - r^2/R^2)$

b. $v_{(r)} = Vmax(1 - R^2/r^2)$

c. $v_{(r)} = 常数 = Vave$

d. 以上公式都不是

13. 时间飞跃(TOF)效应可以导致:

a. 信号丢失

b. 信号增强

c. 以上两项都是

d. 以上都不是

14. 当 TR = 2 000, TE1 = 20, TE2 = 80ms 时,将会产生偶数回波聚相位。

15. 层流具有抛物线的形态。

16. 流动效应包括:

a. 时间飞跃(TOF)

b. 运动导致的相位变化

c. 以上两项都是

d. 以上都不是

第二十七章

磁共振血管成像

简介

本章将讲述磁共振血管造影(MR angiography, MRA)。就像上一章一样,MRA 可能一开始看起来很复杂,本章节将以简洁的方式阐述 MRA 有关主要的概念。MRA 主要有三种技术:

1. 时间飞越法(time-of-flight, TOF)MRA

2. 相位对比法(phase contrast, PC)MRA

3. 对比增强(contrast-enhancement, CE)MRA

TOF 和 PC 技术可以通过采用二维傅里叶变换(2DFT)或者三维傅里叶变换(3DFT)来实现,CE MRA 采用 3D 技术来实现。

因此,MRA 共有 5 种方式:

1. 2D-TOF MRA

2. 2D-PC MRA

3. 3D-TOF MRA

4. 3D-PC MRA

5. 3D-CE MRA

每一种技术根据自身特点适合于不同的临床应用。

TOF MRA

TOF MRA 是基于 2D 或 3D 梯度回波(GRE)技术的流入相关增强效应(FRE,在之前的章节讨论过)。(记住,在 GRE 成像中,TOF 信号损失并不起主导作用。)通常,在垂直血管管腔的方向上施加流动补偿技术(FC)。

2D-TOF MRA

图 27-1 描述了一个典型的 2D-TOF MRA 脉冲序列。在扫描层面的上方或下方施加预饱和脉冲,在相反的方向消除血流流动信号。通常采用短 TR(约 50ms),一个较大的翻转角(45°~60°),和一个短 TE(几毫秒)。如图 27-2 所示。

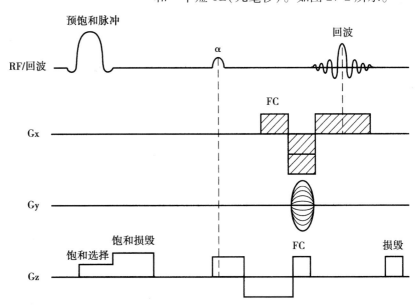

图 27-1 2D TOF MRA 脉冲序列图

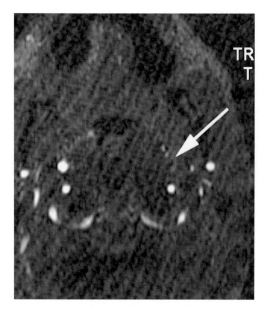

图 27-2 一例年轻患者的 2D TOF 轴位原始图像,显示左颈内动脉内无流入相关增强(箭头所示),符合动脉夹层致血管闭塞表现。图像层面内其他血管可见正常的流入相关增强

3D-TOF MRA

图 27-3 描述了一个 3D-TOF MRA 的脉冲序列图(PSD)。此时,同时采集近 60 层的一厚块,一般数厘米(通常约 5cm)。

2D-TOF MRA 的优点

1. 扫描速度快。

2. 因为每一层都是流入层,具有最大的流入相关增强效应(FRE)。

2D-TOF MRA 的缺点

1. 平面饱和效应(稍后讨论)。

3D-TOF MRA 的优点

1. 由于较大的信号采集容积,信噪比(SNR)更高。

2. 空间分辨率更高。

3D-TOF MRA 的缺点。

1. 3D 技术对饱和效应的敏感(见后面内容)。

2. 对慢血流不敏感。

PC MRA

PC MRA 是基于血流通过一个梯度时会产生相位变化,且与它速度成正比(假设速度一致)。我们在之前的章节看到相位(Ø)和速度(v)相关。

$$Ø = \int ωdt = \int (γGvt) = 1/2γGvt^2$$ 因此,明确任何一点的相位,我们就能够计算出速度。

最常用于实现 PC MRA 的方法是使用一个双极梯度场(图 27-4)。此过程叫流速编码(flow encoding)。因为在双极梯度的两个波瓣面积相等,在静止组织中观察到净相位的变化为零(图 27-4B)。然而,血流会经历一个和它速度成正比的净相位移(假设速度不变)(图 27-4A)。这就是在 PC MRA 中血流如何与静止组织相区别。图 27-5 和图 27-6 分别阐明了 2D-PC MRA 和 3D-PC MRA 的脉冲序列图。

正如下面讨论所示,PC MRA 具有一些独特的性能。

问:什么是幅值图和相位图?

答:在 PC MRA 中,你不仅能得到血管管腔的图像(幅值图),还能得到血流方向图像(相位图)。通过相位图可知道血流方向:右-左,外-内,

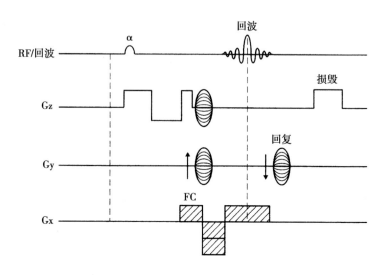

图 27-3 3D TOF MRA 脉冲序列图

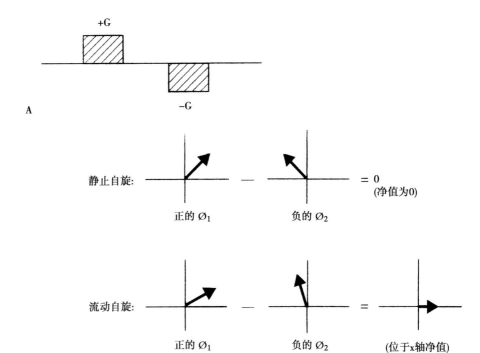

图 27-4 A. 双极流动编码梯度。由 2 个极性相反但面积相等的波瓣组成,静止组织未发生任何相位的变化。B. 然而,流动自旋会产生一个和它速度成比的净相位变化,这就是 PCMRA 的原理

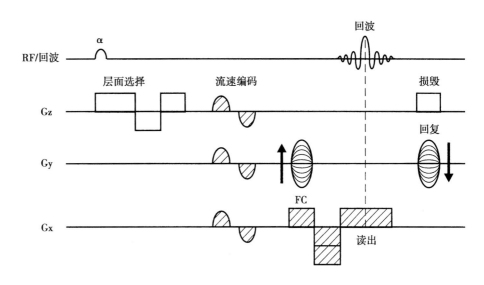

图 27-5 2D PC MRA 的脉冲序列图

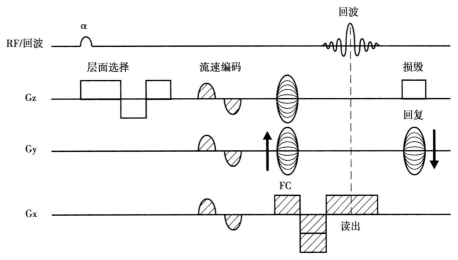

图 27-6 3D PC MRA 的脉冲序列图

或前-后。一个例子就是肝硬化患者的离肝血流和入肝方向的血流。

问：什么是 VENC？

答：VENC 是速度编码（velocity encoding）的缩写，是进行 PC MRA 时可选择的一个参数。VENC 代表了成像容积内的最大速度。任何大于 VENC 的流速将会造成速度混叠，根据以下公式：混叠流速 = VENC − 实际速度。举例说明，如果 VENC 设置为 30cm/s，某一血管截面实际流速为 40cm/s，混叠速度 v = 30−40 = −10cm/s，图像显示为流速为 10cm/s 的血管截面，但血流反向相反（图 27-7）。较小的 VENC 对慢血流（静脉血流）和较小的血管分支较敏感，但是对较快的（动脉）血流会产生混叠。较大的 VENC 适合进行动脉血流的成像。有时候，需要对同一个部位进行两次成像，含不同的 VENC 值——小 VENC 值和大 VENC 值，以准确测量所有的血流成分（如进行 AVM 或动脉瘤的成像）。

PC MRA 的优点

1. 能产生幅值图和相位图。
2. 背景抑制较好。
3. 对体素失相位和饱和效应不敏感。

PC MRA 缺点

1. 时间较长。

2. 对湍流产生的信号丢失和在血管成角处（如颈内动脉虹吸段）产生的失相位较为敏感。

3. 需要估计最大的流速，选择合适的 VENC 值。

2D 与 3D-PC MRA 比较

1. 2D 技术更快。
2. 3D 技术有更高的 SNR。

具体例子如图 27-8 至图 27-10 所示

CEMRA

CE MRA 不同于 TOF 或 PC 成像，因为 CE MRA 主要取决于血管内钆对比剂的 T1 特性，而不是血流本身的流动特性。MRA 依赖于高性能梯度（更多内容，见第 30 章）技术的进步才能够得以实现，注射钆对比剂后，进行快速的梯度回波成像，在钆缩短 T1 的一过性峰值时间内成像。因此，MRA 非常依赖于团注钆对比剂到达兴趣血管准确时间的选择。与 2DTOF 成像平面选择不同，CE MRA 成像平面通常与血管走行方向一致（通常是冠状面），而前者成像平面通常与感兴趣的血管走行方向垂直。这样可以在获得最大分辨率的同时，增加扫描范围。由于此技术主要依赖于钆的 T1 特性而不是流动效应，因此它对于在其他技术中常见的失相位伪影并不敏感。

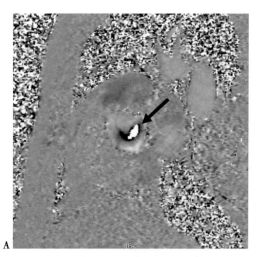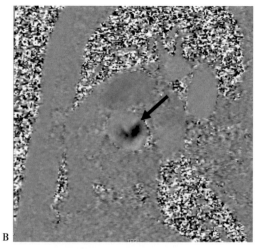

图 27-7 同一名主动脉瓣狭窄患者通过主动脉根部层面的 2D 相位对比图像（相位图）。A：VENC = 150cm/s；B：VENC = 300cm/s。A：管腔中部的高信号（箭头），提示反流。然而，该高信号被低信号所环绕，这种像素突然从黑到白的过渡提示发生流速混叠。B：增加 VENC，流速混叠消失，没有观察到反流信号（箭头），现在可以进行准确的最大流速测定

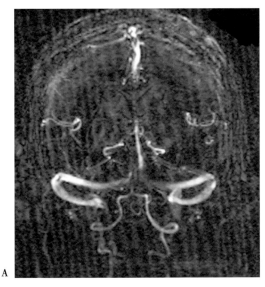
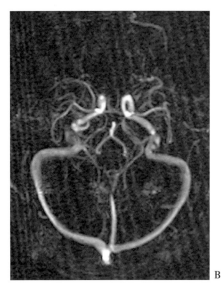

图 27-8　正常人脑部的冠状位(A)和轴位(B)厚块(5cm)2D PC MRV

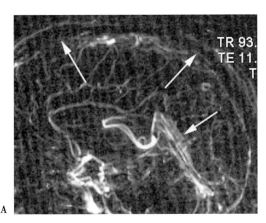
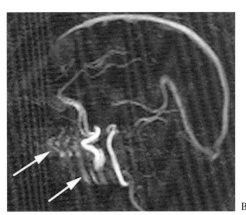

图 27-9　矢状窦血栓患者,2D PC MRV 矢状图像(A)示上矢状窦和直窦(箭头)血流量明显减少。B:正常患者,在相位方向产生了鬼影(ghost)(箭头)

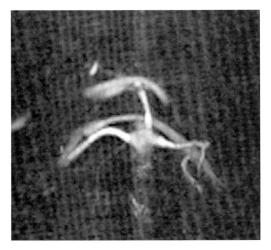

图 27-10　肾动脉 3D PC 最大强度投影(Maximum Intensity Projection,MIP)轴位图像示肾动脉无狭窄,血流正常。这是一个幅值图,高信号反映了肾动脉内的高速血流

CE MRA 有两种基本技术:椭圆中心和多期方式。在前者中,对比剂进入感兴趣的动脉后即刻开始扫描,首先填充 k 空间的中心(SNR 最大),然后采集静脉的信号(填充 k 空间的外周部分 SNR 较低)。该技术需要团注对比剂自动检测软件(GE 公司 SmartPrep、西门子公司的 CARE Bolus 或飞利浦公司的 Bolus Trak)或预先进行动态扫描确定钆对比剂到达感兴趣动脉的时间。前者通过将光标放置在感兴趣动脉的上游部位来监测,后者根据先注射 2ml 的钆对比剂后观测动脉到达最亮的时间进行采集。在多期技术中,注入钆对比剂后进行多次采集,其中之一必定处于动脉期。多期采集的另一个好处是能够提供血管的病理性的对比剂延迟充盈。但它的一个不足是要权衡时间分辨率和空间分辨率。

将形成 MR 图像的大部分信息放入 k 空间的

中心区域可以提高多期成像的空间分辨率。多期检查的 k 空间的中心相位编码采集样频率高于外周区域,这样可以重建出更快的 3D 时间系列图像。这种对比剂动力学时间分辨动态成像技术(Time-Resolved Imaging of Contrast Kinetics,TRICKS),将 3D 笛卡尔 k 空间划分为若干个和 k 空间中心间隔的部分,并相对于 k 空间外周中心区域具有较高的采样率。通过 TRICKS 可以获得始终无静脉显示的纯动脉影像。

与相同扫描时间获得的单幅图像相比,由于 TRICKS 技术对 k 空间中心的重新采样导致其空间分辨率降低。欠采样投射重建(undersampled projection reconstruction)能保证空间分辨率,加快采集速度,减少伪影。K_x-k_y 平面的欠采样投射重建采集与层面方向的 TRICKS 编码相结合,可以在显著提高时间分辨率的同时而不降低空间分辨率。

优点

1. 快速成像技术。
2. 对失相位不敏感(例如,由于湍流引起的失相位)。
3. 具有高分辨率的大视野扫描。
4. 较高的 SNR。

缺点

1. 受时间的影响(可能产生伪影或静脉的污染)。
2. 需要静脉注射钆对比剂。
3. 没有血流方向的信息。

参见图 27-11 至图 27-14 中的例子。

表 27-1 中包括了前面所讨论的五种 MRA 成像方法的临床应用。

表 27-1	MRA 临床应用	
扫描技术		临床应用
2D-TOF	MRA	颈部的颈动脉和椎动脉 静脉结构(由于慢血流)
3D-TOF	MRA	颅内血管(Willis 环) 颅内血管畸形或动脉瘤
2D-PC	MRA	门静脉 脑脊液流动成像 确定特定部位的 VENC
3D-PC	MRA	颅内血管 颅内血管畸形或动脉瘤
3D-CE	MRA	颈部动脉和椎动脉 主动脉弓、肾动脉、上肢或下肢血管

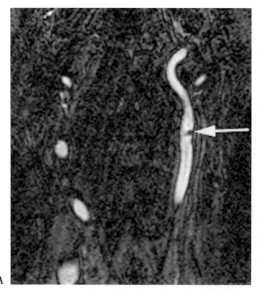
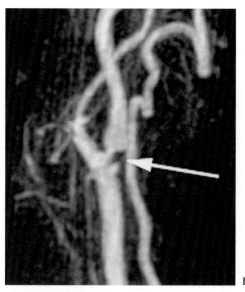

图 27-11 左侧颈动脉的 CE MRA 冠状位原始图(A),选择性最大信号强度投影(MIP)图(B)。显示左侧颈内动脉起始处的重度狭窄(箭头)。在原始图中,由于层面较薄,任一动脉的全程不能在某一层面显示

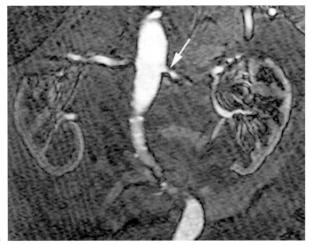

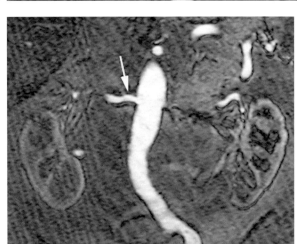

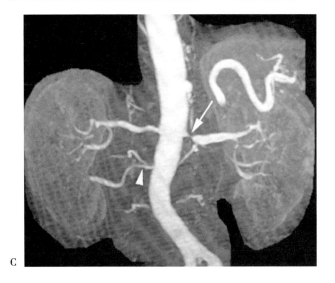

图 27-12　CE MRA 的冠状位原始图（A 和 B），显示左侧肾动脉近端局部重度狭窄（A 中箭头），右肾动脉正常（B 中箭头）。注意由于层面较薄，不能显示肾动脉全程。C. 同一个病人的 MIP 图像，显示左侧肾动脉狭窄（箭）和右侧副肾动脉（箭头）

最大信号强度投影（Maximum Intensity Projection, MIP）

下面将讨论如何仅显示血管（以 3D 的方式显示）而不显示静止的组织。这是通过最大信号强度投影（Maximum Intensity Projection, MIP）算法来实现的。最大强度投影可用做名词、动词（"原始数据进行最大信号强度投影"）或形容词（"最大信号强度投影的图像"）。MIP 通过下面的方式实现：因为 MRA 技术中流动的血液具有较高信号强度，将层面中每个像素的信号强度与所有层面（同一个投影方向）中的对应像素点进行

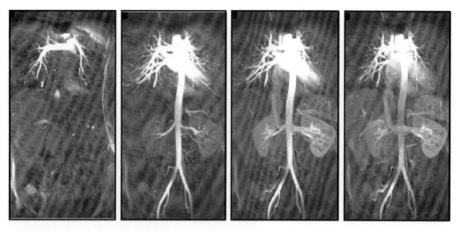

图 27-13　TRICKS 肾动脉成像

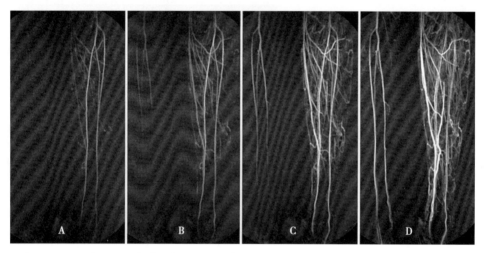

图 27-14　TRICKS 显示下肢血管不对称的对比剂填充过程（A-D:左侧先填充），其具有 1.1mm×1.1mm×1.5mm 的高空间分辨率,和3.8 秒/期的高时间分辨率

比较,并且选择信号强度的最大值。例如,层面 1 内的像素(1,1)与其他所有层面的像素(1,1)进行比较。对层面内所有像素重复此过程。换句话说,空间内具有最大信号强度的点连接起来产生了 MRA 图像。这样,MIP 图像代表了成像容积内最高的信号强度(希望所有高信号都是由血流产生)。参见图 27-15。显然,此过程使用了一个固有阈值,小于它的像素都不会被显示。CE MRA MIP 和 2D TOF MRA 的比较见图 27-16。

MIP 的缺点

MIP 的最主要缺点是血液以外的其他高信号组织也会同时出现在最大投影的图像中。如脂肪、亚急性出血和垂体后叶的高信号(图 27-17)。这问题主要出现在 TOFMRA,而不会出现在 PCMRA 中。PCMRA 主要基于速度产生的相位位移相减的技术,而不是基于组织的 T1 或 T2 值的技术。

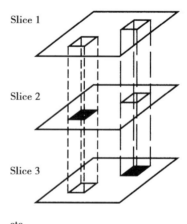

图 27-15　MIP。选择同一方向上每个层面的像素,具有最大信号强度(信号强度超过一定的阈值)的点被投影到图像上。对所有的像素都重复此过程从而得到一幅完整的图像

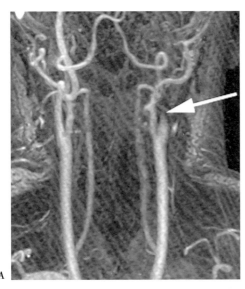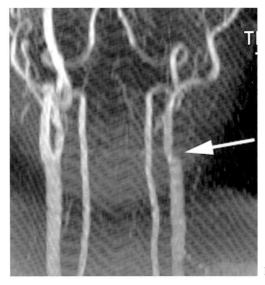

图 27-16　与图 27-2 同一病例的 CE MRA MIP 图像（A）和 2D TOF MIP 图像显示左侧颈内动脉闭塞

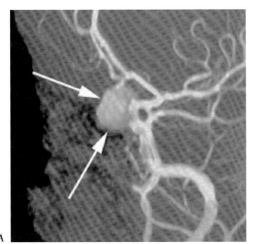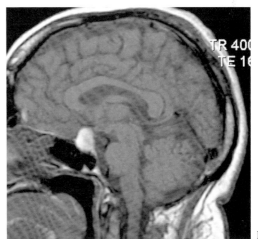

图 27-17　矢状面 MIP 图（A）显示前交通动脉和颈内动脉末端的动脉瘤（箭头）。矢状位 T1WI（B）显示高信号为垂体出血，而不是流入相关增强（FRE）

饱和效应

　　饱和效应是指组织受到反复的射频脉冲激励，导致纵向磁化矢量逐渐减小。这样，最终会造成信号的减小（因此会降低 SNR）。此现象通常出现在采用 2D 采集方式时血流在扫描层面内流动（而不是穿过该层面），或者在采用 3D 采集方式时血流通过一个厚的成像容积（组织块）。在上述情况下，饱和效应可能造成血管远端分支信号降低，以致在图像中不显示。

　　造成饱和效应的原因，主要有两个：

1. TR 过短
2. 翻转角 α 过大

TR 过短

　　图 27-18 所示，缩短 TR 造成纵向磁化矢量从一个周期至下一周期过程中恢复变小，造成 Mz 的分量逐渐变小。使用较长的 TR 时，饱和效应不显著。

翻转角 α 过大

　　下面将讨论翻转角 α 增大的情况。较大的 α 会导致纵向磁化的损失更大。这样，在 TR 一定的条件下，与较小的 α 角相比，α 角增大，Mz 分量的丢失更明显（图 27-19）。

　　GRE 技术中，由于采用较短的 TR，所以会产

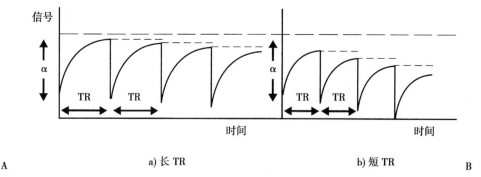

图 27-18　饱和度效应。翻转角 α 一致的情况下,相对于较短的 TR(图 B),较长的 TR(图 A)可使纵向磁化矢量更好的恢复,从而可减轻饱和效应

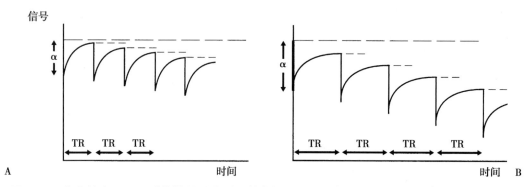

图 27-19　饱和效应。TR 一致的情况下,相对于较大的 α(图 B),较小的 α(图 A)可使纵向磁化矢量产生更多的恢复,而饱和效应较小

生饱和效应。采用较小的激发角可以抵消此效应。这种饱和效应在 2D 或 3D 采集中血流在层面内流动会较为明显,以及在 3D 采集中厚块过大也会非常明显。另外,在某一层块的末端与另一层块之间信号亦可能明显衰减。采用较大 TR 的多层块 GRE 技术可以降低饱和效应,同时可以使用较大的 α(α 增大,SNR 越高)。

减低饱和效应的另外一种机制:采用顺磁性对比剂,如钆(CE MRA)。钆对比剂明显缩短血液的 T1 值,因此 T1 值恢复加快,饱和效应降低(图 27-20)。

另外两种可以降低饱和效应的技术:多个薄层块重叠采集(Multiple Overlapping Thin-Slab Acquisition,MOTSA)和倾斜优化非饱和激励技术(Tilted Optimized Nonsaturating Excitation,TONE)。

多个薄层块重叠采集(Multiple Overlapping Thin-Slab Acquisition,MOTSA)

MOTSA 是一种结合了 2D-TOF 和 3D-TOF 的技术,该技术可以用来降低由于厚层块采集导致的饱和效应。这种技术使用多个薄层层块,他们彼此间重叠 25% ~ 30%(图 27-21)。最终成像的容积图像由每个层块的中心层面构成,而弃用了

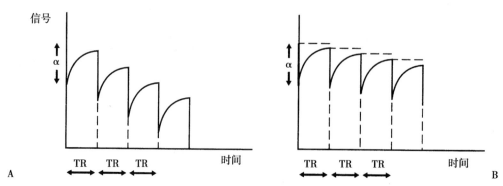

图 27-20　饱和效应。注射钆对比剂可以明显缩短 T1 值,对比剂降低饱和效应。图 A:未使用钆对比剂,图 B:注射钆对比剂

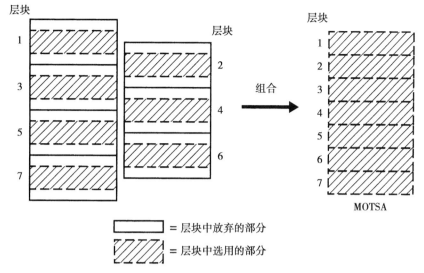

图 27-21　MOTSA 技术。为降低在较厚扫描层面的饱和效应,进行了多个薄层扫描(在这个例子中,为 7 个薄层块)。然后,弃用每个层面的外周部分,提取层面的中心部分,合并形成一幅图像

外周层面(外周层面更多地受到饱和效应伪影的影响)。此技术主要缺点是在层块重叠的区域有可能会产生阶梯状伪影。MOTSA 技术示例见图 27-22 和图 27-23。

倾斜优化非饱和激励技术 (Tilted Optimized Nonsaturating Excitation, TONE)

采用 TONE 时,血流自旋质子进入成像容积后,通过增加射频脉冲,翻转角 α 逐渐增大。翻转角 α 越大,SNR 越高,同时可以抵消慢血流在较深层面产生的饱和效应。这样可以改善远端血管和慢血流血管的显像。如图 27-24 所示,采用了斜坡形翻转角激励射频脉冲。在这个例子中,中心层面的翻转角为 30°,而在两端翻转角发生了 30% 的变化(流入层面为 20° 而在流出层面为 40°)。

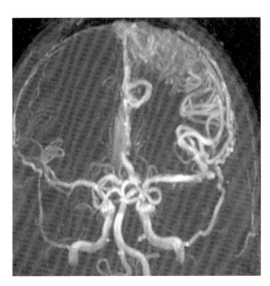

图 27-22　大脑 Willis 环 MOTSA-MRA 显示左顶叶动静脉畸形

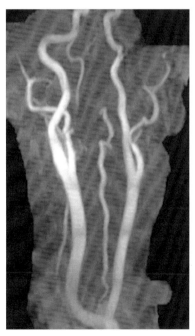

图 27-23　MOTSA 技术也可用于颅外颈动脉的评价,图示颈动脉正常。此检查联合使用了心电门控技术

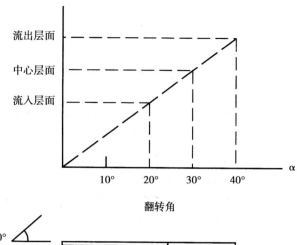

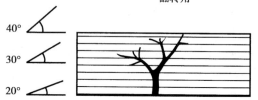

图 27-24 倾斜优化非饱和激励技术（TONE）技术。该方法中采用了斜坡形翻转角，它随着层面的深入逐步增大。因为较大的翻转角 a 可在 X-Y 平面内产生更大的横向磁化矢量分量，这种方式既可以改善较深层面的 SNR，同时可以抵消慢血流所致的饱和效应

主要的 5 种方法可以降低饱和效应：

1. 减小翻转角 a
2. 增大 TR
3. CE MRA
4. MOSTA
5. TONE

问：磁化传递技术（Magnetization Transfer Contrast, MTC）对 MRA 有什么作用？

答：磁化传递技术在第二十五章中已经进行了讨论。磁化传递是基于抑制偏离共振频率的、蛋白质结合水内质子（如，脑组织）。该技术与 TOF MRA 联合应用，有助于抑制背景信号（如可以降低大约 30% 的脑组织的信号），从而增加对血管末梢小分支、慢血流血管和动脉瘤检测的敏感性。磁化传递技术也可以和 TONE 技术联合应用以更好地显示小血管。

问：为什么 MRA 技术会高估血管的狭窄程度？

答：因为血液在通过血管狭窄区域加速流动会造成在 TE 时间内的失相位，为减少这种效应，可以采用较短的 TE。同样，在狭窄远端和血管走行转折处（如颈动脉虹吸段）的湍流和涡流以及血流分层，也可能造成失相位和流空效应，高估血管狭窄的范围和误判为狭窄（血管交叉处）。使用 CE MRA 可以减轻这种效应。

黑血 MRA

黑血 MRA 通过加重 TOF 丢失，使血流表现为黑色（无信号）而不是亮信号的一 TOF 技术，它不是简单的亮血 MRA 的图像负相。正如前一章讨论过的，快速血流（如动脉血）表现出 TOF 所致的信号丢失，而慢速血流（如静脉血）具有较高的信号强度。该技术使用了各种血流的预饱和脉冲或者通过梯度场施加不同的失相位方法，以使血液呈黑信号。注意此技术不能采用最大信号强度投影，取而代之的是最小信号强度投影算法。

优点

1. 与亮血 TOF MRA 相比，该技术不会高估血管狭窄程度。

2. 血管走行转折处的失相位，在亮血 TOF MRA 中可能会误判为狭窄，采用该技术一般不会误判为血管狭窄。

缺点

1. 钙化的斑块也可能是低信号而不能显示，因此该技术可能会低估狭窄程度。

2. 其他的黑信号的物质（如空气、骨皮质、钙化）可能会被误诊为狭窄。

新鲜血液成像技术

三维新鲜血液成像（Fresh-Blood Imaging,

FBI)MRA 是基于在 T2WI 中血管信号强度依赖于血流(或心脏相位)这一观点而产生的一种新技术。在心脏收缩早期(R 波后 0~200ms)动脉血表现为低信号(高流速且 TOF 损失)而静脉血表现为高信号(慢血流且没有 TOF 损失);而心脏舒展期(R 波后 400ms~600ms)动脉和静脉都表现为高信号(TOF 损失不明显)。通过舒张图像中减去收缩图像可实现亮血 MRA 成像。3D-FBI 方法采用心电(ECG)门控 3D 半傅立叶快速自旋回波(FSE)序列在心脏收缩期和舒张期采集信号。ECG 触发时间是影响感兴趣血管中血液信号强度的重要因素。通常使用不同触发延迟时间的"ECG 预扫描"来产生 2D 半傅立叶 FSE 单层图像。首先确定感兴趣血管最佳的 ECG 触发延迟时间,并在每个层面编码中,将其应用于与 ECG 门控同步的 3D 半傅立叶 FSE 采集。参见图 27-25。

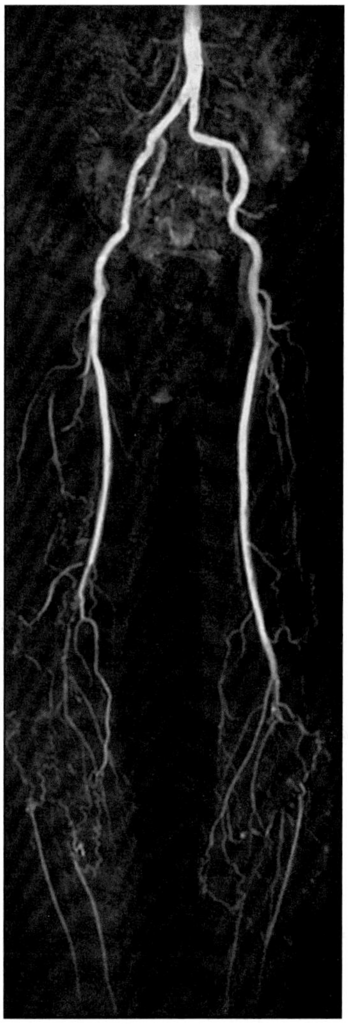

优点

1. 非对比增强技术,无需钆对比剂。
2. 全身动脉和静脉成像。
3. 对非共振伪影不敏感。

缺点

1. 对触发采集时刻的选择和时间敏感。
2. 明显运动伪影和模糊效应。
3. 扫描时间比 CE MRA 长。

图 27-25 冠状位下肢血管 FBI MIP 图像显示胫腓干动脉、腓动脉和胫动脉闭塞,以及迂曲的侧支循环

要点

1. 有三种主要的 MR 血管成像技术:TOF 法、PC 法和 CE 法。

2. TOF 法和 PC MRA 都可以采用 2D 或 3D 方式进行。

3. TOF MRA 是基于流入相关增强(FRE)效应。

4. PC MRA 是基于速度产生的相位变化。

5. PC MRA 技术能够得到幅值图和相位图。

6. 相位图像可提供关于血流方向的信息(TOF MRA 不能提供)。

7. 在进行 PC MRA 时需要扫描者输入 VENC(速度编码)这个扫描参数,该参数是指出现速度混淆前的最大血流速度。

8. 如果 VENC 过小,很可能会产生速度混淆;如果 VENC 过大,将不能很好地显示慢血流和小血管。这样,较小的 VENC 适合于显示慢速(静脉)血流和小的血管分支;较大的 VENC 适合于快速(动脉)血流成像。

9. CE MRA 是基于一个对时间敏感性很高的快速 3D GRE 序列,利用钆对比剂明显缩短组织 T1 值来成像。

10. CE MRA 是对失相位不敏感的亮血成像技术。

11. TRICKS 提供快速多期图像,也保留了很高的 SNR。TRICKS 用于快流速血管畸形或复杂流速状态(如下肢血管径流)成像。

12. MIP 是一种 MRA 采用的算法,在这种算法中联结空间内最大信号强度的各个点,从而形成 3D 血管图像。

13. 3D 成像中,(当血液流入更深层面时)会受到饱和效应的影响。

14. 降低饱和效应的方法有:(1)较小的激发角;(2)增大 TR;(3)注射钆对比剂;(4)MOTSA 技术;(5)TONE 技术。

15. MOTSA 采用多个重叠薄块来减少饱和效应,主要的问题是会产生阶梯状伪影。

16. TONE 采用斜坡形增大的 RF 翻转角(流入端层面 α 较小,流出端层面 α 较大),从而降低

饱和效应。

17. TOF MRA 会高估血管狭窄程度(失相位效应所致)。

18. 黑血 MRA 是基于 TOF 所致的信号丢失,它不采用最大信号强度投影,取而代之的是最小信号强度投影算法,此技术克服了 TOF MRA 高估血管狭窄程度的问题。

19. FBI 是一种新的 TOF 亮血动脉成像技术,它是基于收缩期和舒张期血流速度不同和 TOF 信号丢失。

习题(单选题和判断题)

1. MRA 主要技术包含

a. TOF MRA

b. PC

c. CE MRA

d. 以上全部

2. 哪项检查需设定 VENC 参数

a. TOF MRA

b. PC MRA

c. 二者都是

d. 都不是

3. 将(i)低 VENC

(ii)高 VENC

与下面各项配对

a. 对慢血流敏感

b. 混叠

c. 对小分支显示不好

d. 动脉流动

4. TOF MRA 会过低评估狭窄的程度。

5. 减少饱和效应的方法有

a. 减小翻转角

b. 增大 TR

c. 注射钆对比剂

d. MOSTA

e. 以上都是

f. 仅 a~c 项

6. TOF MRA 基于流入相关增强(FRE)效应。

7. 磁化传递可以更好地显示脑内慢血流的小血管。

8. 将下面各项

ⅰ. 斜坡形增大的 RF

ⅱ. 阶梯状伪影

ⅲ. 更深层面的 FRE

ⅳ. 幅值图和相位图像

ⅴ. 小的 VENC

与下面各项配对

a. MOSTA

b. TONE

c. 速度混淆

d. 逆向血流

e. PC MRA

9. 在 MIP 算法中,选择每个层面内具有最大信号强度的像素点。

10. 与常规亮血 MRA 相比,黑血 MRA

a. 使用最小信号强度投影算法

b. 不会夸大狭窄程度

c. a 和 b

d. 以上都不是

第二十八章

心脏磁共振成像

简介

心脏磁共振成像（cardiac MR，CMR）被认为是最复杂的磁共振检查技术，其成像难度大体现在：不仅需要克服患者的呼吸运动，还要克服心脏搏动；CMR脉冲序列的命名方法多种多样，其中一些是CMR独有的，而另一些也可用于其他器官成像，这些都给掌握CMR成像带来了一定的困难。不同的脉冲命名方式叠加在心脏的静态成像、电影成像、功能或生理成像的选择上，不仅给患者和MRI技术人员带来挑战，而且也给MRI物理学家和影像医生带来挑战。

运动效应补偿

运动是CMR高质量成像的首要制约因素。虽然体表监测仪在腹部成像中对呼吸运动非常敏感，但是CMR的另一挑战在于心脏运动。呼吸和心脏门控技术是CMR最常用的运动补偿技术。门控技术是基于某·生理标志物（如心电图的R波、或膈肌的位置监测器）的电脉冲信号来接受、拒绝或者重新排列K空间的数据从而完成图像重建。门控技术分为两大类：前瞻性门控和回顾性门控。前瞻性门控或ECG或膈肌位置监测标记触发是在R波后特定的时间采集预先设定的心脏时相（例如16~32个时相）。前瞻性触发的缺点在于由于呼吸引起R-R间期的改变，因此对于心动周期的末期（舒张期）的采集会有不同。为了解决这个问题，发展了回顾性心电门控技术，其在整个心动周期期间记录所有数据，同时跟踪R波，在数据采集完成之后，数据被回顾性地分组成预设数量的心脏时相，从而覆盖整个心动周期，

不受R-R间期的长度改变的影像。

呼吸运动

呼吸运动可以通过屏气扫描或呼吸门控来补偿。正常人屏气时间为15~25秒，而患有心肺疾病的患者屏气时间缩短，从而限制了屏气扫描技术应用。呼吸门控技术通过在胸腹部周围缠绕呼吸带或通过导航回波脉冲直接跟踪膈肌的运动。两种方法都跟踪呼吸的深度和方向，然而当膈肌的位置超出规定的限度时，将剔除或减小K空间数据的获取。

呼吸带可以用于（1）呼吸门控触发或（2）K空间呼吸补偿[呼吸秩序相位编码（respiratory-ordered phase encoding，ROPE）或中心有序相位编码（centrally ordered phase encoding，COPE）]。呼吸门控既可以是前瞻性的，也可以是回顾性的。如果呼吸带在呼吸周期中的预定位置或附近检测到膈肌位置（通常是呼气末期），则门控将接收信号填充K空间。然而，在大多数情况下，膈肌位置位于理想位置之外，呼吸门控仅采集大约20%呼吸周期。由于K空间的中心部分比外周部分对运动引起的变化更敏感，呼吸补偿技术（ROPE和COPE）可以重新排列K空间填充顺序，从而提高采集效率。ROPE沿着整个呼吸周期逐渐改变相位编码步级，而COPE在呼吸周期的平台期（通常是呼气末期）附近获得低频相位编码（填充K空间中心），而在呼吸周期的其他时相则利用高频相位编码。

最新的呼吸门控方法是导航回波门控。这种技术不需要放置呼吸带，而是使用单个螺旋射频（RF）脉冲或两个相交的RF脉冲（通常位于右侧

膈肌)来跟踪膈肌运动轨迹。如果追踪的对象在某个规定的采集窗口(通常为3到5毫米)内,则导航回波通常会前瞻性地触发K空间数据的采集(图28-1)。导航门控的新技术还包括相位重排序列,当膈肌处于理想范围内时,触发填充K空间的中心,而当膈肌在理想范围之外时,填充于K空间的外周部分。这样可以在呼吸周期更多时间采集填充K空间,类似于呼吸补偿技术,可以缩短扫描时间。另外,还有层面追踪技术或运动校正技术,如果膈肌的位置在最优触发窗口之外,利用该技术可以通过调整层面位置前瞻性地进行运动校正。

心脏运动

心脏运动是复杂的,具有纵向缩短(长轴),径向收缩(短轴)和旋转运动。相比于使用脉搏氧饱和度仪或容积扫描外周脉搏监测仪来补偿心脏运动,使用心电门控可以在某一特定心动周期时相(例如收缩期、舒展中末期)采集信号,心脏运动伪影较少,精确度更高,可获得更好的图像。然而,由于心脏正常搏动的变化、期前收缩,以及呼吸尤其是屏气引起的变化等,都会造成的R-R间期不一致,导致心动周期改变。在扫描之前,需监测患者的心脏运动轨迹,并且基于患者的R-R间期计算某些参数,而R-R间期范围和期前收缩发生频率因人而异,如果R-R间期不一致、期前收缩发生较多,都会对图像质量产生不利的影响。心电门控方法避免了这些局限性,并有两种基本方式:前瞻性心电门控和回顾性心电门控(图28-2和图28-3)。另外,对于R-R间期变化明显的患者,采用这两种门控技术时均可以加用心律失常拒绝窗口技术,如果R波在预期参数之外,则不进入K空间数据填充。心律失常拒绝窗口宽度可以对称或不对称分布在预期R波周围。

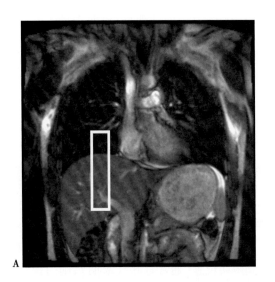

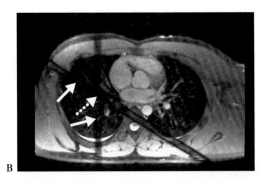

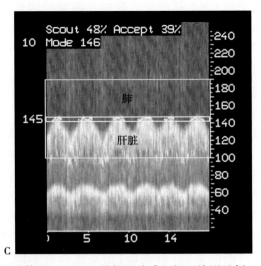

图 28-1 导航回波门控。A:冠状面真实稳态进动快速成像(True-FISP)导航回波感兴趣区检测示例条位于右侧膈面。B:轴位 True-FISP,显示交叉射频(RF)脉冲的路径(箭头),在交叉点处生成导航回波监测条(虚线箭头)。C:导航回波轨迹显示肝-肺交界和膈肌的运动。距离随时间的变化曲线。"145mm"处的窄窗口为显示的接受窗口

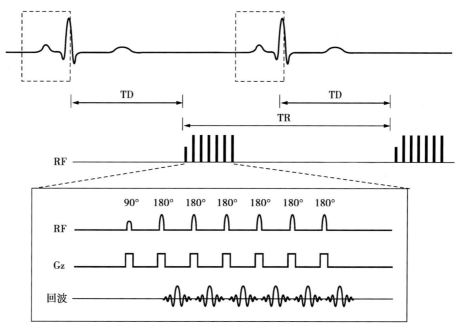

图 28-2　前瞻性门控单层/单相位(舒展中期)快速自旋回波序列,回波链长度为 6。注意 R 波开始到 90°射频脉冲之间的长度为触发延迟时间(trigger delay,TD),QRS 波周围的虚线框表示前瞻性门控固有的心律失常拒绝窗

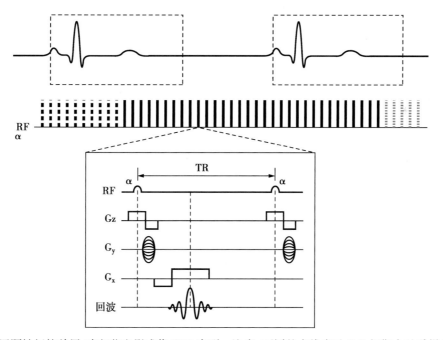

图 28-3　回顾性门控单层/多相位电影成像 GRE 序列。注意,不同的虚线表示 R-R 间期内过采样约 125%,而实线表示一个完整的射频(RF)脉冲链,下图所示某一 RF 对各自的心脏相位所贡献 K 空间片段。在回顾性门控中触发延迟时间(TD)为零。GRE 序列中的重复时间(TR)要比图 28-2 中的快速自旋回波(FSE)序列短得多。最后,虚线框表示可选的不对称心律失常拒绝窗口(-10%~+50%的预期 R 波),因此该框外检测到的 R 波将导致先前的 R-R 间期采集的信号被拒绝

前瞻性心电门控在探测 R 波之后使用可变的触发延迟时间来采集 K 空间数据。然后在平均 R-R 间期的某一设定百分比内填充 K 空间(对于电影成像通常为 80%~90%),因此在 R-R 间期

的最后 10%～20% 期间数据不用于 K 空间填充。这将致使每个 R-R 间期填充恒定数量的 K 空间行数(图 28-2)。最后 10% 到 20% 的 R-R 间期没有填充 K 空间,这是在心律失常拒接窗口中设定的,这样可以防止由心率改变引起的早期 R 波数据填充 K 空间。然而,这可能可以排除期前收缩,也可能会包含了期前收缩,通过叠加更宽的心律失常拒绝窗可以解决这个问题。前瞻性心电门控用于静态和电影成像。

另一方面,回顾性心电门控在整个心动周期内的数据均填充到 K 空间。该技术通常以 125% 对 R-R 间期进行过采样,然后回顾性地重建,并根据检测到的 R 波确定每一行 K 空间数据对应于每个特定的心脏相位(图 28-3)。如果 R-R 间期不同,或由于期前收缩,会导致回顾性心电门控每个 R-R 间期内填充的 K 空间线的数量不同。在信号采集之后,计算机使用加权插值技术,以确定每个信号所属的心动周期的相位。这种技术常用于电影序列,例如梯度回波系列(GRE),真实稳态快速进动成像(True-FISP,Siemens)——也称为稳态采集快速成像(FIESTA,GE),或平衡式快速场回波(b-FFE,Philips)和相位对比成像。

如果心律失常过于频繁,心电门控应用受限,我们可以通过取消心电门控并将激励次数(NEXs)增加到 4 次来完成本次检查。这个方法的理论基础在于收缩期仅占整个心动周期的很小比例,因此通过增加 NEX,可以将收缩期间采集的心脏运动信号平均为更小的比例。但该技术不适用于患者心率超过 100 次/分。该技术另一缺点是增加了扫描时间,不能采用屏气扫描,须使用呼吸门控技术。最后,在心律失常的情况下,也可以使用单次激发技术(将在下文讨论)。

血流运动

心脏和大血管内的血流运动具有搏动性,流动特性较为复杂。由于体素内血流速度不同,导致体素内运动诱导失相位,并导致信号丢失。瓣膜狭窄和反流、血管狭窄和心脏分流均可对血流速度、方向、以及随后的失相位和信号丢失产生显著影响。流量补偿或梯度力矩消除有助于缓解这些问题,但需要增加最小回波时间(TE)。

快速成像

扫描序列成像速度越快,运动相关伪影产生的机会越小。与快速自旋回波(FSE)序列相比,具有更短重复时间(TR)的 GRE、True-FISP 序列或者半傅里叶单次激发快速自旋回波(half-fourier acquired single-shot turbo spin-echo,HASTE)序列,均在较短的时间内获得 K 空间。GRE 或 True-FISP 序列中选择运动减少选项是以单次激发模式获取 K 空间,其中在单个 R-R 间期内获取整个图像的 K 空间。HASTE 序列本质上是单次激发序列。

此外,并行采集可以与任何脉冲序列一起使用(见第二十四章),通常可以将采集时间缩短2～4 倍,或者在相同的扫描时间内提高空间分辨率2～4 倍。并行采集的主要缺点是信噪比(SNR)降低,因此该技术配合具有高 SNR 的序列(如 True-FISP 或钆增强)使用较为合适。

心脏成像中的运动与解决方法

1. 患者全身运动:指导病人静卧;轻度镇静
2. 呼吸运动:屏气技术;呼吸门控;导航回波门控
3. 心脏运动:ECG 门控;脉搏氧饱和度仪门控;增加 NEX;单次激发技术
4. 血流运动:流动补偿/梯度力矩消除;去相位不敏感脉冲序列(如 True-FISP)
5. 并行成像:采集时间减少 2～4 倍;SNR 降低

基本的 K 空间填充策略

分段 K 空间与单次激发

早期 CMR 成像,对单个图像在一个 R-R 间期内仅能填充一行 K 空间线。这个低效的 K 空间填充方法,导致扫描时间较长。随后的 CMR 以分段的方式填充 K 空间,对于单个图像在一个 R-R 间期内可填充多行 K 空间线。可以将分段 K 空间这个概念认为是依据 R-R 间期内对 K 空间具有贡献的不同的区域将 K 空间分成独立的区域。例如,如果在每个 R-R 间期间有 160 个相位编码步级,并且为单个图像填充 8 行 K 空间线,那么将有160/8＝20 段 K 空间。每个 R-R 区间填充的 8 行 K 空间线称为每段线数(views per segment)。如果还需要在一个 R-R 间期内填充所有

K 空间,那么这相当于单个分段,也可称之为单次激发。应该注意的是,CMR 之外的"单次激发"通常是指脉冲序列,其单个 RF 脉冲将所有所需的纵向磁化矢量翻转到横向平面中,完全填充单个图像所有 K 空间,例如 HASTE 或单次激发平面回波成像(EPI)序列。

静态成像

本书中先前讲述的多有脉冲序列已经或正在用于心脏静态成像。这些图像通常分为两类:亮血和黑血。遗憾的是,血液呈现明亮或黑暗是特定脉冲序列的结果,而不是在机器上可以选择的特定序列。血液本质上具有短 T1 和长 T2 信号。了解血液内在的信号特征并联合使用时间飞越法(TOF)效应(TOF 流空或流入相关增强[FRE])的特定序列可以使血液表现为高信号(亮血)或低信号(黑血)。

FSE 和 HASTE

由于扫描时间过长,SE 系列不再常用,已被 FSE 或 HASTE 所取代。FSE、HASTE 系列可提供良好的解剖细节,也可显示由于 TOF 流空效应的黑血信号,以及基于 TR、TE 的良好的 T1 或 T2 加权。FSE 联合心电门控和屏气或导航回波门控技术可以获得良好的图像质量,但缺点是扫描时间过长。HASTE 序列的扫描时间较短,通常在单个 R-R 间期内完成,但由于 1/2NEX 信号的平均,信噪比较低。

尽管 FSE 和 HASTE 通常是黑血序列,但是一些生理性、病理性或平面内流动的慢血流区域可以导致 TOF 流空效应变小和亮血信号产生,影响图像判读。通过使用双反转恢复(Double Inversion-Recovery,DIR)序列可以抑制该亮血信号。该序列使用非层面选择的 180°射频脉冲,紧接着是层面选择的 180°射频脉冲和适当的 TI 值,该 TI 值受 R-R 间期(TI 通常为 600ms)的影响,使流入血液的信号为零,从而产生更强的黑血效应(图 28-4 和图 28-5)。由于初始 180°射频脉冲的层面位置会发生一些固有的变化,并且 K 空间的实际填充时间开始于 600 毫秒以后,所以层面选择 180°射频脉冲通常为层面厚度的两倍,以确保所有的心肌信号都恢复。此外,在患者无心动过缓的情况下,为了纵向磁化矢量的能完全恢复,每隔一个 R-R 间期填充 K 空间。

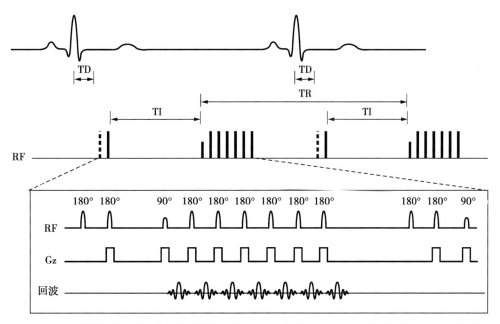

图 28-4 前瞻性门控单层/单相位(舒张中期)快速自旋回波(FSE)双反转恢复(DIR)序列,回波序列长度=6。注意较短的触发延迟(TD)由启动脉冲序列的要求驱动,非层面选择的 180°反转脉冲(成对的虚线)紧接着是层面选择的 180°反转或"重聚反转"脉冲(成对实线)。该示意图显示对于心率缓慢的患者在每个 R-R 间期中采集回波信号。R-R 间期通常较短,要求回波采集在 R-R 间期或心跳之间

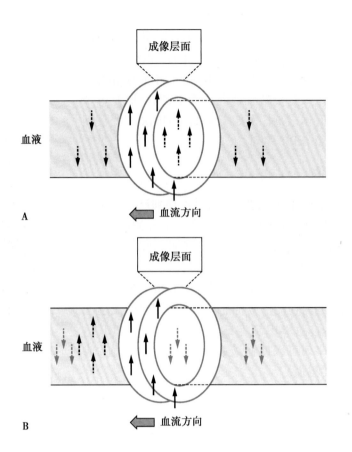

图 28-5 A:非层面选择性和层面选择性180°射频(RF)脉冲后的纵向磁化方向。通常情况下在检测到 R 波之后,这些脉冲施加于心脏舒展早期。实心箭头表示心肌的纵向磁化,而虚线表示血液纵向磁化矢量。B:在采集回波和填充 K 空间之前的纵向磁化方向。反转时间(time of inversion,TI)选择通常与舒张中期 K 空间的采集相一致。实心箭头表示心肌纵向磁化的幅度,而虚线表示血液纵向磁化的幅度。注意,(A)中的成像切层面中的虚线箭头现在随着流动方向向左移动,并且由于它们移动到成像层面外,不会产生信号。之前被反转的虚线箭头的纵向磁化几乎为零(灰色虚线箭头)

FSE 门控

静态成像,包括 FSE,使用前瞻性门控。当每个图像在相同的心脏相位被采集时,运动伪影最小、门控最佳。静态成像既可以作为单层/单相位(通常是舒张中期)采集,也可以作为多层/单相位采集,其中多个层面将以隔行扫描方式采集。由于舒张中期心脏搏动导致的心脏相位变化最小,单层/单相位技术在舒张中期采集数据填充 K 空间,所获得图像运动伪影最小,但该采集方法需要患者屏气,单次屏气期间仅可获取一个层面图像或至多两个层面图像(图 28-2)。多层/单相位采集更快,但由于在心动周期的不同阶段心脏位置变化引起的层面间的差异和错配,因此有更多的运动伪影产生。

所有 FSE 序列的 TR 时间接近或超过 R-R 时间。这要求 FSE 序列的 TR 是患者 R-R 间期的数倍。例如,如果患者的脉搏是 75 次/分钟,那么 R-R 间期为 800ms〔(60s/min)/(75bpm) = 0.8s/beat〕,且 TR 必须是 800ms 的倍数。T1 FSE TR 为 800ms,T2 FSE TR 为 2 400,3 200 或 4 000ms。具有 TR 比 R-R 间期更短的快速成像序列,例如 GRE 和 True-FISP 序列,不与此原理相关,因此可以保持脉冲序列的最佳 TR(见后面的讨论)。

梯度回波

GRE 序列可以用于静态成像,较 FSE 成像更快。与 FSE 相比,该序列所得 T1 或 T2 加权图像的质量可能不如 FSE,但其采集速度更快。另外,由于具有 FRE(参见第 27 章 TOF MRA),在扰相位 GRE 序列中血液的信号更为明亮。因为 GRE 序列依赖于 FRE,TR 必须足够长以允许非饱和质子进入成像层面,所以超短 TR 是不实用的(图 28-6)。在亮血 GRE 技术中通常使用流量补偿技术来保持尽可能多的信号。注射钆剂后使用 GRE 序列可以进一步增加血流信号,但由于心肌也同时强化,血池和心肌之间的对比度会降低。

True-FISP

目前主要的心脏快速成像系列是真实稳态进动快速成像序列(True-FISP 西门子),也称为稳态采集快速成像(Fast Imaging Employing Steady-stateAcquisition,FIESTA,GE 公司)、平衡式快速场回波(balanced Fast Field Echo b-FFE,Philips 公司),有时通常称为平衡式稳态自由进动序列。True-FISP 利用较大翻转角,非常短的 TR/TE 和

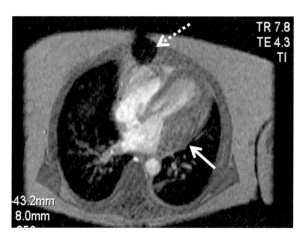

图 28-6　四腔心亮血梯度回波（GRE）序列（重复时间[TR]7.8ms/回波时间[TE]4.3ms）显示心脏和大血管内的亮血信号。沿着左心室游离壁（箭头）的低信号区域是心包血肿。此外，注意胸骨中线处导线引起的磁敏感效应（虚线箭头）

完全平衡的脉冲序列来维持横向磁化稳态，对失相位和信号丢失不敏感，从而产生高信噪比的超

快 T2/T1 加权图像（图 28-7 和图 28-8）。True-FISP 并不依赖于 FRE 来实现亮血效果，而是依赖于血液与心肌固有的 T2/T1 信号的内在对比差异。True-FISP 的 TR/TE 通常为 3ms～4ms/1.5ms～2ms，与其他脉冲序列相比，该序列扫描速度更快。

GRE 和 True-FISP 门控

　　GRE 和 True-FISP 系列的 TR 时间远小于 R-R 间期，因此无论 R-R 间期如何，都可以使用这两个系列的最佳 TR。使用 GRE/True-FISP 前瞻性门控扫描，通常在舒张中期获得静态图像。True-FISP TR 为 3ms～4ms，允许在单个 R-R 间期中获取单层/单相位图像，也称为单次激发。GRE 序列具有更长的 TR 并且可能需要两个 R-R 间期以在舒张中期产生单幅图像。前瞻性或者回顾性门控通过隔行采集模式获得多层/单相位图像，可以在心动周期的不同时刻获得多个不同的层面图像。

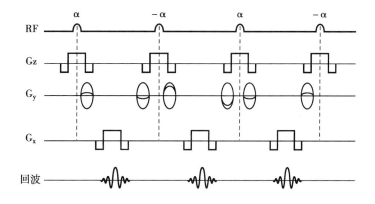

图 28-7　真实稳态自由进动快速成像（True-FISP）脉冲序列图，显示完全平衡的射频（RF）脉冲和梯度场。回波时间（TE）是重复时间（TR）的 1/2

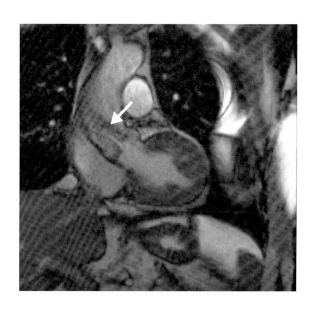

图 28-8　冠状两腔心或左心室流出道层面（与图 27-7 所示同一患者）显示血液为亮信号，因为固有的 T2/T1 特性，纵隔和腹部脂肪显示明亮信号。患者主动脉瓣狭窄，因湍流引起轻微的血流信号缺失（箭头）。如使用标准的亮血扰相梯度回波（GRE）序列因主动脉瓣狭窄导致的信号损失会更明显

IR 准备的 GRE/True-FISP 或钆延迟增强序列

注射钆对比剂以后,可用 180°射频脉冲反转恢复准备脉冲序列进行增强扫描,通常采用 GRE 或 True-FISP 序列,其原理是注射钆对比剂后,正常心肌和瘢痕心肌具有不同的 T1 曲线。这种 IR 准备的 GRE 或 True-FISP 序列通常被称为晚期钆增强(Late Gadolinium Enhancement,LGE)或延迟增强。在因缺血性、非缺血性心肌病(如结节病、右心发育不良、心肌炎、淀粉样变性或肥厚性心肌病)或肿瘤导致的心肌异常的诊断中 LGE 具有重要临床意义。一般静脉内注射钆对比剂后 10~15 分钟进行扫描,在图像上表现为正常心肌的信号为"零"或无;而异常心肌为高信号(图 28-10 和 图 31-3)。这种 IR 准备的 GRE 或 True-FISP 序列对于整个序列或 TR(通常为 20~15ms)具有单个的 IR 脉冲。因此,每

次信号采集都存在一个反转恢复时间(TI)(见 21 章),这与 FSE 成像中的"有效 TE"类似,在期望的最佳 TI 时间(通常为 200~300ms)附近采集 K 空间的中心来突出正常心肌的对比(图 28-9)。同样,在 TI 期间存在一些心脏运动;因此,180°RF 脉冲是非层面选择性的,以确保所有心肌信号完全归零或无。最后,通常每间隔一次心跳采集一次 K 空间,从而保证有足够的时间使纵向磁化矢量充分恢复。

IR 准备的 GRE/True-FISP 序列经常在之后图像正常心肌信号的缺失上遇到困难。这是由于钆不断从组织中洗出,导致 T1 时间更长,随后更晚期的图像需要更长的 TI 时间。最近引入了相位敏感版本来减轻此问题。相位敏感 IR 准备的 GRE 序列恢复了信号幅度的极性,这增加了异常强化心肌和正常强化心肌之间的对比度(图 28-10)。

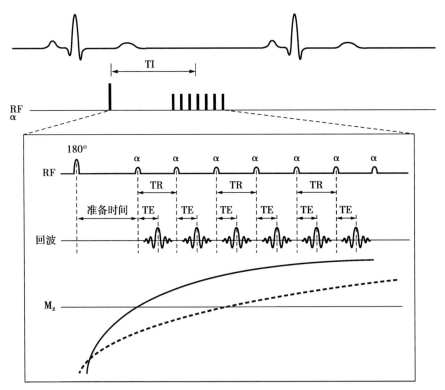

图 28-9　为明确起见,本示例中,反转恢复(IR)准备梯度回波(GRE)或真实稳态进动快速成像序列(True-FISP)的钆延迟增强(LGE)序列中重复次数(TR)较少,但一般为 20~25。对于单次激发序列 TR 等于 K 空间线。反转时间(TI)是可变的或沿着 TR 链变化,然而,虚设的 TI 位于 TR 链的中间,这样占用了最低相位编码步级。纵向磁化矢量(M_z)的实线和虚线分别表示异常心肌和正常心肌的。理想情况下,正常心肌正好穿过 TR 链中心的零点。最后,由于需要为纵向磁化矢量恢复留出时间,故在下一个 R-R 间期中没有采集 K 空间数据

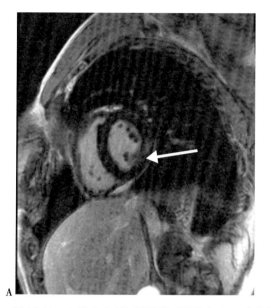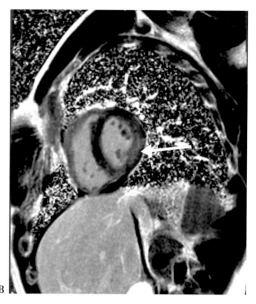

图 28-10 心肌炎患者短轴分段反转恢复(IR)准备梯度回波(GRE)钆延迟强化(LGE)图像。A:幅度图像显示外侧壁心肌中层轻度强化(箭头所示),非心内膜下强化,符合心肌炎延迟强化表现。B:相位敏感重建显示,外侧壁(箭头)的异常增强区域与正常心肌(与室间隔相比较最佳)之间的对比度增加

电影成像

电影成像和静态成像类似,然而它不是获得单个层面的单幅图像,而是获得在单个层面的心动周期内不同时相的一系列图像,从而产生单层面/多时相采集。该系列可以观察心脏、瓣膜的运动情况及其异常结构。电影成像可以使用 GRE 和 True-FISP 序列,而 FSE 序列采集单层多个相位所需时间较长。在电影成像中,扫描人员可以自定义在每一心动周期中单层面采集多少个相位(通常为 15~25 个)。不同相位之间时间分辨率大约为 50ms。例如,一个患者的 R-R 间期为1 000ms(60bpm),电影序列采集 20 个相位,其时间分辨率是 1 000ms/20 个相位 = 50ms/相位。增加相位的好处有:更好的时间分辨率和更精确的生理学计算(参见后面的讨论),以及电影循环观看更平滑;缺点在于延迟了扫描时间。下面将就相位、心率和每个分段之间的关系进行讨论。

例如

用 True-FISP 序列前瞻性电影采集 20 个相位,R-R 间期或分段采集时间为 1 000ms,心律失常拒绝窗口为 20%(每个 R-R 间期采集 800ms),TR = 4ms,相位编码数为 160,NEX = 1,求所需扫描时间:

800ms/20 相位 = 40ms/相位(时间分辨率)

(40ms/相位)/(4ms/TR)= 10 个 TR 或者 10

相位编码/分段

160 相位编码/10 相位编码/分段 = 16 分段

总的扫描时间 =(16 分段)(1 000ms/分段)=16,000ms or 16s

如果 TR 较长(例如 GRE)或者如果需要采集更多的相位,那么总扫描时间也会更长,这可能超出患者的屏气能力范围。为了解决这个问题,可以使用另一种称为视图共享的技术。视图共享技术类似于 FSE 中的“共享回波”方法(参见第十九章),其中在相位之间共享回波或视图。视图共享通常共享 50%的回波,于是新的相位将是减半的(图 28-11)。

电影门控技术

电影成像可以通过前瞻性或回顾性门控获得。前瞻性门控通常更快,然而该技术忽略了填充心动周期的最后 10%~20% 或舒张晚期,因此导致心脏数据不完整,这对于确定心脏生理或功能成像尤为重要(参见后面的讨论)。如需要获得完整的心动周期图像可以使用回顾性门控。

心肌标记

在心脏电影中对于室壁运动异常的评价的一个通常可选项是 GRE 或 True-FISP 序列中的标记(tagging)准备脉冲的应用。标记带由一系列被梯度场彼此分离的 RF 脉冲产生,引起空间调制磁化

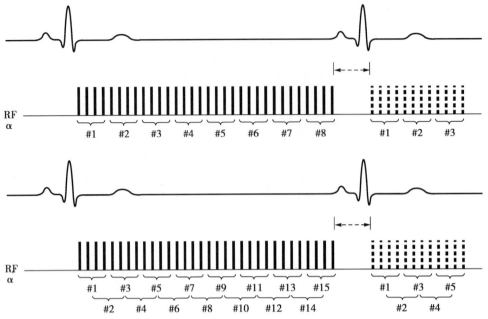

图 28-11 前瞻性门控梯度回波（GRE）或真实稳态进动快速成像序列（true-FISP）没有和有视图共享技术，触发延迟时间几乎为零。"死亡"时间或固有的心律失常拒绝窗口（虚线）是前瞻性门控的特征，在预定数量的回波采集结束时没有获取信号。A：每个分段有 4 个视图，只有 8 个相位可以在没有视图共享的情况下成像。B：50% 视图共享，相位数从 8 个增加到 15 个。由于 50% 视图共享，相位增加是原始相位的两倍减 1

（spatial modulation of the magnetization，SPAMM）。得到的图像表现为一系列平行叠加在心肌表面的暗线影或暗网格影（图 28-12）。这些暗线或网格交叉点随着心肌的收缩而形变或位移，但是心肌运动功能减弱或无运动的区域暗线或网格呈持续的直线。SPAMM 的不足之处在于这些饱和带的作用时间大概有 400ms，之后发生衰减。一种新的互补空间调制磁化（complementary spatial modulation magnetization，CSPAMM）技术可以延长饱和带的作用时间。

灌注成像

灌注成像利用钆对比剂首过效应，即钆剂进入血池和右心室，随后快速充盈左心室、流入冠状

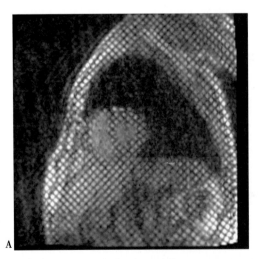

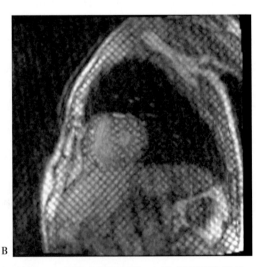

图 28-12 真实稳态进动快速成像（true-FISP）心肌标记序列。A：舒张末期短轴位，心肌表面网格线为平行直线。B：收缩末期心肌表面网格线随心肌运动发生形变。此外，由于 T1 弛豫效应，与（a）相比，黑暗网格线减少

动脉和完成心肌灌注,为了满足时间和空间分辨率,采用电影快速成像技术进行多层/多期采集(图 31-6)。灌注成像通常分为静息态和负荷态(通常使用腺苷),以检测心肌缺血相关的灌注减低区域。由于钆自身明显的短 T1 效应,使用 GRE 序列时 TR 较短,而不再依赖于 FRE 效应。最小 TR 快速单次激发 GRE 系列或分段法 GRE-EPI 混合序列通常与饱和脉冲或 IR 准备脉冲一起使用,以抑制来自背景结构的信号和/或提供更多的 T1 权重。

功能成像

为证实基于超声心动图的心脏功能异常或弥补超声心动图的不足,需要进行基于 CMR 的心脏功能或生理参数计算。心脏功能或生理参数可以通过以下两种扫描方式获得:(1)亮血电影图像,例如 True-FISP、GRE 或变量标记,或(2)相位对比成像(详细第 27 章)。

一组短轴亮血电影图像可用于评价射血分数、心肌质量和容积(图 28-13)。这些电影图像须在 MR 厂家提供的工作站或心脏 MRI 专用工作站进行相应后处理计算心脏功能参数。首先需分别确定心脏舒张末期和收缩末期,然后描绘心内膜轮廓,可以评价射血分数和容积。继续描绘心外膜轮廓后,可以提供心肌质量和心脏收缩能力的评估。

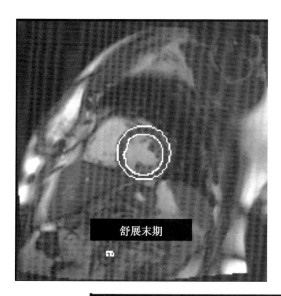
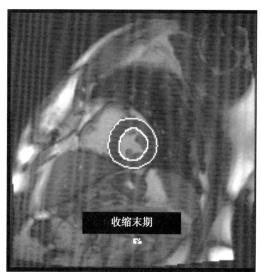

舒展末期　　　　收缩末期

Left Ventricle - Absolute				
Cardiac Function			Normal Range (M)(MRI)	Units
Ejection Fraction	EF	47.9	56.00 ... 78.00	%
End Diastolic Volume	EDV	155.7	77.00 ... 195.00	ml
End Systolic Volume	ESV	81.0	19.00 ... 72.00	ml
Stroke Volume	SV	74.6	51.00 ... 133.00	ml
Cardiac Output	CO	6.42	2.82 ... 8.82	l/min
Myocardial Mass (at ED)		167.3	118.00 ... 238.00	g
Myocardial Mass (Avg)		163.4 ± 5.4	118.00 ... 238.00	g
Filling and Ejection Data				
Peak Ejection Rate		----	n.a.	ml/sec
Peak Ejection Time		----	n.a.	msec
Peak Filling Rate		----	n.a.	ml/sec
Peak Filling Time from ES		----	n.a.	msec

图 28-13 左心室功能参数。上面两图示短轴位真实稳态快速成像(True-FISP)电影序列左心室心外膜和心内膜轮廓勾画。下表示左室射血分数、容积和心输出量。增加心外膜轮廓的勾画可以评价左心室心肌质量。注意本例患者射血分数降低

通过相位对比成像可以评价血流速度、反流分数、分流量或 Qp/Qs（肺循环、体循环血流比）。该技术本身的成像特点决定了其可以准确评价血流量与血流反向数据。设置一个合适的速率编码（velocity encoding，VENC）值对于获得高质量、伪影少的图像至关重要。通常情况下（并非不全部）相位对比成像扫描平面与所需检查的血管或室腔垂直。

临床应用和脉冲序列选择

1. 心肌梗死或心肌病：电影 True-FISP，以及 IR 准备的 GRE 或 True-FISP 钆延迟增强。

2. 致心律失常右心室心肌病/发育不良：电影 True-FISP，有/无脂肪抑制的 T1（首选 DIR），以及 IR 准备的 GRE 或 True-FISP 钆延迟增强。

3. 心脏肿块：电影 True-FISP，有/无脂肪抑制的 T1（首选 DIR），T2（首选 DIR），钆增强 T1，以及 IR 准备的 GRE 或 True-FISP 钆延迟增强。

4. 冠状动脉 MRA：True-FISP，GRE 或亮血对比增强 MRA；黑血 DIR FSE。

5. 瓣膜疾病：GRE 或 True-FISP，相位对比成像计算最大血流速率和反流分数，DIR FSE 观察瓣膜解剖。

要点

1. 心脏和呼吸运动会对心脏 MR 成像带来不利影响。

2. 呼吸运动可通过使用呼吸带或导航回波脉冲来补偿，这两个脉冲都追踪膈肌的运动。

3. 心脏运动可通过 ECG 门控补偿。

4. ECG 门控分为前瞻性、回顾性门控。

5. 前瞻性门控更快，但遗漏了心动周期的 10%~20%。

6. 回顾性门控稍慢，但覆盖了整个心动周期。

7. 黑血静态成像 FSE/HASTE 序列用于评价心脏形态。

8. 大多数 FSE/HASTE 序列通过采用双反转预脉冲改善黑血效果。

9. IR 准备 GRE 或 True-FISP LGE 序列评价心肌梗死，也可用于评价心肌病，甚至心脏肿瘤。

10. 亮血成像 GRE 和 True-FISP 序列可以进行心脏静态成像或电影成像。

11. 心脏功能成像包括通过电影成像后处理获得射血分数、体积和心肌质量或相位对比成像获得血流速度和反流数据。

习题（单选题）

1. 哪种技术可用于呼吸补偿？

a. 导航回波

b. 呼吸带

c. 屏气

d. 以上都是

2. 哪项不是"亮血"技术？

a. FSE

b. True-FISP

c. GRE

d. 钆增强 GRE

3. 电影序列通过哪种门控技术能评价整个心动周期？

a. 前瞻性门控

b. 回顾性门控

c. 两者都不，他们是相当的

4. 计算心肌质量，需要勾画的心脏轮廓是？

a. 心内膜

b. 心外膜

c. 两者都要

5. 下列哪一项是 True FISP 系列不能产生的？

a. 电影图像

b. 静态图像

c. 射血分数

d. 血流速度

6. 下面哪个系列通常可用于"单次激发"？

a. DIR FSE

b. 电影 True FISP

c. HASTE

d. 相位增强

7. 以下哪项可以改善时间分辨率？

a. 较低的 TR

b. 每个节段较高的视野

c. 较短的 R-R 间隙

d. 较高的相位编码步骤

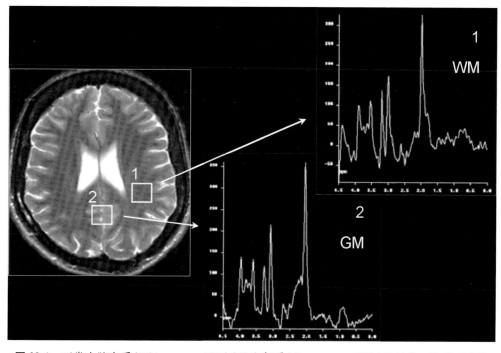

第二十九章

颅内磁共振波谱

简介

磁共振波谱成像（magnetic resonance spectros-copy，MRS）是一种基于磁共振的化学分析技术，其可在任一高场强磁共振中实施。MRS 不仅能提供影像图像，还能提供包括多种化学物质峰值的波谱图，根据通用标准中的化学位移改变，可以明确波普峰值所对应的化学物质成分。正常脑灰质波普与白质波普是有差异的（图 29-1）。磁共振波谱相当于应用在有机化学中的核磁共振（NMR）——目前仅用于患者全身磁共振检查。

MRS 是一种功能成像技术，它可以识别常规MRI 检查未能发现的异常，例如，多形性胶质母细胞瘤（Glioblastoma multiforme，GBM）侵犯邻近脑组织，在常规 MRI 的 T2WI 序列及增强上可能无异常发现，但 MRS 能发现肿瘤邻近脑组织受侵。另外，利用 MRS 还可以区分胶质母细胞瘤复发与放射性坏死。

MRS 和 NMR 相似，给定峰值下面积与组成该峰的质子数成正比。以乙醇（CH3-CH2-OH）为例，甲基（CH3）有三个氢质子，峰值下的面积为3（相对单位），亚甲基（CH2）峰值下面积为 2，羟基（-OH）峰值下面积为 1。因为峰通常具有相同的形状，峰面积的比值也适用于峰高。一般来说，

图 29-1 正常人脑白质（White matter，WM）（1）和灰质（Gray matter，GM）（2）波普。注意正常脑白质的胆碱峰（choline，Cho）高于灰质（第三个高峰）

峰高与给定物质的浓度成正比。MRS 中一个物质能被检测出的最小浓度为 1mmol/L。

　　上述讨论略有简化。实际上,相邻碳原子上的质子对彼此的净磁场是有影响的。因此,乙醇甲基质子在的磁场改变会受到相邻亚甲基质子的影响。在量子力学的角度看,这两个质子的(磁场方向?)既可以都指向上,也可以都指向下;或一个向上,一个向下;或一个向下,一个向上。当它们都指向上时,相邻的甲基质子所经历的净磁场略高于 B_0,当它们都指向下时,净磁场略低于 B_0,这两种情况都可以使峰值位移。质子磁场方向为上、下或下、上两种情况下,磁场互相抵消,导致没有任何相邻质子的质子峰值位置相同。这被

称为"自旋-自旋分裂",它将产生了一个大的峰,其面积或峰高为 3,被划分为三个峰(称为"三重峰"),面积为 1—2—1(图 29-2)。自旋-自旋分裂或"J 耦合"影响了化学位移,增加了峰值识别难度。另外,峰值随着回波时间(TE)的增加而增加。

　　脑部 MRS 通常与 MRI 相结合来识别异常。对于单体素 MRS 成像,在 1.5T MR 设备推荐体积为 8ml,也可以使用更小的体素,但会降低信噪比(signal to noise ration,SNR)(图 29-3)。一般来说峰值高度与场强成正比,所以在 3T MR 设备时可以使用更小的体素,以降低部分容积效应均值。另外,通常在对侧正常脑区采集第二个波谱,以进行对比。

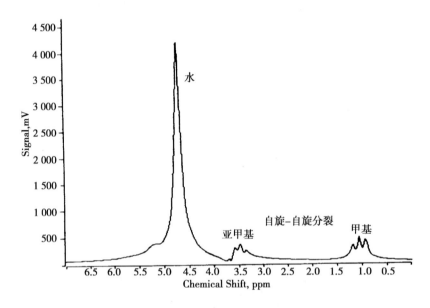

图 29-2　乙醇波谱。注意亚甲基和甲基峰的自旋-自旋分裂

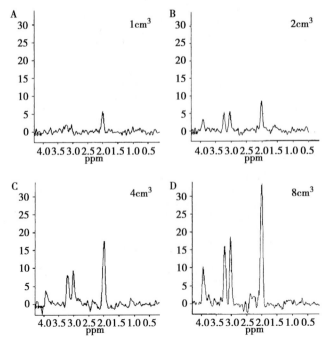

图 29-3　不同体素体积下的信噪比函数 A = 1cm³, B = 2cm³, C = 4cm³, D = 8cm³

体素偶尔没有置于病灶中,而是选择病变之外的脑灰质或白质。图29-1显示了体素放置在建议的位置采集到正常的波谱。对于灰质,置于距状沟皮质,应横跨后半球纵裂池;而一个标准的白质体素应位于较高的顶叶。

当体素被放置在病变上,要使该体素中的磁场变得更均匀或使用"匀场"。匀场提高了均匀性,从主磁场的百万分之一(part per million,ppm)到体素内的0.1ppm(图29-4)。对于多体素技术,必须在整个层面中进行匀场,该方法提供多个1ml的体素。

除了匀场之外,技术人员还必须抑制水的信号,因为水的信号是波谱峰值的代谢产物信号的10万倍。水抑制是通过将体素暴露于射频脉冲,使其达到4.7ppm,将其定义为0ppm。这个通用的标准是四甲基硅烷(tetramethylsilane,TMS)。在相同的化学环境中,有四个甲基(12个质子)使它的峰高为12!峰值位置总是以相对于TMS的ppm表示,因为它在不同场强之间没有变化,而实际的频率位移将随场强不同而改变。因此,在1.5 T获得的数据以ppm表示可以在3 T上应用。

MRS需要预设重复时间(TR)和回波时间(TE)。TR越短,获得的T1权重越多,采集时间越短。与其他物质相比,胆碱(choline,Cho)的T1值更短,所以短TR时,其峰值相对较高(图29-5)。由于Cho被用于肿瘤的诊断,因此对TR进行标准化是很重要的。TE越长,T2权重越大,峰值SNR越低(图29-6)。大多数机构使用TR 1 500ms,及尽可能短的TE(30ms或35ms)来最大化SNR。这就可以用来检测短T2物质(如肌醇和脂质),否则其在较长的TE中已经衰减。

峰值宽度与1/T2成正比,因此具有短T2的血肿,会导致峰值变宽(图29-7)。宽峰值也见于运动和匀场不均的体素(图29-4)。

可检测的代谢物

波谱是从右(0ppm)到左(4ppm)读取。如前所述,基于化学位移识别峰值(图29-1)。在正常脑中,第一个峰位于2ppm处,是N-乙酰天门冬氨酸(N-acetyl aspartate,NAA)的主峰,是正常神经元的标志物。当大脑有占位病变或弥漫性病变(如痴呆或弥漫性轴索损伤)时,NAA会减少,其峰值也降低。

在NAA峰的左肩部2到2.5ppm处有些小峰(图29-1),由谷氨酸(glutamate,Glu)和谷氨酰胺(Glutamine,Gln)组成,作为NAA峰的次级峰。在商业MR设备,最小TE为30ms,由于自旋-自旋分裂,不能区分Glu和Gln,因此将它们统称为"谷氨酸盐复合物(Glx)"。Glx在缺血性脑病和肝性脑病中升高。

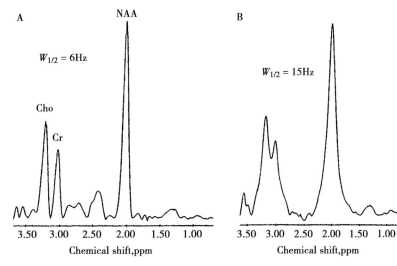

图29-4　匀场的作用。当半场宽最大(FWHM或W1/2)为6Hz时(图A在1.5T拉莫尔频率为64MHZ时为0.1ppm),肌酸(CR)(3ppm)可与胆碱(CHO)(3.2ppm)区分。当匀场只有0.25ppm(图B在1.5T上有15Hz),Cr和Cho峰开始合并

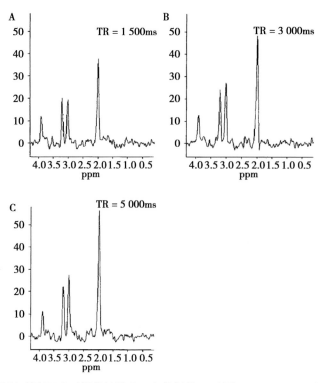

图 29-5 重复时间(TR)对峰值的影响。在较短的 TR(图 A TR=1 500ms),由于胆碱(Cho)的 TE 较短,其在 3.2ppm 的峰值相对其他物质峰值有增加。在更长的 TR(图 C TR=5 000ms)中,类似于磁共振质子密度加权图像,所有的峰具有更大的信噪比(SNR),并且已经"赶上"胆碱的峰值

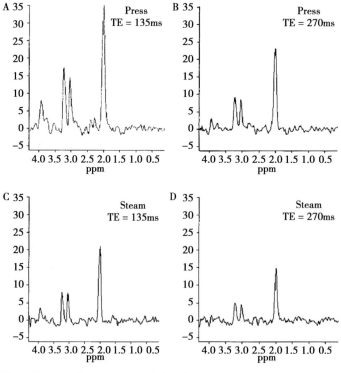

图 29-6 回波时间(TE)和技术对峰值的影响。在相同的 TE 下点分辨波谱(基于自旋回波图 A 和 B)的 SNR 是激励脑回波采集模式(基于激励回波图 C 和 D)的两倍。但是,TE 越长(图 B 和 D),T2 衰减越大,信噪比越低

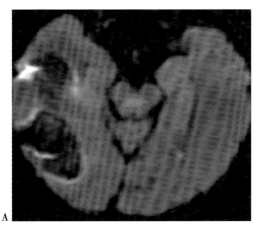
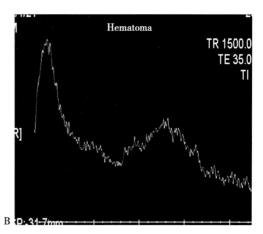

图 29-7 磁化率对峰值的影响。A:平面回波成像(EPI)扩散图像显示低信号区域,由于急性出血中含短 T2 脱氧血红蛋白。B:MRS 显示峰值明显增宽(半最大全宽[FWHM]与 1/T2 成正比)

正常脑中的第二个峰位于在 3ppm 处,为肌酸(Creatine,Cr)峰。Cr 是能量代谢的标志物,在所有峰值中,其峰值最为恒定。因此,当读取波谱时,其他峰值高度可以相对于 Cr 进行比较。Cr 在溺水时减少。

胆碱峰位于 3.2ppm 处,被认为是最重要的峰,因为它在肿瘤中由于细胞膜的破裂而升高(图 29-8)。

在短 TE(30 到 35 毫秒)的情况下,肌醇(mI)峰位于 3.5ppm 处。mI 属于糖类,被认为是"主要的渗透压调节物"。虽然脑的渗透压由多种物质维持,但血浆变为高渗状态时,mI 首先升高,以限制大量水由脑组织进入血液。与 NAA 相比,mI 在胶质瘤、阿尔茨海默病中也升高(图 29-9)。

最后,在 3.9ppm 处出现第二个 Cr 峰。另外,如果基线在波谱的左侧上升,这通常是一个不完全的水抑制的表现,因为水的峰值在 4.7ppm 处。

在某些疾病中,例如放射性坏死,由于细胞膜破坏脂质含量升高(图 29-9B)。因为有许多脂类,它们的化学位移范围可从 0.9ppm 到 1.2ppm。脂质具有短 T2 值,所以只能在短 TE 时看到。

乳酸峰位于 1.3ppm,邻近脂质峰,它在脑缺血时会升高,如中风(图 29-10)。另外,当脑肿瘤生长迅速导致血供不足,发生无氧酵解时乳酸峰也会升高(图 29-11)。当需要从脂质峰中分离乳酸峰时,可以采用标准点分辨光谱技术,TE 设置在 135~144ms 之间,使乳酸的双上升峰反转向下(图 29-11B)。

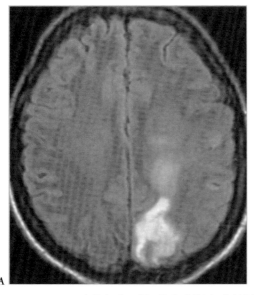
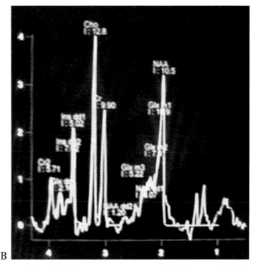

图 29-8 A:39 岁的妇女,感视觉波动数周,非特异性 T2 延长,提示缺血。B:MRS 显示胆碱/N-乙酰天门冬氨酸(CHO/NAA)比值升高,提示肿瘤,病理证实为间变性星形细胞瘤

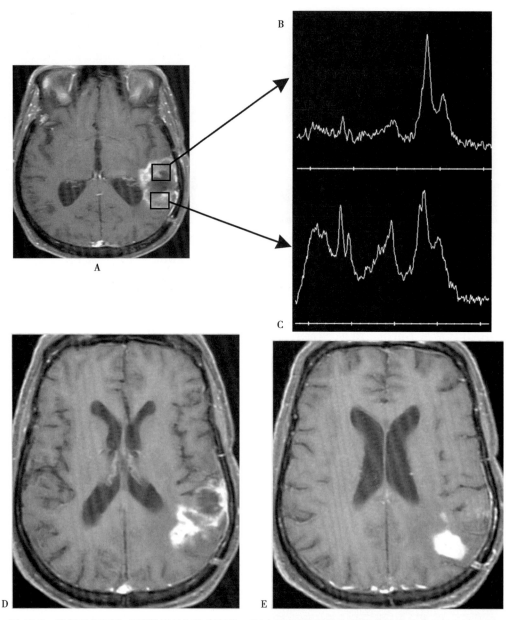

图 29-9 放射性坏死和多形胶质母细胞瘤复发。T1 加权增强图像上见强化肿块(A),MRS 显示肿瘤前部分 Cho 无升高(B),肿瘤后部分 Cho 升高(波谱左侧的最高峰反映升高的 mI 和 ChO)(C)。四个月后肿瘤后部大小增加,支持肿瘤复发(D 和 E)

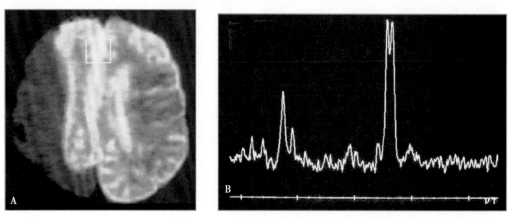

图 29-10 A:大脑前动脉供血区域脑梗死。B:乳酸峰升高(1.3ppm 处升高的双峰,扫描技术采用 point-resolved spectroscopy,TE=270ms)

各种疾病的 MRS 特点

实性肿瘤 Cho 升高,NAA 下降;肿瘤坏死时,脂质和乳酸也会升高(图 29-11)。虽然 Cho/NAA 升高是肿瘤的敏感标志物,但并非特异,在多发性硬化和急性播散性脑脊髓炎中 Cho/NAA 也会升高。

利用 MRS 可以对多形性胶质母细胞瘤复发(Cho/NAA 升高)与放射性坏死(Cho 没有升高,但脂质升高)进行鉴别(图 29-9B)。也可以鉴别坏死性淋巴瘤(Cho 升高)和弓形虫病(Cho 不升高)。

将体素放置在强化或 T2 延长的区域之外,MRS 可以对转移瘤(Cho 不升高)与胶质瘤浸润(Cho 升高)进行鉴别(图 29-12)。

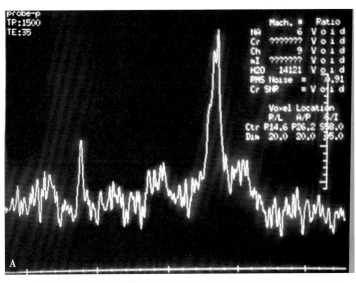

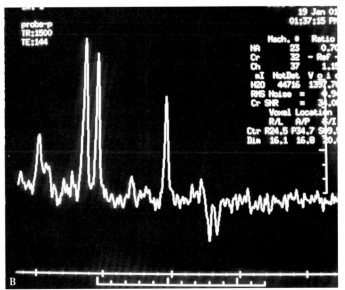

图 29-11　A:扫描技术采用点分辨光谱,TE＝35ms,在 1.3ppm 处正向乳酸双峰。B:一多形性胶质母细胞瘤患者,扫描技术采用点分辨光谱,TE＝144ms,在 1.3ppm 处负向乳酸双峰,有别于脂质峰。另外,还可以看到胆碱/N-乙酰天门冬氨酸比值升高(Cho/NAA)

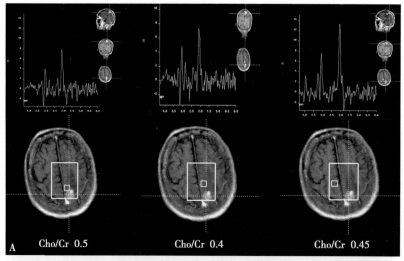

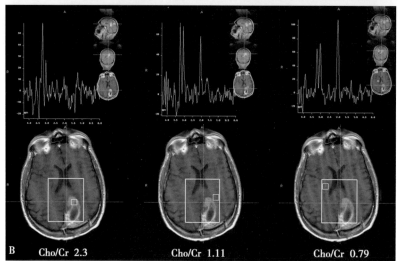

图 29-12 A:肺癌脑转移患者,MRS 体素位于强化的肿块外,在增强区域外胆碱/肌酸比值(ChO/Cr)没有升高,从而证实了该肿块是转移瘤而不是胶质瘤浸润。B:多形性胶质母细胞瘤(GBM)患者,MRS 体素分别位于肿块内(左图),肿块外(中间图)和对侧脑白质(右图),与右图正常 Cho/Cr 相比,肿块内(左图)和肿块外(中间图)Cho/Cr 均升高,且 Cho 是该波普中最高的峰。中间图 Cho/Cr 升高提示在强化区以外有肿瘤浸润

重点

1. MRI 可以对含有运动质子的物质成像。MRS 能显示近 10 种含有质子的不同化学物质,提供特异的诊断信息。

2. MRS 显示的异常,在常规 MRI 可能不被发现,如多形性胶质母细胞瘤浸润。

3. J-耦合会降低峰值高度,与 TE 具有相关性,如 Glu 和 Gln,共同被称为谷氨酸盐复合物(Glx),位于 NAA 左肩处(2ppm 至 2.5ppm)。

4. 物质根据它们相对于在 TMS 在 0ppm(按定义)的百万分之一(ppm)的化学位移来识别。

5. 在正常脑中,NAA 峰(2.0ppm)表示正常神经元;谷氨酸盐复合物 Glx(2~2.5ppm)表示 Glu 和 Gln;Cr(3ppm)表示能量;Cho(3.2ppm)代表细胞膜破裂;mI(3.5ppm)在胶质瘤和高渗状态中升高。Cho 在所有肿瘤和其他一些疾病中升高,如多发性硬化症。乳酸(1.3ppm)提示无氧糖酵解,见于中风、GBMs。脂质(0.9 至 1.2ppm)可见于感染、放射性坏死和肿瘤导致的细胞膜破坏。

习题(单选题和判断题)

1. 正常 MRS 不能观察到下列哪种代谢产物?

　　a. NAA

　　b. 乳酸

　　c. Cho

　　d. Cr

　　e. mI

2. 下列哪种代谢产物在长 TE 中未见?

　　a. mI

　　b. NAA

　　c. Cho

　　d. Cr

　　e. 乳酸

3. 哪种代谢物可以鉴别 GBM 复发与放射性坏死?

　　a. NAA

　　b. Cr

　　c. Cho

　　d. mI

4. 鉴别 AIDS 坏死性淋巴瘤和弓形虫病的最佳代谢物是哪项?

　　a. NAA

　　b. Cr

　　c. Cho

　　d. mI

5. mI 升高可见于?

　　a. 阿尔茨海默病

　　b. 高渗状态

　　c. 神经胶质瘤

　　d. 以上皆是

6. Cho/NAA 升高对肿瘤诊断是特异的。

7. 在给予钆后进行 MRS 检查 Cho/NAA 比值会升高。

8. MRS 峰扩大是由于?

　　a. 运动

　　b. 短 T2 的出血

　　c. 局部金属伪影

　　d. 匀场不均匀

　　e. 以上皆是

高性能梯度

简介

本章将主要讨论高性能梯度的新技术。梯度有许多用途，包括：层面选择、空间编码、流动补偿（flow compensation，FC）、扰相、复卷/倒卷。每次使用梯度时，脉冲周期都会延长［因此最小回波时间（TE）会增加］。

比较图 30-1A 和 B 中的两个梯度，图 30-1A 中的梯度场强是图 30-1B 中梯度场强的 1/2，但梯度作用时间是后者的两倍，因此，这两个梯度具有相同的面积（阴影区域）。对静止的自旋而言，两个梯度都能获得相同的结果（如相位位移），但使用第二个梯度其速度是第一个的两倍，这样可以减少 TE。因此，高场强是高性能梯度的首要要求。

对于高性能梯度而言，不仅要具备高场强，还需要在尽可能短的时间内达到梯度的最大场强（即短暂的上升时间），以缩短梯度的作用时间。因此，高性能梯度的第二个要求是梯度达到其稳态峰值时的速度快慢（图 30-2）。最大梯度（G_{max}）与上升时间（rise time，t_R）之比称为梯度切换率（slew rate，SR）。

$$SR = slew\ rate$$
$$= G_{max}/t_R\ (in\ mT/m/sec)$$

（公式 30-1）

早期梯度的 G_{max} 为 $3mT/m - 6mT/m$，t_R 为 $1.5ms \sim 2ms$（即 SR 为 $1.5mT/m/ms \sim 4mT/m/ms$）。20 世纪 80 年代中期，通用电气公司（GE）推出了屏蔽梯度，G_{max} 达到 $10mT/m$，t_R 为 $0.675ms$（即 $SR = 15mT/m/ms$）。目前，新的高性能梯度系统 G_{max} 为 $40mT/m$，t_R 低至 $0.18ms$，SR 可高达 $200mT/m/ms$。

高性能梯度的要求如下：
1. 高梯度场强（G_{max}）
2. 短暂上升时间（t_R）
也就是高的切换率（G_{max}/t_R）。

高性能梯度的优势

1. 梯度周期缩短。如前所述，较强的梯度可以在较短的时间内完成。以流动补偿为例，图 30-3 显示了两个具有相同作用的 FC 梯度，但后者的梯度场强高于前者（$G' > G$），因此后者的梯度周期缩短（$T' < T$）。（另外，由于流体自旋的相位积累具有二次性质，梯度场强与其作用时间之间并非正相关或负相关的关系，如梯度场强增加一倍并不会使梯度作用时间减半），高阶运动（如加速、急动）需要增加更多的梯度叶。可见，高性能梯度可以缩短梯度周期，从而可以使用更短的 TE（减少去相位）和 TR（用于快速扫描）。

2. 小视野（field of view，FOV）扫描。在第 15 章已介绍，某一个轴的梯度场强大小与 FOV 的大小成反比：$FOV = BW/(\gamma G)$，其中 G 是梯度场强，BW 是带宽，定义为 $BW = 2f_{max}$，其中 f_{max} 是尼奎斯特频率（见第 12 章）。因此，增加 G 值可以减少 FOV，从而获得更高的空间分辨率（如对脑垂体等小器官或组织的高分辨率成像，），也可以用公式这样表示：$FOV_{min} = BW/(\gamma G_{max})$。

3. 因为空间分辨率等于 FOV 除以相位编码数，即：空间分辨率 $= FOV/N$。

由此，减小 FOV（相位编码数 N 不变的情况下），高空间分辨率得以提高。

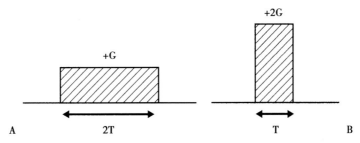

图 30-1　(B)图的梯度场强是(A)图的两倍,但是梯度持续时间为(A)图的一半,因此,两者都具有完全相同的面积,对于静止的自旋具有相同的结果。然而,(B)图的梯度速度更快,这是进行快速扫描所需要的条件

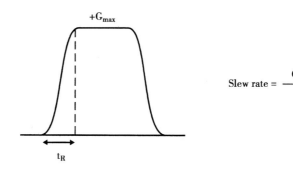

图 30-2　如图所示,梯度达到其峰值(G_{max})需要一定的时间(t_R)。两者的比值 G_{max}/t_R 称为梯度切换率(slew rate,SR),单位为 mT/m/ms

$$Slew\ rate = \frac{G_{max}}{t_R}$$

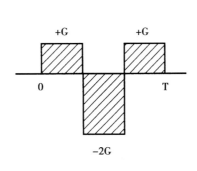

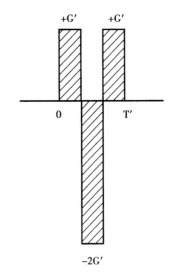

图 30-3　利用高性能梯度,可以更快地完成流动补偿(flow compensation,FC)(同样通过增加梯度强度和减少梯度持续时间,从而实现相同的面积)

示例

对于一个标准的高磁场系统,BW = 32kHz (±16kHz)和 G_{max} = 10mT/m,即 FOV_{min} = 32kHz/ (42.6MHz/T×10mT/m) = 7.5cm,如果 G_{max} 增加到 25mT/m,即 FOV_{min} = 32kHz/(42.6MHz/T × 25mT/m) ≅ 3cm。如果将 BW 降低至 16kHz (68kHz),则最小 FOV 将进一步降低至约 1.5cm。

4. 可以进行更快速地成像,包括更快的快速自旋回波(fast spin echo,FSE),梯度自旋回波(gradient and spin echo,GRASE)以及平面回波成像(echo planar imaging,EPI)。

5. 能够进行 3D-FSE 成像(3D T2WI 在脑和脊柱的检查中很有价值)。

6. 能够对比增强磁共振血管造影(CE MRA),可以在钆剂首过动脉或静脉时采集图像(首过技术)或钆剂通过 k 空间的中心时采集图像(偏中心技术)。

7. 通过相位对比(PC)技术可以检测流速非常缓慢的血流或脑脊液。

8. 由于对慢速血流的敏感度提高,优化了 PC MRA 检查时间(缩短流动编码梯度的作用时间,从而缩短 TR)。

9. 可以进行 CSF 高分辨率成像,显示 CSF 的小分流。

10. 能够进行超高分辨率 MRA 成像（FOV22cm,矩阵 1 024×1 024,分辨率 250μm）。

11. 能够进行高分辨率（空间和时间）MR 动态扫描,通过缩短 TE 和 TR,可以在相同的采集时间内在给定的 FOV 下采用更大的矩阵。因此,空间和时间分辨率都得以提高。以乳腺癌动态 MRI 扫描为例,采用 turbo FLASH 序列,TR = 7ms,TE = 3ms,矩阵=128×128,采集时间 = 7×128 = 896ms ≅ 0. 9s。

12. 能够缩短最小 TE,从而最大限度地减少失相位并能增加 T1 对比度。例如,使用高性能梯度注射常规剂量的钆剂便能得到高剂量钆剂的图像质量,或者仅用半剂量的钆剂便能获得一倍剂量的图像质量。

钆剂注射后的 MR 快速成像系列可以评价大脑、心脏灌注缺损,并提示缺血。另外,通过向任何脉冲序列添加扩散敏化梯度脉冲,可以进行扩散成像。目前该技术主要应用于缺血性脑血管病的早期检测。

要点

高性能梯度的出现使 MRI 发生了巨大的进步。简而言之,梯度场强度越高,作用时间越短,梯度周期越短,从而缩短了最小 TE 和 TR,而后两者的缩短,最终导致图像采集时间缩短。总之,高性能梯度的应用,使 MR 扫描技术得以改进,并促进了新技术的开发,包括更快的扫描技术（包括 EPI、GRASE、3D-FSE、CE MRA 等）、提高空间和时间分辨率、更小的 FOV、高分辨率的 MRA（包括 TOF 和 PC 技术）提高了小血管和血流的可视化,改善脑脊液成像等等,不再一一赘述。

习题（单选题）

1. 高性能梯度的要求

a. 高梯度强度（G_{max}）

b. 短期提升时间（t_R）

c. 以上两者都是

d. 以上两者都不是

2. 梯度切换率的定义是

a. t_R / G_{max}

b. G_{max} / t_R

c. $\gamma G_{max} / t_R$

d. 以上都不是

3. 高性能梯度的优点包括以下各项,除外哪项

a. 快速扫描

b. 更小 FOV

c. 减少化学位移

d. 扩散成像

4. 具有不同形态但面积相同的两个梯度（图 30-1）,对下列哪项具有相同的效应（即相位变化）

a. 静止自旋

b. 流动自旋

c. 以上两者都是

d. 以上两者都不是

第三十一章

MRI 多序列组合

简介

到目前为止,已经学习了很多的磁共振成像序列,这些序列看起来有些相互关联,但也有很大不同。我们所研究的脉冲序列是 MRI 的基本序列,但可以进行更多的序列组合,在本章中,我们将了解这些序列组合的相互关系。

基本结构单元

构建 MRI 脉冲序列所需的基本要素可以简化为四个部分:准备脉冲(可选)、射频(RF)脉冲、重聚焦机制、以及读出过程(表 31-1)。显然,这样的构建相对简单,它省略了某些要素,如相位编码过程,其存在于每个序列中。脉冲的构建还对同时进行的梯度回波(GRE)序列的梯度重聚焦机制和频率读出过程进行了人为的区分。此外,180°重聚焦 RF 脉冲在快速自旋回波(FSE)技术中非常重要,不仅用于重聚焦还用于产生多个读出过程。尽管存在缺点,这种方法对于理解不同厂家设备的新序列是有用的。

表 31-1 磁共振多系列组合

准备脉冲	射频脉冲	重聚焦	读出过程
反转恢复(IR)(180°脉冲)	90°	180°	单次
			自旋回波(SE)
			梯度回波(GRE)
脂肪饱和度(光谱或化学饱和度)	<90°	梯度	多次(分段)
			快速自旋回波(FSE)
			平面回波成像(EPI)
磁化转移对比度(MTC)			多次(单次激发)
			平面回波成像(EPI)
			单次激发快速自旋回波(SSFSE)/半傅立叶获得的单次自旋回波(HASTE)

表 31-2 反转恢复组合

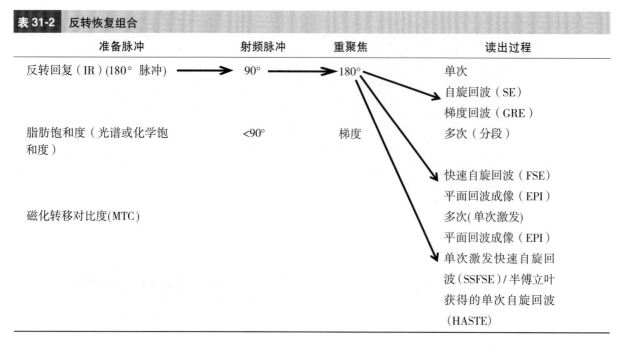

准备脉冲	射频脉冲	重聚焦	读出过程
反转回复（IR）(180°脉冲)	90°	180°	单次 自旋回波（SE） 梯度回波（GRE） 多次（分段）
脂肪饱和度（光谱或化学饱和度）	<90°	梯度	快速自旋回波（FSE） 平面回波成像（EPI） 多次(单次激发)
磁化转移对比度(MTC)			平面回波成像（EPI） 单次激发快速自旋回波（SSFSE）/半傅立叶获得的单次自旋回波（HASTE）

准备脉冲（可选）：准备脉冲出现在其他三个要素之前，但它也是一个可选要素。当在序列中使用准备脉冲时，它作为根脉冲序列在图像的表现中有重要作用。有三种基本类型的准备脉冲：（ⅰ）180°RF 反转脉冲，（ⅱ）脂肪饱和（或化学饱和）脉冲（通常为 90°RF 脉冲），（ⅲ）磁化传递脉冲（magnetization transfer contrast，MTC）。这三种脉冲都具有不同的特性，产生不同的效果。在前面的章节中已讨论了这些脉冲，需要注意的是，任

何这些准备脉冲都可用于任何脉冲序列，以达到期望的图像效果。

例如，STIR 和 FLAIR 系列中均使用了 180°的 RF 脉冲，两者的变化仅是反转时间(TI)、重复时间(TR)和回波时间(TE)（常规 IR 和快速 IR 的途径如表 31-2 所示-新的应用见图 31-1）。在双反转恢复（double inversion-recovery，DIR）（或黑血）技术中使用 180°RF 脉冲可抑制血流，这在心血管成像中非常有价值。该技术使用非层面选择

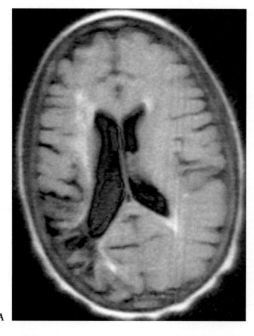 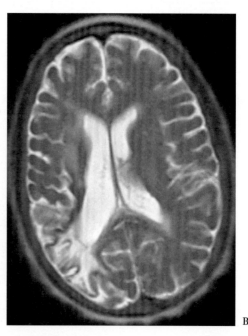

图 31-1 不合作患者头颅 MR。A:快速自旋回波（SSFSE）液体衰减反转恢复（FLAIR）图像。B:同层面 SSFSET2WI。

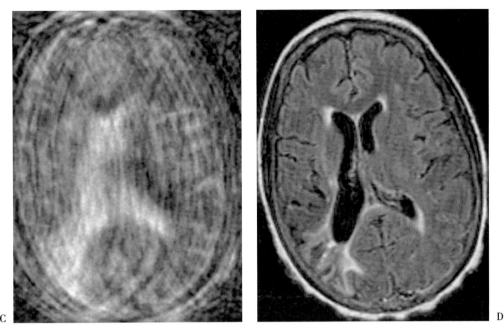

图 31-1(续)　C:T2WI 运动伪影明显。D:患者更合作时 FLAIR 图像。可见脑室周围白质缺血性改变和右顶叶陈旧性梗死。展示了新的 MR 快速成像技术用于不合作患者检查

180°脉冲,随后使用层面选择 180°脉冲。如再增加第三个 180°脉冲来消除脂肪,称为三反转恢复(Triple Inversion-Recovery,TIR)或脂肪饱和黑血技术——实际上它仅是 STIR 和 DIR 的组合(图31-2)。反转脉冲在心脏成像中用于钆延迟强化(late gadolinium enhancement,LGE)成像识别梗死心肌,这是非常有价值的。注射钆对比剂后 10 分钟~20 分钟,使用 IR-GRE 技术,在 TI 设置为 200 毫秒~300 毫秒时,正常心肌信号为"零"或"无"。(表 31-3 和图 31-3)此外,脂肪饱和(化学饱和)可用于 SE、FSE、GRE 和 EPI 等序列,即任何类型的读出过程。(表 31-4 列出了一些比较常用的组合,如图 31-4 所示。)因此,准备脉冲可与任何序列联合应用,任何准备脉冲组合都可以在射频脉冲之前完成,以达到预期的效果。

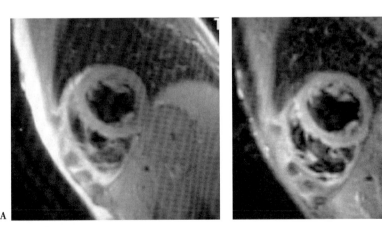

图 31-2　A:心脏双反转恢复(DIR)或黑血技术短轴位。B:与 A 同层面三反转恢复(TIR)技术。注意与 DIR 相比,在 TIR 图上脂肪被抑制

表 31-3 反转恢复梯度回波组合

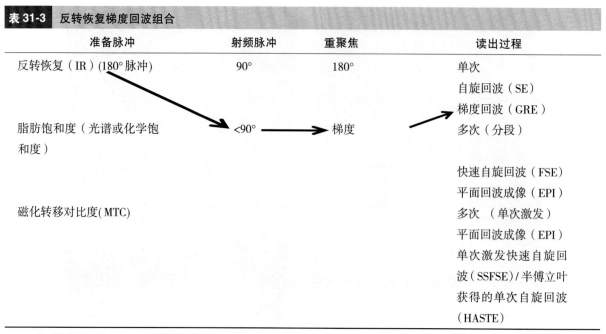

准备脉冲	射频脉冲	重聚焦	读出过程
反转恢复（IR）(180°脉冲)	90°	180°	单次
			自旋回波（SE）
			梯度回波（GRE）
脂肪饱和度（光谱或化学饱和度）	<90°	梯度	多次（分段）
			快速自旋回波（FSE）
			平面回波成像（EPI）
			多次 （单次激发）
磁化转移对比度(MTC)			平面回波成像（EPI）
			单次激发快速自旋回波（SSFSE）/半傅立叶获得的单次自旋回波（HASTE）

心脏延迟强化扫描路径。

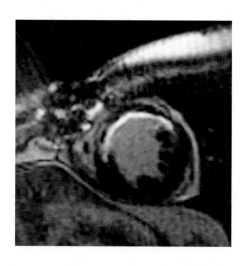

图 31-3 心脏短轴位 IR-GRE 延迟强化显示左心室前壁、间隔壁透壁性强化，提示心肌梗死（TR7/TE3/TI150msec）。TE，回波时间;TI,反转时间; TR,重复时间

表 31-4 脂肪饱和组合

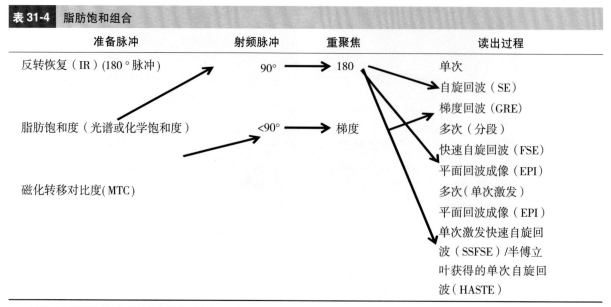

准备脉冲	射频脉冲	重聚焦	读出过程
反转恢复（IR）(180°脉冲)	90°	180	单次
			自旋回波（SE）
			梯度回波（GRE）
脂肪饱和度（光谱或化学饱和度）	<90°	梯度	多次（分段）
			快速自旋回波（FSE）
			平面回波成像（EPI）
			多次（单次激发）
磁化转移对比度(MTC)			平面回波成像（EPI）
			单次激发快速自旋回波（SSFSE）/半傅立叶获得的单次自旋回波（HASTE）

显示了典型的途径,但任何组合都是可能的。

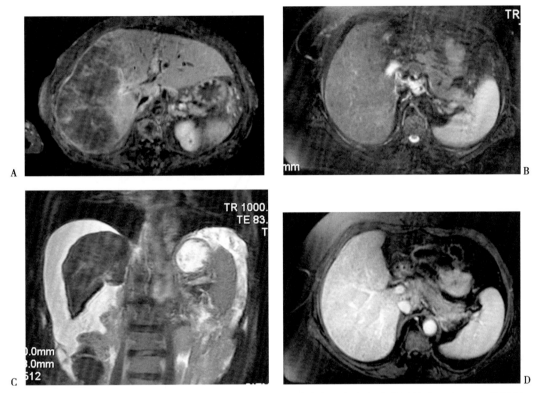

图 31-4 化学(频率)脂肪饱和示例。A:肝右叶弥漫性转移瘤患者常规自旋回波(CSE)T1WI 钆增强扫描(TR 467/TE 14msec)。B:铁沉积结节和肝硬化患者 FSET2WI(TR 4 000/TE 84msec)。C:肝硬化、腹水和多发转移患者 HASTET2WI(肝硬化患者中较少见;TR 1 000/TE 83msec)。D:与(B)相同的患者 SPGRT1WI 钆增强扫描(TR 160/TE 4msec)。TE:回波时间;TI:反转时间;TR:重复时间

RF 脉冲:如果没有预脉冲,RF 脉冲是序列的开始。正如前面所述,RF 脉冲引起系统内共振,并使纵向磁化矢量翻转到横向平面。90°脉冲用于 SE 系列,部分翻转角脉冲($\alpha < 90°$)用于 GRE 系列。通过改变 TR、TE 和翻转角(梯度技术)实现 T1WI、T2WI 或质子密度加权成像。同样,上述准备脉冲均可用于任何 RF 脉冲。

聚相位机制:正如在前面的章节中所讨论的那样,自由感应式衰减产生较早,衰减太快,导致没有足够的时间在空间上对信号进行编码并将其读出(除了目前正在开发的超短 TE 技术)。可以通过自旋聚相位解决这个问题,聚相位可采用 180°的脉冲或者聚相位梯度完成。前者不仅消除了外磁场的不均匀性,还可以在 T2 曲线上测量信号;后者扫描速度更快,但不能从更陡的 T2* 曲线测量信号。梯度重聚焦机制可用于任何射频翻转角度,但对于 180°聚相位脉冲情况则不同,它只采用 90°射频脉冲,而不能采用部分翻转角射频脉冲(见第二十章)。

读出过程:读出过程是一个集合概念,它即包含频率编码梯度(GRE 序列中的聚相位梯度),也包含了额外的任何读出过程的重复(伴随着不同的相位编码过程),例如在 FSE 系列中增加的 180°RF 脉冲,或 EPI 系列中在频率编码方向和相位编码方向上替换的梯度。总的来说,一个 RF 脉冲之后的读出过程可以填充 k 空间的单行或多行(节段性填充或多次激发填充 k 空间)或填充 k 空间所有各行(采用单次激发技术)。梯度场和计算机技术的进步使得任何技术的读出过程都可能得以实现。例如,前面已经讨论过 SE 序列,它填充了 k 空间的单行,而 FSE 系列填充了 k 空间的多行,而 HASTE 或 SSFSE 通过单个 RF 脉冲或单次激发填充了 k 空间的所有各行(表 31-5 和图 31-4A-C)。从表 31-5 中,还可以看到,在典型的 SE 成像中,可以执行任何准备脉冲和任何形式的读出过程(单行,节段性或单次激发)。对于更快的自旋回波成像,采用单次激发技术,可以执行 EPI 读出过程,例如扩散加权成像(表 31-6 和图 31-5)。

大多数梯度序列中每个 RF 脉冲填充 k 空间的一行,但是,诸如快速梯度回波链等新技术已被应用,它属于 GRE 系列,可以节段性填充 k 空间

（每个 RF 脉冲填充 k 空间的 4 行），在心脏灌注成像中有重要意义（表 31-7 和图 31-6）。

现在可以更容易地理解 MRI 序列（尤其在较新的应用中）通常是一系列基本构成要素相互混合、匹配形成一个全新的序列组合以实现特定的扫描目。

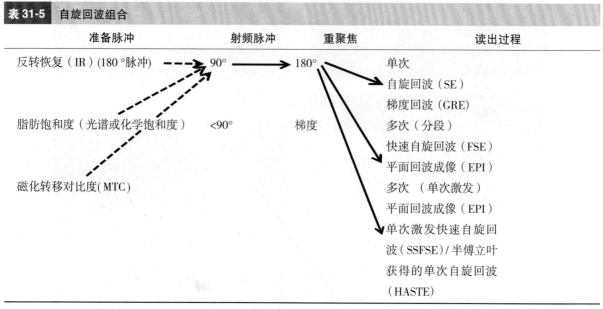

表 31-5　自旋回波组合

准备脉冲	射频脉冲	重聚焦	读出过程
反转恢复（IR）(180°脉冲)	90°	180°	单次 自旋回波（SE） 梯度回波（GRE） 多次（分段） 快速自旋回波（FSE） 平面回波成像（EPI） 多次 （单次激发） 平面回波成像（EPI） 单次激发快速自旋回波（SSFSE）/半傅立叶获得的单次自旋回波（HASTE）
脂肪饱和度（光谱或化学饱和度）	<90°	梯度	
磁化转移对比度（MTC）			

虚线表示可选的脉冲。

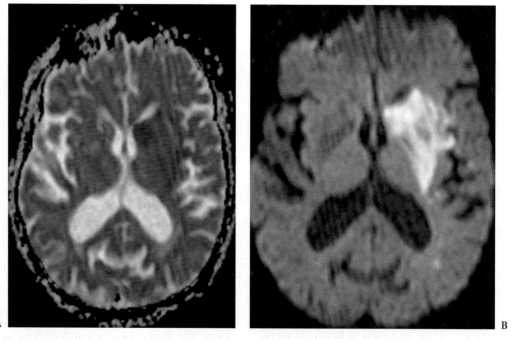

图 31-5　左侧大脑中动脉阻塞累及豆纹动脉分支所致基底节急性脑梗死患者 SE-EPI 图（A）：b0 和（B）扩散加权

表 31-6　自旋回波-平面回波成像组合

准备脉冲	射频脉冲	重聚焦	读出过程
反转恢复（IR)(180°脉冲)	90°	180°	单次 自旋回波（SE） 梯度回波（GRE）
脂肪饱和度（光谱或化学饱和度）	<90°	梯度	多次（分段）
			快速自旋回波（FSE） 平面回波成像（EPI） 多次（单次激发）
磁化转移对比度(MTC)			平面回波成像（EPI） 单次激发快速自旋回波（SSFSE）/半傅立叶获得的单次自旋回波（HASTE）

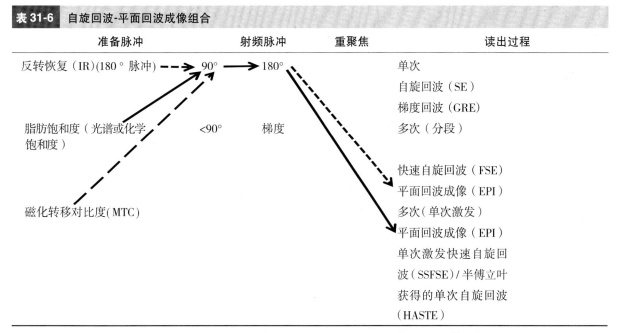

实线表示典型的扩散加权图像，虚线表示可选的组合方式。注意为避免化学位移伪影，EPI 图像通常是在脂肪抑制的情况下进行扫描。

表 31-7　梯度回波-平面回波成像组合

准备脉冲	射频脉冲	重聚焦	读出过程
反转恢复(180°脉冲)	90°	180°	单次 自旋回波（SE） 梯度回波（GRE）
脂肪饱和度（光谱或化学饱和度）	<90°	梯度	多次（分段） 快速自旋回波（FSE） 平面回波成像（EPI） 多次（单次激发）
MTC			平面回波成像（EPI） 单次激发快速自旋回波（SSFSE）/半傅立叶获得的单次自旋回波（HASTE）

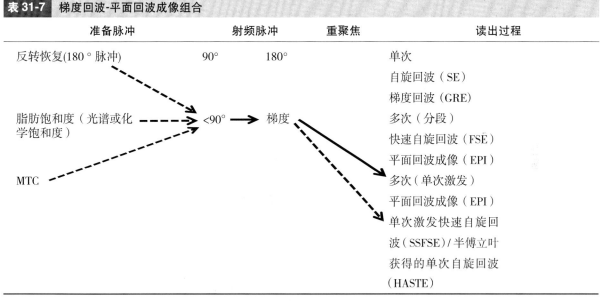

实线表示 FGRET 的 GRE-EPI 序列,虚线表示可能的其他组合。

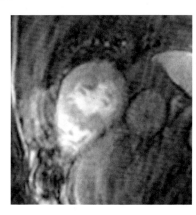

图 31-6　左心室短轴位 T1WI 钆对比剂动态灌注扫描显示心肌的正常强化过程（TR 6/TE 1.5msec）。TE:回波时间；TR:重复时间

要点

1. 每个脉冲序列都可以被简单地看作是：准备脉冲（可选）、RF 脉冲、聚相位机制和读出过程。

2. 准备脉冲主要由三种：（ⅰ）180°RF 脉冲（翻转脉冲）、（ⅱ）脂肪饱或（化学饱和）脉冲和（ⅲ）磁化传递（MT）脉冲。

3. RF 脉冲可以是 90°RF 脉冲或部分翻转角（α<90°）脉冲。

4. 聚相位机制可采用 180°RF 脉冲或聚相位梯度。

5. 读出过程可以是在一次 RF 脉冲后填充 k 空间的单行或多行（节段性），或所有各行（单次激发）。

6. 除了部分翻转 RF 脉冲和 180°聚相位脉冲外，上述任何一种都可以任意组合、匹配以满足成像的特点及扫描速度的需要。

习题（判断题和单选题）

1. 准备脉冲是 MRI 脉冲系列必需的。

2. 一个 180° 准备脉冲后可以采用 GRE 序列。

3. 180°聚相位脉冲可以用于 GRE 系列。

4. 下列序列中，不可用的是？

a. MTC，90°RF，180°聚相位脉冲，单行读出

b. 脂肪饱和，90°RF，180°聚相位脉冲，多行读出（分段性）

c. 180°反转脉冲，<90°RF，梯度聚相位，单行读出

d. 无准备脉冲，90°RF，180°聚相位脉冲，多行读出（单次激发 EPI）

e. 以上都不是；它们都可用

5. 基于 FSE 或 EPI 技术单次激发多次读出是可变的。

第三篇

高级扫描技术

第三十二章

磁敏感加权成像

简介

磁敏感加权成像（susceptibility-weighted imaging，SWI；Siemens）由 Mark. Haacke 博士 20 世纪 90 年代中期研发，相对于传统的梯度回波序列（GRE），对磁化率效应更加敏感，能生成具有更高空间分辨率和更强对比度的图像。通用和飞利浦也有相应的技术，它们分别是对局部磁化率敏感的磁敏感加权血管成像（susceptibility weighted angiography，SWAN）和静脉血氧水平依赖（blood oxygen level dependent，BOLD）。

功能磁共振成像相似性

SWI 最初被称为"Avid BOLD"是由于很多早期应用依赖 BOLD 对比，比如运用功能磁共振成像（fMRI）检测脱氧血红蛋白（deoxyHgb）。功能磁共振的成像原理是基于局部脑实质含氧血红蛋白（oxyHgb）量增加，因此需要一个特定动作来激发局部脑功能区。含氧血红蛋白具有抗磁性，在诸如 GRE 或 SWI 这样的 T2* 加权像上呈高信号。流入脑组织的正常血液并未被有效激活，正常血液由于氧的消耗有一定数量的顺磁性脱氧血红蛋白存在。顺磁性的脱氧血红蛋白在 T2* 加权像呈黑色，相对于脱氧血红蛋白的黑色背景，被过量氧合血红蛋白激活的脑组织呈高亮白色，经过多次激发和静息重复，由氧合血红蛋白激发出的额外信号变得具有统计学意义，说明大脑正处于被激活状态。这就是 fMRI 基础。

SWI 的临床应用

SWI 是有效检测磁化率细微变化引起局部顺磁性效应的最佳 MRI 技术，例如：血红蛋白的顺磁形式如脱氧血红蛋白、细胞内/胞外高铁血红蛋白、含铁血黄素以及其他脑内铁蛋白。SWI 可以发现由弥漫性轴索损伤（又名剪切伤）引起创伤性脑损伤中的小出血灶，是急性出血（脱氧血红蛋白）还是慢性出血（含铁血黄素），例如，铁表面沉着症（图 32-1）。SWI 可以用于鉴别多发性海绵状血管瘤是家族性还是与放射治疗相关，也可显示高血压性血管病和脑血管淀粉样变所致微出血（图 32-2）。

磁化率

磁化率 χ 定义为体素的感应磁场 H 与诱导磁场 B 之比：χ＝H/B。在真空或空气中因为没有什么可以被磁化，所以磁化率 χ 为 0。大多数生物物质是抗磁性的，磁化率 χ 为负值（-10），包括水、脂肪和钙。负的磁化率抵抗主磁场，减弱组织体素感应磁场。顺磁物质如钆和带有不成对电子的血红蛋白磁化率为 1，超顺磁性物质如铁蛋白、含铁血黄素和超顺磁氧化铁对比剂的磁化率大约为 5 000（图 32-3）。铁磁性物质如铁和钢的磁化率超过 10,000。所有具有正磁化率的物质都会加强主磁场，使局部强化。

相位图

SWI 基于相位图。相位 Ø 是磁化矢量在频率 ω 进动产生的，根据 Larmor 方程 ω＝γB，其中 γ 是磁旋比，B 是局部磁场。相量 Ø 的产生取决于回波时间（TE），它允许自旋以频率 w 进动。具体而言，对于左手系统，

$$Ø＝γ×\Delta B× TE+Ø_0$$

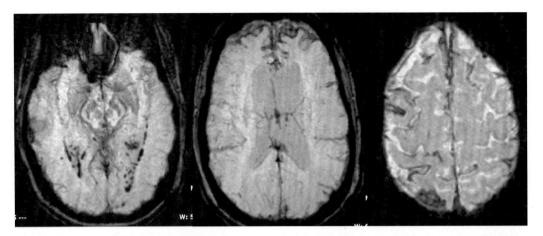

图 32-1　大脑前动脉（ACA）动脉瘤破裂引起脑表面铁质沉积，磁敏感加权成像（SWI）显示软脑膜呈黑色（图由 Peter Shimkin 博士提供）

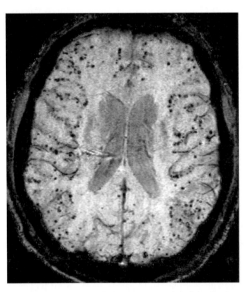

图 32-2　脑血管淀粉样变在磁敏感加权成像（SWI）上显示多个微出血灶（图由 E. Mark Haacke 博士提供）

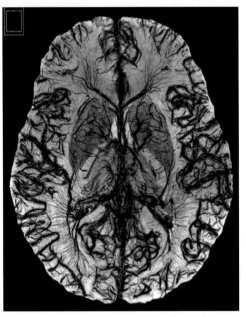

图 32-3　菲立磁（超顺磁性氧化铁［Super-paramagnetic Iron Oxide，SPIO］）造影磁共振血管成像（MRA）和磁共振静脉成像（MRV），场强为 7T，图像分辨率为 $100\mu \times 200\mu \times 1.2mm$（图由 E. Mark Haacke，YulinGe 和 Saifeng Liu 三位博士提供）

ΔB 是磁场差，$\varnothing_0$ 是由线圈灵敏度和组织导电率引起的与 TE 无关的相位偏移，包括空气-组织界面。另外，左手系统和右手系统的差异仅仅只是相位图上定义某物看起来是明亮还是黑暗。对于左手系统，相位图上明亮的物质与定量磁化率成像（Quantitative Susceptibility Mapping，QSM）上所表现类似（见下文）。

局部磁场 B 是由于主磁场 B_0 磁体阻抗不良或匀场不佳引起磁场的不均匀性改变。在体素水平，局部磁场随局部磁化率的变化而变化。由于组织间磁化率不同，源于局部进动频率得到的相位可形成不同对比的磁共振图像，将质子密度、T1 或 T2 加权像区分开来。

SWI 第一步是从 3D 完全流动补偿 GRE 数据集中获取相位图。早期的 SWI，TE 时间长达 40 毫秒才能产生组织之间的相位差。然而，长 TE 导致较大的 $T2^*$ 衰减和较低信噪比（SNR）。随着磁共振扫描仪不断更新，梯度磁场不断增强，即使

TE 时间低于 2 毫秒也能维持良好信噪比。

原始相位图在某种程度上与局部背景存在混淆,正如前面所讨论的,静态场强的不均匀是指在组织体素中局部相位的增加或减少。因为它们分布在许多体素上,所以可以把它们看作是低频变化。如果在 k 空间中应用高通(64×64)滤波器,只允许高频通过,则可以消除令人困扰的背景低频相位变化带来的影响。对于具有 5mm 空间分辨率的 512×512 矩阵而言,相当于在背景相位中滤除 16 像素或 8mm 的不均匀性因素。

通过幅度图像(Magnitude Image)和相位图像 融合得到 SWI

一旦背景相位变化被滤除,"正确"的相位图像被用于生成相位蒙片。所有低于某个值的像素的相位改变被归为 0,而所有高于该值的相位变化归为 0 和 1 之间并被灰阶化。然后相位蒙片与幅度图像多次融合,产生 SWI 图像。因此,如果静脉中顺磁性脱氧血红蛋白的相位变化低于该特定值,将不产生信号,这就是静脉在 SWI 图像呈黑色的原因,由于不同静脉中相位变化取决于它们如何定向到主磁场(z 轴),所以该阈值确保所有静脉呈无信号。在 3T 时尤为如此,其中固有相位变化是 1.5T 的两倍。

磁共振静脉成像源自 SWI 最小信号强度投影

SWI 可通过最小信号强度投影生成静脉图像。在创伤病例中,主要是通过上下滚动轴位图像以确定给定层面上黑点是球形还是管状,以证明是点状出血还是正常静脉。SWI 也用于评估动静脉畸形、发育性静脉畸形中流速缓慢和摄氧增加(图 32-4)、多发性硬化和脑肿瘤等情况中静脉成分。对于原发性脑肿瘤,SWI 检测到出血说明肿瘤恶性可能性更大,例如 Ⅲ 级(间变性星形细胞瘤)或 Ⅳ 级(多形性胶质母细胞瘤)肿瘤。对于转移性肿瘤,瘤内出血提示某些具有出血倾向的癌症,如黑色素瘤(图 32-5)、肺癌、甲状腺癌、绒毛膜癌、肾癌和乳腺癌。

运用 SWI 鉴别铁和钙

SWI 相位图可区分钙化和铁蛋白以及出血中顺磁性物质(图 32-6)。顺磁物质推进相位和抗磁性物质如钙化延缓相位。在左手定则的磁共振机器中(如西门子),SWI 相位图上的推进相是亮

的,相位延迟是暗的;而在右手定则的磁共振机器中则相反。

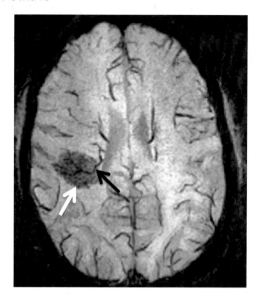

图 32-4　发育性静脉畸形(Developmental Venous Anomaly,DVA)显示摄氧量增加,区域中较大的脱氧血红蛋白(deoxyHgb)(白色箭头处的较暗信号)由 DVA(黑色箭头)缓慢引流(图由 Peter Shimkin 博士提供)

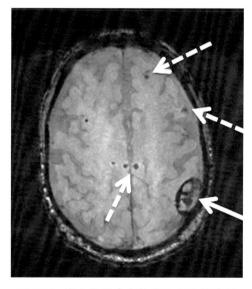

图 32-5　出血性黑素瘤转移灶在磁敏感加权成像(SWI)呈黑色。较小的出血性转移灶(虚线箭头)呈均匀黑色,较大的出血性转移灶(箭头)信号不均,代表出血和实性成分混合(图由 Peter Shimkin 博士提供)

定量磁化率成像

定量磁化率成像(quantitative susceptibility mapping,QSM)通过在体素强度与磁化率之间建

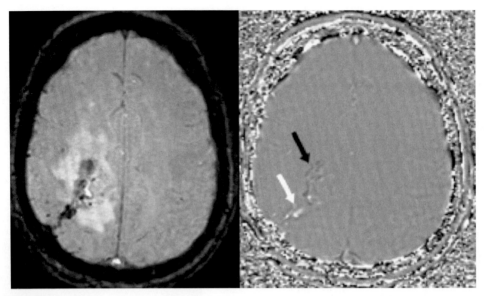

图 32-6   新近活检的Ⅲ级少突神经胶质瘤磁敏感加权成像（SWI）图像（左）和相位图（右）。相位图显示高信号（白箭头），即活检后出血，而低信号（黑箭头）是肿瘤内钙化（J Berberat, et al, AJR2014;202,847-850。经 AJR 许可转载）

立线性关系,更好地消除背景相位不均匀性从而更准确地反映真实相位。这些技术仍处于实验阶段,包括从多个方位扫描感兴趣区（由于多次触发需要额外时间）以及单次触发称为"偶极场投射法"和"基于形态学相似性的反演方法"以获得磁化率图谱。QSM 比 SWI 相位图鉴别铁和钙更敏感,但是 QSM 可能实际意义不明显,因为 CT 检查显示完全钙化的许多病变实际上也含铁（"铁钙质沉着症"）。

当 QSM 代替相位图生成蒙片,产生一种更好的 SWI 形式,称为"真正的 SWI"。在这种图像中,方位和相位形状的影响被消除。

除了在大脑的诸多应用外,SWI 还被用于检查脊髓出血、肝脏含铁质沉着小结节,以及前列腺癌出血和钙化鉴别。

要点

1. SWI 对磁化率效应更敏感并且比传统 GRE 成像空间分辨率更高。

2. SWI 使用 64×64 高通滤波器来消除背景低频相位变化带来的影响。

3. 高分辨率相位蒙片乘以幅度图数次数,产生 SWI 图像。

4. SWI 对顺磁性脱氧血红蛋白和含铁血黄素非常敏感。

5. SWI 对弥漫性轴索损伤,高血压脑病和脑血管淀粉样变所致微出血非常敏感。

6. QSW 可以区分抗磁性钙化与顺磁性含铁血黄素。

习题（判断题）

1. 钙具有负磁化率。

2. 鼻窦内气体的抗磁化率效应是因为空气具有负磁化率。

3. 钆和铁蛋白的磁化率相似。

4. SWI 和 GRE 对急性出血的检测效果一样。

5. SWI 和 SWAN 是来自不同设备制造厂商的相同技术。

6. QSM 起源于 SWI,但对方向不敏感。

第三十三章

磁共振弹性成像

简介

磁共振弹性成像(magnetic resonance elastography,MRE)是 Richard Ehman 博士及其同事于1995 年在梅奥医学中心创立的。MRE 是一种无创性技术,它将机械波发生器(通常是声学驱动器)耦合到相位敏感磁共振成像(MRI)序列,从而确定身体各个部位的组织硬度。随着疾病研究不断深入,如癌症和纤维化,病灶触诊硬度增加,MRE 是一种无创性检查,多次测量硬度值可用于疾病随访。目前,MRE 的最大应用价值是评估肝纤维化。此外,它也用于许多其他器官和疾病。在 1.5T 还是 3T 磁共振设备进行 MRE 检查并不重要,因为结果类似。

MRE 原理

剪切和应变 假设弹性软组织在任何方向的应力均等(各向同性)。杨氏模量 E 量化压缩力沿同一轴线的位移(应变)。剪切模量 μ 量化横向应变矢量的位移,对于软组织,E = 3μ。简言之,如果在正方形顶部施加一个力,将其变形为平行四边形,称之为"剪切"。MRE 规定"剪切硬度"在既定频率下接近 μ。

剪切波 机械剪切波在较硬组织中传播比在较软组织中更快,波长更长。剪切波在较硬的组织中波幅减小。MRE 图像得到剪切波长度,然后使用反演算法转换为硬度,即 Helmholtz 微分方程。

机械制动器 机械制动器可以是气动的,机电的或压电的。这些设备在垂直于皮肤表面组织界面处产生横向剪切波。气动制动器(又名声学

驱动器)由两部分组成。第一部分是位于磁共振室外的非磁共振兼容音频放大器和扬声器。来自扬声器振动的信号通过约 25 英尺(1 英尺 =0.304 8 米)长的塑料管传送至驱动器,驱动器与患者靶器官相连。这种气动系统的优点是操作相对简单且成本低廉。缺点在于空气可压缩,导致传输位移和相位敏感梯度可能在振动转换成相位后造成相位延迟,尤其当频率>300Hz 时。机电制动器具有与运动相位编码梯度同步性良好的优点,但金属材料会使 MR 图像失真。压电制动器与运动相位编码梯度的同步性极佳,甚至可在非常高频率时保持同步。缺点是价格昂贵。

MRE 应用

肝脏 MRE:由于餐后会增加慢性肝病患者肝脏的硬度,故大多数 MRE 肝脏检查应禁食 4~6 小时后进行。患者取仰卧位,通常在呼气末期屏住呼吸扫描。声学驱动器频率常取 60Hz。将高级-次级相位编码梯度添加到常规 MRI 序列中,包括梯度回波(GRE)、自旋回波(SE)、稳态自由进动或平面回波成像(EPI),最常用的是 GRE。不幸的是,肝纤维化常伴铁沉积致 T2* 时间缩短,导致信噪比(SNR)明显下降。与传统 MRI 一样,自旋回波和自旋回波-平面回波成像受铁沉积致 T2* 时间缩短的影响较小。无论采用何种技术,总体检查时间大约需要 2 分钟,可用于肥胖患者和腹水患者。GRE 采集通常由 4 层 10 毫米的肝脏轴向层面组成,每个层面在 15 秒的屏气中获得;SE 采集通过 4 次 18 秒的屏气进行;E-EPIMRE 通过 2 次 13 秒的屏气获得。与 GRE 相比,SE 序列运动灵敏度降低,SE 采集需要将气动/声

学驱动器幅度增加50%。

触发脉冲用于使声学驱动器与相位编码梯度同步。通常在声学驱动器和运动编码梯度之间获得4~8个相位偏移以确定是否存在任何谐波运动。相位编码梯度时由剪切波引起的运动可导致相位移动。这些图像可以反转成硬度图或以千帕(kPa)为单位的"弹性图"(图33-1)。

MRE与肝活检关系密切;然而,应该注意肝脏活检有几个缺点:它是有创的,且只采样1/50,000的肝脏样本,比MRE更易出现抽样误差。图33-2

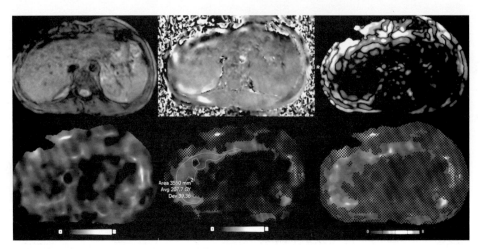

图33-1 在健康志愿者中采用单层2D梯度回波(GRE)磁共振弹性成像(MRE)检查所获图像。上一行从左到右:幅度图,相位图和颜色波形图(灰度波形图未显示)。下一行从左到右:灰度硬度图,灰度95%置信度硬度图和彩色95%置信度硬度图。所有硬度图的范围为0至8kPa。注意95%置信度硬度图上的交叉阴影区域表示可靠性差。在灰度95%置信度硬度图上,将感兴趣区放置在交叉阴影区域外的肝脏内,以确定以kPa为单位的组织硬度(该患者组织硬度为2.1kPa,显示值为207.7,除以100)

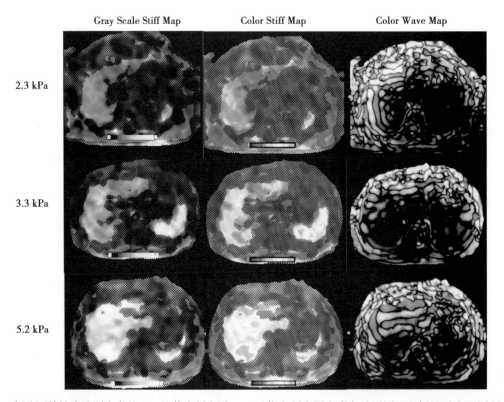

图33-2 三例非酒精性脂肪肝患者的95%置信度硬度图,95%置信度硬度图和彩色波形图。左侧显示出不同硬度,从2.3到5.2kPa。2.3kPa图与没有脂肪肝或肝纤维化表现一致。3.3kPa代表轻度纤维化(I期或II期),而5.2kPa代表晚期纤维化(IV期)或肝硬化改变。注意肝脏灰度95%置信度硬度图上亮度从2.3增加到5.2kPa,而颜色在95%置信度硬度图亦有差异,2.3kPa蓝色,3.3kPa绿色,5.2kPa为红色和黄色。注意彩色波形图中波的厚度增加反映较硬组织波长增加

示脂肪肝或非酒精性脂肪肝（或脂肪变性）之间的进展，轻度纤维化的非酒精性脂肪肝以及晚期肝纤维化或肝硬化之间的进展。酒精性肝病和病毒性肝炎表现类似。

MRE 在身体其他部位的应用：MRE 应用于包括肝脏在内的许多器官系统。MRE 显示慢性肝病患者的脾脏硬度增加，与肝脏硬度增加相关。MRE 应用于肾病综合征患者监测肾脏硬度减低。MRE 还应用于乳腺，基于不同组织硬度不同，MRE 可区分正常乳腺组织、良性肿块和恶性肿瘤。当把 MRE 加载到对比增强 MRI 序列时，可以鉴别良性和恶性病变。MRE 应用于疑似心脏

舒张功能不全患者，表现为左心室硬度增加，剪切波幅度降低。

大脑的滑动界面成像：MRE 应用于评估脑膜瘤、神经鞘瘤等脑外肿瘤与邻近脑组织的粘连情况（此时，枕式气动制动器放置在头部下方），粘连度增加说明手术更困难。这种最新的 MRE 应用被称为"滑动界面成像"（slip-interface imaging，SII），符合术中所见。一种称为"八面体剪切应变"的 SII 与手术结果也具有极好的相关性。图 33-3 显示左前庭神经鞘瘤和邻近脑组织之间有明显裂隙。相比之下，图 33-4 显示右前庭神经鞘瘤显示肿瘤和脑组织之间没有裂隙。

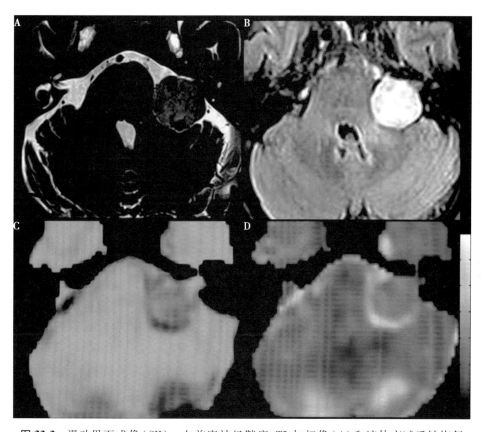

图 33-3　滑动界面成像（SII）。左前庭神经鞘瘤，T2 加权像（A）和液体衰减反转恢复（FLAIR）（B）显示清晰的脑脊液（CSF）裂隙，这是肿瘤和脑组织之间的低信号剪切线（C）和八面体剪切应变（OSS）图围绕肿瘤的高信号（D）。（C）和（D）表明神经鞘瘤和小脑二者相互独立（Yin Z，Glaser KJ，Manduca A，et al. Slip Interface Imaging Predicts Tumor-Brain Adhesion in Vestibular Schwannomas. Radiology. 2015；277（2）：507-517. doi：10.1148/radiol. 2015151075）

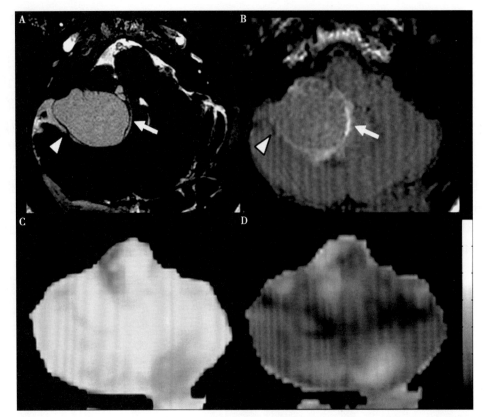

图 33-4   滑动界面成像(SII)。右前庭神经鞘瘤(箭头),T2 加权像(A)和液体衰减反转恢复(FLAIR)(B)可疑脑脊液(CSF)裂隙(箭头),但(C)未见低信号剪切线或(D)未见八面体剪切应变(OSS)高信号。术中所见,肿瘤完全黏附于小脑(Yin Z, Glaser KJ, Manduca A, et al. Slip Interface Imaging Predicts Tumor-Brain Adhesion in Vestibular Schwannomas. Radiology. 2015;277(2):507-517. doi:10. 1148/radiol. 2015151075)

要点

1. MRE 通过 MR 定量技术模拟触诊。

2. MRE 需要一个机械制动器,可以是气动式,机电式或压电式。

3. MRE 需要加载 2 分钟脉冲序列和梯度脉冲来编码组织移位产生的相位变化。

4. MRE 需要将采集的相位图和幅度图进行后处理转换为具有定量硬度测量值的弹性图。

5. 目前 MRE 在肝脏应用较多,但它基本可以在任何可变形的组织中应用。

6. 由于铁沉积致信噪比降低,SE-MRE 在慢性肝病的应用优于 GRE-MRE。

习题(判断题)

1. MRE 只能在 3T 中运用。

2. MRE 基于 GRE,SE 或者 EPI。

3. 左心室舒张功能不全时 MRE 剪切波幅增加。

4. MRE 显示脂肪肝进展所致的肝脏硬度增加。

5. 大脑 SII 序列可以显示肿瘤是否与脑组织黏附。

第三十四章

MR 弛豫时间（T1 及 T2/T2* 弛豫）

简介

磁共振成像（MRI）主要是基于不同解剖结构产生不同亮度的视觉认知，从而对图像进行定性分析。给予相应权重的脉冲序列，可以用最基本的 T1 和 T2 弛豫特性来间接评估组织解剖结构。对于病理解剖而言，最理想的评估应该包含定性和定量分析。通过体素及像素来对软组织的 T1、T2 和 T2* 弛豫时间进行定量分析研究，目前已经取得了较大进展。在此研究领域，主要研究的是 MR 弛豫。

通常来说，弛豫决定了每个像素实际的 T1、T2 或 T2* 时间，也可以认为决定了 T1、T2 或 T2* mapping。这些序列是根据 T2/T2* 回波时间（TE）或 T1 反转时间（或饱和度）的变化而定的。而这样的变化可以产生具有不同对比度和信号强度的图像（图 34-1A 和 34-2A）。对于每一张 MRI 图像，像素的大小决定了图片信号的高低。根据视野内的像素值可以计算出相应的参数图。MRI 图像特征性曲线可被提取出来，并且图片中的像素值所对应的 T1、T2/T2* 弛豫时间也可被计算出来（图 34-1B 和图 34-2B）。通常，先获取一个预先确定的感兴趣区的平均弛豫时间，然后再利用平均弛豫时间绘制出参数图。此外，还可在参数图上标注不同颜色以鉴别和区分不同性质的组织（图 34-1C、图 34-2C 及图 34-2D）。没有对比的结构成像称为原始 T1、T2 或 T2* 弛豫。有时缩短 T1 弛豫时间可以在 T1-mapping 序列形成组织对比像。当前这种方法常常用于心脏成像中细胞外容积（extracellular volume，ECV）计算和运用于软骨退行性改变程度的评估。这种分析方法常常需要使用后处理软件。与定性分析相比较，定量分析具有提高临床诊断正确率、重复性和灵敏度的优点。这种技术不仅可帮助临床决策，而且对 MRI 临床研究的统计学评估中也有很大帮助。

T2*/T2 弛豫

梯度回波 T2* 和多回波自旋回波（multiecho spin-echo，MSE）T2-mapping 序列都改变 TE 时间，从而产生可以用图形绘制的图像（图 34-1）。这样的数据通常为单指数衰减曲线，并可以根据公式（公式 34-1 和公式 34-2）计算出 T2*/T2 弛豫时间。应注意这些公式与公式 4-2 的相似之处，适当 TE 时间的选择应该在 T2*/T2 弛豫时间合理的范围内，包括最低 TE 时间的选择，这样才能得到理想的曲线。

T2* Equation

$$S(t) = S_0 e^{-t/T2^*} \qquad （公式 34-1）$$

公式中 S_0 是初始信号强度，$S(t)$ 为 t 时刻回波时间信号强度，T2* 衰减常数。

T2 equation using MSE

$$S(t) = S_0 e^{-t/T2} + B \qquad （公式 34-2）$$

其中 S_0 为初始信号强度大小，$S(t)$ 为 t 回波时间处信号强度大小，T2 为衰减常数，噪声可以防止信号在长 TE 序列中衰减为零，把 B 为常数项。

多回波 T2 序列图像采集时间比较长，因此推动了动稳态自由旋进序列（steady-state free precession，SSFP）的产生及发展。T2 是由一个 90°-180° 的射频脉冲和一个紧跟其后的 180°-（-90°）的射频脉冲组成。最初的 90°-180° 脉冲将纵向磁化矢量转变成横向磁化矢量，然后产生自旋回波。在适当的时间之内,紧接着一个 180°-(-90°)射频脉冲,其作用是重新聚焦横向磁化矢量并将其翻转至纵向方向。这样会使得 SSFP 序列所附带的 T1 效应最小化(注意这是 T2/T1 加权),从而更突出 T2 权重。与改变回波时间的 T2* 和多回波 T2 测定方法不同,这些序列改变了 180° 脉冲之间的时间长度,从而获得不同的回波时间。考虑到 T2 脉冲的特性,SSFP 序列中 T2 弛豫时间的算法做了轻微修改(公式 34-3)。此序列是一个更为快速的成像序列,甚至可以用于心脏成像。

T2 equation using T2 prep SSFP

$$S(x,y) = M_0(x,y)\exp(-TET2P/T2(x,y))$$

（公式 34-3）

$S(x,y)$ 为信号强度,$M_0(x,y)$ 为包含平衡磁化和局部接收线圈增益的集总参数,TE_{T2P} 为 T2 准备时间。上述方程式是利用对数转变后的双参数模型拟合出来的

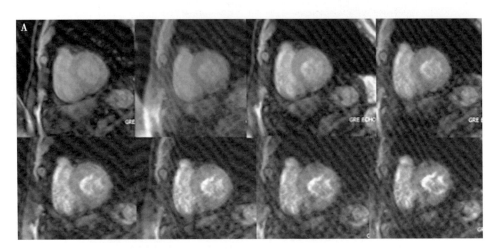

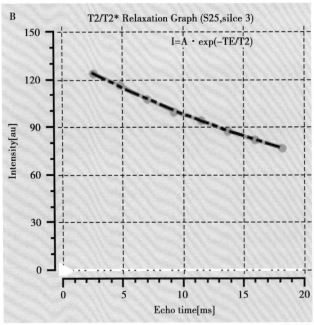

图 34-1 正常 T2* 时间患者的心脏磁共振(MR)图像。A:心脏短轴位多次回波时间(TE 时间)T2* 加权图像(上组图从左到右:TR/TE 200/[2.59/4.82/7.05/9.28 毫秒]);下组图从左到右:TR/TE 200/(11.51/13.74/15.97/18.20 毫秒)。B:标注在室间隔上的感兴趣区(ROI)画出的平均信号强度单指数曲线图。曲线中每个橘黄色的点代表着每一个 TE 时间。注意如图 4-13 所示的类似的曲线。

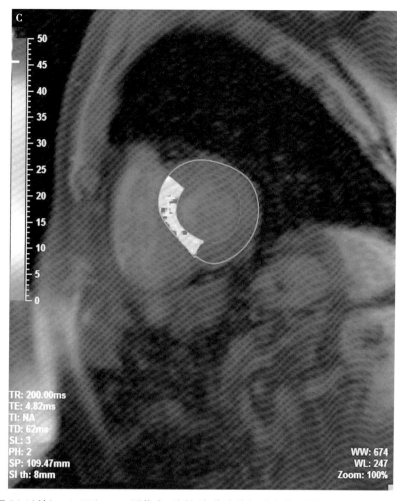

TR: 200.00ms
TE: 4.82ms
TI: NA
TD: 62ms
SL: 3
PH: 2
SP: 109.47mm
SI th: 8mm

WW: 674
WL: 247
Zoom: 100%

图 34-1(续)　C:T2*-map 图像中不同颜色代表着相对应的不同的 T2* 弛豫时间

运用

T2* 弛豫用于评价铁沉积很有价值,例如用于评估心脏血色素沉着症和地中海贫血性肝病。此外,许多慢性肝病进程中铁沉积是一个常见表现,因此 T2* 弛豫对肝脏的评估十分重要。T2* 序列通常比 T2 序列更受青睐,因为 T2* 序列对铁离子更为敏感,且成像速度亦更快。由于 T2* 弛豫时间随铁离子含量的增加而减少,且 T2* 值的倒数常常用 R* 来表示(单位为赫兹),因此 R* 反映信号衰减率,与铁离子含量水平呈正相关。T2* 序列可用于评价心肌梗死出血(T2* 时间较短)和软骨成像(T2* 时间较长)。最后,由于钆对 T2*/T2 的缩短作用,通常不会造成 T2* 时间的人为降低。

T1 弛豫

T1 弛豫时间与 T2/T2* 两个变量均不同,除使用根脉冲序列之外,这两个变量都发生了变化。该变量通常在根脉冲序列中使用反转时间(有时,饱和度脉冲使用不同的饱和度恢复时间,甚至不同的反转角度),从而产生不同对比度的多幅图像(图 34-2A)。根脉冲序列可以是自旋回波技术,也可以是 SSFP 技术。然而,与 T2/T2* 类似,不同的计算公式(公式 34-4 或 34-5),信号强度的算法各异。通过对比不同反转时间,进行最佳拟合曲线,然后得出 T1 弛豫时间(图 34-2B)。注意公式 34-4 与公式 4-1 的相似性。

T1 equation

$$S(t) = A - B \cdot \exp(-t/T1)$$

（公式 34-4）

其中 A 和 B 是与平衡磁化强度和准备类型(反转或饱和度恢复)相关的拟合参数,t 为 TI 或饱和度脉冲后的时间。采用反转恢复 SSFP(IR-SSFP)的 T1 方程。

$$S(t) = A - B \cdot \exp(-t/T1^*) \text{ with}$$
$$T1 = T1^* \times (B/A - 1) \quad \text{（公式 34-5）}$$

其中 A 和 B 为与平衡磁化强度和准备类型有关的拟合参数,t 为准备后时间(TI 或饱和脉冲之后的时间),T1* 为表观弛豫时间,T1 为 T1 弛豫时间。

目前市面上有各种各样的 T1 时间根脉冲序列,其优点和缺点各不相同。最初使用的是反转-恢复的自旋回波序列,但它的成像时间比较长。由于目前主要用途是在心脏成像,需要非常快速的脉冲序列,从而促使人们寻找更快的技术。目前大多数常用序列都是 IR-SSFP 序列。多个不同回波时间的图像通常是在一个呼吸暂停中获得的。由于 SSFP 图像并不是真正的 T1 加权,初始

计算的弛豫时间被认为是 T1* 弛豫时间,而 T1* 弛豫时间通常由后处理软件乘以一个修正因子,以更好地近似真实的 T1 时间。一般来说,IR-SSFP 序列通常被称为改进型的反转恢复(MOLLI)或缩短的 MOLLI(ShMOLLI),它们都具有更好的可重复性、精准度和低伪影,而饱和恢复SSFP(SR-SSFP)序列 T1 时间精确性更高。这三种技术都可以在 9 到 11 次心脏搏动中获得。

应用

目前心脏成像中使用平扫和造影后的 T1 时间来评估病理改变,并且已被证明在检测弥散性

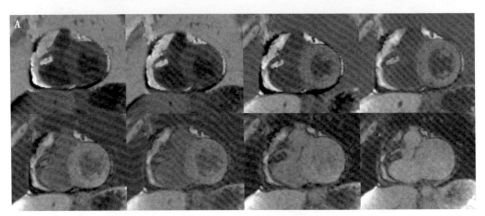

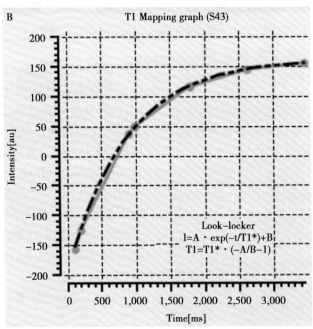

图 34-2 一位患有应激性心脏病的老年妇女的心脏磁共振(MR)图像。A:短轴位反转-恢复稳态自由进动(IR-SSFP)[改良 Look-Locker 反转-恢复(modified look-locker inversion-recovery,MOLLI)]不同反转时间 TIs 心脏图像(上组图从左到右:TI 112/192/902/992ms;下组图从左到右:TI 1 780/1 790/2 615/3 452ms)。在上述图像中,有 5 幅图像是从最初的 180°反转脉冲(TIs 112/902/1 780/2 615/3 452)中获得的,其余 3 幅图像(TIs 192/992/1 790),在 3 个 R-R 间期之后加入第二个 180°反向脉冲获得。B:感兴趣区(ROI)平均信号强度的最佳拟合曲线。曲线上的灰点代表不同的 TIs。注意这条曲线与图 7-5 的相似性。此公式与公式 34-5 不同,然而它们是同理的。

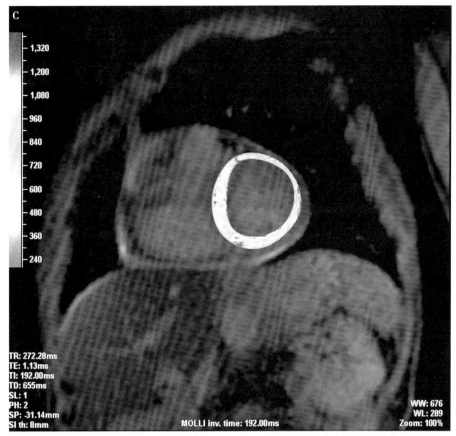

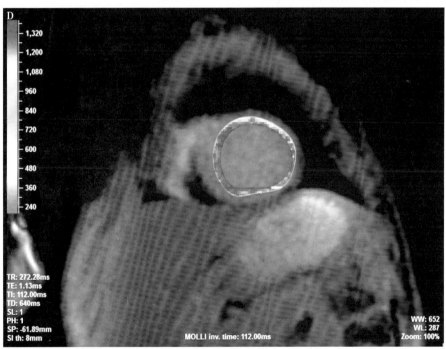

图 34-2(续)　C:心脏短轴位 T1-map 伪彩图中,不同颜色代表相应的 T1 弛豫时间。D:同一病人心脏短轴位远端切面 T1-map 伪彩图显示更多蓝色和较少绿色,这与心肌水肿造成的 T1 高弛豫时间吻合(心脏电影序列无法显示)

病理改变方面很有价值,例如渗透性改变(如淀粉样变性)或心肌病变(如心肌炎)。此外,T1-mapping 可以用来识别异常区域,比如瘢痕。一

般来说,除了铁或脂肪沉积会缩短 T1 弛豫时间(如血色素沉着症或安德森-法布里病),而其他病理过程则会导致 T1 弛豫时间延长(图 34-2C 和

D）。此外,当与病人的血细胞计数相结合时,利用增强后图像可以测定 ECV 值(公式 34-6),ECV 值也是弥散性心肌疾病的标志。增加 ECV 通常会降低 T1 时间,因为与血液相比,对比剂钆的分配量增加,并且缩短 T1 弛豫率。

ECV equation

$$ECV = (\Delta R_{1t} / \Delta R_{1b})(1-Hct) \qquad (公式\ 34\text{-}6)$$

其中 $1/T1$ 被表示为 ΔR_{1t} 和 ΔR_{1b},分别用于组织和血液。

此外,研究人员还应用延迟增强后的 T1-mapping MRI 图像来评估软骨退化。带负电荷的钆螯合物与退化的软骨结合,从而取代了正常软骨中密度较高的带负电的糖胺聚糖。因此,退化的软骨与正常的软骨相比 T1 时间缩短。

要点

1. T1/T2/T2* 弛豫时间也被称作 T1/T2/T2* mapping 或 MR 弛豫。

2. T2* mapping 是一个多回波序列,目前为铁沉积相关疾病的首选检查技术。

3. T2mapping 可以用 MSE 序列或 T2 预备 SSFP 序列。

4. T1mapping 目前应用的是 IR-SSFP 或 SR-SSFP 技术。

5. 除铁沉积外,其他的病理过程通常会延长 T1/T2/T2* 的弛豫时间。

6. 在心脏和软骨 T1-mapping 成像中,增强后由于异常软组织内钆对比剂增加,导致弛豫率减低和 T1 弛豫时间缩短。

习题(判断题和单选题)

1. 大部分心脏疾病病理过程会导致 T1 弛豫时间增加。

2. 心脏 T1-mapping 通常用以下哪个序列

a. T1MSE 序列

b. T2 预备 SSFP 序列

c. 多回波 T2*GRE 序列

d. IR-SSFP 序列

3. 铁沉积会导致 T1 和 T2* 弛豫时间都改变。

4. 采用 IR-SSFP 得到的 T1 弛豫时间不需要调整系数。

5. ECV 的测定需要

a. 增强前 T1 弛豫时间

b. 增强后 T1 弛豫时间

c. 血细胞比容

d. 以上都对

第三十五章

运动校正

螺旋桨/刀锋/风车成像技术

简介

　　基于加强重建的周期性旋转重叠平行线采集（periodically rotated overlapping parallel lines with enhanced reconstruction，PROPELLER，GE）（螺旋桨技术）、刀锋（BLADER，西门子）和风车（Multi-Vane XD，飞利浦）是几种相似的运动校正技术，它呈辐射状（笛卡尔坐标）填充 k 空间，每一个快速自旋回波（FSE）或快速自旋回波成像"刀锋"中都包含 32 行 k 空间。然后，k 空间中心被重新调整，以消除图像采集时的运动伪影（图 35-1）。在辐射状采集过程中通过反复填充 k 空间中心，信噪比得到改善。由于叶片是由 FSE 序列所获得，所以它们对磁敏感伪影的敏感度要低于平面回波成像（EPI）的技术，如扩散加权成像（DWI）。这在颅底尤其明显，由于颅底抗磁敏感性结构退化，增加了对急性小梗死病灶的敏感性（图 35-2）。这些技术的唯一缺点是获取时间通常比类似的非动作矫正技术要长。例如 DWI 成像，使用 EPI 序列图像获取时间是 40 秒，而无并行采集的 FSE-螺旋桨序列成像时间则需要 2 分 20 秒。

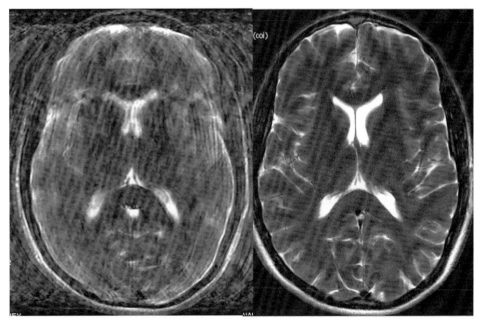

图 35-1　对比同一志愿者 T2 加权快速自旋回波序列（FSE）（左图）和基于加强重建的周期性旋转重叠平行线采集（螺旋桨）-FSE 序列（右图）。志愿者有意识的抽搐和间歇性摇晃，螺旋桨序列有效抑制了运动伪影（图片由 Emanuel Kanal 博士提供）

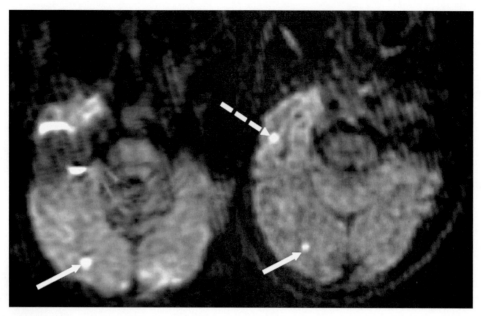

图 35-2 对比疑似急性多灶脑梗塞的患者:平面回波序列(EPI)-扩散加权成像(DWI)(左图)与快速自旋回波(FSE)-基于加强重建的周期性旋转重叠平行线采集(螺旋桨成像技术)DWI(右图)。右枕叶点状梗死在传统 EPI-DWI 图像上清晰可见(实心箭头),然而,由于运动校正的作用,它在 FSE-螺旋桨-DWI 图像中较模糊(实心箭头)。受颞骨中空气的影响,右颞叶前部在 EPI-DWI 图像上显示不清,为鉴别并防止该部位小的急性脑梗病灶被漏诊,使用 FSE-螺旋桨-DWI 成像(虚线箭头)可以清楚显示小梗塞灶。由此可见,FSE 序列对抗磁敏感效应的敏感度低于 EPI 序列。这种技术的唯一的缺憾是 FSE 序列成像时间比 EPI 长(图片由 Emanuel Kanal 博士提供)

前瞻性运动伪影抑制技术

一种新技术叫作前瞻性运动伪影抑制技术(prospective motion artifact suppression, PROMO, GE),该新技术使用图像本身或在脉冲结束时的导航脉冲来实时跟踪患者头部位置。运动补偿是通过在患者头部位置实时调整切割采集平面来实现的。相对于获得的图像层面,头部总是处于相同位置,因此消除了运动伪影(图 35-3)。

自动对齐技术

当我们讨论运动校正时,通常认为在图像获

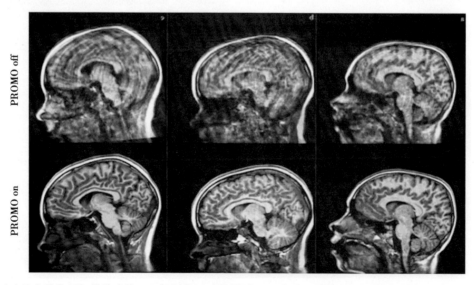

图 35-3 运动的小孩头颅矢状位成像。上组图像运动伪影明显。当采用前瞻性运动伪影抑制技术(PROMO)扫描时,运动伪影被消除(下组图)。因为在序列的停滞时间内,头部位置被认为是相对固定的,因此 PROMO 技术没有额外增加时间(图由 Nate White 和 Anders Dale 两位博士提供)

取的顺序上有一个很短的时间尺度,然而,在当前或者后续的研究中,运动也可以出现在一个更大的时间尺度上。这样的运动很可能会导致随后的图像采集到不同切面,而且由于成角的原因,很难进行比较。确保能在同一平面上进行扫描的一种方法是自动对齐技术(auto-align,AA)(西门子从CorTechs实验室获得许可)。这是基于对大脑实时分割,在分割切面位置确定之前,不会延长扫描时间。自动对齐对同一病人的后续扫描很有用,例如,你可以明确是患者多形性胶质母细胞瘤本来就大,还是因为没有使用自动对齐技术采集层面发生变化导致的肿瘤变大。自动对齐技术很有用,每次扫描位置完全相同,就可以获得大脑中各种标准的解剖结构影像,例如MR形态测量学。

MR 形态测量学

大脑的形态测量法通常是基于高权重T1-加权梯度-回波成像[例如,磁化准备快速梯度回波采集序列(magnetization-prepped, rapid acquisition gradient echo,MP-RAGE),或反转恢复扰相梯度回波序列(inversion recovery spoiledgradient recall,IR-SPGR)],且都具有1毫米的各向同性空间分辨率。("各向同性"是指在所有三个维度都拥有相同属性,这里是指1mm的平面分辨率和1mm层厚。)然后,这些图像被自动分割,以获得大脑解剖各个部分的体积。例如,测量侧脑室颞角体积作为年龄的函数,可以估计海马萎缩程度,从而将正常老年人和轻度认知障碍(mild cognitive impairment,MCI)从老年痴呆症(alzheimer disease,AD)中区分开来(图35-4)。一次检查相对准确,相隔6个月后复查(图35-5)两次测量结果更好。以上两项测量,加上腰椎穿刺检查脑脊液中tau蛋白,诊断结果会更准确。这种MR形态测量可以用于任何MR检查,如神经定量(CorTechs实验室)。

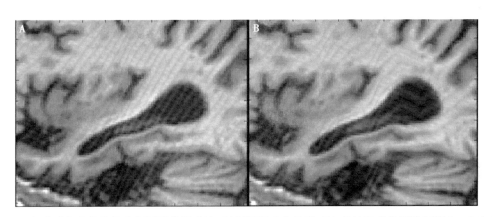

图35-4 自动对齐成像总是在相同的位置获取,以便间隔6个月后对比老年患者的侧脑室颞角。6个月后复查图像显示颞角轻微增宽(图A,6个月前;图B,6个月后)。绝对体积和体积变化可以用来预测正常衰老、轻度认知障碍(MCI)及老年痴呆症(AD)的可能性(图由James Brewer博士提供)

要点

1. 螺旋桨、刀锋和风车XD技术以辐射状方式填充k空间,并将k空间中心与每个叶片重叠,从而消除运动伪影。

2. 螺旋桨、刀锋和风车XD技术以FSE为基础,分别覆盖32行k空间。

3. 对比基于EPI序列的DWI和基于FSE-螺旋桨序列的DWI,后者对颅底的运动和磁敏感伪影不敏感,但需要更长的扫描时间。

4. PROMO是基于对头部的位置进行实时采样,并在头部移动时纠正切面位置,在不额外增加时间的情况下消除运动伪影。

5. 自动对齐成像技术总是在相同位置上获取相同层面,这样便于同一患者前后对比或大量人群对照分析。

6. MR形态测定法(例如,神经定量分析)可以比较大脑中特定结构的体积与年龄匹配的关系,并可与已知正常值对比,确定其在正常值范围内的百分比变化。用这样的方法,测量侧脑室颞角(与海马体的体积成反比)的体积可以用来鉴别MCI、AD和正常老年性改变。

形态学结果

结构	预计原始体积	预计所占颅内容积的百分比	年龄匹配后的正常参考值范围	参考值百分比排名
灰质	483.4	24.8	25.4~30.1	5
白质	435.3	22.3	24.9~29.9	1
海马	5.9	0.3	0.4~0.5	1
侧脑室	103.3	5.3	1.1~4.0	98
侧脑室颞角	4.6	0.2	0.0~0.2	99

年龄匹配参考值范围图

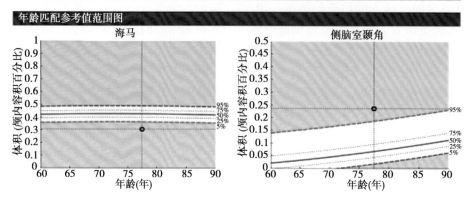

图 35-5 神经定量显示颞角体积为年龄第 99 百分位时,提示存在老年痴呆症(AD)可能。海马体和侧脑室颞角的测量值,仅供参考,尚不能用于诊断,FDA 尚未审查和批准其用于诊断(图由 James Brewer 博士提供)

习题(判断题)

1. 与螺旋桨技术相比,PROMO 技术所需时间更少。

2. 自动对齐成像技术使扫描层面总在同一层面,便于复查对比,也便于大数据研究。

3. 大数据研究进行容积分析可以明确地将正常老化从 MCI 和 AD 中鉴别出来。

4. 螺旋桨技术和刀锋技术基于笛卡尔坐标,例如:直线,k 空间填充。

5. PROMO 技术可应用于所有不能保持不动的患者扫描。

第三十六章

限制性光谱成像

限制性光谱成像

最初的扩散技术是扩散加权成像（DWI），它只显示扩散受限；第二种扩散技术是扩散张量成像（DTI），它能显示扩散方向，但不能在同一体素中显示交叉纤维；另一种扩散技术是扩散光谱成像技术，能在同一体素中显示交叉纤维——但是由于扫描时间太长而未运用于临床。

最新的扩散技术是限制性光谱成像（restriction spectrum imaging，RSI），它采用多个 b 值及多个扩散时间来确定扩散是呈球形扩散（如癌细胞内扩散），还是呈线形扩散（如沿脑内轴突方向扩散）。

RSI 在高级别中枢神经系统肿瘤方面体现出较高价值（图 36-1），例如多形性胶质母细胞瘤（glioblastoma multiforme，GBM），无论是对其最初诊断还是后续制定治疗方案都很有帮助。由于

RSI 对水肿不敏感，因此 RSI 对显示纤维轨迹比 DTI 更好（图 36-2）。在用贝伐单抗（一种强大的抗血管生成剂，广泛应用于 GBM 复发治疗）的治疗过程中，由于存在"伪治疗反应"现象，其基本影像征象如对比增强和液体衰减反转恢复序列（FLAIR）呈高信号，这些不能作为肿瘤的生物标记（图 36-3）。然而，RSI 可以作为肿瘤细胞的生物标记，并可以鉴别肿瘤真假治疗反应。

RSI 对拟诊前列腺癌的患者也很有价值。RSI 比常规 DWI 更容易显示病灶，也能够最大限度减少平面回波中图像的扭曲程度，这是常规 DWI 所不能及的。同在大脑中表现相同，RSI 在肿瘤内表现为球形扩散受限，例如高级别前列腺癌（图 36-4）。此外，RSI 的 z 值或"细胞性指数"与病理确定肿瘤恶性程度的 Gleason 评分密切相关（图 36-5）。

图 36-1　尽管右颞叶肿瘤在高 b 值（b=4 000）表观扩散成像（apparent diffusion co-efficient，ADC）图可以显示出来，但其信号强度与正常脑白质（normal-appearing white matter，NAWM）信号差异不明显。以限制光谱成像细胞图（restriction spectrum imaging cellularity map，RSI-CM）为对照，RSI 对肿瘤的显示要明显优于 ADC 图（b 值为 1 000）（图由 Niky Farid 和 Anders Dale 两位博士提供）

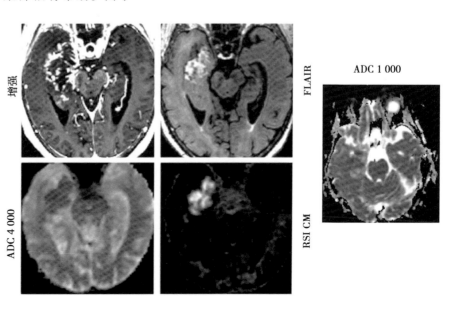

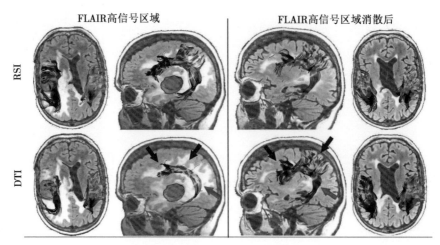

图 36-2 58 岁女性患者,右颞叶神经胶质母细胞瘤(GBM)纵向纤维束成像及 FLAIR 成像。左图为 FLAIR 高信号区域基于 RSI 和 DTI 的神经纤维束成像,右图为 FLAIR 高信号区域消散后相同算法的神经纤维束成像。每个时间点采集轴位和矢状位 FLAIR 像叠加纵向纤维束 3D 容积成像,患侧(红色)和对侧(绿色)。胶质母细胞瘤术前显示为蓝色。DTI 显示额部及顶部纵向纤维束仅位于 FLAIR 高信号区域内(黑箭),DTI 显示纤维束比较稀疏(红箭),相同结构纤维束在 RSI 显示更清晰(左上组图)。当 FLAIR 高信号消散后,DTI 显示纤维束范围变大(Reprinted with permission from McDonald CR, White NS, Farid N, et al. Recovery of White Matter Tracts in Regions of Peritumoral FLAIR Hyperintensity with Use of Restriction Spectrum Imaging. *Am J Neuroradiol*. 2013;34(6):1157. doi:10. 3174/ajnr. A3372)

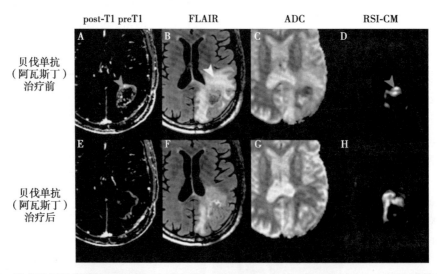

图 36-3 患者采用贝伐单抗(阿瓦斯丁)治疗前(上组图片)和治疗后(下组图片)对比,表现出伪反应。患者治疗后病灶 T1WI 增强程度降低(图 A、E),FLAIR 信号减低(图 B、F)。无论是治疗前(图 C、D)还是治疗后(图 G、H),RSI-CMs 在显示病灶扩散受限方面均比 ADC 图更显著,并且治疗后病灶(如没有 FLAIR 高信号的衬托)ADC 图信号与正常脑白质信号类似。因此,RSI-CMs 不仅促进肿瘤细胞扩散受限清晰显示,而且相对于 ADC 图而言,RSI-CMs 还能作为一个抗血管生成治疗过程中的生物标记物(经 Kothari 博士许可转载。White NS, Farid N, et al. Longitudinal Restriction Spectrum Imaging Is Resistant to Pseudoresponse in Patients with High-Grade Gliomas Treated with Bevacizumab. *Am J Neuroradiol*. 2013;34 (9):1752. doi:10. 3174/ajnr. A3506)

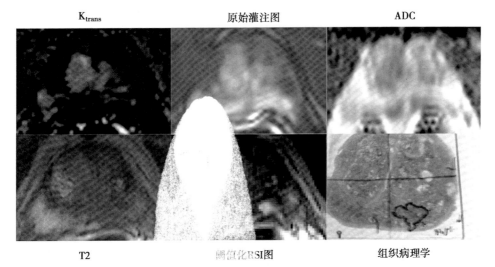

图 36-4　前列腺癌患者,Gleason 评分 7 分,但是患者动态增强(DCE)K_{trans},动态敏感性对比灌注(DSC),以及常规扩散加权成像(DWI)(b=1 000),表观扩散系数(ADC)表现是正常的。T2WI 前列腺左下象限病灶显示模棱两可(类似正常表现),但限制性光谱成像(RSI)显示病灶是确定的(表现为橙色),与病理标本表现一致(图由 David Karow 和 Anders Dale 两位博士提供)

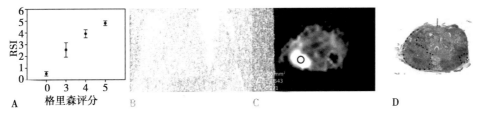

图 36-5　A:Gleason 评分与 RSI 细胞指数之间的相关性分析,显示每个 ROI 的最高四分位数。良性,0~1.5;3 级,1.5~3;4 级,3~4.5;5 级,>4.5。B:RSI 细胞伪彩图。C:RSI 细胞灰阶图,显示感兴趣区的 RSI 细胞指数。D:组织病理切片,肿瘤轮廓为蓝色(Brunsing RL, Schenker-Ahmed NM, White NS, et al. Restriction spectrum imaging: An evolving imaging biomarker in prostate MRI: Prostate MRI with Restriction Spectrum Imaging: A Review. *Journal of Magnetic Resonance Imaging*. 2017;45(2):323-336. doi:10.1002/jmri.25419)

要点

1. RSI 与传统 DWI 和 DTI 不同,RSI 可以显示扩散呈线形还是球形,而后者通常提示肿瘤性病变。

2. RSI 可以显示 T2WI、DWI 和动态增强扫描表现正常的前列腺癌。

3. 前列腺 RSI 的 z 值或细胞性指数与 Gleason 评分有关,也就是与肿瘤的恶性程度有关。

4. 胶质母细胞瘤在采用阿瓦斯汀治疗后,病变在 FLAIR 上出现水肿程度减少且增强 T1WI 强化程度减低,但是 RSI 却表现出范围增大的类圆形弥散受限表现,这种现象就是所谓的"伪治疗反应"。

习题(判断题)

1. 评估阿瓦斯汀治疗胶质母细胞瘤的疗效反应,RSI 比 T1WI 对比增强更准确。

2. 当脑实质存在血管性水肿的情况下,DTI 对神经纤维束的显示比 RSI 好。

3. 对原发性胶质母细胞瘤的显示,DWI(b 值=4 000)比 RSI 敏感。

4. RSI 可以检出其它 MRI 序列都表现正常的前列腺癌。

5. 在无活检的情况下,RSI 的 z 值和细胞性指数可以帮助粗略评估 Gleason 评分。

第四篇

磁共振安全

第三十七章

磁共振常规安全

简介

随着技术不断进步,磁共振成像(MRI)在医学界的重要性不断凸显。硬件设备、扫描序列和图像后处理技术的不断进步,使磁共振成像速度更快,临床应用更为广泛,检查费用更经济,并且磁共振设备更为普及。了解 MRI 的基本原理是确保 MRI 成像环境安全的必要条件。本章介绍原理的简要构架,而不对原理作详尽讲解。详解请参阅政府机构和专业团体诸如美国放射学会(American College of Radiology,ACR)、美国食品药品监督管理局(Food and Drug Administration,FDA)和专业安全指南联合委员会等机构的相关文件。设备制造商也会发布针对每个成像设备的安全要求。指南和说明书力求详尽,旨在降低风险事故的发生。

根据 MRI 设备的三个主要组成部分,安全风险可分为:静态主磁场,时间-变量磁场(与梯度磁场相关),以及射频脉冲(RF)能量三个部分。

静态主磁场

根据法拉第电磁感应定律,电流通过线圈可以产生磁场。需要强大电流通过线圈,才能产生高场强的 MRI 扫描仪中的强大磁场,这需采用低电阻的铌钛等超导材料方可实现。这些超导回路须采用冷却剂来维持低温环境,最常用的冷却剂是 4.2°K 下的液氦。低场强 MRI 扫描仪可采用永久磁铁或电阻磁铁。如今大多数临床应用的高场强磁共振扫描仪的场强为 1T~3T,用于科研的磁共振扫描仪场强可高达 11.8T。

生物效应:虽然对这一课题一直进行深入研究,但仍无证据表明临床 MRI 检查时短期暴露于强磁场中会有不良生物效应。曾有报道称部分患者出现身体可逆性不适反应,如恶心、眩晕、口腔金属味觉和视物模糊,但这些反应通常发生在超高场强 MRI 检查后,并且是短暂可逆的。FDA 指出,对于成人而言,8T 场强的 MRI 是相对安全的。

众所周知的可逆生物效应是磁流体动力学效应,处于磁场中流动的血液将会在血管内产生一个小电压。这种效应受血流速度、磁场强度、血管腔直径和血管与主磁场方向的角度等影响。由于峰值电流发生在心电 T 波期间,增加电压可能导致 T 波峰值升高。理论上最高场强可能存在风险,即诱发电压可能超过 40mV,这是理论上可能导致心律失常的心肌去极化的阈值。

平移和旋转力(扭矩) 这两种力作用于磁场内的任何铁磁性物体。这些作用力受磁场中物体的总质量、铁磁成分和校准的影响。磁场中最大的空间梯度位置,即在磁体孔径开口处,平移力最大。应注意的是,空间梯度磁场强度随距离变化(dB/dx),不应与随时间变化的磁场强度(dB/dt)混淆。平移力使铁磁性物体向磁铁运动,也称为"投射效应"(图 37-1)。患者和医务人员可能因"投射效应"导致身体伤害。大多数可能引起"投射效应"的物体,例如氧气瓶、床、椅子或其他医疗设备,都在病人周围。为了尽量避免"投射效应"发生,患者和所有进入 MRI 扫描间的设备都必须严格检查,并作出标记。

另一方面,在磁场强度最大的情况下,旋转力最大。在旋转力作用下,金属物体长轴将旋转平行于主磁场。如果金属物体所处位置的紧邻重要器官和结构,这种旋转运动可能造成邻近器官结构损伤。为避免灾难性后果发生,MR 兼容性验证十分必要,对不同类型设备的要求在此不予赘述。脑内动脉瘤夹和眶内金属异物尤其需要特别注意。如今,尽管几乎所有的颅内动脉瘤夹都是 MR 兼容的,但在扫描之前还是应该进行核对和验证。所有疑似铁磁性眶内异物的患者都要进行医学评估,应进行两个方位头颅 X 线摄片或复查以确定是否存在金属异物。此外,心脏起搏器和植入式心脏复律除颤器(Implantable Cardioverter-Defibrillators,ICDS)过去被认为是不安全的,禁用 MRI 扫描。然而,两个领域的新进展正在改变传统理念。首先,越来越多的制造商将心脏起搏器和 ICD 制作成 MR 兼容产品,这些产品严格遵守制造商的扫描指南;第二,越来越多的证据表明在行 MR 检查时严格把控扫描前监测、扫描后监测,起搏器和 ICD 是可以安全放置在 MRI 扫描仪中的。其他植入物包括:人工耳蜗、神经刺激器、血管内支架、骨科内固定物、心脏瓣膜、牙科装置/材料、阴茎植入物、眼植入物、异物、手术夹及输液泵等。

楞次力:楞次力是作用于非铁磁性金属的相对较弱的力。来自移动磁场的感应电压将次级地产生其自身磁场以对抗初始磁场。这意味着,特别大的非铁磁性金属物体进入磁场时将相对运动,这可能导致短暂的拖拽或拉扯感,通常不导致严重后果。力与运动速率直接相关,因此,向磁体缓慢移动将导致对非铁磁性物体的楞次力更弱。

时间-变量磁场

梯度场是一种相对较弱的磁场,梯度场快速地打开和关闭以进行空间定位和编码。每个正交轴具有一组梯度线圈。

神经刺激 正如电流可以产生磁场一样,这些变化的磁场也能感应电流。感应电流受梯度磁场开关速度的影响。感应电流通常非常微弱(仅几 mA/m^2),但是单回波技术如平面回波成像可以超过神经去极化阈值并引起周围神经刺激。这可能会引起患者感觉异常或不自主的肌肉收缩。FDA 已经规定梯度切换率应低于通常接受的周围神经刺激阈值,尽管它因患者个体和梯度磁场方向不同而异。根据上述规定,制造商通过控制模式来限制磁场变化率,以 dB/dt 测量。由于神经走行方向通常在人体头尾方向,这是最容易受到上述影响的平面。

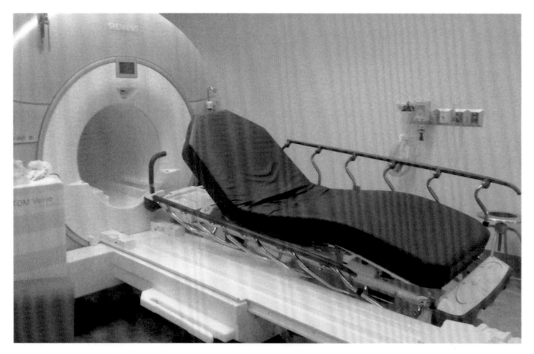

图 37-1 由主磁场的空间梯度磁场引起的"投射效应事件"的例子。当无关人员将患者直接推入第 IV 区域时,病床被吸到磁体的孔中

噪声:梯度线圈中的脉冲电流产生扭矩,线圈的微小运动引发响亮的敲击声或嗡嗡声。FDA规定噪声禁止超过140分贝,若脉冲序列噪声超过99分贝,则必须提出警告。所有患者均应提供听力保护。所有脉冲序列在使用听力保护后患者接受的噪声不得超过99分贝。

射频能量

激发脉冲的质子共振频率(Larmor频率)改变质子的磁化矢量,这些激发脉冲处于射频脉冲频谱范围内,发射线圈发射高功率射频能量。

组织发热:组织中射频能量沉积导致发热。这取决于许多参数,包括组织质量、组织传导率、热容、灌注水平、环境温度以及射频频率和特定脉冲序列等研究参数。特定吸收率(Specific absorption rate,SAR),以W/kg为单位,测量身体吸收的能量。FDA规定核心体温升高不得超过1℃。也有针对专项检查的规定,如头部SAR大于3 W/kg不得超10分钟;全身SAR大于4 W/kg不得超15分钟;头部或躯干SAR大于8 W/kg不得超5分钟;肢体SAR大于12 W/kg不得超15分钟。金属物体也可导致局部发热。

感应电流:导电材料可以发热甚至灼伤患者。快速交变磁场产生电压,当感应电流满足电阻时这些导电材料就会发热。电流可在长直导线或导电回路中产生。导电回路包括患者监测导线、纹身,甚至身体器官之间的环路。基于这个原因,患者不能交叉手臂或腿,并在相邻身体器官(如大腿)之间垫被,以避免皮肤相互接触。此外,接收线圈可以受热,因此患者可避免接触。

指南和法规

MR安全指南和法规因国家而异。在美国,ACR成立关于MR安全的蓝带小组。请参阅ACR关于MR安全实践的指南文件以获得最新信息。截止到本文,指南更新至2013年。指南应该结合本地实际,并定期检查更新。每个MRI检查室应指定一位专责医师,负责创建适行于该检查室的安全指南。所有安全事故和"准事故"应在发生后24小时或1个工作日内报告给负责人。

分区:每个MR检查室的设计因地制宜,但应遵循通用法则。MR检查室划分为四个区域。Ⅰ区免费向公众开放;Ⅱ区是Ⅰ区与其他限制区之间的接口;通常Ⅱ区用做病史询问和患者筛选;Ⅲ区仅限于MR检查室工作人员监督待检患者。进入Ⅲ区后门需要重新上锁;Ⅳ区即MRI检查室,由于检查室内含强磁场,此处应有明确标识指明潜在危险。Ⅳ区仅允许MRI检查室工作人员和受检患者进入。一旦发生紧急情况,即使在MR检查室工作人员监督下救援人员也不应立即进入。如果患者发生心肺急症,Ⅳ区工作人员应立即对患者进行紧急抢救维持生命体征,然后迅速将患者转移出磁场。

另一个类似的概念是5-高斯线,这与上面描述的分区无关。美国FDA将5-高斯线设为场强上限,对于普通公众来说难以理解场强的概念,包括生产电子设备的人。通常在磁场周围存在明显分界线。所有非MR检查室工作人员带入的机电装置应低于5-高斯线。

人员要求:有两个级别的MR人员:Ⅰ级和Ⅱ级。Ⅰ级人员经过低级别安全培训,让他们在MR环境中工作可以确保自身安全。Ⅰ级人员可进入上述四个区域,可将非MR人员护送至Ⅰ-Ⅲ区。Ⅱ级人员经过安全相关的深层次培训和教育。Ⅱ级人员可陪同非MR人员进入上述四个区域。所有MR人员应接受年度培训。MR认证程序要求有专门的技术培训。

筛查:所有非MR工作人员进入Ⅲ区之前必须经过严格筛查。筛查流程应使用标准化的表格和访谈,所有非紧急患者将进行两次筛查,所有患者陪同人员亦应该进行筛查。传统的金属探测器价值不大,推荐使用铁磁检测系统。筛查后,Ⅲ和Ⅳ区仍需要MR工作人员全程陪同,患者必须移除所有珠宝、耳环、金属物体、电子设备和药物泵。由于纺织品中存在金属成分,建议患者脱去私人衣服,更换为检查服。

必须筛查任何铁磁性植入物或异物,并确定MR兼容性。有多种方法用于筛查,检测设备层出不穷,在此不予赘述。参考ACR指南、www.mrisafety.com网站或专业制造厂商的设备说明书来制定指导方案。

所有装置和设备都必须进行MR兼容性测试,并根据FDA指南标明为MR安全、MR条件性或MR不安全(图37-2和图37-3A及B)。如果没有检查MR兼容性的设备,所有的MR检查室都应配备手持强磁铁(>1 000高斯)来检测铁磁性设备,注意应标明测试的场强。

MRI常需要对患者进行监测,MR兼容的设备诸如电极和静脉输液架必须贴上标签（图37-3B），所有导电材料应与患者隔离。若预期不可避免出现发热，可使用预防性冷敷。

增强检查： 增强检查必须在放射科专家的指导下开具处方和检查。MR 对比剂是钆，它与传统 X 线检查和 CT 检查中使用的碘对比剂不同。ACR 对比剂手册是标准化参考文献。同注射到体内的任何外来物质一样，面临的问题之一是过敏或过敏型反应，钆对比剂可能导致严重肾病患者发生肾源性系统性纤维化的风险。

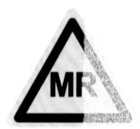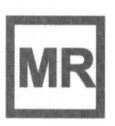

图 37-2　食品药品监督管理局（FDA）指定磁共振标识，有条件的 MR 安全，MR 不安全，MR 安全（左到右）

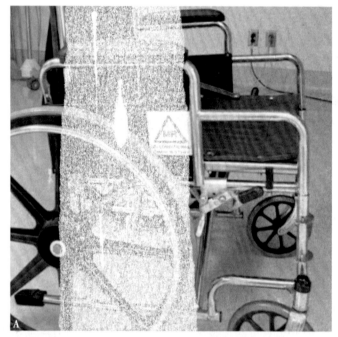

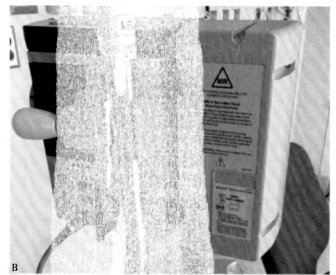

图 37-3　A：轮椅上的有条件的 MR 安全标签。B：输液泵上的有条件的 MR 安全标签和输液架上的 MR 安全标签

妊娠患者：当其他非电离检查无法获得妊娠患者诊断相关信息，而检查不能等到分娩后，MRI可用于任何孕龄的孕妇，虽然胎儿的风险没有得到证实。主要关注点是妊娠第一个月主磁场对细胞迁移的影响和超过90分贝的噪音可能造成胎儿听力损失。第38章展开讨论妊娠患者使用钆对比剂的情况。怀孕的医务人员可以在MR环境中从事相关工作，唯一的限制是，扫描过程中请不要在扫描室内逗留。

儿科患者：儿童没有特殊的风险，但是他们往往需要服用镇静药物。镇静药物使用指南由儿科和麻醉医生制定。此外，儿童不能提供详尽病史，他们应该在父母陪同或不陪同的情况下进行检查。父母可以陪伴孩子，但同样应该进行筛查。

紧急事件：对于所有患者、环境或建筑的突发事件，处理原则相同。MR工作人员是唯一允许授权进入Ⅳ区预防和控制事故发生的人员。当患者心脏或呼吸骤停时，MR工作人员应立即抢救维持生命体征，同时快速安全地将患者从磁体间移出到指定的复苏区域。发生火灾时，应安全转移病人，然后尝试控制火情。如果需要迅速消散磁场，可以考虑骤冷，将低温气体从磁体中释放出来达到快速降低磁场强度的目的。然而，应该记住骤冷可能会超过一分钟。骤冷磁铁风险极高且昂贵，所以很少执行此步骤，必须经深思熟虑方可执行。紧急人员不能进入扫描室，直到磁场被证明完全消散。

要点

1. 了解磁共振核心物理原理，有助于更好地理解潜在的安全风险。

2. 安全风险可分解为MRI的三个主要组成部分来理解：静态主磁场、时变磁场（梯度）和RF能量。

3. 铁磁物体产生的平移和旋转力主要引起主磁场的危险。植入金属物体会造成局部组织损伤，外部铁磁物体会造成"投射效应事件"。

4. 梯度场的风险包括周围神经刺激和噪声，通过适当的预防很容易防止。

5. RF能量的风险包括组织发热和诱导电流灼伤。

6. 在建立机构特定的MR安全政策时，应参考政府机构和专业团体的指导方针和条例。

问题（单选题）

1. MRI扫描仪中最常用的制冷剂是什么？
a. 氩
b. 氦
c. 氮
d. 氧

2. 哪种脉冲序列最有可能刺激周围神经？
a. 自旋回波
b. 回波平面
c. 反转恢复
d. 梯度回波

3. 在扫描过程中，造成噪声的主要原因是？
a. 静态主磁场
b. 梯度磁场
c. 射频脉冲
d. 冷却剂循环

4. 患者有颅内动脉瘤夹，下列哪一项提示MR安全性？
a. 1995年后制造的动脉瘤夹
b. 病人最近做了几次MR检查，没有发生异常事件
c. 患者通过铁磁探测器没有异常
d. 说明书显示的制造商和型号
e. 外科医生电话告知可以做

5. 下列哪一个结果来自磁流体动力效应？
a. 血液湍流
b. 肺水肿
c. 心电图改变
d. 肾衰竭

第三十八章

对比剂安全

肾源性系统性纤维化

概述

肾源性系统性纤维化（nephrogenic systemic fibrosis，NSF）是一种新近被报道的疾病，出现在约3%~5%的5期慢性肾衰竭患者［估算肾小球滤过率（estimated glomerular filtration rate，eGFR）<15］在磁共振增强检查时静脉注射钆对比剂（Gadolinium-based contrast agent，GBCA）后。NSF类似硬皮病，约5%的NSF患者可能出现全身性纤维化，甚至死亡。截至2009年1月，全球大约有700例NSF报道，主要涉及两种对比剂：欧乃影（Omniscan，GE医疗生物科技公司）和马根维显（Magnevist，拜耳医疗保健药品公司）。这是因为欧乃影（非离子型）被认为当使用三倍剂量时都是安全的，因而经常应用于磁共振血管造影检查。而对于马根维显，部分原因是因为其是最早被使用且多年来也是唯一可被使用的钆对比剂，因而使用剂量较多。

在过去的十年中，随着对NSF认识的增加，加强了高危患者血肌酐水平的检测，因此NSF发病率已大幅下降。尽管没有明确的证据显示两者之间存在因果关系，但通常仍认为NSF与GBCA密切相关。因为在高危患者中减少或禁止使用GBCA后NSF发病率明显下降，说明GBCA是导致NSF的主要致病因素。虽然所有钆螯合物均有可能诱发NSF，但大多数病例与欧乃影相关。然而我们也注意到自2007年来没有一例欧乃影所致NSF的报道。同样，没有一例仅仅注射莫迪思（MultiHance，博莱克制药）后所致NSF的报道，

由于其也可通过肝排泄。

NSF发病机制不明，且现在新发病例极少见，因此有可能我们将永远不知道病因。甚至有五例患者完全没有注射过钆对比剂。此外，病例似乎呈聚集现象，丹麦报道36例NSF患者，其中35例来自哥本哈根的同一所医院。在美国，39%的欧乃影病例来自五家医院。这种病例集聚现象表明，可能有一些尚未明了的因素或操作导致NSF不成比例发病。

最后，有关NSF的数据常常并不全面。有一些病例经活检证实，而另一些则没有。美国食品药品监督管理局（FDA）药品监督网页有时会出现同样的病例重复报告两次，而有时则漏报。耶鲁大学的NSF病例登统可能是最精确的NSF病例库。

众所周知，目前还没有治愈NSF的方法——包括肾移植。

NSF临床特征

NSF的皮肤表现［最初称为"肾源性纤维化性皮肤病"（nephrogenic fibrosing dermopathy，NFD）］以皮肤症状为主诉，包括皮肤疼痛、僵硬、增厚、灼烧和瘙痒，以及关节疼痛、挛缩等。该疾病发病时间不一，症状常开始于肢体远端，逐渐向近端发展，很少累及颜面部。据报道，大约5%的NSF病例累及肺和胸膜、骨骼肌，还包括膈肌、心肌和心包、骨髓、肾小管、睾丸和硬脑膜。重症NSF病例死亡率亦较低。

虽然自2000年本病首次被描述为"透析患者的硬化性水肿样疾病"以来不断更新了NSF的定义，但NSF的诊断标准直到最近才被提出。最

终,结合临床和病理学评分作为 NSF 相对确定的诊断标准。目前临床诊断 NSF 主要是基于皮肤活检和临床表现,而不是基于既往 GBCA 暴露或肾损害程度。缺乏统一的诊断标准以及可能的误诊,可能导致对危险性和患病率统计的错误评估。最近也在讨论由单纯临床诊断所带来的误区。

NSF 的历史

我们目前对 NSF 的理解是医学界在较短时间内做出巨大努力的结果。历史上,因为医学界对疾病的病因、发病机制、临床表现和流行病学特征的了解需要逐步深入,对一种疾病的认识至少需要几十年才能获得并逐渐修订。随着细胞和分子生物学的进步,这一认知过程正在加快。NSF 最初被认为是一种局限于皮肤(NFD)的疾病,直到 1997 年才首次被公认为是一种独特的临床疾病。在首次报道七年后,人们才逐渐意识到该疾病的系统本质,与此同时,2006 年该疾病的名称修订为 NSF 以反映"系统"这一独立特征。2006 年首次报道了 NSF 与 GBCA 和肾损害的相关性。GBCA 主要经肾脏排泄,肾衰竭时,钆的循环时间增加,从而增加钆从螯合物中游离出来并导致 NSF 的风险。过去十年,基础科学研究进展迅速,病例报告和研究也随之增多。为了保护公众,减少甚至消除这种疾病,FDA 发布了"黑框"警告来提醒医生注意 GBCA 的潜在风险。丹麦药品管理局和欧盟也发布了类似的建议,呼吁客观看待GBCA 对比剂及其影响。虽然预防措施在降低NSF 发病率方面已经取得显著效果,但是关于NSF 的病理生理机制以及个体对疾病的易感性等方面仍然未知。

NSF 与肾功能

一般进展为 NSF 的患者都有严重的肾功能损害,其中包括急性肾损伤(约 4%~12%)(通常是肝肾综合征)或慢性肾病(约 88%~96%)。慢性肾病病例中,绝大多数是透析患者。在所有病例中,96%~99% 是慢性肾病 5 期患者(GFR<15 ml/min/1.73m²);1%~4% 是慢性肾病 4 期患者(GFR<30)。耶鲁大学 NSF 病例库中约 90% 是透析患者。NSF 通常发生在注射 GBCA 几周后,也有少数病例发生在注射后几年。目前报道的 NSF 仅发生于年龄为 8 岁~87 岁的患者。此现象比较有意思,因为肾功能在此年龄段的两端都有降低,

然而,GFR<30 的新生儿似乎没有患 NSF 的危险。由于约 26% 超过 70 岁的患者 eGFR<60,所以 ACR 推荐(www.acr.org[7/07])年龄超过 70 岁的患者注射钆对比剂之前都应检查血清肌酐水平。然而,eGFR 降低是否会增加 NSF 风险目前尚不清楚,尤其是 eGFR 仍高于 30 时。

钆对比剂及其稳定性

钆(Gd)是一种重金属("稀土"),存在于元素周期表(元素#64)的镧系元素中。Gd 核外有七个未配对电子,具有很强的顺磁性,可明显缩短 T1 和 T2 效应,使其成为极好的 MR 对比剂。Gd+++离子的离子半径与 Ca++离子类似,但具有强毒性。因此,Gd+++离子总是以螯合形式存在于体内,螯合键的稳定性十分重要。螯合物可呈线性或大环结构,也可呈离子型或非离子型。

第一个 GBCA 是马根维显(Gd-DTPA),它由五个带负电的羧基羰基配位在 Gd+++周围。马根维显属于离子型对比剂,溶液中离解成 Gd-DTPA++和两个葡甲胺阴离子。研究表明,与离子型对比剂相比,非离子型对比剂安全性更高。90 年代初期,研究者曾致力于开发非离子型对比剂。其中,第一个非离子型对比剂是欧乃影(Gd-DTPA-BMA),Gd-DTPA 的五个羧基中的两个被酰胺基取代。酰胺基羰基的电荷负性小于羧基羰基,因此,与中心 Gd+++结合不够紧密,其稳定性较低。最近出现的一种非离子线性 GBCA,安磁力(Optimark,Guerbet 集团),其稳定性与欧乃影相似,化学特性亦非常相似。它们都是 Gd-DTPA-BMA("双甲酰胺"),欧乃影酰胺上的甲基被安磁力的甲氧基取代。一般而言,大环化合物(离子或非离子)比线性试剂更稳定,离解性更低。

钆螯合物可能存在不同程度的解离,这取决于螯合物,甚至在肾功能正常的患者中也是如此。业已证明,注射欧乃影对比剂并随后进行髋关节置换的无肾功能衰竭患者骨中钆对比剂含量是注射大环结构对比剂钆特醇(ProHance,博莱克)患者的四倍,这表明骨可能是钆的蓄水池。此观点也被一个病例所支持,此病例中 CKD 患者皮肤中发现钆,3 年内在没有给予 GBCA 的情况下不断增加。(需要注意的是很难定量分析皮肤中的钆量)。Henrik Thomsen 关于 NSF 风险与 GBCA 终生剂量相关性(甚至在发展成肾衰竭之前施用的GBCA)研究,也印证了"骨贮存器"假说。

细胞机制假说

对于 NSF 而言,普遍接受的细胞机制是,因某种或某些药物加重终末期肾功能衰竭或发生透析,将导致骨髓反应,释放纤维细胞进入循环系统。(这些纤维细胞是 CD34+,这就是为什么被认为其源于骨髓干细胞的原因)。纤维细胞聚集在受累器官,从而导致胶原纤维增生和组织纤维化。肾功能衰竭患者常常四肢水肿("全身水肿")。如果注射 GBCA 后有"自由钆"(游离钆),它会进入到水肿液中,这就是其如何最终进入四肢皮肤中。另外,需要指出的是皮肤中发现钆并没有证明其将导致 NSF 发生,它可能只是一个无辜的旁观者。

NSF 其他潜在危险因素

NSF 最可能的高危因素是终末期肾病(End-Stage Renal Disease, ESRD)。虽然对于大多数 NSF 病例而言,GBCA 可能是病因,但仍然存在这样的疑问:为什么 95%~97% 的 5 期 CKD 患者使用 GBCA 而不引起 NSF? NSF 发病率似乎与累积总剂量相关,大多数病例病史中提到曾多次给予两倍或三倍剂量 GBCA 用于 CE-MRA。

NSF 可能是由多种危险因素综合作用导致的,其他潜在的危险因素包括:代谢性酸中毒、铁过载/静脉注射铁剂、电解质紊乱和坠积性水肿。值得注意的是,自从 90 年代中期以来,只有美国给终末期肾病患者静脉注射铁剂,印度未曾仿效,结果印度报告的 NSF 发病率很低。其他潜在的危险因素还包括:近期手术/移植、感染、血栓前期和内皮/血管损伤,以及大剂量使用促红细胞生成素,文献报道这些危险因素之间可能存在相互冲突。肾功能受损患者体内钆和上述危险因素之间可能存在复杂的相互作用,钆可能起关键作用或作为独立影响因素,这些假说都还有待研究。有趣的是,自上世纪 90 年代中期以来,促红细胞生成素被普遍应用于透析患者以促进伤口愈合,而

NSF 可能是一种伤口过度愈合形式。2004 年,福斯利诺(Fosrenol)是被唯一批准用于治疗透析患者的高磷血症,因为福斯利诺是一种碳酸镧,其和钆都是镧系元素,因此可能与钆之间存在竞争作用。

脑内钆沉积

2014 年,Kanda 等[1] 首次描述 T1 加权像上齿状核和苍白球呈高信号,其信号强度与患者一生中接受 GBCA 剂量成正比。T1 缩短仅见于线性对比剂,包括离子型和非离子型;大环类对比剂则无此表现。最近,梅奥诊所的 McDonald 等[2] 利用质谱法显示相同结构中钆沉积,所有注射过 GBCAs 的患者后期都有沉积,包括大环类对比剂。梅奥诊所研究者对患者进行全面系统检查,目前尚未发现与沉积相关的症状。由于缺乏临床症状,FDA 目前建议在临床监督下继续使用所有的 GBCA[3]。

妊娠期钆的使用

钆已被证实可引起动物畸形,但人类尚无系统性研究。已知钆能穿过胎盘,最终经胎儿肾脏排泄,并存留在羊水中。

最近一份加拿大安大略省囊括 140 多万名新生儿的回顾性分析报告[4] 指出,孕早期 MRI 平扫对死产、先天发育异常或出生后 4 年内的风湿性疾病无相关性。然而,妊娠期任何时间给予 GBCA 均可能增加死产或新生儿死亡发生率(相对危险度为 3.70),4 岁以前各种风湿性、炎性或浸润性皮肤病的发病风险亦增加(相对危险度为 1.36)。有意思的是 GBCA 的注射与先天畸形的较高危险性并不相关。

最后,当没有其他影像检查可提供诊断信息时,并且此信息将改变孕妇或胎儿的处理路径,而检查又不能等到分娩后,钆对比剂方可给孕妇使用。

要点

1. 绝大部分 NSF 患者有严重的 CKD,eGFR<15;但普通患者 eGFR<30、住院患者 eGFR<40、肾透析或急性肾损伤患者均有发生 NSF 的危险,除非绝对必要,应避免 GBCA。另外,eGFR 在 30~59 范围的患者应有近段时期的 eGFR(至少两周内)以确定肾功能稳定。

2. 在线性非离子型 GBCA 中,例如欧乃影和安磁力,每次注射总剂量和 NSF 发生率不成比例。

3. 线性非离子型 GBCA 将羧基替换为酰胺

基后将导致螯合物对 Gd+++离子亲和性降低。

4. 不到 5% 的 5 期慢性肾功能衰竭患者以皮肤病变为主,不到 5% 表现为弥漫性纤维化甚至死亡。

5. NSF 风险可能与终生累积剂量相关,包括肾功能衰竭之前接受的所有 GBCA。

6. 自从对患者检查肌酐以来,NSF 基本消失。

7. 线性 GBCA 可致大脑齿状核和苍白球 T1 时间缩短,然而,尚未发现与之相关的临床症状。

8. 孕期进行 MRI 增强检查可能会增加死产、新生儿死亡和儿童期风湿病的发病率。

习题(判断题)

1. 大环类 GBCA 不在脑组织沉积。

2. 所有注射过 GBCA 的患者,GBCA 即可在骨组织中沉积,即使是无肾功能衰竭的患者。

3. 由于 GBCA 脑沉积,所有线性 GBCAs 应立即停止使用。

4. 所有 GBCA 均可引起 NSF。

5. 从未有过未注射过 GBCA 的 NSF 患者报道。

6. 孕妇注射 GBCA 可能对胎儿有害,并在儿童早期诱发风湿性疾病。

参考文献

1. Kanda T, Ishii K, Kawaguchi H, et al. High signal intensity in the dentate nucleus and globus pallidus on unenhanced T1-weighted MR images: relationship with increasing cumulative dose of a gadolinium-based contrast material. Radiology. 2014; 270 (3):834-841.

2. McDonald RJ, McDonald JS, Kallmes DF, et al. Intracranial gadolinium deposition after contrast-enhanced MR imaging. Radiology. 2015; 275 (3): 772-782.

3. U. S. Food & Drug Administration. FDA Drug Safety Communication: FDA identifies no harmful effects to date with brain retention of gadolinium-based contrast agents for MRIs; review to continue. https://www.fda.gov/drugs/drugsafety/ucm 559007. htm. Accessed 3 August 2017.

4. Ray JG, Vermeulen MJ, Bharatha A, et al. Association between MRI exposure during pregnancy and fetal and childhood outcomes. JAMA. 2016;316(9):952-961.

第五篇

美国放射学委员会仿真考题

100 道考题和答案

主题分类提问

1. 引起图 18-47A-C 中伪影最可能的原因是?

　　a. 移动

　　b. 线圈元件损坏

　　c. 金属磁敏感伪影

　　d. 电介质伪影

2. 当患者体内有金属物质,选择什么脉冲序列能最大限度地减少金属介导的磁敏感伪影?

　　a. 平面回波

　　b. 梯度回波

　　c. 自旋回波

　　d. 快速自旋回波

3. 应该如何做,以进一步减少金属敏感性伪影?

　　a. 增加带宽

　　b. 增加层厚

　　c. 增大 TR

　　d. 增大 TE

4. 在图 18-42 中,引起贯穿图像中心白线的原因是?

　　a. 一类化学位移

　　b. 运动伪影

　　c. N/2 ghost 伪影

　　d. 脂肪饱和不均匀

5. 如何最大限度地减少这个患者的图像伪影?

　　a. 增加带宽

　　b. 减小层厚

　　c. 应用呼吸门控技术

　　d. 应用心脏门控技术

6. 运动引发的 ghost 伪影出现在哪个方向?

　　a. 相位

　　b. 频率

　　c. 头尾向

　　d. 前后

7. 当你怀疑图 18-24(箭头所示)区域为 ghost 伪影,你将如何来证实?

　　a. 减少相位编码

　　b. 增加相位编码

　　c. 应用脂肪饱和技术

　　d. 交换相位编码和频率编码方向

8. 图 39-1 中颅脑病灶(箭头所示)周围的 ghost 伪影提示什么?

　　a. 病灶完全血栓形成

　　b. 病灶有镜下运动

　　c. 病灶搏动性运动

　　d. 患者在检查过程中移动

9. 图 18-25 中箭头所示信号最有可能的来源是什么?

　　a. 主动脉搏动伪影

　　b. 内乳动脉搏动伪影

　　c. 肺动脉搏动伪影

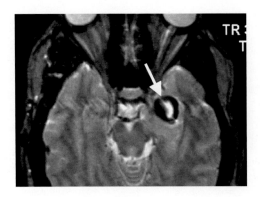

图 39-1

d. 脑脊液流动伪影

10. 如何消除这个伪影？

a. 呼吸门控技术

b. 心脏门控技术

c. 下饱和带

d. 心脏饱和带

11. 平面回波图 22-8A 中存在什么伪影？

a. 一类化学位移伪影

b. 运动导致的 ghost 伪影

c. N/2 伪影

d. 卷褶伪影

12. 这种伪影是如何形成的？

a. 不完美的梯度

b. 射频噪声

c. 低带宽

d. 脂肪饱和不均匀

13. 引起图 20-7B 中磁敏感伪影最可能的原因是？

a. 气体

b. 钙化

c. 金属

d. 血液

14. 图 20-7B 中软组织信号丢失的原因是？

a. 严重的局部磁场不均

b. B_0 下产生的金属移动伪影

c. 时间飞跃导致信号丢失

d. 缺乏流动的氢质子

15. 如图 20-7D 所示，什么样的脉冲序列能最佳抑制脊柱融合术后患者的金属磁敏感性？

a. 平面回波

b. 最小 TE 的梯度回波

c. 自旋回波

d. 单次激发快速自旋回波

16. 引起 GRE T2 * 图像上的暗线（箭头所示）最可能的原因是什么（图 39-2）？

a. 一类化学位移伪影

b. 二类化学位移伪影

c. 磁敏感伪影

d. 截断伪影

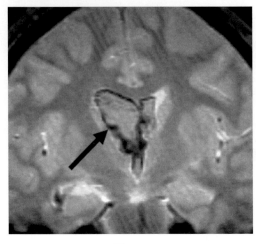

图 39-2

17. 图 20-7E 中频谱脂肪抑制的 T2 加权图像上，造成肾脏暗信号最可能的原因是什么？

a. 金属磁敏感导致的相位不一致

b. 金属磁敏感导致的频率变换

c. 图像采集前注入钆对比剂

d. 卷褶伪影

18. 图 25-9A 是体内携带金属的患者脂肪抑制 T2 加权图像，图 25-9B 中的脂肪抑制技术是如何改进的？

a. 使用化学/频率饱和技术

b. 采用反转恢复技术（STIR）

c. 使用扩散技术

d. 使用梯度回波技术

19. 当金属存在的情况下，为什么 STIR 序列有更好的脂肪抑制作用？

a. 金属吸收 180°RF 反转脉冲

b. 180°RF 反转脉冲受磁化率的影响较小

c. STIR 序列使用更窄的发射 RF 频率

d. STIR 序列使用更宽的发射 RF 频率

20. 图 18-19B 中是什么伪影（白色箭头）？

a. 射频噪声

b. 脑脊液流动伪影

c. 吞咽运动 Ghost 伪影

d. 截断伪影

21. 如何减少此种伪影?

a. 增加频率编码

b. 减少频率编码

c. 增加相位编码

d. 减少相位编码

22. 图 18-2B 中白色箭头所示为何种伪影?

a. N/2 ghost 伪影

b. 手臂移动伪影

c. 卷褶伪影(Wraparound)

d. 一类化学位移伪影

23. 这个伪影又称为?

a. 魔角效应

b. 拉链伪影

c. 鲱鱼骨伪影

d. 卷褶伪影(Aliasing)

24. 这种伪影是如何产生的?

a. FOV 内信号

b. FOV 外信号

c. 频率编码过少

d. 频率编码过多

25. 如何消除此种伪影?

a. 增大 FOV

b. 减小 FOV

c. 增加相位编码

d. 减少相位编码

26. 3D 与 2D 的卷褶有何不同(如图 18-3)?

a. 3D 也在频率编码方向卷褶

b. 3D 也在层面选择方向上卷褶

c. 3D 也在相位编码方向上卷褶

d. 二者无差别

27. 如图 18-40C,是什么原因导致这幅图最顶端及尾部变窄?

a. 磁敏感

b. 主磁场不均

c. 相位编码过少

d. 频率编码过少

28. 如图 18-29A 在脂肪抑制质子加权图像上的髌韧带,关节镜及 T2 加权图像上均正常。伪影是什么?

a. 脂肪饱和欠佳

b. 卷褶伪影

c. 吉布斯现象

d. 魔角效应

29. 如何证实是魔角效应?

a. 让患者低场强磁共振检查

b. 不使用脂肪饱和

c. 改变韧带与磁体的角度

d. 增加相位编码

30. 缩短 TE 值会增加何种伪影?

a. 截断伪影

b. N/2 ghost 伪影

c. 魔角伪影

d. 磁敏感伪影

31. 如图 18-39,白色箭头所示为什么伪影?

a. 射频噪声

b. 卷褶伪影

c. Ghost 伪影

d. 截断伪影

32. 造成射频噪声最可能的原因是?

a. 有问题的头颅线圈

b. 法拉第笼漏

c. 病人监护装置

d. 神经刺激器

33. 技师注意到,这个频谱/化学脂肪饱和序列中的所有图像都是这样的(图 39-3)。这个伪影叫做?

a. 卷褶伪影

b. 反相位信号丢失

c. 反常水饱和

d. 线圈故障

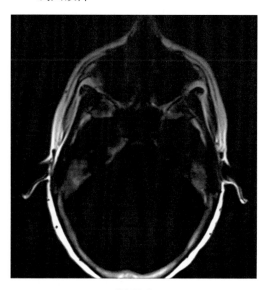

图 39-3

34. 可能的原因是?

a. 金属磁敏感伪影

b. 调整不良的磁体

c. 反转时间过短

d. 反转时间过长

35. 如图 27-7A，通过主动脉流出道（箭头）的相位对比度图像展示了什么？

a. 存在卷褶伪影

b. 存在金属瓣膜

c. 存在钙化

d. 存在血液反流

36. 技术人员在图 27-7B 中做了什么来消除卷褶伪影？

a. 改变相位编码方向

b. 增加相位编码

c. 增大速度编码

d. 降低速度编码

37. 导致这幅图像上部信号缺失的最可能的原因是什么（图 39-4）？

a. 金属磁敏感伪影

b. 介电效应

c. 调整不良的磁体

d. 线圈问题

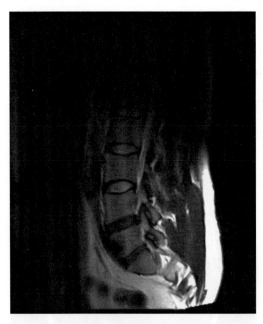

图 39-4

38. 在 3T 扫描中，引起这位腹水患者图像出现黑暗信号（箭头）最可能的原因是什么（图 18-52）？

a. 驻波效应

b. 金属磁敏感效应

c. 反常脂肪饱和

d. 线圈问题

39. 如图 18-51，这个伪影仅在此序列中某一层图像中显示，最可能的原因是？

a. 射频噪声

b. 单数据点误差

c. 线圈问题

d. 几何失真

40. 这种伪影又称为？

a. 鲱鱼骨伪影

b. 拉链伪影

c. 黑边伪影（印度墨汁）

d. 冻糕

41. 如图 18-15B，在这张快速自旋回波（FSE）T2 图像中，是什么原因导致这个病灶下缘变亮和上缘变暗？

a. "信号堆积"产生的磁敏感伪影

b. 截断伪影

c. 一类化学位移伪影

d. 二类化学位移伪影

42. 伪影产生的原因？

a. 水和脂肪进动频率不一致

b. 水和脂肪反相位

c. 相位编码过少

d. 相位编码过多

43. 比较图 18-15A 和 18-15B，您如何解释在 FSET2 矢状位图像下边界是亮的，而在冠状面是暗的？

a. 交换了相位和频率编码方向

b. 增加了频率编码

c. 增大了带宽

d. 频率编码方向为自上而下

44. 在图 18-14 中，为什么质子密度（PD）和 T2 加权图像（T2）的一类化学位移的厚度有差异？

a. T2 频率编码较少

b. T2 频率编码更多

c. T2 带宽较高

d. PD 带宽较高

45. 1.5T 检查图像存在一类化学位移伪影。如果将患者移到 3.0TMRI 检查，并保持其他参数不变，那么这个伪影将会产生什么变化？

a. 亮带和暗带会变宽

b. 亮带和暗带会变窄

c. 无变化

d. 3.0 T 检查时伪影消除

46. 在图18-17B中,用黑线(箭头)代表是什么伪影?

　　a. 截断伪影

　　b. 磁敏感伪影

　　c. 一类化学位移伪影

　　d. 二类化学位移伪影

47. 造成二类化学位移伪影的原因是什么?

　　a. 相位编码过少

　　b. 脂肪和水反相位

　　c. 脂肪和水同相

　　d. 呼吸运动

48. 在图18-17中,这些同相和反相图像提示肿块(箭头)?

　　a. 肿块出血

　　b. 肿块钙化

　　c. 肿块含有大块脂肪成分

　　d. 肿块含有镜下脂肪(细胞内)成分

49. 如图19-14B,脂肪饱和图像会产生什么影响?

　　a. 降低对比噪声比

　　b. 增加对比噪声比

　　c. 降低信噪比

　　d. 增加信噪比

50. 在频率饱和脂肪抑制图像中,脂肪饱和不良(箭头)的原因是什么(图39-5)?

　　a. 气体磁敏感效应导致的相移

　　b. 气体磁敏感效应导致的频移

　　c. 金属磁敏感效应导致的相移

　　d. 金属磁敏感效应导致的频移

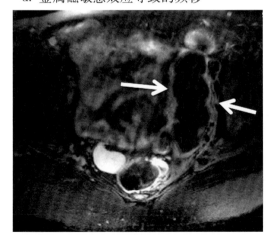

图39-5

51. STIR和频率饱和技术脂肪抑制的区别是什么?

　　a. STIR具有更高的信噪比

　　b. STIR更不均匀

　　c. STIR更特异

　　d. STIR适用于任何场强

52. 在钆对比剂注射后的STIR图像上,左上胸部病灶变黑的原因是什么(图25-6C)?

　　a. T2时间近似脂肪

　　b. T1时间近似脂肪

　　c. 反相位信号下降

　　d. 钆的磁敏感效应

53. 核磁共振扫描仪在哪个区域?

　　a. 第一区

　　b. 第二区

　　c. 第三区

　　d. 第四区

54. 根据ACR关于MR安全实践的指导文件,哪个区域应该用锁进行物理限制?

　　a. 第一区

　　b. 第二区

　　c. 第三区

　　d. 第四区

55. 关于一级培训的MR人员,描述正确的是?

　　a. 他们不能进入第四区,但可以进入第三区

　　b. 他们可以陪同非MR人员进入所有区域

　　c. 他们可以陪非MR人员进入第三区

　　d. 他们不能进入区域Ⅲ或区域Ⅳ

56. FDA规定对公众无害的磁场场强是多少?

　　a. 1高斯

　　b. 5高斯

　　c. 50高斯

　　d. 100高斯

57. 根据ACR关于安全措施的指导文件,何时应向MR医务主任报告MR"近距离事件"?

　　a. 1小时

　　b. 12小时

　　c. 24小时

　　d. 48小时

58. 需要将非电子设备带入MRI,其MR的安全性和成分尚不清楚,手持磁铁(≥1 000高斯)检测不到吸引力,应该如何标记设备?

　　a. 绿色方格标记MR安全

　　b. 黄色三角标记MR安全性视条件而定

c. 红圈标记 MR 不安全

d. 橙色矩形标记 MR 兼容

59. 在做 MRI 扫描之前,一位患者说他有眼外伤病史,什么情况下要求患者需要进一步的 X 线检查或提供以前的影像检查资料?

    a. 有这种病史的任何人

    b. 有该病史就医的人

    c. 认为是金属物体的人

    d. 因铁磁性物质就医的人

60. 技师给你展示这张图片(图 18-45),它有一个意想不到的无信号区,可能来自左颈动脉末端的外科手术夹,你应该怎么做?

    a. 很可能是铁磁性的,尽快把病人带出去

    b. 很可能是铁磁性的,尽可能慢地把病人带出去

    c. 很可能是非铁磁性的,尽快把病人带出去

    d. 很可能是非铁磁性的,尽可能慢地把病人带出去

61. 在 MRI(Ⅳ区)怀疑有心脏骤停,你首先应该做什么?

    a. 关闭磁场

    b. 找到并使用急救车

    c. 从第Ⅳ区移动患者时开始基本生命支持

    d. 立即将患者移出第Ⅳ区然后开始基本的生命支持

62. 什么物理原理引起"导弹效应"?

    a. 射频能量

    b. 时变次梯度

    c. 旋转力

    d. 平动力

63. 钆剂特有的对比剂相关并发症是什么?

    a. 过敏性休克

    b. 支气管痉挛

    c. 荨麻疹

    d. 肾源性系统性纤维化

64. 关于给孕妇注射钆对比剂,下列哪种说法是正确的?

    a. 钆可引起新生儿甲状腺功能减退

    b. 钆证实对胎儿有害

    c. 钆可以穿过胎盘屏障

    d. 钆不是由胎儿肾脏排泄

65. 3.0T 下的比吸收率(SAR)与 1.5T 有何关系?

    a. 3.0T 的 SAR 是 1.5T 的 2 倍

    b. 3.0T 的 SAR 是 1.5T 的 4 倍

    c. 1.5T 的 SAR 是 3.0T 的 2 倍

    d. 1.5T 的 SAR 是 3.0T 的 4 倍

66. 哪种脉冲序列可能具有最高的 SAR?

    a. 短 TE 的梯度回波

    b. 长 TE 的梯度回波

    c. 自旋回波 T2WI

    d. 快速自旋回波 T2WI

67. 比吸收率(SAR)的单位是什么?

    a. 瓦特/千克

    b. 瓦·秒

    c. 焦耳/秒

    d. 牛·米

68. 技师在长 TR 序列中增加 TE,会有什么影响?

    a. 降低磁敏感性

    b. 降低信号

    c. 减少对比度

    d. 缩短扫描时间

69. 您注意到,MR 图像的信噪比(SNR)很差,提高信噪比的最佳方法是什么?

    a. 增加带宽

    b. 减少相位编码

    c. 减少频率编码

    d. 增加激励次数

70. 由半傅立叶采集的单次激发快速自旋回波(HASTE)与自旋回波序列相比有什么缺点?

    a. 更容易受运动影响

    b. 增加磁敏感性

    c. 降低 SNR

    d. 增加一阶化学位移伪影

71. 反转恢复序列的缺点是什么?

    a. 降低 T1 加权

    b. 降低 T2 加权

    c. 降低对比噪声比

    d. 降低信噪比

72. 你想更快地扫描一个幽闭的病人,因此增加回波链的长度,然而,扫描时间超出预期的两倍,接下来你应该怎么做?

    a. 增加相位编码

    b. 增加频率编码

    c. 增加 TR

    d. 增加 TE

73. 为什么在 2D 图像中,层数之间常常存在

间隙?

a. 提高分辨率

b. 减少串扰

c. 涵盖更多解剖结构

d. 减少局部容积效应

74. T1WI 图像显示左肾下极病变最可能的组成成分是(图 39-6)?

a. 脂肪

b. 出血

c. 钆

d. 单纯液体

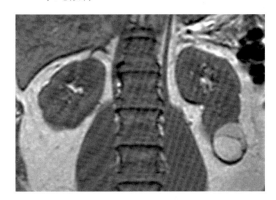

图 39-6

75. 图 39-7 中肝脏低信号最可能的解释是什么?

a. 钙化

b. 铁质

c. 出血

d. 钆

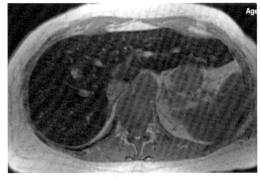

图 39-7

76. 为什么在 T1 加权像钆剂注射后(TR 690/TE 17 毫秒)排泄期膀胱内有暗信号(图 39-8)?

a. 没有钆剂

b. 没有尿液

c. 钆剂浓聚

d. 肿瘤

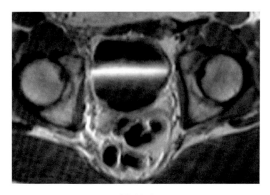

图 39-8

77. 图 39-9 中产生黑带(箭头)最可能原因是什么?

a. 驻波效应

b. 射频噪声

c. 饱和带

d. 截断伪影

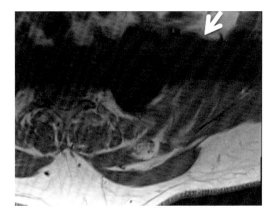

图 39-9

78. MR 检查室内出现响亮的敲击声和嗡嗡声的原因是什么?

a. 冷却剂循环

b. 射频脉冲的产生

c. 让病人舒适的风扇

d. 梯度切换

79. 如图 6-19,出血最可能处于哪个阶段?

a. 氧合血红蛋白

b. 脱氧血红蛋白

c. 细胞内正铁血红蛋白

d. 细胞外正铁血红蛋白

e. 含铁血黄素

80. 如图 6-19,出血处于哪个时相?

a. 超急性期

b. 急性期

c. 亚急性早期

d. 亚急性晚期

e. 慢性期

81. 如图 6-16,血肿中心的血液处于什么阶段?

a. 氧合血红蛋白

b. 脱氧血红蛋白

c. 细胞内正铁血红蛋白

d. 细胞外正铁血红蛋白

82. 哪个脉冲序列对检出微出血灶更敏感(参见图 20-8)?

a. 梯度回波

b. 快速自旋回波

c. 弹性成像

d. 动脉自旋标记

83. 哪一序列是目前检测点状慢性出血最敏感的序列?

a. T2 * 梯度回波

b. 平面回波

c. FLAIR

d. 磁敏感加权

84. 如图 28-8,为什么在真实稳态进动序列图像上的血液是明亮的?

a. 钆剂使用

b. 流动相关增强效应

c. 血液本质上是 T1 亮的

d. 血液本质上是 T2 亮的

85. 关于图 28-8,在真实稳态 FISP 图像上,导致信号丢失(箭头)的最可能的原因是什么?

a. 时间飞跃丢失

b. 体素内去相位

c. 金属磁敏感性

d. 瓣膜植入物

86. 为什么在 TOF-MRA 图 27-17 上,脑垂体出血(箭头)是亮的?

a. 短 T1

b. 长 T1

c. 短 T2 *

d. 长 T2 *

87. 如图 26-14B,在最上层图像中,非血栓性动脉瘤内的明亮信号是如何形成的?

a. 短 T1

b. 长 T2

c. 饱和质子

d. 不饱和质子

88. 如图 26-9B,双侧外髂静脉(短箭头和箭头)在 20 层采集的中间部分的信号出现差异的原因是什么?

a. 右侧血流速度快

b. 左侧血流速度快

c. 右侧血液湍流

d. 左侧流动相关增强效应

89. 在 2D-TOF-MRA(图 39-10)序列中,所有图像中左侧椎动脉均未呈现高信号(箭头),我们如何评价?

a. 动脉闭塞

b. 动脉湍流

c. 时间飞跃损失

d. 血液逆流可能

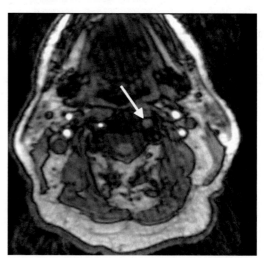

图 39-10

90. 在左侧 FLAIR 图像上,第三脑室内高信号(与右侧 T1WI 图像比较)形成的原因是什么(图 39-11)?

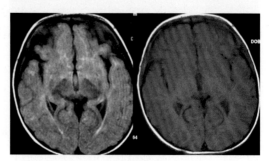

图 39-11

a. 流动现象

b. 肿瘤

c. 出血

d. 截断伪影

91. 第 90 题中,FLAIR 图像上质子没有经历什么?

a. 反转脉冲

b. 90°射频脉冲

c. 180°重聚脉冲

d. 频率编码梯度

92. 一位怀疑主动脉瓣疾病的患者,测定反流分数的最佳扫描序列是什么?

a. 真稳态进动快速电影成像

b. 相位对比

c. T1 黑血

d. T2 黑血

93. 平行成像的缺点是什么?

a. 更易受运动影响

b. 增加磁敏感性

c. 降低 SNR

d. 包裹伪影

94. 在这张延迟钆增强图像(图 31-3)中,反转时间设置为空的是什么?

a. 正常心肌

b. 瘢痕心肌

c. 脂肪

d. 单纯液体

95. 在磁共振波谱成像中,通常抑制什么信号?

a. 胆碱

b. 乳酸

c. NAA

d. 水

96. 哪种序列可以测量组织的硬度?

a. T1 mapping

b. 扩散加权成像

c. 弹性成像

d. 磁敏感成像

97. MR 弹性成像测量组织硬度单位是什么?

a. 千帕斯卡

b. W/kg

c. 毫秒

d. 米/秒

98. MR 弹性成像序列要求什么是什么?

a. 电介质垫

b. 高脂肪饱和度

c. 扩散梯度

d. 声波发生器

99. 哪种 MR 序列通常具有 180°射频反转恢复脉冲?

a. T1 mapping

b. T2 * mapping

c. 磁敏感加权图像

d. MR 弹性成像

100. 哪种 MR 弛豫测量值与铁浓度呈正相关?

a. T1

b. T2 *

c. R2 *

d. T2

答案

1. 最佳答案 c。虽然 a、b 和 d 都能引起更暗的信号,但最有可能的原因是面部暗信号是由于牙科金属器具造成的。运动可能会影响整个图像,而介电效应通常会影响腹部而不是头部。线圈问题将导致一部分图像更轻微、更模糊的信号损失。

2. 正确答案 d(参见:图 18-47 和图 20-7)。自旋回波序列比梯度回波和平面回波序列更能降低磁敏感性,因此,a 和 b 是不正确的。快速自旋回波比自旋回波在抑制磁敏感性方面更优越,因为回波列的回波间隔较短,因此 c 是不正确的。

3. 正确的答案是 a(参见:图 18-47 和图 20-7)。尽管增加带宽会降低 SNR,但它会更快地对信号进行采样,同时降低磁敏感性。增加层厚会更加磁敏感性,因此 b 不正确。增加 TR 对磁敏感性没有影响(c 是不正确的),而增加 TE 导致更多地去相位和更大磁敏感效应(d 是不正确的)。

4. 最佳答案 b。虽然前腹壁的脂肪饱和不均匀,但这个区域的运动是造成伪影的原因,所以 d 不是最佳答案。N/2 伪影仅在平面回波成像中发生(c 不正确)。一阶化学位移伪影引起水脂界面边缘相邻的明黑线影交替,而不是通过器官的明亮的线条,因此 a 是不正确的。

5. 正确的答案是c。伪影是由腹部前壁皮下脂肪的呼吸运动引起的,一个很好的解决办法是应用呼吸门控技术。答案a和b不影响伪影,是不正确的。心脏门控是减少心脏运动的有效机制,而不是呼吸运动(d是不正确的)。

6. 正确的答案a。相位编码是在整个扫描时间内获取,而频率编码在非常短的时间内获得并消除频率编码方向上的信号重合失调,因此,b是不正确的。根据平面成像和扫描区域,相位编码方向可以是从左到右、头尾或前后,因此c和d是不正确的。

7. 正确的答案d。通过交换编码的方向,将导致伪影在该患者的横向方向上传播。相位编码不会影响伪影;因此,a和b不正确。如果伪影的潜在来源是脂肪,则应考虑应用脂肪饱和;然而,在这种情况下,伪影的来源可能是主动脉,从而使c不正确。

8. 正确的答案c。伪影反映了动脉瘤中的宏观运动。如果动脉瘤血栓形成,则可能不会有搏动,因此a不正确。微观运动尤其在扩散加权成像中影响信号,但不会导致伪影(b不正确)。图像的其余部分没有模糊或伪影,表明病人没有运动,因此,d是不正确的。

9. 正确的答案d。关于造成伪影原因的一个分析线索是从每个伪影中绘制一条直线,看看它经过什么样的结构。在这种情况下,它是围绕脊髓周围的CSF。主动脉不与这条线相交,因此,a是不正确的。b是不正确的,因为内乳动脉比较小。肺动脉伪影将靠前并位于视野之外,因此,c是不正确的。

10. 最佳答案b。脑脊液搏动是由心动周期中血管大小的变化引起的。这些脉动与呼吸无关,因此,a是不正确的。饱和带是用于消除不需要信号的常用技术,特别是具有运动的信号,并且下饱和带会减小,但不能消除CSF信号;因此,c不是最好的答案。使心脏信号饱和会减少心脏及其血液的伪影,但这种伪影来自CSF而不是血液(d不正确)。

11. 正确的答案c。这里的关键是它是一个回波平面图像,如果正和负读出梯度不平衡,正读出梯度将形成一个图像,负读出梯度将形成另一个图像;因此,产生N/2伪影。回波平面图像总是有明显的脂肪饱和,通常不会产生与脂肪相关的伪影;因此,a是不正确的。运动伪影是病人随

机运动的原因,虽然在回波平面成像中不常见,但由于k空间的快速填充(如果存在的话),将导致图像的模糊。卷褶伪影包括一些解剖结构及部分包裹其中,而不是重复图像;因此,d是不正确的。

12. 正确的答案a。N/2伪影可能是由涡流、不完全或不平衡梯度、磁场不均匀或奇偶回波定时失配引起的。射频噪声会表现为一条横跨图像的线,因此,b是不正确的。带宽与N/2鬼影无关,因此c不正确。d是不正确的,因为鬼影是大脑的,而不是含有脂肪的结构。

13. 最佳答案c。大面积的暗信号,尤其是梯度回波序列图像,很可能是由金属引起的(该患者的腰椎固定术后)。气体导致所有脉冲序列的信号低;然而,这种分布中的气体是少见的,因此使a不是最好的答案。钙化可以导致暗信号并且可能具有磁敏感伪影,但这在该位置不太可能,因此b不正确。血液可引起磁敏感效应和暗信号,但通常在较长的TE $T2^*$上最明显,除了脊柱融合的特征位置外,不是T1加权图像,因此d不太可能。

14. 最佳答案a。金属导致强烈的局部磁性不均匀性,使体素内的质子快速去相位,引起相位消除。虽然当患者最初在扫描仪中移动时强磁场可能导致金属的一些瞬时运动,但是在图像采集期间它不可能引起运动,从而b不正确。c是不正确的,因为时间飞跃损失通常是由在移动质子引起的。尽管金属具有很少或没有可移动的氢质子,但是周围组织中的额外信号损失是由强磁性不均匀性引起的,因此d不是最佳答案。

15. 正确的答案d。平面回声和梯度回波图像突出了任何磁敏感效应,特别是与金属相关的效应,从而a和b不正确。尽管自旋回波序列优于平面回波和梯度回波,但由于具有较长回波序列长度的快速自旋回波技术可以快速重新聚焦和具有较短的回波间隔(c不正确),可以更好地抑制磁敏感效应。

16. 最佳答案c。一类化学位移伪影使结构的一侧是暗边,另一侧是亮边,而对另外两侧影响很小或没有影响;因此,a是不正确的。二类化学位移会在结构周围产生一条暗线,但这只会出现在脂肪水界面上,脑室内是不可能出现的,因此b不正确。截断伪影形成亮线影,而不是暗影;因此,d是不正确的。该患者脑室内出血,伴有顺磁效应(可能由于含铁血红蛋白在$T2^*$为明亮信

号),导致失相位及信号丢失。

17. 最佳答案 b。组织结构离金属越近,金属磁敏感效应越强烈。肾脏距离很远,只有很小的频移,水质子转换到预期的脂肪频率中,从而抑制了信号。相位不一致也可能导致暗信号,但通常发生在离金属较近区域,因此 a 是不正确的。钆可以在 T2 加权序列上在肾脏中产生暗信号,且肾脏通常表现为是均匀一致的暗区,而非局部变暗,所以 c 是不正确的。肾脏有一条暗信号曲线,且与已知的身体结构无关,因此 d 不正确。

18. 正确答案 b。在金属存在情况下,反转恢复技术是一种比脂质饱和技术更稳健的技术,因此使 a 不正确。扩散具有强烈的脂肪饱和度,然而,它和梯度回波技术会导致更多(不相同或更少)的金属磁敏感伪影,因此,c 和 d 不正确。

19. 正确的答案 b。金属吸收了更多的 RF 能量,因此在 MRI 检查过程中出现发热现象,180°RF 脉冲比频率脂肪饱和的频率变化更能抵抗翻转角效应的变化,因此,a 是不正确的。STIR 序列在标准发射带宽下发射 RF,故 c 和 d 不正确。

20. 正确的答案 d。脊髓内高信号是由 CSF 表面高信号与脊髓低信号交界处采样信号截断引起,它通常被称为吉布斯现象,RF 噪声是与图像相交的亮线,而不是沿着脊髓边缘,因此 a 是不正确的。CSF 流动或吞咽运动可以在正常的脊髓或脑结构中产生明亮的信号,然而,它将在整个图像多发存在。因此,b 和 c 不正确。

21. 最佳答案 c。通过增加信号采样或缩小像素来最大限度消除伪影。由于与相位编码比频率编码数量多,因此伪影通常不会在频率编码方向上直接显示。因此,增加相位编码是最佳解决方案。缩小接收带宽会增加信号采样,这是另一种消除伪影的选择,但答案列表中无此选项。由于像素大小的增加,b 和 d 会引起更多的截断伪影,而在频率编码方向上增加频率编码(a)是不大可能实现的。

22. 正确答案 c。这些区域是患者的手臂,由于 FOV 较小而包绕在一起。N/2 伪影仅发生在具有均匀脂肪抑制的 EPI 序列中,并且通常因不满足上述条件而图像分辨率较低,因此,a 是不正确的。周期性运动可以产生离散重影,然而,手臂运动通常不是周期性的,而是随机的,会在图像上产生模糊的伪影,因此 b 不正确。化学位移尾影

产生是由于脂肪相关物质的少量像素移动,而不是大量的移位,从而 d 不正确。

23. 正确的答案 d。MRI 中经常出现同义词,而环绕伪影也称为卷褶伪影。

24. 正确的答案 b。当满足组织结构的频率位于外部(而不是在内部,因此,a 是不正确的)这一条件时,预期频率范围由所选择视野大小决定。FOV 外的组织结构划分在这个频率范围内,从而产生包裹伪影。图 18-3 和图 18-4 显示了更多的卷褶伪影示例。c 和 d 是不正确的,因为伪影纯粹是由视野以外的结构引起的。

25. 正确的答案 a。增加 FOV 是一个直接了当的解决方案,然而如果仍然需要小的 FOV,则通常使用"无相位包裹"(参见图 18-6)。降低 FOV 会使问题变得更糟,故 b 不正确。尽管伪影处于相位编码方向,但无论增加或减少相位编码都不会改变伪影,因此 c 和 d 都是不正确的。

26. 正确的答案 b。因为增加层方向会导致卷褶伪影。2D 成像将在相位编码方向上产生卷褶伪影或"包裹"伪像,因此 c 不正确。尽管 2D 或 3D 图像在频率编码方向上可以产生卷褶伪影,但由于频率滤波器的使用通常不会出现在临床扫描仪中,因此 a 不正确。d 与 b 相互对立。

27. 正确的答案 b。在短孔磁体上进行这种大的头尾位 FOV 扫描,最末端主磁场(B0)不均匀,导致图像失真。磁敏感伪影是指通常在患者体内或患者体表产生的磁敏感效应,使局部区域的磁场扭曲,而不会产生如此广泛的影响,因此 a 是不正确的。图像失真与相位编码或频率编码无关,因此 c 和 d 都不正确。

28. 正确的答案 d。图像具有均匀的脂肪饱和度,肌腱内不存在脂肪,因此使得 a 不正确。卷褶伪影或包裹伪影将 FOV 外部的结构置入 FOV 中,但这是一个可识别的身体组织结构,因此,b 是不正确的。吉布斯现象可以在较低的信号结构中产生明亮的信号,然而膝关节并不是一个发生吉布斯现象常见的区域,尤其是采用相对高分辨率扫描技术,因此,c 是不正确的。

29. 正确的答案 c。魔角效应是特定于短 TE 序列成像各向异性结构(特别是肌腱)与主磁场大约 55°时出现。因此,改变肌腱与主磁场方向的角度,可以最大化的消除此效应。虽然较低场强会减小磁敏感伪影,但在魔角效应可发生在任何场强下(a 不正确)。脂肪饱和度与魔角效应无

关,因此,b 是不正确的。增加相位编码将有助于消除截断伪影而不是魔角效应,从而 d 不正确。

30. 最佳答案 c。截断伪影与空间分辨率有关,而与 TE 无关,因此 a 不正确。N/2 伪影不受 TE 影响,但受梯度磁场的影响,因此,b 是不正确的。通过较短的 TE 实际上增加磁敏感效应,故 d 不正确。

31. 最佳答案 a。卷褶伪影或包裹伪影不会产生横贯图像的直线伪影,因此,b 是不正确的。特别随机运动产生的伪影,可以产生横贯图像的线状或带状伪影(参见图 18-26),但这在头部不常发生,因此,c 是不正确的。截断伪影扫描可以产生明亮的信号,但仅出现在与较高信号结构相邻的低信号组织结构中,因此,d 是不正确的。另请注意,有两条 RF 噪声代表来自两个不同频率。

32. 最佳答案 c。监护设备在重症患者的 MRI 检查中很常见。有问题的头部线圈可能会导致部分或全部图像信号不佳,a 不正确。法拉第笼总是建在 MR 装置周围,以防止不必要的 RF 噪声,与监控设备相比,法拉第笼泄漏相对不常见,因此,b 是不正确的。神经刺激器是具有 MR 适应条件的或者是 MR 禁用的,在 MR 检查之前必须出示制造商关于产品的具体说明书,且如果 MR 成像通常会产生磁敏感伪影而不是 RF 噪声,d 不正确。

33. 正确答案 c。只有来自脂肪相关的氢质子的信号才能均匀地抑制与水有关的氢质子,从而达到反常水饱和度的标准。包裹伪影产生组织结构与附加信号叠加(a 不正确)。反相位信号丢失通常在水脂界面处出现"印度墨水"伪影,因此,b 是不正确的。线圈问题会导致区域信号丢失,不会导致全部信号丢失,也不会仅仅损失与水有关的质子,因此,d 是不正确的。

34. 正确的答案 b。尽管金属磁敏感效应会导致局部或区域性脂肪饱和度异常,但它不会引起均匀的反常水饱和度,因此 a 是不正确的。频谱脂肪饱和序列不使用 180° RF 脉冲反转脉冲,因此使 c 和 d 都不正确。

35. 最佳答案 a。在相位对比序列上的流动结构中与非常亮的像素毗邻非常暗的像素时形成卷褶伪影。这个图像中金属瓣膜不仅会在相位对比度上产生异常信号,还会产生类似于肺部空气的随机暗和亮像素,所以 b 不正确。钙化在相位对比序列上一般不明显,因此,c 是不正确的。反

流会产生更暗或更亮的信号,而不是两者同时出现,所以 d 是不正确的。

36. 正确的答案 c。在这个主动脉狭窄和血流速度增高的患者中,需要增加速度编码(VENC)以避免出现卷褶伪影,因此,d 是不正确的。相位编码方向和数量对卷褶伪影没有影响,因此,a 和 b 不正确。

37. 最佳答案 d。通常存在多个线圈元件,区域信号缺失多由坏损线圈或线圈元件未接通所引起。金属磁敏感伪影可以引起局部信号丢失,但通常不会发生在如此大的区域内,因此,a 是不正确的。介电效应通常发生在腹水患者进行中腹部 3T 扫描时,因此,b 是不正确的。磁场不均匀可能导致广泛低信号而不是本例中的区域性的低信号,c 不正确。

38. 最佳答案 a。驻波效应,也称为介电效应,当成像的身体部位的大小接近 RF 发射波长时产生,组织特性改变了发射波长,这种情况最常见于腹水患者 3T 扫描时。金属磁敏感伪影局部产生而不存在特定区域,因此 b 不是最佳答案。反常脂肪饱和度通常由金属敏感性引起,但在这个图像的没有明显的磁敏感伪影,因此,c 不是最佳答案。坏损线圈元件通常影响一个区域,但暗信号通常会到达皮肤表面,而不是局限于身体内部,因此,d 是不正确的。

39. 最佳答案 b。通常,单一数据点误差出现在序列图像的某一层,因此其他序列图像上无伪影时可以排除坏损线圈所致可能(c 不正确)。RF 噪声通常是横向或纵向的单条或多条直线(参见图 18-39),在这种情况下不是对角线,因此 a 不正确。几何失真引起解剖结构的视觉失真(参见图 18-50),这个病例中没有出现,因此 d 不是最佳答案。

40. 最佳答案 a。因为图像类似鲱鱼鱼骨。通常,单一数据点误差出现在序列图像的某一层。RF 噪声或拉链伪影通常是横向或纵向的单条或多条直线(参见图 18-39),在这种情况下不是对角线,因此 b 不正确。印度墨水也被称为勾边效应,引起脂肪-水界面的信号低,因此,c 是不正确的。当钆在膀胱中排泄时发生冻糕效应,产生暗信号最相关和不相关的具有中间亮信号层对的伪影,因此,d 是不正确的。

41. 正确的答案 c。具有"信号堆积"的磁敏感伪影可以产生明亮的边缘(参见:图 18-47B 和

C），然而，这个伪影通常存一个与之毗邻的暗核心区域；因此，a 是不正确的。截断伪影形成单一的亮线（参见图 18-19），没有暗边，因此 b 是不正确的。二阶化学位移伪影，即印度墨水或"勾边效应"，在特定 TE 的梯度回波图像中的脂肪-水界面周围产生暗线，其中水和脂肪不同相，因此，d 是不正确的。这里显示的伪影是由自旋回波和脂肪自旋回波序列中沿着读出梯度的脂肪与水的化学位移引起的，称为一阶化学位移。

42. 正确的答案 a。一阶化学位移伪影是由脂肪和水相关的氢质子之间略微不同的进动频率引起的，仅引起在频率编码方向上的频率错位。质子仍处于同步状态，b 不正确。相位编码对此伪像没有影响，因此使 c 和 d 不正确。

43. 正确的答案 d。在矢状位图像中频率编码方向由下至上，而在冠状图像其方向为由上至下，从而引起亮边和暗边的翻转。a 是不正确的，因为伪影保持在头尾方向。b 不正确，因为更改频率编码步骤不会改变伪影的方向。增加带宽会使伪影变薄，但不会改变其方向，因此 c 不正确。

44. 正确的答案 d。一阶化学位移的厚度与总接收带宽除以频率编码有关，结果以赫兹/像素表示。增加带宽产生更多的赫兹/像素，从而导致更少的脂肪移动，因为脂肪差异在 1.5T 扫描时约为 220Hz，因此，c 是不正确的。改变频率编码会改变赫兹/像素，但如果视野保持不变，那么位移的总厚度将保持不变，因此，a 和 b 不正确。

45. 正确的答案 a。一阶化学位移伪影的厚度和总接收带宽与频率编码的比值有关。然而，如果场强加倍，则拉莫尔频率加倍，并且脂肪和水相关氢质子之间的频率差也加倍。此时如果带宽恒定，则引起像素位移加倍，因此，b 到 d 是不正确的。

46. 正确答案 d。由于二阶化学位移或印度墨水蚀刻或勾边效应，所有水脂界面都有黑线。截断伪影通常出现亮线而不是暗线，因此 a 不正确。磁敏感伪影可产生暗线，但它通常出现在特定区域而不是整个图像，因此，b 是不正确的。c 不正确，因为暗边对侧没有亮边出现。

47. 正确的答案 b。所有梯度回波序列图像通过选择 TE 而具有同相位或失相位效应。当任何原因引起质子失相位（TE 失相位，磁敏感效应等），图像信号减低表现，但是，当它们同相位时，信号出现，c 不正确。相位编码过少可能会加重截断伪影，但不会影响二阶化学位移，因此，a 是不正确的。呼吸运动可产生低信号伪影，但此图像清晰，d 不正确。

48. 最佳答案 d。失相位图像 TE 比同相图像更短。然后，失相位图像上的信号丢失可以完全归因于该体素中的脂肪和水氢质子的混合，例如这种富含脂质的腺瘤。器官周围的黑线是由同一体素中的宏观脂肪和软组织（水氢质子）混合引起的，然而，具有肉眼可见脂肪的肿块通常构成不止一个体素，因此，c 是不正确的。短 TE 失相位图像上出血信号不会丢失，因此，a 是不正确的。钙化的 T2* 曲线非常陡峭，这可以引起随后的 TE 双回波 T1WI 图像的信号丢失，但是，我们知道反相位图像 TE 通常比较短，因此会出现与前面相反的结果，b 不正确。

49. 最佳答案 b。与图 19-14A 相比，脂肪饱和图像由于抑制脂肪相关信号而增加对比度，因此，a 是不正确的。脂肪抑制降低脂肪相关氢质子中的信号，但不影响脱脂氢质子，因此 c 不是最佳答案。通过提高对比度使骨挫伤的视觉信号的相对增加，而不是增加信号，因此，d 是不正确的。

50. 最佳答案 b。这种低信号最可能来源于结肠内的气体而不是金属结构，因此，c 和 d 不正确。结肠内的气体使磁场扭曲，使得光谱脂肪饱和脉冲（离水峰 3.5ppm）发生偏移，使脂肪不饱和。相位色散会产生低信号而不是高信号，a 不正确。

51. 答案 d。STIR 实际上可以用于任何场强。短时反转恢复（STIR）成像依赖于脂肪和水的不同 T1 时间。另一方面，由于脂肪和水相关的氢质子之间频率差太小，光谱饱和度不适用于低场强磁体扫描。由于反转脉冲，STIR 序列通常具有较低的信噪比，因此 a 不正确。光谱脂肪饱和技术对磁敏度伪影非常敏感而使信号不均匀，而 STIR 相对更均匀，因此，b 是不正确的。STIR 序列虽然具有脂肪饱和度，但也会使任何具有相似 T1 时间的物质结构饱和，因此，c 是不正确的。

52. 最佳答案 b。STIR 是一种用于抑制脂肪的稳健序列，但非特异性，因为它会抑制任何 T1 时间与脂肪相似的结构。在这种情况下，左肩部病灶静脉注射钆剂后强化，缩短 T1 时间，使其与脂肪相似，从而出现抑制改变。T2 时间对 180° RF 脉冲的抑制并不明显，因此 a 不正确。失相位发生在梯度回波序列中而不是快速自旋回波（例如,STIR),因此 c 是不正确的。高度浓缩的钆会产生无信号区(参见图 18-44),但这通常出现在肾脏集合系统或注射未稀释的钆,因此,d 不是最佳答案。

53. 正确的答案 d。第 Ⅳ 区被认为是 MRI 扫描仪本身所处的区域,并伴有高磁场存在。只有经过培训的 MR 人员或经过筛选的非 MR 人员才能进入第 Ⅳ 区。

54. 正确的答案 c。指南表明第 Ⅲ 区应该使用某种类型的锁定机制进行物理限制,包括"钥匙锁,密码锁定系统或其他可靠的物理限制的方法,以区分 MR 工作人员和非 MR 工作人员。"

55. 最佳答案 c。一级培训人员可以进入所有四个 MR 区域,只能陪伴未经训练的人员进入第三区,不能进入第四区。

56. 正确答案 b。5 高斯是不会对公众引起明显损伤的限值。5-高斯分界指示线位于 MRI 扫描室或第 Ⅳ 区内。

57. 正确的答案 c。指南表明,MR"近距离事故"应在 24 小时或 1 个工作日内报告给 MR 科室主任。

58. 正确的答案 b。任何组成成分不明但通过手持式磁铁测试没有吸引力的设备标记为 MR 条件依赖。一旦确认它是非金属的,那么标记为 MR 安全,因此,a 是不正确的。如果它对手持磁铁有吸引力,则为 MR 不安全,因此,c 是不正确的。最后,MR 兼容是过时的术语,不应使用,因此,d 是不正确的。

59. 最佳答案 d。眼部外伤患者常见,但只有那些由于可疑铁磁性物体残留而就医的患者,才会行颅骨 X 线片或复查头颅 CT,或经过放射科医师排除金属物质存在可能后行 MR 检查。

60. 正确的答案 d。磁敏感伪影决定它可能是非铁磁性夹子,因为铁磁性夹子至少产生四分之一脑部面积的磁敏感伪影,因此,a 和 b 不正确。非铁磁性物质易受 Lenz 力(实际上抵消主磁场)的影响,因此缓慢移动患者将有助于减小这个力,因此,c 是不正确的。

61. 最佳答案 c。立即开始基本生命支持对于心脏骤停患者的抢救至关重要,同时将患者移出第 Ⅳ 区。不应该延迟基本生命支持,因此 d 不是最佳答案。将患者移出存在潜在危险的强磁场第 Ⅳ 区,可以更加自由地使用抢救设备,因为并非每个抢救车都是 MRI 安全的,因此,b 是错误的

答案。关闭磁铁不会立即消除磁场,可能需要 1 分钟以上,因此,可能无法进行至关重要的早期抢救,从而 a 错误。

62. 正确的答案 d。平动力与空间梯度磁场或每单位距离的磁场强度的变化有关。这个梯度越陡,平动力越大,可能出现"导弹效应"。射频能量可引起组织发热并在导电材料中诱发电流,但通常不会引起铁磁性物质的移动,因此,a 是不正确的。MRI 成像中使用的时变磁梯度非常弱,通常不会对铁磁物体产生任何实质性的力,因此,b 是不正确的。旋转力与主磁场的强度有关,使铁磁物体长轴与主磁场轴方向一致。这种旋转效应不会引起铁磁性物质朝向 MR 主磁场移动,而是引起旋转,c 不正确。

63. 正确的答案 d。a 到 c 是碘和钆造影剂均可以导致的过敏症状,因此,都不正确。肾源性系统性纤维化(NSF)是钆特有的,通常见于严重的肾病患者。

64. 正确答案 c。钆穿过胎盘并最终被胎儿肾脏排出且残留在羊水中,因此,d 是不正确的。虽然钆穿过胎盘并进入胎儿的血液循环,但它不会引起胎儿甲状腺功能减退,这点在过去一直是碘对比剂研究的焦点,因此,a 是不正确的。虽然在动物研究中发现了钆剂致畸,但没有对胎儿的危害记录,因此,b 是不正确的。

65. 正确答案 b。SAR 是拉莫尔频率的平方函数,因此,频率加倍会导致 SAR 增加 4 倍。

66. 正确答案 d。SAR 与 RF 翻转角、TR 以及快速自旋回波序列的回波链长度直接相关。梯度回波序列缺少 180° 重聚焦 RF 脉冲,导致大量 SAR,故 a 和 b 都不正确。快速自旋回波序列具有多个 180°RF 重聚焦脉冲,自旋回波序列仅有单个 180°RF 脉冲从而使 SAR 降低;因此,c 是不正确的。

67. 正确的答案 a。瓦特/千克(W/kg)是 SAR 的单位,反映了每单位时间沉积在一定体积内的能量。该值间接反映组织受热量,并且不能超过此阈值。瓦特秒相当于焦耳,仅是能量单位,因此 b 不正确。焦耳/秒是测量能量转移速率,但它缺乏组织质量,因此,c 是不正确的。牛顿米是扭矩的量度;因此,d 是不正确的。

68. 正确的答案 b。增加 TE 会导致更多的失相位和低信号伪影(参见图 4-4)。a 是不正确的,因为较长的 TE 序列增加了磁敏感伪影。c 是不

正确的,因为放大 TE 会使长 TR 序列更具有 T2 加权,从而增加对比度,而不是减少(参见图 5-11)。扫描时间可能会延长或不变,因此,d 是不正确的。

69. 最佳答案 d。激励次数(NEX)是唯一引起 SNR 增加的因素。a 总是产生较低的 SNR(参考:公式 17-2)。b 和 c 通常导致较低的 SNR,然而,因为体素体积通常随着相位和频率编码的减少而增大,这可能会抵消低 SNR 效应。

70. 正确的答案 c。HASTE 序列使用 1/2NEX(激励次数)并且通常使用较高的接收带宽以最小化回波间隔。1/2 NEX 和高带宽都会导致较低的 SNR(参考:公式 17-2)。它们是非常快速的序列,通常在不到一秒的时间内填满所有 k 空间,因此,它们对运动伪影不敏感(a 是不正确的)。由于它们的高接收带宽和较短的间隔回波,它们对磁敏感效应非常不敏感(参见图20-7),因此,b 是不正确的。一阶化学位移伪影因接收带宽降低而加重(参见图 18-14),而不是更高的带宽,因此,d 是不正确的。

71. 最佳答案 d。反转恢复序列从 180°RF 脉冲开始,纵向恢复量取决于物质的反转时间和 T1 时间,从而减少给定脉冲序列中大多或全部结构物质的信号。这些序列通过抑制某些物质(例如脂肪、CSF、正常心肌)来改变图像对比度,从而增加对比噪声和某些病理学特性,因此,c 是不正确的。反转脉冲不直接影响 T1 或 T2 加权,因此 a 和 b 不是最佳答案。

72. 正确的答案 c(参见图 19-8)。增加回波链长度可以缩短预期扫描时间,除非 TR 没有足够的时间来扫描由 FOV 规定的层数,此时需要两个扫描块(#slices≤TR/TE)。a 不正确,因为这将直接增加扫描时间。增加频率编码可能不会引起扫描时间的显著变化,因此,b 是不正确的。增加 TE 会使问题变得更糟,因此 d 不正确。

73. 最佳答案 b。串扰会增加 T1 加权和降低 SNR。层间距可以减少了这种影响,因此在二维成像小的层间距是有必要的。层间距不会提高分辨率,因为这取决于层厚和矩阵大小,因此,a 是不正确的。层间距可以增加解剖学覆盖范围,但是会导致解剖信息的丢失,可能会遗漏小病灶。因此,c 不是最佳答案。部分容积效应主要与层厚直接相关,层间距的增大可能会加大部分容积效应,而不是使之减小,因此,d 是不正确的。

74. 最佳答案 b。一个重要的线索是注意到头尾方向有一级化学位移伪影(左肾脏病灶下方的黑线和左肾上方的亮线影)。病灶边缘与正常肾实质交界处没有亮线或暗线存在,表明病灶与肾脏均匀相同的氢质子(水相关),因此不是脂肪,a 不正确。肾脏是灰色的,表明没有使用钆增强,因此,c 是不正确的。T1 高信号掩盖了它不是单纯液性成分的事实,因此,d 是不正确的。

75. 最佳答案 b。这是 T1 加权的图像,因此钆会使肝脏信号变亮而不是变暗,因此,d 是不正确的。钙化和出血都可能出现 T1 低信号,但两者都可能呈点状分布而不是弥漫性的,因此 a 和 c 都不正确。该患者患有原发性血色素沉着症(注意脾脏没有暗信号)。

76. 最佳答案 c。这是冻糕效应的示例。钆比尿液密度大,容易浓缩聚集,因此,a 和 b 不正确。当钆浓度很高时,它会明显缩短 T2 和 T2* 时间,从而在 T1 和 T2 加权图像中表现为低信号。请记住,T1 加权图像将出现 T2 效应,如果这一效果足够强,即使在短 TE 为 17ms 时也会出现。该图像是在排泄期获得,使肾脏有足够的时间来浓缩和排泄钆。对于膀胱内的区域,尿液中没有足够的钆,因此仍然是暗的,中间的明亮条纹提示钆剂缩短 T1 时间,但不足以过多的缩短 T2 时间。肿瘤会强化,且不可能出现直线轮廓,故 d 不正确。

77. 正确的答案 c。暗带的宽度是饱和带的特征,用于抑制可能导致重叠伪影的无用信号。驻波效应可以产生轻至中度信号减少的曲线带,但通常不是完全黑暗的,且常发生在腹水患者腹部 MR 扫描时,故 a 不正确。RF 噪声和截断伪影产生明亮信号而非暗信号,因此,b 和 d 不正确。

78. 正确的答案 d。梯度线圈中的脉冲电流产生扭矩,并引起线圈的微小移动,产生响亮的敲击声音或嗡嗡声。冷却剂循环系统通常是更安静的嘶嘶声,因此,a 是不正确的。射频波的产生会导致大脑温度上升,产生热性膨胀,使患者出现低噪声感,因此,b 是不正确的。令受检者舒适的风扇不会产生比普通家庭风扇更多的噪音,故 c 不正确。

79. 最佳答案 e。含铁血黄素沉积症患者由于皮层沉积含铁血黄素而产生的暗信号。含铁血黄素在所有序列上都呈现出非常暗的信号。在质子密度和 T2 加权图像上,氧合血红蛋白和细胞外高铁血红蛋白都会变亮,故 a 和 d 不正确。在 T2 加权图像上,脱氧血红蛋白和细胞内高铁血红蛋白都表现为暗信号,然而,两者在质子密度加权图像上呈现更亮的信号,故 b 和 c 不正确。

80. 最佳答案 e。含铁血黄素是血肿的慢性期,故 e 为正确的答案。氧合血红蛋白是超急性期,脱氧血红蛋白是急性期,细胞内高铁血红蛋白是亚急性早期,细胞外高铁血红蛋白是亚急性晚期。

81. 正确的答案 a。血液中由于氧合血红蛋白的存在,T1 上呈等信号,T2 上呈明亮高信号。氧合血红蛋白实际上是反磁性的而不是顺磁性的,因此信号不受血红素成分的影响,而是反映血清成分。脱氧血红蛋白具有顺磁性,T1 上呈等信号,因为脱氧血红蛋白的结构不允许水质子进入血红素 3 Å 中心,而血红素中心是发生偶极-偶极相互作用和 T1 弛豫所必需的。另一方面,由于完整红细胞的磁性不均匀,在 T2 加权图像呈现低信号,因此,b 是不正确的。高铁血红蛋白也具有顺磁性,形成明亮的 T1 加权信号,因为高铁血红蛋白的结构允许水进入 Å 中心,产生 T1 弛豫,因此,c 和 d 都是不正确的。细胞内和细胞外高铁血红蛋白在 T2WI 上信号不一致,由于红细胞的完整性破坏,后续磁性不均匀(细胞内的暗信号)或磁性均匀(细胞外的亮信号)。

82. 正确的答案 a。快速自旋回波序列实际上将血肿的磁敏感效应最小化,因此 b 是不正确的。弹性成像可以有效地评估硬度、检测纤维化,但是目前无法评估血肿(c 是不正确的)。动脉自旋回波标记是一种血管造影技术不用于检测出血,因此,d 是不正确的。

83. 正确的答案 d。FLAIR 在检测急性和亚急性出血方面表现良好,但对于检测慢性血肿典型暗信号缺乏良好对比度,因此,c 是不正确的。另外,因为 FLAIR 是快速自旋回波序列,所以它可以抑制磁敏感效应。无扩散梯度的平面回波对磁敏感效应非常敏感,但通常具有较低的空间分辨率,因此其效率低于传统的 T2* 梯度回波序列,因此,b 是不正确的。T2* 序列是磁敏感加权成像应用前的最佳序列,因此,a 是不正确的。

84. 最佳答案 d。真稳态 FISP 或平衡稳态自由进动(b-SSFP)序列非常快,TR/TE 非常短(3ms~4ms/1.5ms~2ms)。它们是 T2/T1 加权,通常有利于 T2 属性,并且由于 T2 加权序列上的

氧合血红蛋白是明亮的,所以它也是明亮的。氧合血红蛋白是抗磁性的,T1 时间长,因此在 T1 加权图像上不呈现高信号,因此 c 不正确。通常不用钆,但如果使用,则血液保持明亮,因此,a 不是最佳答案。非常短的 TR(3~4ms)几乎不引起流入相关增强效应;因此,b 是不正确的。

85. 最佳答案 b。体素从湍流中失相位是最好的答案,它在主动脉流出道很常见,特别是在主动脉瓣狭窄患者中。因为这个真稳态 FISP 序列具有梯度回波成分,所以没有时间飞跃损失,因此,a 是不正确的。金属磁敏感伪影会导致信号丢失和失真,但是在瓣膜区,而不是在瓣膜上方,因此,c 是不正确的。瓣膜植入物在真稳态 FISP 序列上可表现为低信号,但是这一信号表现形式,再次局限于瓣膜本身,故 d 不正确。

86. 正确答案 a。TOF-MRA 本质上是 T1 加权梯度回波技术。出血信号在 T1 加权图像上通常是明亮的,因为在这种情况下 T1 很短,故 b 不正确。这是 T1 加权序列,因此,T2* 不明显,故 c 和 d 不正确。这提醒我们,TOF-MRA 上的明亮信号并不总是特定于流动血液。

87. 正确答案 d。因为这是最表层图像,从上方流入质子不饱和,具有完全磁化性(不饱和),而产生明亮的信号,也称为"与流动相关增强"。扫描层面静止的质子具有部分或完全饱和度,故 c 不正确。血液主要是氧合血红蛋白,呈长 T1 信号,a 不正确。氧合血红蛋白具有长 T2 信号,但这是 T1 加权图像,因此 b 不正确。

88. 最佳答案 a。血流速度越快,时间飞跃损失越多和信号更暗,因此,b 是不正确的。它是 20 个层面中的中心层面,因此不应存在任何与流量相关的增强效果。湍流可产生暗信号;然而在正常情况下不太可能出现(c 不正确)。与流量相关的增强效应会产生明亮的信号,然而,这通常见于 T1 加权图像而不是 T2 加权图像,因此 d 是不正确的。

89. 最佳答案 d。2D TOF MRA 的特点是使用一个上饱和带来消除不必要的静脉信号,然而,如果动脉像锁骨下动脉一样存在血液逆流,那么同样会受到抑制。因为血液逆流的情况是可能出现的,故 a 不正确。TOF MRA 是一种梯度回波序列,没有时间飞跃损失,因此 c 不正确。湍流是 2D TOF MRA 的常见问题,通常在颈内动脉虹吸部和颈动脉分叉处出现,也可能在整个血管中都

观察不到(b 不正确)。

90. 最佳答案 a。T1 加权图像上缺乏异常信号,使肿瘤和出血的可能性降低,因此,b 和 c 不正确。截断伪像在亮信号结构和低信号组织结构交界处产生明亮信号,然而,除了皮下脂肪外,该 FLAIR 序列图像中没有任何明显的亮信号,因此,d 是不正确的。

91. 最佳答案 a。当施加初始反转脉冲时,这些 CSF 质子由成像层面之外开始,然后移动到反转脉冲和 90°RF 脉冲之间的层面中(它们也经历了重新聚焦 180°RF 脉冲)。出现这种现象是因为 FLAIR 序列的反转时间很长(约 2 200 毫秒),而 90°+180°RF 脉冲定时的时间较短。如果质子未能经历 90° 或 180° 射频重聚焦脉冲,则会导致时间飞跃损失和暗信号,因此,b 和 c 不正确。频率编码梯度本质上不具有层面选择性的,并且对流动相关现象没有影响,因此 d 是不正确的。

92. 正确的答案 b。黑血 T1 和 T2 图像是前瞻性门控静态图像,主要展示形态学而不是功能,因此,c 和 d 不正确。Cine True FISP 序列有助于观察形态学特征,如瓣膜开口面积,还可以定性测定狭窄或反流射量,但不用于测定流速或反流分数(a 不正确)。只有相位对比能够确定这些定量参数。

93. 最佳答案 c。并行成像的 SNR 通常通过并行成像加速因子的倒数平方根减小。由坏损线圈几何形状或"g 因子"引起的额外 SNR 损失可能小于 1。并行成像可以实现更快的扫描和减少运动效果,因此,a 是不正确的。平行因子使回波长度序列变短,从而减低磁敏感效应,因此,b 是不正确的。虽然并行成像技术有时产生包裹伪影或卷褶伪影,可以运用线圈空间灵敏度来纠正这种情况,从而产生没有包裹伪影的图像,因此,d 是不正确的(参见图 24-2)。

94. 正确的答案 a。延迟增强或晚期钆增强心脏短轴位图像通过设置反转时间使侧壁和下壁正常心肌信号失效,因此,a 是正确的,而其他选项是不正确的。脂肪信号在 STIR 序列中失效,而 CSF 在 FLAIR 图像中失效。在该图像中,心脏前壁和隔壁有广泛的心肌纤维化。

95. 最佳答案 d。因为水的信号比其他代谢物大 10 万左右,所以通常会对其进行抑制,以便更好地观察其他峰值,因此 a,b 和 c 不正确。

96. 正确的答案 c。MR 弹性成像可以测量组织硬度,目前肝脏中广泛应用于评估肝纤维化。T1mapping 不评估僵硬度,而是组织的 T1 时间,可能与纤维化或其他病理改变相关,但不直接测量僵硬,因此,a 是不正确的。扩散加权成像检测质子的运动限制或自由度,而不是硬度,因此,b 是不正确的。磁敏感加权成像识别磁敏感变化区域而不是硬度,故 d 不正确。

97. 正确的答案 a。MR 弹性成像测量值常以 kPa 或千帕来表示硬度。

98. 正确的答案 d。MR 弹性成像需要声波发生器或驱动器来产生机械波。电介质垫可能有助于降低驻波效应,然而,这在 MR 弹性成像中不需要,因此 a 不正确。扩散加权成像需要稳健的脂肪饱和度和扩散梯度,但 MR 弹性成像不需要,因此,b 和 c 不正确。

99. 正确的答案 a。最常见的 T1mapping 脉冲序列包括可变的反转恢复脉冲定时,饱和恢复 T1mapping 不常见。T2* mapping 通常只改变 TE,因此,b 是不正确的。磁敏感加权图像和 MR 弹性成像不使用反转脉冲,因此,c 和 d 不正确。

100. 正确答案 c。因为增加铁浓度会缩短 T1,T2* 和 T2 时间,a,b 和 d 都是不正确的。R2* 是 T2* 时间的倒数值,以赫兹(1/ms)为单位,与铁浓度的增加呈正相关。

第一章

1 （a）见图 1-17

（b）见图 1-18

2 $e^{i(x+y)} = e^{ix} \cdot e^{iy}$，故 $\cos(x+y) + i\sin(x+y) = (\cos x + i\sin x) \cdot (\cos y + i\sin y) = (\cos x \cdot \cos y - \sin x \cdot \sin y) + i(\cos x \cdot \sin y + \sin x \cdot \cos y)$

3 $\sin c(0) = \sin(0)/0 = \lim_{x \to 0} d/dx(\sin x / x)$
$= \cos x/1 = \cos 0/1 = 1/1 = 1$
$(@ x = 0)$

4 （a）$e^{-1} = 0.37$

（b）$e^{-2} = 0.14$

（c）$e^{-1} = 0.37$

5 $d/dt(Ae^{-t/T}) = A(-1/T)e^{-t/T}$，在 $t = 0$ 时，为 $-A/T$。这是在 $t = 0$ 处曲线的切线斜率，与 t 轴相交处为 t = T。

6 $\ln(e^x) = x = \ln 8 = \ln 2^3 = 3\ln 2 = 3 \times 0.693 = 2.079$

7 （a）0　　（b）0.5　　（c）1

（d）0　　（e）1　　（f）0.5

（g）0　　（h）-1

第二章

1 （a）14.9MHz　　（b）21.3MHz

（c）42.6MHz　　（d）63.9MHz

（e）85.2MHz　　（f）127.8MHz

2 正确

3 错误（仅可移动的质子）

4 错误

5 正确

6 错误（光速）

7 正确

8 错误

9 错误

10 正确

11 正确

第三章

1 正确

2 错误

3 正确

4 正确

5 正确

6 错误（两倍）

7 正确

第四章

1 （a）正确　　（b）错误

（c）错误　　（d）正确

2 （b）$1 - e^{-t/T1}$

3 （d）$e^{-t/T2}$

4 错误（通过 $T2^*$）

5 （c）$T1 > T2 > T2^*$

6 （a）ⅰ　　（b）ⅱ

第五章

1 （a）1.56

（b）90ms

（c）0.72 和 1.05

（d）1.28，50ms，0.88 和 1.28

（e）2.10

2 水/脂肪 = 0.25 和 1.63；脑脊液/脑灰质 = 0.41 和 1.40

3（b）减少 T1 的权重

4（c）增加 T2 的权重

5（a）$N(H)e^{-TE/T2}$（也就是,理想 T2W）

　（b）$N(H)(1-e^{-TR/T1})$（也就是,理想 T1W）

　（c）$N(H)$（也就是,理想 PDW）

6（a）ii　（b）i　（c）iii　（d）iv

第六章

1 正确

2（a）iii　（b）i　（c）iv　（d）i　（e）ii

3 正确

4（a）i　（b）ii　（c）iv

第七章

1 A：假设 $1-2e^{-t/T1}=0$,则 $e^{-t/T1}=1/2$。因此 $-t/T1=\ln(1/2)=-0.693, t=0.693\ T1$。

　B：$TI=0.693\times T1$；$TI=0.693\times 180ms$；$TI=125ms$。

2 $S\propto N(H)(1-2e^{-TI/T1})(1-e^{-TR/T1})$ 和 $N(H)$ $(1-2e^{-TI/T1}-e^{-TR/T1}+2e^{-(TR+TI)/T1})\cong N(H)(1-2e^{-TI/T1}-e^{-TR/T1}+2e^{-TR/T1})=N(H)(1-2e^{-TI/T1}+e^{-TR/T1})$

3（a）ii　　（b）i

4 正确

第八章

1（a）$N(1-e^{-TR/T1})e^{-TE1/T2}$ 和 $N(1-e^{-TR/T1})e^{-TE2/T2}$

　（b）$N(1-e^{-TR/T1})e^{-TE1/T2*}$

　（c）0.61 和 0.37

2（a）i　　（b）iii　　（c）ii

3 错误（不是因为自旋-自旋相互作用）

第九章

1 正确

2（a）错误　　（b）错误

3 正确

4 正确

第十章

1（a）4.7mT/m　　（b）1mm

2（f）仅（a）和（c）

3 正确

4 正确

第十一章

1（a）i　　（b）iii　（c）ii

2 正确

3 360°/128 =2.8°

4（i）d　　（ii）a

5 正确

第十二章

1（b）对于最高频率,每个周期至少需要采样两次。

2（c）采样频率必须至少是信号内的最高信号的两倍。

3 正确

4 错误（$1/\sqrt{BW}$）

5（d）以上均对

6 错误

第十三章

1 正确

2 错误（相位编码梯度）

3 正确

4 正确

5 正确

6 错误

7 错误（存在共轭对称性）

8 错误

第十四章

1（a）TR,（d）N_y,（e）NEX

2（a）512 秒 = 8 分 32 秒

　（b）5 120 秒 = 85 分 20 秒 = 1 小时 25 分 20 秒!

3（b）N_y

第十五章

1 15cm（减小最小 FOV）

2（b）梯度强度

3 61°

4（d）以上均正确

5 错误（增大）

6（b）23.5cm

7（a）带宽

第十六章

1 正确

2(a)正确　　(b)错误(周期/厘米)

3 正确

4(d)以上各项都对

5(a)正确　　(b)正确

6 正确

第十七章

1(a)384 秒=6 分 24 秒

(b)3 840 秒=64 分=1 小时 4 分

(c)6 分 24 秒

2 10 层

3(a)信噪比提高为 $\sqrt{2}$

(b)化学位移伪影加倍

(c)扫描范围减少,因为 $T_s=N_x/BW$ 增加一倍

4(c)230.4 秒

5(a) $\sqrt{N_z}$

6(a)T2W

7(h)上述各项均正确

8(f)仅仅只有 a、c 和 d 正确

9(d)2mm

10(c) $N_x \cdot N_y \cdot NEX/BW$

11(c)T1W

12(e)以上各项均正确

13(a) N_z

14(e)TE

15(f)(b)或(d)

16(d)上述各项均正确

17(a)ⅱ　　(b)ⅰ

第十八章

1(e)仅仅只有 b 和 c 项正确

2(a)以像素为单位

	0.2T	0.5T	1.0T	1.5T
50kHz	0.15	0.38	0.76	1.15
10kHz	0.76	1.91	3.82	5.73
4kHz	1.91	4.77	9.54	14.31

(b)以毫米为单位

	0.2T	0.5T	1.0T	1.5T
50kHz	0.14	0.36	0.72	1.07
10kHz	0.72	1.79	3.58	5.37
4kHz	1.79	4.48	8.95	13.43

(c)BW 越窄或主磁场越强,化学位移越明显。

3(a)51.2

(b)256/51.2＝5

(c)Gohst 伪影减少

4(b)减小 FOV

5(d)增大 FOV

6 错误(相反方向)

7(a)降低带宽

8 正确

9(d)a 和 b 均正确

10(a)48 像素或 7.5cm　　(b)2 处伪影

11(c)钴

12(c)3D 图像

13(d)假腔

14 错误(55°)

15(a)增加梯度强度

16(c)减小 N_y

17(e)仅仅只有 a 和 b 正确

18 正确

第十九章

1(d)可采集的层数增加

2(a)34 分 8 秒　　(b)4 分 16 秒

3 错误(缩小范围)

4(d)TR * NEX * N_y/ETL

5(d)以上均可

6(c)磁敏感效应增加

7 4 分 16 秒

8 正确

第二十章

1 正确

2 正确

3 正确

4 正确

5 正确

6 错误(更大 T1W)

7 (a) 15.4s

　(b) 230.4s＝3 分 50 秒

8 错误(相反)

9 正确

10 (b) $\sqrt{N_z}$

11 正确

第二十一章

1 (d) 以上均可

2 (f) 仅(a)-(c)

3 正确

4 正确

第二十二章

1 正确

2 错误

3 (d) 不易受到运动伪影的影响。

4 错误

5 错误

6 正确

7 (b) 翻转 EPI

第二十三章

1 (e) 只有 a 或 b

2 (d) 增加扫描时间

3 (a) 减少到最小的 TE 回波时间

4 正确

5 正确

6 错误

第二十四章

1 (b) 通过线圈同步数据采集

2 (b) $\sqrt{(1/2)}$

3 (c) 大视野的体线圈

4 错误

5 正确

第二十五章

1 (b) 0.693 T1

2 (a) 2 500

3 错误

4 正确

5 正确

6 (e) 只有(b)和(c)

7 (e) 只有(a)和(b)

8 正确

第二十六章

1 (c) 层流

2 错误(远端狭窄)

3 正确

4 错误

5 (d) 以上所有都是

6 (d) 以上所有都是

7 正确

8 错误

9 错误

10 正确

11 (a) $v_{(r)} = Vmax(1-r^2/R^2)$

12 (c) $v_{(r)}$ = 常数 = Vave

13 (c) 以上两项都是

14 错误

15 正确

16 (c) 以上两项都是

第二十七章

1 (d) 以上全部

2 (b) PC MRA

3 (a) i　　　(b) i　　　(c) ii　　　(d) ii

4 错误

5 (e) 以上都是

6 正确

7 正确

8 (a) ii　　　(b) i　　　(c) v　　　(d) iii
(e) iv

9 正确

10 (c) a 和 b

第二十八章

1 (d) 以上都是

2 (a) FSE

3 (b) 回顾性门控

4 (c) 两者都要

5 (d) 血流速度

6 (c) HASTE

7 (a) 较低的 TR

第二十九章

1 (b) 乳酸

2（a）mI

3（c）Cho

4（c）Cho

5（d）以上皆是

6 错误（在 MS 和 ADEM 中也升高）

7 错误（因为 Cho 的 T1 比 NAA 短，Gd 缩短 Cho 的 T1 比 NAA 更明显，从而明显地增高 T1 信号）。

8（e）以上皆是

第三十章

1（c）以上两者都是

2（b）G_{max}/t_R

3（c）减少化学位移

4（a）静止自旋

第三十一章

1 错误

2 正确

3 错误

4（e）以上都不是，它们都可用

5 正确

第三十二章

1 正确　钙是抗磁性的，所有抗磁性物质都具有负磁化率。

2 错误　空气的磁化率为零。

3 错误　钆和顺磁性血红蛋白类物质的磁化率为 1.0。铁蛋白是超顺磁性的物质，磁化率为5 000。

4 错误　由于 SWI 具备 0.5mm 的空间分辨率和相位蒙版，因此可以更好地观察到剪切伤、淀粉样变或高血压性脑病所致的斑点状出血灶。

5 错误　西门子公司的 SWI 使用了本章中所描述的相位蒙版。GE 公司的 SWAN 使用多回波梯度回波，没有相位蒙版。

6 正确　在 SWI 中，血流所获得的相位依赖于静脉血管与主磁场的 z 轴方位关系，它与 QSM 方向无关。

第三十三章

1 错误　在 1.5T 进行 MRE 扫描多于 3T，但两者都可以进行 MRE 检查。

2 正确　也可以使用像 FIESTA 或 True-FISP

这样的 SSFP 图像。

3 错误　舒张功能不全时，僵硬感明显，剪切波振幅降低。

4 正确

5 正确　特别是八面体剪切应变图。

第三十四章

1 正确

2（d）IR-SSFP 系列

3 正确

4 错误

5（d）以上都对

第三十五章

1 正确　运行 PROMO 不需要额外的时间。

2 正确

3 错误　其他导致体积减小的原因，例如创伤或梗死，在与其他正常病人比较之前，必须先处理。

4 错误　它们就像螺旋桨一样，是基于 k 空间的径向覆盖。

5 正确　运行 PROMO 不需要额外的时间。

第三十六章

1 正确

2 错误　在显示神经纤维束走行方面，RSI 线性图优于 DTI。

3 错误

4 正确

5 正确

第三十七章

1（b）氦

2（b）回波平面

3（b）梯度磁场

4（d）说明书显示的制造商和型号

5（c）心电图改变

第三十八章

1 错误　通过质谱分析技术，证实所有的含钆 MR 对比剂（GMBCAs）都会沉积在大脑中，然而，只有线性介质才会导致缩短 T1。

2 正确　尤其是线性非离子螯合物可能会与骨骼中的钙离子产生交换。

3 错误 虽然这是欧洲药物警戒风险评估委员会(正在上诉)的意见,但由于缺乏症状,FDA并没有认可这一意见。

4 错误 所有接受莫迪司治疗的患者,均没有发展为 NSF,这大概是由于经肝排泄的原因。

5 错误 研究报道,5 例患者缺乏含钆 MR 对比剂的给药记录。

6 正确 一项涉及安大略省超过 12 年内 140 万新生儿的研究证实。

附录 B

缩　略　词

α,θ,ϕ	Alpha, Theta, Phi. Symbols used to designate an angle (e. g. , flip angle)	定义角度的符号(如,翻转角)
γ	Gamma. Gyromagnetic ratio(in T/MHz)	旋磁比(T/MHz)
μ	Mu. Micron(10-6m)or shear modulus	微(10^{-6})
σ	Sigma. Standard deviation	标准差
τ	Tau. Symbol used to designate time	定义时间的符号
χ	Chi. Symbol used to designate magnetic susceptibility	定义磁敏感的符号
ω,ω_o	Omega. Angular(Larmor)frequency(in radians/sec)	角(拉莫)频率(弧度/秒)
2D	Two dimensional	二维的
2DFT	Two-dimensional Fourier transform	二维傅立叶变换
3D	Tree dimensional	三维的
3DFT	Tree-dimensional Fourier transform	三维傅立叶变换
A2D	Analog-to-digital converter or conversion	模-数转换
ACA	Anterior cerebral artery	大脑前动脉
ACR	American College of Radiology	美国放射学院
AD	Alzheimer disease	阿尔茨海默病
ADC	Analog-to-digital converter or conversion or apparent diffusion coefficient from DWI	模-数转换器或表观扩散系数
ASSET	Array spatial and sensitivity-encoding technique	空间阵列和敏感编码技术
AVM	Arteriovenous malformation	动静脉畸形
Bo, B_0	Main external magnetic field	外主磁场
B1, B_1	Magnetic field associated with the RF pulse	射频脉冲相关磁场
b-FFE	Balanced fast field echo	平衡快速场回波
b-SSFP	Balanced steady-state free precession	平衡稳态自由进动
BOLD	Blood oxygen level dependent	血氧水平依赖
BW	Bandwidth	带宽

CE	Contrast-enhanced	对比增强
CKD	Chronic kidney disease	慢性肾病
CMs	Cardiomyopathies	心肌病
CNR	Contrast-to-noise ratio	对比噪声比
COPE	Centrally ordered phase encoding	中央有序相位编码
CSF	Cerebrospinal fluid	脑脊液
CSE	Conventional spin echo	常规自旋回波
CT	Computed tomography	计算机断层扫描
DC	Direct current	直流电
DCE	Dynamic contrast-enhanced	动态增强
DIR	Double inversion-recovery	双反转恢复
DE	Driven equilibrium	驱动平衡
dGEMRIC	Delayed gadolinium-enhanced MRI of cartilage	磁共振延迟增强软骨成像
deoxyHgb	Deoxyhemoglobin	脱氧血红蛋白
DFT	Digital Fourier Transform	数字傅立叶变换
DTI	Diffusion tensoar imaging	扩散张量成像
DSC	Dynamic susceptibility contrast	动态磁敏感对比增强
DVA	Developmental venous anomaly	发育性静脉畸形
DWI	Diffusion-weighted imaging	扩散加权成像
ECG	Electrocardiography	心电图
ECV	Extracellular volume	细胞外容积
eGFR	Estimated glomerular filtration rate	估算肾小球滤过率
EPI	Echo planar imaging	平面回波成像
ESP	Echo spacing	回波采样周期
ET	Echo train	回波链
ETL	Echo train length	回波链长
FA	Fractional anisotropy	各向异性分数
FC	Flow compensation	流动补偿
FBI	Fresh-blood imaging	新鲜血液成像
FDA	US Food and Drug Administration	美国食品及药物管理局
FFE	Fast field echo	快速场回波
FFT	Fast Fourier transform	快速傅立叶变换
FGR	Fast GRASS	快速稳态梯度恢复采集
FID	Free induction decay	自由感应衰减
FIESTA	Fast imaging employing steady-state acquisition	稳态采集快速成像
FISP	Fast imaging with steady-state precession	快速稳态进动成像
FLAIR	Fluid-attenuated inversion recovery	液体衰减反转恢复
FLASH	Fast low-angle shot	快速小角度激发

fMRI	Functional MRI	功能磁共振成像
FOV	Field of view	视野
FRE	Flow-related enhancement	流动相关增强
FSE	Fast spin echo	快速自旋回波
FSPGR	Fast SPGR	快速损毁稳态梯度恢复采集
FT	Fourier transform	傅立叶变换
FWHM	Full width at half maximum	半峰全宽
Gx,G_x	Frequency-encoding gradient	频率编码梯度
Gy,G_y	Phase-encoding gradient	相位编码梯度
Gz,G_z	Slice-select gradient	层面选择梯度
GBM	Glioblastoma multiforme	多形性胶质母细胞瘤
GE	Gradient echo	梯度回波
GE	General electric	通用电气公司
GM	Gray matter	脑灰质
GMN	Gradient moment nulling	梯度力矩归零
CMR	Gradient-motion rephasing	梯度运动聚相位
GRAPPA	Generalized autocalibrating partially parallel acquisition	全面自动校准部分并行采集
GRASE	Gradient and spin echo	梯度和自旋回波
GRASS	Gradient-recalled acquisition in the steady state	稳态梯度恢复采集
GRE	Gradient echo or gradient-recalled echo	梯度回波或梯度恢复回波
HASTE	Half-Fourier acquired single-shot turbo spin echo-Siemens	半傅立叶采集单次激发快速自旋回波（西门子）
HR	Heart rate	心率
Hz	Hertz(1 cycle/sec)	赫兹(1 周期/秒)
CID	Implantable cardioverter-defibrillators	植入式心律转复除颤器
ILF	Inferior longitudinal fasciculus	下纵束
IPAT	Integrated parallel acquisition techniques	联合并行采集技术
IR	Inversion recovery	反转恢复
IR-SSFP	Inversion-recovery SSFP	反转恢复稳态自由进动
IVC	Inferior vena cava	下腔静脉
kHz	kilo hertz	千赫
kPa	kilo pascal	千帕
LGE	Late gadolinium enhancement	延迟钆增强
Mo,Mo	Initial longitudinal magnetization	初始纵向磁化矢量
MAST	Motion artifact suppression technique	运动伪影抑制技术
MCI	Mild cognitive impairment	轻度认知障碍
MDM	Magnetic dipole moment	磁偶极矩

MEDI	Morphology-enabled dipole inversion	基于形态学相似性的反演方法
MEMP	Multi-echo multi-planar	多回波多层面
MHz	Mega hertz	兆赫
mI	Myoinosotol	肌醇
MIP	Maximum intensity projection	最大强度投影
mm	millimeter(10^{-3} m)	毫米(10^{-3}米)
MOLLI	Modified look-locker inversion recovery	修正后的转位反演恢复
MOTSA	Multiple overlapping thin-slab acquisition	多个薄层块重叠采集
MP	Multiplanar	多平面
MPGR	Multi-planar GRASS	多层面稳态梯度恢复采集
MP-RAGE	Magnetization-prepared, rapid acquisition gradient echo	磁化准备快速梯度回波
MR	Magnetic resonance	磁共振
MRA	Magnetic resonance angiography	磁共振血管成像
MRI	Magnetic resonance imaging	磁共振成像
MRS	Magnetic resonance spectroscopy	磁共振波谱
MRV	Magnetic resonance venogram	磁共振静脉血管成像
MS	Multiple sclerosis	多发性硬化
MRE	Magnetic resonance elastography	磁共振弹性成像
MSE	Multi-spin echo	多层面自旋回波
msec	milliseconds	毫秒
MT	Magnetization transfer	磁化传递
MTC	Magnetization transfer contrast	磁化传递对比
M_{xy}, M_{xy}	Transverse magnetization in the x-y plane	x-y 平面内的横向磁化矢量
M_z, M_z	Longitudinal magnetization	纵向磁化矢量
NEX	Number of excitation	激励次数
NAA	N-acetyl aspartate	N-乙酰天冬氨酸
NAWM	Normal-appearing white matter	正常脑白质
NFD	Nephrogenic fibrosing dermopathy	肾源性纤维化硬皮病
nm	nanometer(10^{-9} m)	纳米
NMR	Nuclear magnetic resonance	核磁共振
NPH	Normal pressure hydrocephalus	正常压力脑积水
NPW	No phase wrap	无相位卷折
NFW	No frequency wrap	无频率卷折
NSA	Number of signal averages	信号平均数
NSF	Nephrogenic systemic fibrosis	肾源性系统性纤维化
N_x, N_x	Number of frequency-encoding steps in the x direction	x 方向上的频率编码数
N_y, N_y	Number of phase-encoding steps in the y direction	y 方向上的相位编码数

N_z, N_z	Number of phase-encoding steps in slice-selection direction(in 3-D imaging)	层面选择方向上的相位编码数(在3D 成像时)
OSS	Octahedral shear-strain	八面体剪切应变
oxyHgb	Oxygenated blood	含氧血
PC	Phase contrast	相位对比
PD	Proton density	质子密度
PDF	Projection onto dipole fields	偶极场投影
PDW	Proton density weighting	质子密度加权
PDWI	Proton density-weighted image	质子密度加权图像
pixel	Picture element	像素
POMP	Phase offset multi-planar	相位偏移多层面
pm	picometer(10^{-12} m)	皮米(10^{-12}米)
ppm	parts per million	百万分之一
PRESS	Point-resolved spectroscopy	点解析波谱序列
PROPELLER	Periodically rotated overlapping parallel lines with enhanced reconstruction	螺旋桨技术
PROMO	PROspective MOtion artifact suppression	前瞻运动伪影抑制
PS	Pulse sequence	脉冲序列
PSD	Pulse sequence diagram	脉冲序列图
PSIF	Time reversed FISP	对置的稳态进动快速成像
QSM	Quantitative susceptibility mapping	定量磁化率映射
R2*/R2	Transverse relaxation rate(reciprocal of T2*/T2 relaxation time)	横向弛豫率
RARE	Rapid acquisition with relaxation enhancement	伴弛豫增强的快速采集
Re	Reynolds number	雷诺数
RF	Radio frequency	射频
ROPE	Respiratory-ordered phase encoding	呼吸有序相位编码
RSI	Restriction spectrum imaging	限制频谱成像
RSI-CM	Restriction spectrum imaging cellularity map	限制频谱成像细胞图
SAR	Specific absorption rate	比吸收率
SE	Spin echo	自旋回波
SENSE	SENSitivity Encoding	灵敏度编码
SEW	Slice-excitation wave	层面激发波
ShMOLLI	Shortened MOLLI	缩短修正后的转位反演恢复
SII	Slip interface imaging	滑动界面成像
SMASH	Simultaneous acquisition of spatial harmonics	空间谐波同步采集
SNR,S/N	Signal-to-noise ratio	信噪比
SPAMM	SPAtial Modulation of the Magnetization	磁化的空间调制
SPGR	Spoiled GRASS/Spoiled gradient recalled	损毁稳态梯度恢复采集

SPIO	Superparamagnetic iron oxide	超顺磁氧化铁
SR	Slew rate	转换速率
SR-SSFP	Saturation recovery SSFP	饱和恢复稳态自由进动序列
SSFP	Steady-state free precession	稳态自由进动
SSFSE	Single-shot fast spin echo-GE	单次激发快速自旋回波（GE）
STIR	Short TI(or Tau) inversion recovery	短 T1 反转恢复
SWI	Susceptibility-weighted imaging	磁敏感加权成像
T1	T1 relaxation time, longitudinal relaxation time, spin-lattice relaxation time	T1 弛豫时间，纵向弛豫时间，自旋-晶格弛豫时间
T1W	T1 weighting, T1 weighted	T1 加权，T1 权重
T1WI	T1-weighted image	T1 加权图像
T2	T2 relaxation time, transverse relaxation time, spin-spin relaxation time	T2 弛豫时间，横向弛豫时间，自旋-自旋弛豫时间
T2*	$T2^*$ relaxation time	$T2^*$ 弛豫时间
T2W	T2 weighting, T2 weighted	T2 加权，T2 权重
T2WI	T2-weighted image	T2 加权图像
T2*W	$T2^*$ weighting, $T2^*$ weighted	$T2^*$ 加权，$T2^*$ 权重
T2*WI	$T2^*$-weighted image	$T2^*$ 加权图像
T	Tesla; period of a periodic signal	特斯拉
TD	Trigger delay	触发延迟
TE	Echo time(time to echo)	回波延迟时间（回波时间）
TE_{eff}	Effective TE	有效回波时间
TI	Inversion time(time to inversion)	反转时间
TIR	Triple inversion-recovery	三次反转恢复
To,To	"Overhead"("dead")time in the pulse cycle	序列周期内的"预先"时间
TOF	Time-of-flight	时间飞跃
TONE	Tilted optimized nonsaturating excitation	倾斜优化不饱和激励
TR	Repetition time(time of repetition)	重复时间
TRICKS	Time-resolved imaging of contrast kinetics	时间分辨对比动态增强
t_R	Rise time	上升时间
Ts,Ts	Sampling time	采样时间
TSE	Turbo spin echo	快速自旋回波
Turbo	Siemens' and Philips' prefix to denote a fast scanning mode	西门子和飞利浦表示快速扫描方式的前缀
VB	Variable bandwidth	可变带宽
VENC	Velocity ENCoding	速度编码
VEMP	Variable echo multi-planar	可变回波多层面
voxel	Volume element	体素
WM	White matter	脑白质

附录 C

参 考 阅 读

1. Saremi F, Grizzard JD, Kim RJ. Optimizing cardiac MR imaging: practical remedies for artifacts. *Radiographics.* 2008;28:1161–1187.

2. Lotz J, Meier C, Leppert A, et al. Cardiovascular flow measurement with phase-contrast MR imaging: basic facts and implementation. *Radiographics.* 2002;22:651–671.

3. Scott AD, Keegan J, Firmin DN. Motion in cardiovascular MR imaging. *Radiology.* 2009;250:331–351.

4. Simonetti OP, Kim RJ, Fieno DS, et al. An improved MR imaging technique for the visualization of myocardial infarction. *Radiology.* 2001;218:215.

5. Foo TK, Bernstein MA, Aisen AM, et al. Improved ejection fraction and flow velocity estimates with use of view sharing and uniform repetition time excitation with fast cardiac techniques. *Radiology.* 1995;195:471.

6. Srichai MB, Lim RP, Wong S, et al. Cardiovascular applications of phase-contrast MRI. AJR *Am J Roentgenol.* 2009;192:662–675.

7. Huber AM, Schoenberg SO, Hayes C, et al. Phase-sensitive inversion-recovery MR imaging in the detection of myocardial infarction. *Radiology.* 2005;237:854–860.

8. Sievers B, Addo M, Kirchberg S, et al. Impact of the ECG gating method on ventricular volumes and ejection fractions assessed by cardiovascular magnetic resonance imaging. *J Cardiovasc Magn Reson.* 2005;7:441–446.

9. Mukherji SK. *Clinical Applications of MRS.* New York: Wiley-Liss, Inc; 1998.

10. Salibi N, Brown MA. *Clinical MRS: First Principles.* New York: Wiley-Liss, Inc; 1998.

11. Danielsen E, Ross B. *MRS Diagnosis of Neurological Diseases.* New York: Marcel Dekker; 1999.

12. Majos C, Aguilero C, Alonso J, et al. Proton MRS improves discrimination between tumor and pseudotumoral lesion in solid brain masses. *AJNR Am J Neuroradiol.* 2009;30:544-551.

13. Venkatesh SK, Ehman RL. Magnetic resonance elastography of liver. *Magn Reson Imaging Clin N Am.* 2014;22(3):433–446.

14. Tang A, Cloutier G, Szeverenyi NM, et al. Ultrasound elastography and MR elastography for assessing liver fibrosis: part 1, principles and techniques. *AJR Am J Roentgenol.* 2015;205(1): 22–32.

15. Tang A, Cloutier G, Szeverenyi NM, et al. Ultrasound elastography and MR elastography for assessing liver fibrosis: part 2, diagnostic performance, confounders, and future directions. *AJR Am J Roentgenol.* 2015;205(1):33–40.

附录 D

参考书目

1. American College of Radiology. *MRI Terminology Glossary*. Reston, VA: American College of Radiology; 2012.

2. American College of Radiology. *ACR Manual on Contrast Media Version 10.2*. Reston, VA: American College of Radiology; 2016.

3. Bittersohl B, Hosalkar HS, Hughes T, et al. Feasibility of T2* mapping for the evaluation of hip joint cartilage at 1.5 T using a three-dimensional (3D), gradient-echo (GRE) sequence: a prospective study. *Magn Reson Med*. 2009;62(4):896–901.

4. Bradley WG. Optimizing lesion contrast without using contrast agents. *J Magn Reson Imaging*. 1999;10:442–449.

5. Bradley WG, Waluch V, Lai KS, et al. The appearance of rapidly flowing blood on magnetic resonance images. *AJR Am J Roentgenol*. 1984;143:1167–1174.

6. Brown TT, Kuperman JM, Erhart M, et al. Prospective motion correction of high-resolution magnetic resonance imaging data in children. *Neuroimage*. 2010;53(1):139–145.

7. Bushberg JT, Seibert JA, Leidholdt EM, et al. *The Essential Physics of Medical Imaging*. 2nd ed. Philadelphia, PA: Lippincott Williams & Wilkins; 2002.

8. Chun Y, Schmiedl UP, Weinberger E, et al. Three-dimensional fast spin-echo imaging: pulse sequence and in vivo image evaluation. *J Magn Reson Imaging*. 1993;3:894–899.

9. Cowper SE, Robin HS, Steinberg HM, et al. Scleromyxedema-like cutaneous disease in renal-dialysis patients. *Lancet*. 2000;356:1000–1001.

10. Cowper SE. Nephrogenic systemic fibrosis: an overview. *J Am Coll Radiol*. 2008;5(1):23–28.

11. Dixon WT. Simple proton spectroscopic imaging. *Radiology*. 1984;153:189–194.

12. Edelman RR, Wielopolski P, Schmitt F, et al. Echo-planar MR imaging. *Radiology*. 1994;192:600–612.

13. Erickson SJ, Cox IH, Hyde JS, et al. Effect of tendon orientation on MR imaging signal intensity: a manifestation of the "magic angle" phenomenon. *Radiology*. 1991;181:389–392.

14. U.S. Food & Drug Administration. FDA Drug Safety Communication: FDA identifies no harmful effects to date with brain retention of gadolinium-based contrast agents for MRIs; review to continue. https://www.fda.gov/drugs/drugsafety/ucm559007.htm. Accessed August 3, 2017.

15. Foo TK, Bernstein MA, Aisen AM, et al. Improved ejection fraction and flow velocity estimates with use of view sharing and uniform repetition time excitation with fast cardiac techniques. *Radiology*. 1995;195:471.

16. Forbes KP, Pipe JG, Bird CR, et al. PROPELLER MRI: clinical testing of a novel technique for quantification and compensation of head motion. *J Magn Reson Imaging*. 2001;14(3):215–222.

17. Gibby WA, Gibby KA, Gibby WA. Comparison of Gd DTPA-BMA (Omniscan) versus Gd HP-DO3A (ProHance) retention in human bone tissue by inductively coupled plasma atomic emission spectroscopy. *Invest Radiol*. 2004;39(3):138–142.

18. Giri S, Chung YC, Merchant A, et al. T2 quantification for improved detection of myocardial edema. *J Cardiovasc Magn Reson*. 2009; 11(1):56.

19. Grobner T. Gadolinium—a specific trigger for the development of nephrogenic fibrosing dermopathy and nephrogenic systemic fibrosis? *Nephrol Dial Transplant*. 2006;21:1104–1108.

20. Haacke EM, Xu Y, Cheng YC, et al. Susceptibility weighted imaging (SWI). *Magn Reson Med*. 2004;52(3):612–618.

21. Hashemi RH, Bradley WG, Chen D-Y, et al. Suspected multiple sclerosis: MR imaging with a thin-section fast FLAIR pulse sequence. *Radiology*. 1995;196:505–510.

22. Henkelman RM, Hardy PA, Bishop JE, et al. Why fat is bright in RARE and fast spin-echo imaging. *J Magn Reson Imaging*. 1992;2:533–540.

23. Hennig J, Nauerth A, Friedburg H. RARE imaging: a fast imaging method for clinical MR. *Magn Reson Med*. 1986;3:823–833.

24. Huber AM, Schoenberg SO, Hayes C, et al. Phase-sensitive inversion-recovery MR imaging in the detection of myocardial infarction. *Radiology*. 2005;237:854–860.

25. Huda W, Slone R. *Review of Radiologic Physics*. 2nd ed. Philadelphia, PA: Lippincott Williams & Wilkins; 2003.

26. Kanal E, Barkovich AJ, Bell C, et al. Expert panel on MR safety. ACR guidance document on MR safe practices: 2013. *J Magn Reson Imaging*. 2013;37(3):501–530.

27. Kanda T, Ishii K, Kawaguchi H, et al. High signal intensity in the dentate nucleus and globus pallidus on unenhanced T1-weighted MR images: relationship with increasing cumulative dose of a gadolinium-based contrast material. *Radiology*. 2014;270(3):834–841.

28. Kapelov SR, Teresi LM, Bradley WG, et al. Bone contusions of the knee: increased lesion detection with fast spin-echo MR imaging with spectroscopic fat saturation. *Radiology*. 1993;189:901–904.

29. Kellman P, Hansen MS. T1-mapping in the heart: accuracy and precision. *J Cardiovasc Magn Reson*. 2014;16:2.

30. Lotz J, Meier C, Leppert A, et al. Cardiovascular flow measurement with phase-contrast MR imaging: basic facts and implementation. *Radiographics*. 2002;22:651–671.

31. Low G, Kruse SA, Lomas DJ. General review of MR elastography. *World J Radiol*. 2016;8:59–72.

32. McDonald CR, Delfanti RL, Krishnan AP, et al. Restriction spectrum imaging predicts response to bevacizumab in patients with high-grade glioma. *Neuro Oncol*. 2016;18(11):1579–1590.

33. McDonald RJ, McDonald JS, Kallmes DF, et al. Intracranial gadolinium deposition after contrast-enhanced MR imaging. *Radiology*. 2015;275(3):772–782.

34. McEvoy LK, Fennema-Notestine C, Roddey JC, et al; Alzheimer's disease neuroimaging Initiative. Alzheimer disease: quantitative structural neuroimaging for detection and prediction of clinical and structural changes in mild cognitive impairment. *Radiology*. 2009;251(1):195–205.

35. Oppenheim AV. *Signals and Systems*. Englewood Cliffs, NJ: Prentice-Hall; 1983.

36. O'Regan DP, Ahmed R, Karunanithy N, et al. Reperfusion hemorrhage following acute myocardial infarction: assessment with T2* mapping and effect on measuring the area at risk 1. *Radiology*. 2009;250(3):916–922.

37. Pierpaoli C, Jezzard P, Basser PJ, et al. Diffusion tensor MR imaging of the human brain. *Radiology*. 1996;201:637–648.

38. Price RR. MR imaging safety considerations. *Radiographics*. 1999;19:1641–1651.

39. Prince MR, Grist TM, Debatin JF. *3D Contrast MR Angiography*. Berlin, Heidelberg: Springer; 1997.

40. Prince MR, Narasimham DL, Stanley JC, et al. Breath-hold gadolinium-enhanced MR angiography of the abdominal aorta and its major branches. *Radiology*. 1995;197:785–792.

41. Rakow-Penner RA, White NS, Margolis DJ, et al. Prostate diffusion imaging with distortion correction. *Magn Reson Imaging*. 2015;33(9):1178–1181.

42. Ray JG, Vermeulen MJ, Bharatha A, et al. Association between MRI exposure during pregnancy and fetal and childhood outcomes. *JAMA*. 2016;316(9):952–961.

43. Saremi F, Grizzard JD, Kim RJ. Optimizing cardiac MR imaging: practical remedies for artifacts. *Radiographics*. 2008;28:1161–1187.

44. Scott AD, Keegan J, Firmin DN. Motion in cardiovascular MR imaging. *Radiology*. 2009;250:331–351.

45. Simonetti OP, Kim RJ, Fieno DS, et al. An improved MR imaging technique for the visualization of myocardial infarction. *Radiology*. 2001;218:215.

46. Sievers B, Addo M, Kirchberg S, et al. Impact of the ECG gating method on ventricular volumes and ejection fractions assessed by cardiovascular magnetic resonance imaging. *J Cardiovasc Magn Reson*. 2005;7:441–446.

47. Sirlin CB, Reeder SB. Magnetic resonance imaging quantification of liver iron. *Magn Reson Imaging Clin N Am*. 2010;18:359–381.

48. Srichai MB, Lim RP, Wong S, et al. Cardiovascular applications of phase-contrast MRI. *Am J Roentgenol*. 2009;192:662–675.

49. Stark DD, Bradley WG, eds. *Magnetic Resonance Imaging*. Vol. 1–3. 3rd ed. St Louis, MO: Mosby; 1999.

50. Taylor AJ, Salerno M, Dharmakumar R, et al. T1 mapping basic techniques and clinical applications. *JACC Cardiovasc Imaging*. 2016;9:67–81.

51. Tirada N, Dreizin D, Khati NJ, et al. Imaging pregnant and lactating patients. *Radiographics*. 2015;35(6):1751–1765.

52. Tsai LL, Grant AK, Mortele KF, et al. A practical guide to MR imaging safety: what radiologists need to know. *Radiographics*. 2015;35:1722–1737.

53. Ulug AM, Moore DF, Bojko AS, et al. Clinical use of diffusion tensor imaging for diseases causing neuronal and axonal damage. *AJNR Am J Neuroradiol*. 1999;20:1044–1048.

54. von Knobelsdorff-Brenkenhoff F, Prothmann M, Dieringer MA, et al. Myocardial T1 and T2 mapping at 3 T: reference values, influencing factors and implications. *J Cardiovasc Magn Reson*. 2013;18;15(1):53.

55. Watanabe A, Boesch C, Siebenrock K, et al. T2 mapping of hip articular cartilage in healthy volunteers at 3 T: a study of topographic variation. *J Magn Reson Imaging*. 2007;26(1):165–171.